診療ガイドラインのための
GRADEシステム 第3版

GRADE System for Clinical Practice Guideline 3rd Edition

相原守夫 ●著

member of the GRADE working group

中外医学社

第3版の前書き

　エビデンスに基づく医療（evidence-based medicine: EBM）が登場してほぼ40年、GRADE（Grading of Recommendations Assessment, Development and Evaluation）システムが登場してほぼ20年になる。GRADE Working Groupが当初EBMにおける上級編として開発したGRADEシステムは、システマティックレビューや医療技術評価ならびに診療ガイドラインにおけるエビデンスの確実性を評価し、推奨の強さを決定する透明性の高いアプローチである。GRADEシステムの大きな特徴は、「臨床決断には、エビデンスだけでは決して十分ではない」というEBMの基本原則の一つに準じている点である。すなわち、GRADEシステムを使った臨床決断に際しては、エビデンスの確実性（効果推定値の確信性）、利益と不利益のバランス、価値観や意向、コスト・医療資源などを考慮し、エビデンスの確実性と推奨の強さを分離することが求められる。また、GRADE working groupは、DEICIDE, Cochrane, MAGIC, Evidence Primeなどのグループとともに、効率的で透明性の高い判断をするためのエビデンステーブル（GRADEエビデンスプロファイル、summary of findingsテーブル）やevidence to decisionフレームワークを開発し、GRADEシステムを拡張・洗練化し続けている。GRADEシステムは、いまやエビデンスに基づく教科書（UpToDate）、コクランレビュー、世界各国の診療ガイドラインや公衆衛生ガイドラインなどで活用され、EBMの実践には不可欠なものとなっている。

　国内においても、日本医療機能評価機構の医療情報サービス（Medical information network distribution service: Minds）が国内診療ガイドライン作成システムとしてGRADEシステムを正式に採用したこともあり、さまざまな分野・領域においてGRADEシステムを使った診療ガイドラインの作成が急増している。

　さて、本書「診療ガイドラインのためのGRADEシステム」の初版（2010年）では、GRADEの概論と治療介入に限定した内容を紹介したが、国内においてGRADEシステムの重要性の認知には少しばかり役立ったと思う。本書第2版（2015年）では、治療介入に関するGRADEシステムの更新に加えて、診断介入やネットワークメタアナリシスへの適応手法を取り上げた。しかし、Gordon GuyattとHolger Schunemann率いるGRADE working groupは、迅速かつ生産的な活動により、治療や診断におけるGRADEシステムを発展させ、これらの領域以外へのGRADE適応を次々に発表し、GRADEシステムをさらに改良・拡張し続けている。

　この第3版では、近年のGRADEの進歩を含めた最新のGRADEシステムを理解するための内容を取り上げた。具体的には、診療ガイドラインの作成プロセスに関しては、GIN-McMasterガイドライン作成チェックリストに準じた内容とし、GRADEシステムに関しては、アウトカムの相対的重要性（価値観）を勘案した治療介入における完全コンテキスト化アプローチに加えて、予後研究、質的研究、ネットワークメタアナリシス、診断検査精度へのGRADEの適用を解説した。第2版において紹介した追加資料（オンライン資料を含め）に関しては一部の内容を更新し、第3版においても継続したが、これらはGRADEシステムの理解や教育訓練として有用な資料である。

　GRADEシステムの使い方は簡単ではない。しかし、GRADEの難しさを認識し、一度理解してしまえば、そこにあるのは知的で刺激的なEBMの上級作業である。診療ガイドラインにおいて提示される推奨とエビデンスの意味を理解し、EBMの基本原則とはなにかを再確認し、診療においてエビデ

ンスから推奨への変換プロセスを最適なものにするために本書が役立つことに確信をもっている。最後に、出版に際して協力していただいた、中外医学社 五月女謙一氏、中畑謙氏、本書内容の一部の作成に協力していただいた三原華子先生に感謝する。

2018年10月

相原守夫

目次

第3版の前書き iii
初版の前書き v
初版の序文（Gordon Guyatt） vii
序文（日本語訳） viii
はじめに xiii
本書の資料のダウンロード方法 xvi

Part 1 ● 診療ガイドラインとGRADEシステム

1.1 診療ガイドラインとは 2
 1.1-1 診療ガイドラインの定義 2
 1.1-2 信頼できる診療ガイドライン 2
 1.1-3 システマティックレビューのための基準 3
1.2 診療ガイドライン作成のプロセス 5
 1.2-1 組織、予算、計画、ならびに研修 6
 1.2-2 ガイドライントピックの優先順位の決定 9
 1.2-3 ガイドライン作成グループのメンバー構成 10
 1.2-4 ガイドライン作成グループプロセスの確立 10
 1.2-5 対象読者の特定とトピックの選択 11
 1.2-6 消費者や利害関係者の関与 11
 1.2-7 利益相反（conflict of interest: COI）に関する検討 12
 1.2-8 GRADEシステムとその理解 17
 1.2-9 （PICO形式の）疑問の定式化 22
 1.2-10 アウトカムと介入の重要性、ならびに価値観や意向、効用値の検討 25
 1.2-11 採用するエビデンスの決定、ならびにエビデンスの検索 29
 1.2-12 エビデンスの要約、ならびに追加的情報の検討 33
 1.2-13 エビデンス総体の確実性（質、確信性、または強さ）の判断 37
 1.2-14 推奨の作成、ならびに推奨の強さの決定 85
 1.2-15 エビデンスから推奨および決断を導き出すための枠組み 116
 1.2-16 報告とピアレビュー 116
 1.2-17 普及と実行 117
 1.2-18 評価、使用と免責事項 117
 1.2-19 更新 120

Part 2 ● シナリオを使ったGRADEシステムの手順：エビデンスから推奨へ

2.1 シナリオ 124
 2.1-1 臨床上の疑問と分析的枠組み 124

	2.1-2　患者にとって重要なアウトカム	125
2.2	エビデンスの検索・収集と統合	126
	2.2-1　エビデンスの検索	126
	2.2-2　エビデンスの収集と統合	128
2.3	各アウトカムのエビデンスの確実性評価	130
	2.3-1　バイアスのリスク (risk of bias)	130
	2.3-2　非直接性 (indirectness)	134
	2.3-3　非一貫性 (inconsistency)	134
	2.3-4　出版バイアス (publication bias)	135
	2.3-5　不精確さ (imprecision)	136
	2.3-6　GRADEエビデンスプロファイル	140
2.4	エビデンスから推奨へ (完全コンテキスト化アプローチ)	143
	2.4-1　エビデンスプロファイルの見直し	143
	2.4-2　推奨作成のための完全コンテキスト化アプローチ	146
	2.4-3　完全コンテキスト化アプローチの利点と注意点	156
2.5	シナリオEvidence to Decision (EtD) テーブルと推奨の提示	156

Part 3 ● 予後研究へのGRADEシステムの適用

3.1	予後研究	166
3.2	なぜ予後 (ベースラインリスク) のエビデンスが必要なのか	167
3.3	予後 (ベースラインリスク) のエビデンスの確実性	168
	3.3-1　研究デザイン	168
	3.3-2　エビデンスの確実性のグレードを下げる5要因	169
	3.3-3　エビデンスの確実性のグレードを上げる3要因	175
	3.3-4　エビデンスの確実性評価における注意	175
3.4	予後研究 (ベースラインリスク) に関するエビデンスプロファイル	176

Part 4 ● 質的研究統合へのGRADEシステムの適用：CERQual

4.1	質的研究と診療ガイドライン	180
4.2	質的メタ統合とそのステップ	182
4.3	質的エビデンス統合をいつ使えるのか	183
	4.3-1　ガイドラインスコープの定義	183
	4.3-2　アウトカムの価値観や意向	183
	4.3-3　許容可能性と実行可能性	184
	4.3-4　実行	184
4.4	CERQual アプローチ	185
	4.4-1　CERQualアプローチの目的と使用理由	186
	4.4-2　CERQualの構成要素	186

	4.4-3　質的エビデンス統合の確信性の全体的CERQual評価	197
	4.4-4　CERQualエビデンステーブル	198
4.5	質的研究およびCERQualにおける用語の定義	201

Part 5 ● ネットワークメタアナリシスへのGRADEシステムの適用

5.1	ネットワークにおける直接比較と間接比較、およびループ	205
	5.1-1　なぜネットワーク推定値のグレードを評価する必要があるのか	205
	5.1-2　ネットワークメタアナリシスとPRISMA拡張声明	206
5.2	ネットワークエビデンスへのGRADEシステム適用の進歩	207
	5.2-1　ネットワーク推定値のグレードを評価するために直接推定値および間接推定値のグレードを評価する際に、不精確さ（imprecision）に対処する必要はない	207
	5.2-2　直接エビデンスの確実性が「高」で、直接エビデンスのネットワーク推定値への寄与が少なくとも間接エビデンスの寄与と同じくらい大きい場合は、間接エビデンスのグレードを評価する必要はない	210
	5.2-3　一対比較レベルでの非整合性（incoherence）を評価するためにネットワークの全体的非整合性検定を信頼すべきではない	211
	5.2-4　直接エビデンスと間接エビデンスとの間に非整合性がある場合、各推定値のエビデンスの確実性が、いずれの推定値を信じるかを決定するのに役立つ	212
5.3	ネットワーク推定値のGRADE評価プロセスの手順	214
	A　点推定値と信頼（信用）区間を提示する	214
	B　ネットワーク推定値のグレードを評価するために直接推定値のグレードを評価する	214
	C　ネットワーク推定値のグレードを評価するために間接推定値のグレードを評価する	219
	D　ネットワーク推定値のグレードを評価する	221
	E　推定値の選択	222
5.4	NMAの各推定値のGRADE評価例	223
	5.4-1　ネットワーク推定値の評価例と要約テーブル	223
	5.4-2　SoFテーブルにおけるネットワーク推定値の提示	225
5.5	ランキング（ranking）の評価	228
5.6	NMAの解析法	229
	5.6-1　CINeMA	229
5.7	NMAで使用される専門用語	231

Part 6 ● 診断検査精度へのGRADEシステムの適用

6.1	診断検査に関する推奨の作成とGRADEシステム	236
6.2	診断検査・戦略の目的と役割	238
6.3	診断検査精度の評価方法とアウトカム	240
	6.3-1　診断検査精度の評価方法	240
	6.3-2　診断検査精度のアウトカム	240

6.4	診断検査・戦略に関する疑問の定式化	242
6.5	診断検査精度のエビデンス	243
	6.5-1　診断検査精度のエビデンスの確実性	243
	6.5-2　研究デザイン	243
	6.5-3　エビデンスの確実性を決定し、グレードを下げるGRADE要因	244
6.6	診断検査精度のエビデンステーブル	254
6.7	診断検査精度のエビデンスから推奨作成	257
	6.7-1　望ましい効果と望ましくない効果のバランス	257
	6.7-2　アウトカム全般にわたる全体的なエビデンスの確実性	258
	6.7-3　想定される患者または集団にとって重要なアウトカムに対する価値観や意向	259
	6.7-4　必要資源量（コスト）	260
6.8	診断検査・戦略に関する推奨作成例	261
	6.8-1　臨床上の疑問と分析的枠組み (analytic framework)	261
	6.8-2　EtDテーブルを使った評価	262

Part 7 ● 追加資料

①	信頼できる診療ガイドライン作成の基準（IOM）	278
②	システマティックレビューのための基準（IOM）	280
③	利益関係の宣言と利益相反の管理のためのG-I-N方針	284
④	PRISMA 声明とチェックリスト	291
⑤	AMSTAR チェックリスト	295
⑥	GRADEpro GDTの利用法	297
⑦	Evidence to Decisionフレームワーク	308
⑧	推奨作成における合意形成法	317
⑨	2×2テーブル	321
⑩	診断研究のメタアナリシス	326
⑪	GRADEワークショップ資料：治療介入	345
⑫	GRADEワークショップ資料：診断研究	366
⑬	GIN-McMaster ガイドライン作成チェックリスト	381
⑭	オンライン資料	413

文献	415
索引	429

はじめに

　診療ガイドライン（clinical practice guideline）は、特定の状態の患者ケアに関する臨床医のための推奨事項であり、利用可能な最良の研究エビデンスと診療経験に基づくべきである[1-3]。診療ガイドラインは、ケアを命令するものではなく、サポートを提供するものでなければならない。すなわち、診療ガイドラインは料理本ではない。

　このような理由から、患者の価値観や意向を重視して、エビデンスに基づく推奨を決定するための論理的アプローチである Grading of Recommendations Assessment, Development and Recommendations (GRADE) ワーキンググループによって開発された GRADE システム（または、GRADE システム）がガイドライン（診療ガイドライン、公衆衛生ガイドライン、保険適用に関するガイドラインなど）の作成の方法論として国際的なスタンダートとなっている[4-8]。

　米国医学研究所（Institute of Medicine: IOM）[i] が 2011 年に診療ガイドラインの定義として、「システマティックレビューのエビデンスに基づく推奨」であることを明示して以来[1,2]、国内でも多くの診療ガイドラインが作成されるようになった。2018年3月で、日本医療機能評価機構の医療情報サービス（Medical information network distribution service: Minds）で紹介されている診療ガイドラインの数は、18 領域で 401 件である[9]。しかし、これらの診療ガイドラインには、システマティックレビューに基づいていないものや、エビデンス総体の認識が不十分のもの、さらには推奨における利益と害のバランス評価が記載されていないものが少なくない。

　多くのガイドライン開発者は、信頼できる診療ガイドラインを作成するために、IOM 基準またはガイドライン国際ネットワーク（Guidelines International Network: GIN）[ii]基準[10]を利用している。両者はいくつかの側面で異なっているが、質の高いガイドライン作成に不可欠な基本要素は共通している。

本書について

　「診療ガイドラインのための GRADE システム」は一貫して、GRADE working group の発表内容に準じている。初版においては、旧 GRADE ハンドブックと BMJ シリーズ[28-33]を参考にし主に治療介入を主体とした GRADE システムの活用方法について解説した。第2版においては、改訂ハンドブックと JCE の GRADE シリーズ（現在も継続中）に一致した内容、すなわち、治療介入に加えて診断介入、さらにエビデンスから推奨へのステップとしてのガイドライン作成ツールの使い方、ネットワークメタアナリシスのエビデンス評価について解説した。第3版となる本書では、治療介入に関するエビデンスの確実性評価における重大なアウトカムの価値（相対的重要性）を勘案したコンテキスト化アプローチ、予後としてのベースラインリスク、質的研究、ネットワークメタアナリシス、診断検査精度、に関する GRADE 適用の進歩について解説する。

　本書では、診療ガイドライン作成プロセスを、GIN-McMaster 基準[11]を参考にして解説する。本書

---

[i] 2016年3月に Health and Medicine Division (HMD) of the National Academies へ名称変更した。
http://nationalacademies.org/hmd/About-HMD.aspx
[ii] 47か国、103団体からなる国際的なガイドラインネットワークで、ガイドライン作成のための最小限の基準に関するコンセンサスの開発に取り組んでいる。

で詳述するガイドラインの作成手法としてのエビデンスの確実性評価や推奨の強さの評価は、GRADE システムに重点を置いている。

本書の構成

本書は、以下の構成とした。

Part 1：診療ガイドラインとGRADEシステム
Part 2：シナリオを使ったGRADEシステムの手順：エビデンスから推奨へ
Part 3：予後研究へのGRADEシステムの適用
Part 4：質的研究統合へのGRADEシステムの適用：CERQual
Part 5：ネットワークメタアナリシスへのGRADEシステムの適用
Part 6：診断検査精度へのGRADEシステムの適用
Part 7：追加資料

 ① 信頼できる診療ガイドライン作成の基準（IOM）
 ② システマティックレビューのための基準（IOM）
 ③ 利益関係の宣言と利益相反の管理のためのG-I-N方針
 ④ PRISMA声明とチェックリスト
 ⑤ AMSTARチェックリスト
 ⑥ GRADEpro GDTの利用手順
 ⑦ Evidence to Decisionフレームワーク
 ⑧ 推奨作成における合意形成法
 ⑨ 2×2テーブル
 ⑩ 診断精度研究のメタアナリシス
 ⑪ GRADEワークショップ資料：治療介入
 ⑫ GRADEワークショップ資料：診断研究
 ⑬ GIN-McMaster ガイドライン作成チェックリスト
 ⑭ オンライン資料

本書の情報源

本書では、次のようなさまざまな情報源を参考とした。

- エストニア（Estonia）のガイドライン作成ハンドドック[17]
- サウジアラビア（Kingdom of Saudi Arabia：KSA）の診療ガイドライン作成ハンドブック[18] iii
- GIN-McMasterチェックリスト[11]
- GIN 「Toward International Standards for CPGs」[10]
- GRADEハンドブック[58]

---

iii web上に多くのKSAガイドライン例が公開されている。https://www.moh.gov.sa/en/pages/default.aspx

- 「Improving the use of research evidence in guideline development（16-article series）」論文シリーズ[15]
- 「Integrating and Coordinating Efforts in COPD Guideline Development（14-article series）」論文シリーズ[16]
- IOM 「Clinical Practice Guidelines We Can Trust」[1]
- IOM 「Finding what works in health care standards for systematic reviews」[3]
- JCE GRADEシリーズ[37-56]
- RIGHT（Reporting Items for Practice Guidelines in Healthcare）グループのRIGHTチェックリスト[20] [iv]
- WHOガイドライン作成ハンドブック[6]

[iv] 2014年2月、国際的な利害関係者としてReporting Items for Practice Guidelines in Healthcare：RIGHTグループが、診療ガイドラインの完全性と報告の質を向上させるために、RIGHTイニシアチブを開始した。RIGHTプロジェクトの主なものが、RIGHT声明、RIGHTチェックリスト（日本語版あり）、RIGHTフロー図、解説書である（2018年2月現在、工事中）。http://www.right-statement.org/

本書の資料のダウンロード方法

1. 本書のシリアルコードは以下のとおりです。

    GRADE3e_materials

2. 次のいずれかの方法で、中外医学社ホームページ内の「動画閲覧・ファイルダウンロード」ページにアクセスしてください。
    - 中外医学社ホームページ（http://www.chugaiigaku.jp/）にアクセスし、下に少しスクロールすると左側にあらわれるバナー「＞動画閲覧・ファイルダウンロード」をクリックしてアクセス。
    - 「動画閲覧・ファイルダウンロード」ページのURL（http://chugaiigaku.jp/movie_system/video/m_list.html）を直接入力してアクセス。

3. 「診療ガイドラインのためのGRADEシステム［第3版］」の表紙画像左横のラジオボタンを選択してください。

4. シリアルコード欄に上記のシリアルコードを入力し、「＞確定」をクリックしてください。

5. 「Online_Materials」右の「ファイルダウンロード」をクリックし、開いたファイルよりダウンロードされたい資料をクリックするとダウンロードが開始されます。

6. 本書「追加資料-⑭ オンライン資料」（p.413）に対応しています。

Part 1 ● 診療ガイドラインと GRADE システム

1.1 診療ガイドラインとは ……………………………………… 2
1.2 診療ガイドライン作成のプロセス ……………………………… 5

1.1 診療ガイドラインとは

1.1-1 診療ガイドラインの定義

診療ガイドライン（clinical practice guideline）[i]は、ヘルスケア関連の診断や治療に焦点を当てた医療介入に関する推奨事項を含む成果物であり、推奨は、医療提供者と医療受給者が最良のヘルスケアに関する決断を支援する声明である。米国医学研究所（Institute of Medicine: IOM）による診療ガイドラインの定義は以下である[1]。

> 診療ガイドラインは、エビデンスのシステマティックレビューと、複数の治療選択肢の利益と害の評価に基づいて患者ケアを最適化するための推奨を含む文書である。

この定義に基づくと、診療ガイドラインは2つの内容を含む。
- 推奨の強さと方向を決定するための基礎となる**システマティックレビュー**（systematic review）のエビデンスの確実性
- 代替治療選択肢の利益と害に関するエビデンスと価値観や意向、コスト・医療資源の判断を考慮した、当該患者をどのように管理すべきかに対処する**推奨の強さ**

診療ガイドラインにおけるこれら2つの基本内容については、たとえば、米国胸部医学会（American College of Chest Physicians: ACCP）のAntithrombotic Therapy and Prevention of Thrombosis, 9th ed（AT9）ガイドライン[12]、日本蘇生協議会（Japan Resuscitation Council: JRC）によるJRC蘇生ガイドライン2015[13]、日本集中治療医学会/日本呼吸療法医学会による急性呼吸窮迫症候群（Adult Respiratory Distress Syndrome: ARDS）診療ガイドライン2016[14]において、システマティックレビューによる**エビデンステーブル**（エビデンスの確実性のグレード評価）と**evidence to decisionテーブル**（推奨の強さに関する判断）を使って明示されている。

1.1-2 信頼できる診療ガイドライン

信頼できる診療ガイドラインを作成するために多くのガイドライン作成者が参照すべき基準として、IOM基準またはGIN基準、さらには両者を組み合わせた基準や改変基準がある。これらの基準における基本要素はほぼ共通しており、以下のIOMの「信頼できる診療ガイドライン（Clinical Practice Guidelines We Can Trust）」の8基準に準じたものである[ii]。

---

[i] GRADEシステムを使ったガイドラインには、診療ガイドラインや公衆衛生ガイドラインがあるが、本書では主に診療ガイドラインを扱う。

[ii] IOMの各基準の具体的な内容は、本書追加資料-①、②を参照していただきたい。

- 透明性の確保
- 利益相反の管理
- ガイドライン作成グループの構成
- 診療ガイドラインとシステマティックレビューの連携
- 推奨作成のためのエビデンスの基盤作りならびに推奨の強さの評価
- 推奨の表記
- 外部レビュー
- 更新

1.1-3　システマティックレビューのための基準

　診療ガイドラインはシステマティックレビューに基づくべきである。IOMは、「医療における解決策を見つける―システマティックレビューのための基準（Finding What Works in Health Care: Standards for Systematic Reviews）」を2011年に発表し、**効果比較研究**（comparative effectiveness research: CER）[iii]のシステマティックレビューのための、以下の21の基準を策定した[2]（追加資料-②「システマティックレビューのための基準（IOM）」参照）。これらの基準は、客観的で透明性が高く、科学的に妥当なシステマティックレビューを作成することを目的としており、レビューのための研究の特定、選別、選択から、結果の統合（メタアナリシスを含む[iv]）と**エビデンス総体**（body of evidence）[v]の全体的な質の評価、レビューの最終報告書の作成に至る全プロセスを取り上げている。

1. システマティックレビュー実施のための専門知識と経験をもつチームを結成する。
2. システマティックレビューを実施するチームにおけるバイアスと利益相反（conflict of interest: COI）を管理する。
3. レビューのデザインと実施の段階で、ガイドラインユーザーと利害関係者からの情報を得ることを確実にする。
4. システマティックレビューへの情報を提供する個人のバイアスとCOIを管理する。
5. システマティックレビューのトピックを定式化する。
6. システマティックレビューのプロトコルを作成する。
7. ピアレビューのためのプロトコルを提出する。
8. 最終的なプロトコルを一般に公開し、修正があれば速やかにプロトコルに反映させる。
9. エビデンスを特定するための包括的な系統的文献検索を実施する。

[iii] 効果比較研究（CER）とは、疾病の状態を予防、診断、治療、監視する、あるいは医療の提供を改善する種々の方法の利益と害を比較するエビデンスを生成し統合することである。CERの目的は、消費者、臨床医、購入者、および政策立案者への情報提供による意思決定を支援し、それにより個人と集団の医療をいずれも改善することである。

[iv] IOM基準における「統合（synthesis）」は、システマティックレビューの結果の照合、集約、要約を意味する。また、質的統合（qualitative synthesis）は、ナラティブ記述以上のもので、研究サイズ（研究数やサンプルサイズ）や患者サブグループの適格基準を含む特徴、各研究のバイアスのリスク、および個々の研究が質的研究の全体のパターン（介入がどのように役立つか、誰のためかどのようなセッティングで使われるかなど）にどう関係するかについて説明する必要がある（追加資料-②参照）。

[v] 1つの研究結果ではなく、アウトカムごとに複数の研究結果を統合したものをbody of evidenceとよぶ。

10. 研究結果の報告にバイアスがあると考えられる場合は、これに対処するための措置を講じる。
11. 研究の選別と選択を行う。
12. 検索記録を作成する。
13. データ収集を管理する。
14. 各研究を批判的に吟味する。
15. エビデンス総体の評価はあらかじめ定められた方法で行う。
16. 質的統合（qualitative synthesis）を実施する。
17. 質的分析に加え、量的分析（quantitative analysis、メタアナリシス［meta-analysis］）をシステマティックレビューに含めるかどうかを決断する。
18. メタアナリシスを実施する場合、以下を遵守する。
    - 熟練した方法論的専門家（methodologist）起用
    - 研究間における異質性（heterogeneity）の検討
    - 統計的不確実性（uncertainty）の指標の提示
    - 感度分析（sensitivity analysis）の実施
19. 構造化された様式を使用し、最終報告書を作成する。
20. 報告書案のピアレビューを実施する。
21. 最終報告書は、一般市民が自由にアクセスできるような形で出版する。

1.2 診療ガイドライン作成のプロセス

診療ガイドライン作成プロセスとして本書で解説する **GIN-McMaster Guideline Development Checklist（GDC）** は、18の主項目と146の小項目で構成され、ガイドラインの作成計画から作成・実施・評価に至るまでの全段階を網羅した診療ガイドライン作成者を対象とした指針である。GIN-McMaster GDCに準じた診療ガイドライン作成のプロセスと **Grading of Recommendations Assessment, Development and Recommendations（GRADE）** システムを適用するプロセスを表1.2-1に示す。各項目の具体的な内容については、追加資料-⑬「GIN-McMasterガイドライン作成チェックリスト」を参照していただきたい。

表1.2-1　GIN-McMaster GDCにおける診療ガイドライン作成プロセス[a]とGRADEシステムの適用

	プロセス	GRADEシステムを適用するプロセス
1	組織、予算、計画、ならびに研修	
2	ガイドライントピックの優先順位の設定	
3	ガイドライン作成グループのメンバー構成	
4	ガイドライン作成グループプロセスの確立	
5	対象読者の特定とトピックの選択	
6	消費者と利害関係者の関与	
7	利益相反に関する検討	
8	GRADEシステムとその理解	✓
9	（PICO形式の）疑問の定式化	✓
10	アウトカムと介入の重要性、ならびに価値観、意向、効用値の検討	✓
11	採用するエビデンスの決定、ならびにエビデンスの検索	✓
12	エビデンスの要約、ならびに追加的情報の検討	✓
13	エビデンス総体の確実性（質、確信性、または強さ）の判断	✓
14	推奨の作成、ならびに推奨の強さの決定	✓
15	エビデンスから推奨および決断を導き出すための枠組み	✓
16	報告とピアレビュー	
17	普及と実行	
18	評価、使用と免責事項	
19	更新	

[a] GIN-McMaster GDCのトピックや項目は必ずしも連続的ではなく、その多くは相互に関連しているため、適用に際しては必ず全てのトピックと項目を再確認すべきである。✓：ガイドライン作成においてGRADEシステムが適用されるプロセス。
このリストは、本書における解説のために一部の項目数（例：#8「GRADEシステムとその理解」を追加）、項目名を変更している。正式なGIN-McMasterガイドライン作成チェックリストは、追加資料-⑬を参照していただきたい。

1.2-1 組織、予算、計画、ならびに研修

1.2-1.1 組織

ガイドライン作成グループ（guideline development group）の構成を決め、担当する各グループの役割、業務、関係を決定する。ガイドライン作成グループとは、医療およびその他の専門家、利害関係者、患者および介護者、ガイドラインを作成する研究および技術スタッフの全グループで、監督委員会（統括委員会、実行委員会ともいう）、ガイドラインパネル、ワーキンググループ、利害関係者と消費者など、いくつかのタスク特有のサブグループまたは委員会で構成されている。GIN-McMaster GDCによるガイドライン作成プロセスを図1.2-1に示す。各プロセスと関連情報源については、追加資料-⑬を参照していただきたい。

1.2-1.1.1 監督委員会（統括委員会）

監督委員会（oversight committee） は、優先順位の設定、提案されたトピックから推奨作成のため

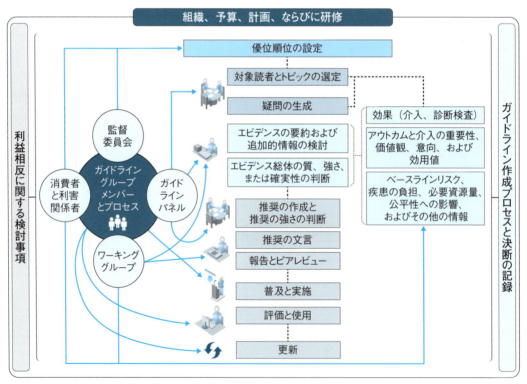

図1.2-1　診療ガイドライングループと作成プロセス[11]

ガイドライン作成グループのさまざまなメンバーの関与は相互に関連しており、診療ガイドライン作成の各ステップは必ずしも順列的ではない。ガイドラインパネルおよびワーキンググループは、消費者と利害関係者と協力して作業する。
Canadian Medical Associationより許可を得て、Schunemannら[11, 114]より翻訳転載

の既存ガイドラインの検討と選択、ガイドラインパネルのメンバーの募集と任命、出版と普及のための最終的なガイドラインの承認を含む、ガイドライン開発プロセスを監督（統括）する機関である。このグループの最も重要な役割は、ガイドラインのトピックを作成することであり、そのための効率を最大化するためには、メンバーを8人または10人未満に制限することが賢明とされている[6]。

1.2-1.1.2　ガイドラインパネル

ガイドラインパネル（guideline pannel）は、ワーキンググループが準備したエビデンス要約を用いて、診療ガイドライン内の対象トピックを決定し、臨床上の疑問を定式化し、診療ガイドラインにおける推奨事項を作成、同意し、最終ガイドライン文書のための監督委員会による承認を得る。ガイドラインパネルは単にパネルともよばれ、エビデンスに基づく推奨の作成を中心課題とするメンバーで構成されている。ガイドラインパネルの中心メンバーとして議長を任命する必要がある。議長は中立で、医療従事者と患者と介護者のグループを調整する役割を担う。グループの円滑な運営や方法論的な見識の保有において実績をもつ議長は、パネルのすべてのメンバーが及び腰になることがなく自由に意見を述べる機会を与えられるようにする。議長は必ずしも特定の臨床領域の専門家である必要はない。ガイドラインパネルのサイズが特に大きい場合、またはタスクが特に複雑な場合には副議長も任命されるべきである。

1.2-1.1.3　ワーキンググループ

ワーキンググループ（working group）には、システマティックレビューチーム、診療ガイドライン作成の専門家および方法論的専門家、事務的サポートを提供する事務局、外部レビューグループなどのサブグループが含まれる。具体的には、ガイドラインパネルがPICO形式で臨床上の疑問を定式化するための支援、システマティックレビューの実施、エビデンスの確実性の評価、ガイドラインパネルの議論のためのエビデンス要約と背景となる資料の作成、ガイドライン本文の記述、利害関係者や一般市民との意見交換からのコメント確認など、診療ガイドライン作成の準備と技術的側面を担当するグループである。ワーキンググループは、診療ガイドラインの目標と目的を達成するための作業が確実に完了するよう、ガイドラインパネルと緊密に協力する。

1.2-1.1.3-1　システマティックレビューチーム

診療ガイドラインの推奨は、エビデンスのシステマティックレビュー（systematic review）に基づくことから、**システマティックレビューチーム**の作業がワーキンググループの中心となる。チームのメンバーには、関連する臨床コンテンツ領域の専門家、システマティックレビューの方法論的専門家、文献検索を担当する図書館司書などの医学文献検索の専門家、質的解析手法の専門家、GRADEの専門家集団であるGRADE working groupメンバーなどを含める。また、システマティックレビューは、必要な専門知識をもち、金銭的な利益相反がない第三者に委託することができる。

1.2-1.1.3-2　診療ガイドラインの方法論的専門家

方法論的専門家（methodologist）は、トピック専門家やガイドラインパネルなどの技術的専門知

識を補完し支援する。また、方法論的専門家は、システマティックレビューや、エビデンスを推奨の強さや方向に変換する専門家であり、通常、いくつかのガイドラインの作成経験を有している。特に、アウトカムの価値観や意向を考慮してエビデンスの確実性と推奨の強さを評価するためには、GRADE working groupメンバーの参加は必須である。

1.2-1.1.3-3　外部レビューグループ

外部レビュー（external review）グループは、診療ガイドラインの主題に関心のある人、および推奨の影響を受ける利害関係者から構成されている。したがって、外部レビューグループには、技術専門家、診療ガイドラインの利用者や作成支援者、および診療ガイドラインで言及された条件の影響を受ける消費者や利害関係者が含まれる。外部レビューグループのメンバーが複数の推奨に関して大きな懸念をもっている場合、ガイドラインパネルはそれらを議論し適切に対処すべきである。

1.2-1.1.3-4　事務局

診療ガイドラインの作成と記述を準備する際に、診療ガイドライン作成グループが効率よく機能するための全体調整をする。事務局は、会議や電話会議の予定、資料の配布など、グループ運営上の技術的支援や事務作業の支援を提供する。

1.2-1.1.3-5　消費者と利害関係者

医療の**消費者**（**consumer**）には以下が含まれる。（a）個々の患者、（b）患者の家族や友人を含む介護者、（c）（潜在的患者であり、税金、保険、直接支払いによる医療の資金提供者としての）市民のメンバー、（d）患者、介護者および市民の利益を代表する自発的およびコミュニティ組織、（e）患者、介護者および他の顧客グループの利益を代表する擁護者。また、医療関連の組織やサービスに関心をもち、ガイドラインの内容やアウトカムに関心をもつかもしれない個人、団体、組織を**利害関係者**（**stakeholder**）とよぶ。

1.2-1.2　予算

監督委員会は、診療ガイドライン作成の①予算を立案し、②費用を概算し、③推定コストを概算する（例：ワーキンググループおよび事務局スタッフへの報酬、外部組織グループへの一部業務の委託、旅費、出版および普及の費用など）。ガイドラインパネルが、業務時間に対してなんらかの支払いや報酬を受けるのか、それともボランティアとして働くのかについても事前に決定しておく。利益相反の問題に注意しつつ、ガイドライン作成のための十分な資金を確保する。

1.2-1.3　計画

診療ガイドライン作成プロセスを円滑に進めるのに必要な、たとえば、「利益関係の宣言（declaration of interests: DOI）」の取りまとめと取得、グループ会議の設定などを担当する、各ワーキンググ

ループ作業部会の事務職員のような、事務的サポートを把握し、これを確保しておく。また、ガイドラインパネルメンバーを対象とした利益相反に関する教育や研修、ガイドライン作成グループに加わることになる患者を対象とした教育セッションなどを計画および準備する。運営委員会は、計画に関する具体的な期間について言及する必要がある。すなわち、診療ガイドラインの完成に向けたスケジュール、およびガイドライン作成プロセスにおける各マイルストーン[vi]の完了目標日程を設定する。ガイドライン作成グループが計画どおりに作業を進められるように、診療ガイドラインの全体目標の概略、スケジュール、業務分担、決定事項の記録を必要とするステップ、ならびに各ステップに対して提案されている方法が盛り込まれた、プロジェクト進行の指針となる診療ガイドライン全体の実施計画書を作成する。この計画書には、ガイドライン作成グループの結成方法、診療ガイドラインで扱うトピックの選択方法、合意形成方法、意見交換方法、エビデンスの検索および選択方法などが盛り込まれる。

1.2-1.4 研修

監督委員会は、ガイドラインパネルメンバーを対象とした利益相反に関する教育研修、ガイドライン作成グループに加わることになるかもしれない患者を対象としたエビデンスの確実性や推奨の強さに関する教育など、ガイドライン作成プロセスに関わることになる人員が必要とする研修とサポートを計画し準備する。英国National Institute for Health and Care Excellence（NICE）における経験からは、適切な研修とサポートを提供された場合、消費者がガイドライン作成に大きな貢献をすることが示唆されている[21]。

1.2-2 ガイドライントピックの優先順位の決定

ガイドライントピック（guideline topic）は、ガイドラインの**スコープ**（scope）ともよばれ、診療ガイドラインで扱うPICOの疑問と相互関係にある。診療ガイドラインによってカバーされる疾患、状態または全体領域を指定する（例：慢性閉塞性肺疾患）。ガイドライン内のトピックには、ガイドラインがカバーする内容、たとえば、ガイドラインが状態の診断、状態の治療、またはその両方を対象とするかどうか、もしくは不確実性またはばらつきが最も多いトピックに焦点を当てるかどうか、が含まれる。ガイドラインパネルは、対象読者にとって重要となるガイドライン内で取り組まれうる多くの問題を検討し、決定する必要がある。

ガイドライントピックの**優先順位**（priority）は、利害関係者による優先順位の同定、比較、およびランク付けによって設定する。これにより、医療の推奨が集団、管轄区域、または国に最大の利益をもたらす一般的な分野（例：慢性閉塞性肺疾患、糖尿病、心血管疾患、がん、予防）に資源と関心が集中することが保証される。優先順位を設定するアプローチは、既存の潜在的に困難な状況に対応しながら将来の計画に貢献するように設定する必要がある。最初に、必要なガイドライントピックに

[vi] ガイドライン作成プロセス中に大きなステップが達成されたとき。たとえば、システマティックレビューの完了、推奨事項の作成、ガイドラインレポートの出版である。

優先順位を設定するためのプロセス、ならびにそのプロセスを指導する担当者を決定する。次に、優先順位設定の過程におけるガイドライントピックの提案のための具体的基準を設け、系統的かつ透明性の高いプロセスを適用する。この際、優先順位の設定やガイドラインのトピック選択において、適切な利害関係者を関与させることが重要である（例：臨床医、専門家団体、政策決定者、保険者、一般市民、患者あるいは患者代表者）。診療ガイドラインの推奨を実行する際に重要視することや必要となる資源を、患者、保険者、臨床医、公衆衛生などのさまざまな視点から検討し、決定する。また、提案されたトピックを取り上げた既存の診療ガイドラインの最新版の有無を検索し、たとえば、Appraisal of Guidelines for Research and Evaluation II（AGREE II）などを用いてその信頼性を評価する。既存のガイドラインを適用して使用できるか、それとも完全に新規でガイドラインを作成すべきかを判断する。

設定された優先順位や選択されたガイドライントピックについて合意を図るための方法（例：投票、デルファイ合意形成法）を選択または提示し、透明性を確保するために、優先順位設定プロセスおよび選択されたガイドライントピックを記録する。

1.2-3　ガイドライン作成グループのメンバー構成

ガイドライン作成グループは、対象読者の一員、患者と介護者、現場の臨床医、当該領域の専門家、方法論的専門家、医療経済学の専門家などの分野横断的な顔ぶれをそろえ、ワーキンググループやガイドラインパネルなど各自が求められている役割を果たすことが必要である（例：ワーキンググループやガイドラインパネルに求められる役割）。ガイドラインパネルには、対象読者を構成する専門家やプライマリケア医師、パネルメンバーの性別分布および地理的分布など、トピックに適した専門知識のバランスと適切な顔ぶれを確保する。このステップは、対象読者として新たなメンバーの追加が必要となった場合やガイドライン内のトピックを精錬化した場合に繰り返し行われることになる。特にガイドラインパネルについては、最適なサイズを検討する。たとえば、グループの人数が少なすぎると経験、当該領域の専門知識、および顔ぶれの広さが不十分となるし、多すぎると結束力や効果的なグループ交流が欠如することがある。グループの円滑な運営、建設的な動態の維持、紛争の特定と解消、中立的かつ客観的立場の堅持、および方法論的な見識と当該領域の専門知識の保有において実績をもつグループリーダーまたは議長を選任する必要がある。また、透明性を確保するために、ガイドライングループメンバーの選定プロセスおよび各メンバーの役割を記録することも重要である。

1.2-4　ガイドライン作成グループプロセスの確立

ガイドラインパネルメンバーや他のグループとのコミュニケーション手段および頻度、ならびにその手配を行う担当者を決定し、どのような場合をそれらの決定事項の例外とするかについて検討する。また、ガイドライン作成グループメンバーへの導入説明、研修、およびサポートを通じてグループディスカッションおよび意思決定のための理想的な条件を設定する。プロセスの確立においては、各グループメンバーに平等に貢献の機会を与え、たとえば、グループディスカッション、意思決定、推奨の

作成の際に、各メンバーのアイデアや見解が十分に考慮されるようにするための最適な条件を設定することをめざすべきである。さらに、グループメンバー間の対立や争議、ならびにグループプロセスの破綻に対処するための方法を確立する。ガイドライン作成プロジェクト全体をとおしてグループプロセスについてのディスカッションやフィードバックを行う機会を提供する。診療ガイドラインの作成に際して使用および制作された文書を体系的かつタイムリーに配布および保管するための方法を確立し、会議の定足数を設定する（例：ガイドラインの推奨の定式化には、グループの75％の出席を必要とする）。会議のタイミングと場所を事前に設定または計画し、各会議の範囲と具体的議題を策定する。また、全ての会議において、出席者は誰か、議題はなにか、どのような決断が下されたか、次のステップはなにか、などの記録を取り、これらの議事録を外部または内部に公開するかどうかを決定する。

1.2-5　対象読者の特定とトピックの選択

　診療ガイドラインの主要な読者（例：プライマリケア医師、医療プログラム管理者）と副次的な読者（例：病院管理者）を特定、定義、またはレビューし、診療ガイドラインがどれくらい多くの対象読者を想定とするのかを決定する。特定された対象読者について適切な利害関係者との間で意見交換を行い、それらの対象読者がガイドラインのトピックに適切で、かつ関係する読者が見落とされていないようにする。診療ガイドラインの中で取り上げるトピックの候補リストの作成、およびその優先順位の設定のための方法と基準を確立する。たとえば、エビデンスに特に混乱や賛否両論を認める場合、現状の診療に不確実性や非一貫性を認める場合など、スクリーニング、診断、治療に関するあらゆる疑問に関して事前の基準を確立することが必要である。トピックの評価には、リッカート尺度（Likert scale）のような9点スケール（例：9点は最も重要で有用なもの、1点は重要ではないもの）などが利用され、その平均値（スコアの分布によっては中央値）をトピックの優先順位付けに使用する。診療ガイドラインに関係する全てのトピックが特定され、なおかつそれらが確実に対象読者のニーズを満たすようにすべく、適切な利害関係者との意見交換を行う。また、診療ガイドラインで取り上げるものとして最終的に選択されたトピックについて合意形成手法を選択または提示する（例：デルファイ法、ノミナルグループ手法）。透明性を確保するために、診療ガイドラインの対象読者の特定およびトピックの過程を記録する。

1.2-6　消費者や利害関係者の関与

　診療ガイドラインの影響を受けると考えられる全ての人々の見解を盛り込むために、ガイドラインの作成に関与し協議する適切な利害関係者（例：専門学会、政策決定者、業界団体）、および、ガイドラインの作成への関与と意見交換を求めたい適切な消費者を特定する。消費者には、個々の患者、患者に対し無償のケアとサポートを提供する介護者、潜在的に患者や保険・税金をとおして医療の出資者となりうる一般市民、患者の利益を代表する協会・団体、および患者と介護者の利益を代表する擁護者などが含まれる。ガイドラインパネルに直接関与する消費者と利害関係者の診療ガイドライン作成における役割を明確にし、最大限の貢献を実現するために、客観的なエビデンス評価や自己の

利益関係に根差した推奨提示の回避の仕方などを、研修や導入セッションにより情報提供する。診療ガイドラインに直接的には関与していない消費者や利害関係者との意見交換に関わる役割、業務、タイミングを決定する。すなわち、優先順位の設定やガイドラインのトピックについてコメントする機会、対象読者の特定、患者にとって重要なアウトカムの特定、追加的エビデンスの特定、パネルが検討しなかった帰結の指摘、ガイドラインの最終草案のレビューなどの、ガイドライン作成プロセスにおける具体的マイルストーンを決定する。消費者と利害関係者のフィードバックへの対応、ならびに様々な見解への対処方法について、方針とプロセスを設定する。たとえば、意思決定においてさまざまな視点が考慮されることを確実にし、下された判断については透明性の高い根拠を提示し、利害関係者のための不服申し立てプロセスを提供し、意見交換のコメントやガイドライン作成パネルの回答内容を公開する。

1.2-7　利益相反（conflict of interest: COI）に関する検討

1.2-7.1　利益相反（COI）

　利益相反（conflict of interest: COI） とは、「個人の専門的な行動や意思決定が、金銭的な昇給、学術的な昇進、臨床的な収入の流れまたはコミュニティにおける地位などの個人的な利益によって動機付けされているかどうかについて独立した観察者が合理的に疑問を抱くような、個人の個人的利益とその職業的義務との相違」と定義されている。**利益関係の宣言（declaration of interest: DOI）** とは、起こり得る利益相反を決定するために、業務や会議の主題に関連する金銭的、専門的、知的、またはその他の利益を含む潜在的または実際の利益相反の開示である。また、利益関係の宣言には、直属の家族、雇用主、密接な関係をもつ専門家、または専門家が実質的な共通の個人的、金銭的、専門的な利益をもつ他の者など、専門家の判断に不当に影響を及ぼす可能性のある関連利益が含まれる。ガイドライン作成に関していえば、直接的な **金銭的COI（financial COI）** や **間接的COI（indirect COI）** [vii] の特定と開示だけでは不十分であるという認識があるにもかかわらず、ガイドライン作成組織によるCOIの開示や管理は多くの場合、不十分である。

　診療ガイドライン作成プロジェクト参加時の個々の参加者（実際の関与が始まる前のガイドラインパネルメンバー候補者を含む）の利益関係の宣言（DOI）のための方針を設定する。たとえば、どのような利益関係を開示すべきか、専門家協会の金銭的、知的、学術的／臨床的、競争的利益関係はどうかという点に関する基準を作成する。また、どのように、そしてどのレベルの金銭的利益関係を開示すべきか、どの時期を開示の対象とすべきか、なにがCOIに当たるかを判断するのは誰かという、COIの判断に関わる方針を設定し、COI宣言の収集と更新のためのアプローチを設定する。COI宣言が必要なメンバーのリスト、宣言すべき利益関係のタイプやその例を含め、ガイドライングループメンバー候補者に対し、COI開示方法についての明確な指示と研修を提供する。また、COI管理方針を設定することも重要である。たとえば、COI該当者は、診療ガイドライン作成から完全に外されるわけで

[vii] 知的COI（Intellectual COI）は間接的COIに属する。

はないが、利益関係が存在する分野に関わる特定の推奨の投票には参加できない、議長はCOIをもつべきでない、利益相反をもたない方法論的専門家によるエビデンス要約の作成が必要である。さらに、ガイドライン作成活動の資金確保に関わるCOI管理方針を設定する。たとえば、「公的出資の奨励」、「民間スポンサーからの資金受領を避ける」、「診療ガイドラインのトピックに全く関係のない民間スポンサーからの資金獲得」、「翻訳など診療ガイドラインの内容に直接関与しない活動のみへの民間資金の受領」、「資金提供元が単一になることの回避」などである。資金提供元を開示および公開し、スポンサーの役割および診療ガイドライン作成のために提供されているサポートについて説明する。特に利益相反が特定の推奨に影響を及ぼすような場合は、ガイドライン作成グループメンバーの利益相反について明確に開示、公開、および説明する。

1.2-7.1.1　COIの管理と開示

ガイドライン国際ネットワーク理事会（Guidelines International Network Board of Trustees: GIN理事会）は、通常の場合COIを完全に排除することはできないことから、適切な管理こそが課題となると指摘し、既存のエビデンス統合および国際組織が掲げる方針を参考に、**DOI開示とCOI管理に関する9つの原則**（表1.2-3）から成る指針を作成した[24]。また、DOI開示様式やCOI管理のためのフロー図やCOIの関連性と深刻さの判断のためのGIN方針を発表している[25]（追加資料-③「利益関係の宣言と利益相反の管理のためのG-I-N方針」を参照）。DOIフォームにはさまざまなものがあり、国内の各学会においても、独自のCOI開示様式が使用されている。GRADEガイドライン作成という視点では、GRADEpro Guideline Development Tool (GRADEpro GDT)[91]を使うことにより医学雑誌編集者国際委員会（International Committee of Medical Journal Editors: ICMJE）、WHO、米国血友病財団（National Hemophilia Foundation: NHF）などのCOI管理様式を利用できる。

表1.2-3 DOI開示とCOI管理に関するGINの原則[24]

原則1：ガイドライン作成組織は、直接的な金銭的COIや関連する間接的COIをもつメンバーを加えないためのあらゆる可能な努力を払うべきである。

これが現実的ではない場合には例外的措置が必要となるが、このような問題によってこの原則の重要性が軽視されるべきではない。パネルメンバーにCOIがある場合、ガイドラインパネルに占める利益相反をもつメンバーの割合は少数にとどめるべきであり、ガイドライン作成組織は、利益相反をもつメンバーを加えた理由や、COIの管理について、明確にすべきである。

原則2：COIの定義、ならびにその管理は各当事者の専門分野や利害関係の種類にかかわらず、ガイドライン作成グループのメンバー全員に適用されるものであり、COIの定義はパネルの結成前に決定すべきである。

原則3：ガイドライン作成グループは、標準化されたフォームを使用して利益関係を開示すべきである。

原則4：ガイドライン作成グループはあらゆる直接的な金銭的COIと間接的COIを含む利益を公開すべきであり、公開した内容はガイドラインユーザーが容易にアクセスできるようにすべきである。

この開示の一環として、COIの程度は状況によって異なることから、ガイドライン作成グループは具体的金額を全て開示すべきである。実際または概算の金額を（把握できているのであれば）報告することで、透明性は高まる。開示登録（registry of disclosures）を使用してもよい。

原則5：ガイドライン作成グループの全メンバーはグループの会合の都度、ならびに定期的に（たとえば、常設のガイドライン作成グループであれば1年に1度）、利益に変化があった場合にはこれを開示し、最新の情報を維持すべきである。

原則6：ガイドライン作成グループの議長には、直接的な金銭的COIや関連する間接COIがあるべきではない。やむをえず議長が直接的または間接的なCOIをもつ場合は、ガイドラインパネルの主導役となる共同議長を任命すべきである。

利益により推奨の方向性や強さが左右される場合には、間接的COIが存在する。このような利益相反をもたない共同議長の一例としては、推奨の方向性や強さに関わる利益をもたない方法論的専門家があげられる。

原則7：関連するCOIをもち、ある特定の知識や専門的ノウハウを有する専門家には、各トピックに関する議論への参加は認めてもよいが、情報提供を求められている人たち全体の中で見解に偏りがないよう配慮すべきである。

状況にもよるが、このような立場に該当する人物は、ガイドライン作成グループの議決権をもつメンバーにも議決権をもたないメンバーにも属さない専門家アドバイザーという扱いにするとよい。

原則8：推奨の方向性や強さを判断するガイドライン作成グループメンバーには、直接的な金銭的COIがあるべきではない。

このようなCOIをもつメンバーは、ガイドライン作成におけるこの段階には関与すべきでない。推奨の方向性と強さに関する議論の場には物理的に居合わせないようにすべきである。

原則9：監督委員会は、COIに関わる規則を制定し、施行する責任をもつべきである。

監督委員会は、争点となっている問題に対処するほか、ガイドライン作成グループの議長が、議決権をもつメンバーともたないメンバー、ならびに専門家アドバイザーとして扱うべきメンバーについて判断する際にアドバイスを提供すべきである。

付録：表1.2-3A1「価値」に基づく潜在的COIの「重み」[24]

使用説明書

ステップ1. 表1.2-3A1で、企業もしくは民間スポンサーごとに、プロジェクトの提出または申請から3年遡った期間に対して宣言された全ての価値を合計することにより、表示されているスケールで金銭的または非金銭的「価値」を選択する（例については、表の凡例を参照のこと）。

ステップ2. 「重み（weight）」という見出しの欄で、「重み（weight）」を決定する。

表1.2-3A1 「価値」に基づく潜在的利益相反（COI）の「重み」

価値分類（金銭的または非金銭的）*	重み（weight）†
1. 最高1,000ドル‡	1
2. 1,001〜5,000ドル§	2
3. 5,001〜10,000ドル¶	3
10,001〜50,000ドル	
50,001〜100,000ドル	
100,001ドル以上	

* 潜在的COIについて、金銭的価値と非金銭的価値の合計を反映させた価値分類を選択する（非金銭的価値の判断については、以下の‡、§、¶を参照）。研究費などの、直接的または間接的な金銭的利益を米ドルで記入する（米国胸部学会［American Thoracic Society: ATS］倫理・利益相反委員会（ATS Committee on Ethics and Conflict of Interest）が規定する分類および範囲に基づく）。これらの金額が、ATSの会議やプロジェクトの中で発表または報告されたり、それ以外の方法でATSから一般に報告されたりすることはないが、ATSの公式文書では、各参加者が各企業または各民間スポンサーとの間にもつ関係の価値を示す米ドル金額範囲（ATS理事会への草案文書提出から3年遡った期間に対するもの）の記載を、文書と共に出版される開示書に含めるべきである。この情報を必要に応じて入手できるのは、COIの開示内容を評価するATS活動の議長や主催者、ならびにATS理事会およびATS倫理・利益相反委員会のみである。

† 関連性率（relevance rate、表1.2-3A2参照）と組み合わせて使用することで重要性を算出する。

‡ 分類1の非金銭的価値の例：ペン、鉛筆、携帯電話。

§ 分類2の非金銭的価値の例：家族のためのスーパーボールまたはワールドカップ最終戦のチケット代。

¶ 分類3の非金銭的価値の例：配偶者または家族のための北米発オーストラリア行き無料ファーストクラスチケット。

付録：表 1.2-3A2 トピックへの関連性[24]

使用手順

ステップ 3. 記述子または番号を選択することにより、潜在的利益相反の「関連性 (relevance)」を評価する。

表 1.2-3A2 トピックへの関連性

関連性 (relevance)	なし 0	非常に低い 1	低い 2	中等度 3	中等度～高い 4	高い 5	非常に高い 6
説明	関心のあるトピックには関連性が認められず、利益相反とは無関係である。			関心のあるトピックはなんらかの関連性が認められ、利益相反に関係している。			関心のあるトピックは、関連性が高い、または宣言された利益相反と直接関係している。
例	肺活量計を扱う企業の顧問を務めていた統計学者が、肺炎ガイドラインの実行に関わるメタアナリシスの実施に関与した。	ある方法論的専門家が、ガイドラインパネルで講論することになる肺炎の実行に関わる営利組織が主催したイベントで、方法に焦点を当てたプレゼンテーションを行っている。	ある研究者が、スポンサーが製造販売する医薬品について講演を行ったことに対し、個人的報酬を受け取っている。このスポンサーが製造する他の医薬品がガイドラインパネルで議論される予定である。	ある研究者が、ガイドラインにおける推奨のトピックとして扱われることになる医薬品について講演を行ったことに対し、個人的報酬を受け取っている。	ある研究者が職務として追究しているトピックが、ある資金提供機関に対して示そうとしている追加的資源に関与する営利団体から研究費または報酬を受け取る推奨に関係を支持するトピックである。	ある臨床研究者が、ガイドラインパネルで講論することになる医薬品の有効性の調査に関与する営利団体から研究費または報酬を受け取っている。ガイドラインパネルがその医薬品の使用を支持する推奨を策定するかもしれない。	関心のあるトピックは、ガイドラインパネルが作成する推奨になる医薬品または機器または製品を製造する企業のオーナーまたは主要株主である。

1.2-8　GRADEシステムとその理解

1.2-8.1　GRADEシステム

　GRADEシステムは、システマティックレビューや**医療技術評価**（health technology assessments: HTA）ならびにガイドライン（診療ガイドラインや公衆衛生ガイドライン）における**エビデンスの確実性**（certainty of evidence）のグレードを評価し、医療に関する**推奨の強さ**（strength of recommendation）をグレーディングするためにGRADE working group[viii]が開発したシステムである[4, 26]。GRADEシステムは、エビデンスの要約を作成し、推奨作成の手順を踏むための、透明性が高く、構造化されたプロセスを提供するもので、その特徴の一つはエビデンスの確実性と推奨の強さを切り離していることである。GRADEシステムにおいては、エビデンス総体の確実性を、「高」、「中」、「低」、「非常に低」、の4段階に分類し、推奨の強さを、「強い」、「弱い（条件付き）」の2段階にグレーディングする。

　このシステムが最初に発表されたのは、2003年のGUIDELINES FOR WHO GUIDELINESであり[27]、各アウトカムに関するエビデンス総体の確実性のグレード評価が記載された。その後、GRADE working groupは、2008年のBMJシリーズ6編[28-33]、2010年のアレルギーに関する論文3編[34-36]、さらに、2011年からは、Journal of Clinical Epidemiology（JCE）にGRADEシリーズを発表し、GRADEシステムの改良や拡張をしつつ現在も継続中である［19編（2018年3月時点）］[37-56]。

　国内においてもGRADEシステムを使った診療ガイドライン作成が激増し、日本医療機能評価機構の医療情報サービス（Medical Information Network Distribution Service: Minds）により作成された「Minds診療ガイドライン作成マニュアル2017」においては、GRADEシステムの基本が採用されている[57]。しかし、国内において出版されているGRADEガイドラインの多くは、GRADEシステムを適切に利用したものとはいえず、エビデンスの確実性の評価や推奨の強さの決定はGRADEシステムに準拠したものではない。

　GRADE working groupは、診療ガイドライン作成においてGRADEシステムを利用する際には、JCEシリーズやGRADEハンドブック[58][ix]を参考にし、さらには「GRADEシステムを利用したといえるための最小限の基準」（1.2-18.1.1章の**表1.2-49**参照）を利用することを勧めており、GRADEシステムを使ったガイドライン作成に携わる者は、これらの資料や基準を厳守すべきである。

1.2-8.2　GRADEシステムの限界と改変

1.2-8.2.1　GRADEシステムの限界

　GRADEシステムを利用するにあたっては、**GRADEシステムの5つの限界**を認識しておく必要があ

[viii] Grading of Recommendations Assessment, Development and Recommendations (GRADE) working groupとは、介入の影響についての疑問に関するシステマティックレビューと医療技術評価における推定値の確信性を評価する最適システムを開発し、診療ガイドラインのための推奨の強さをグレーディングするために、2000年に、共同作業を開始した医療専門家、研究者、ガイドライン作成者からなるグループである。http://www.gradeworkinggroup.org/

[ix] GRADEpro GDTのヘルプファイルがGRADEハンドブックである。

る[37, 38]。

- GRADEシステムは、主に治療戦略に関する疑問に対応したもので病因に関する疑問は対象としていない。
- いわゆる形式的で不明瞭な推奨にGRADEシステムを適用することには問題がある。
- 診断検査や質的研究、ネットワークメタアナリシスに関するGRADEシステムの適用の場合には、GRADE基準を改変する必要があるかもしれない。
- システマティックレビューや診療ガイドラインの作成の全過程にGRADEシステムを適用できるわけではない。
- GRADEシステムはエビデンスの確実性評価の不一致を解消することを目的としたものではない。

　第1に、基本的には、GRADEシステムは複数の"治療戦略"に関わる疑問に対処するために策定されたものであるが、治療に関するGRADEシステムは、その後、診断や予後、質的研究に関する疑問にも適用されるようになり、現在さらなる適用拡大について検討中である（Part 3『予後の研究へのGRADEシステムの適用』、Part 4『質的研究統合へのGRADEシステムの適用：CERQual』、Part 6『診断検査精度へのGRADEシステムの適用』を参照）。

　第2に、形式的で不明瞭な推奨にGRADEシステムを適用することは控えるべきであろう。ガイドラインパネルは、問診や理学所見の重要性などに関する推奨を作成しようとするかもしれないが、これらの推奨の一部は有用でない可能性があり、有用であったとしても、エビデンスの確実性の評価や推奨の強さのグレーディングを行うことは有用でないかもしれない。このような推奨の解釈は、場合によっては非効率的または非生産的な行為を招きかねず、ガイドラインパネルは、具体的かつ実行可能な推奨のみを作成すべきである（1.2-14.1.6章「優れた医療慣行に関する記述」を参照）。

　第3に、GRADEシステムは、診断検査に適用されるよりは、予防や治療介入に適用されることが多く、公衆衛生や医療システムに関する疑問よりは、臨床的な疑問に適用されるケースが多い点である。特に診断研究にGRADEシステムを適用する場合は、エビデンスの確実性の判定基準の一部を改変する必要性が生じるが、これらの課題についてはPart 6『診断検査精度へのGRADEシステムの適用』で取り上げる。また、GRADEシステムは通常は一対一（head-to-head）比較に関するエビデンスを評価対象としているが、多重治療比較（multiple treatment comparison: MTC）メタアナリシス（広義のネットワークメタアナリシス [network meta-analysis: NMA]）のエビデンスの確実性評価にGRADEシステムを適用する際には、複雑な評価ステップが必要となる。これらの評価方法のいくつかについては、Part 5『ネットワークメタアナリシスへのGRADEシステムの適用』で解説する。

　第4に、図1.2-2に示すように、システマティックレビューや診療ガイドラインの作成においては、GRADEシステムを適用する前後に、いくつかの基本的かつ一般的なプロセスが存在していることである。システマティックレビュー作成者やガイドラインパネルは、全体のプロセスの中でGRADEシステムが適用される部分を理解し、それ以外の手順については他の指針を利用することが必要である。

　最後に、GRADEシステムは、系統的かつ明示的な、エビデンスの確実性および推奨の強さと方向

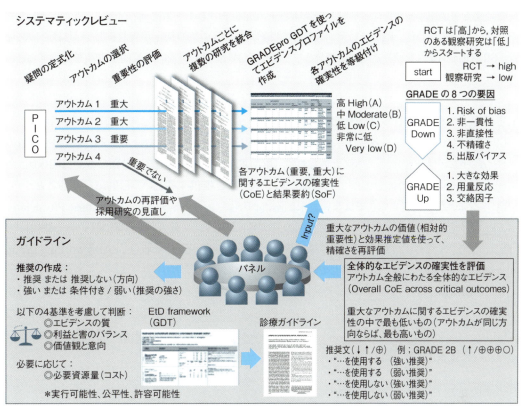

図1.2-2 GRADEシステムを使った推奨の作成の流れ

上段（システマティックレビューにおけるエビデンスの確実性評価）：
GRADEシステムでは、PICO（Patient/Population, Intervention, Comparison, Outcome）で定式化した臨床上の疑問（clinical question: CQ）に対して、治療介入研究を入手し、結果をアウトカムごとに横断的に統合する。次に、"患者にとって重大・重要なアウトカムごと"に最良推定値と統計的不確実性の指標としての信頼区間を算出し、そのエビデンスの確実性（certainty of evidence: CoE）を評価する。エビデンスの確実性は、GRADEの8要因（グレードを下げる5要因とグレードを上げる3要因）を検討した上で、4段階（「高」、「中」、「低」、「非常に低」）のいずれかに判定する。これらの各アウトカムの重要性とともに効果推定値やエビデンスの確実性の判断をわかりやすい形式で表示したものがエビデンスプロファイルである。

下段（ガイドラインにおける推奨の作成）：
アウトカムごとにまとめたエビデンスの確実性評価を使って、重大なアウトカム全般にわたる"全体的なエビデンスの確実性"を1つだけ決定する。その際、ガイドラインパネルは、アウトカムの相対的重要性を勘案して不精確さを再評価し、望ましい効果と望ましくない効果のバランスを考慮して、推奨の強さ（強い、弱い／条件付き）と推奨の方向（推奨する、推奨しない）をグレーディングする。さらに、必要ならば、コスト・必要資源量、実行可能性、公平性、許容可能性を評価する。

図中左のグレーの左斜め上向き矢印（パネルからPICOやアウトカムへの）はCQやアウトカムの重要性の再評価を意味する。たとえば、当初設定したCQについてシステマティックレビューチームがエビデンスを検索したところ、"重要でない"と判断した有害作用が実は推奨の強さと方向を左右するほどのもので、"重大"とすべきとガイドラインパネルが判断した。あるいは逆に、当初"重大"としたアウトカムが、実は非常にまれなもので、推奨の作成には影響ないと判断し、"重大なものではない"と判断した場合などは、それにより確実性を再評価することになる。

図中中央の水色の右斜め上向き矢印（"input?"の表示）は効果推定値とその不精確さの再評価を意味する。すなわち、システマティックレビューチームが作成したエビデンスプロファイルのデータに関して、推奨作成のためのベースラインリスクを勘案した効果推定値を提示する。また、推奨を作成する上でのPICO成分の非直接性や不精確さに関するエビデンスの確実性が変わることがないかを見直す。また、重大なアウトカムが複数ある場合、ある重大なアウトカムに関するデータの不精確さについて、他の重大なアウトカムに関する効果による影響を、患者の価値観（重大なアウトカムの相対的重要性）を勘案して評価する（1.2-13.3.4-(2)章「データの不精確さの評価のための完全コンテキスト化アプローチ」を参照）。

性の評価を可能にするが、エビデンスの確実性の判定における不一致を解消することを目的としたものではない。すなわち、同じエビデンスでもエビデンスの確実性の判定が異なることがしばしばあるが、GRADEシステムを使って確実にできることは、その見解の不一致の本質的な理由を把握することである。

1.2-8.2.2　GRADEシステムの改変

　GRADEシステムにおける各要因（ドメイン）は関連しており、その改変はエビデンス要約や診療ガイドラインのユーザーの混乱を招くかもしれず、GRADE評価項目や確実性の分類の変更は臨床医、政策決定者、そして患者にも理解できる単一のシステムを提供するという目的に反することから、GRADEシステムを改変すべきではない。米国胸部医学会（American College of Chest Physicians: ACCP）[12, 59]やUpToDate[60]では、エビデンスの確実性に関して、「低」と「非常に低」を一緒にして、「高」、「中」、「低」の3段階へと、より単純化した分類にしているが、これはGRADE working groupが推奨しているものではなく、許容しているものである。

　また、GRADEシステムでは、エビデンスの確実性や推奨の強さの表示に、記号や文字、数字の使用を勧めている。その際には、推奨の強さに"数字"を、エビデンスの確実性に"文字"を使用することに留意すべきあり、表示の改変によって大きな混乱を招く可能性がある（1.2-14.3.2章「推奨の強さと方向の記号表示」を参照）。

1.2-8.3　GRADEシステムを使った診療ガイドライン作成プロセス

　エビデンスの確実性や推奨の強さを左右する要因を含めた診療ガイドライン作成プロセスが、表1.2-5であり、GRADEシステムの適用部分を図示したものが図1.2-2である。このプロセスにおいては、ワーキンググループ内の利益相反をもたないGRADE方法論的専門家の参加が必須である。図1.2-2の上半分は、システマティックレビュー、ならびに医療に関わる推奨の作成に共通したプロセスの手順を示し、下半分は推奨の作成のみに関わる手順を示す。

　システマティックレビュー作成にあたっては、まず初めに、疑問を定式化（PICO）し、関心のあるアウトカムを選択し、その相対的な重要性を評価し、"重大（critical）"、"重大ではないが重要（critical but not important）"、"重要ではない（not important）"の3段階に分類する。関連する全ての研究を特定するため系統的検索を行う。次に、設定した適格基準（採用基準と除外基準）に従ってエビデンスを収集し、個々の研究のバイアスのリスクを評価する。さらに、組み入れた個々の研究から得られたデータに基づいて、重要ではないアウトカム以外、つまり"重大"、および"重大ではないが重要"なアウトカムごとの**効果推定値（estimate of effect）**[x]、ならびに各推定値の**不確実性（uncertainty）**の指標としての**信頼区間（confidence interval: CI）**を導き出す。**各アウトカムに関するエビデンスの確実性（certainty of evidence for each outcome）**、研究結果の要約（summary of findings: SoF）をエビデンスプロファイルとしてまとめる。

---

[x] 介入とアウトカムとの間に観察された関係で、たとえば、相対リスク、オッズ比、ハザード比、リスク差、リスク比、相対リスク減少、標準化平均差、重み付け平均差などで表される。

表1.2-5 GRADEシステムを使った治療介入の診療ガイドライン作成プロセス

誰が	なにを			
ガイドライン統括委員会	ガイドラインパネル編成、プロセス確立			
	ガイドラインスコープと分析的枠組み (analytic framework)：患者・臨床医の疑問 (CQ) 収集			
	計画書作成	臨床上の疑問 (CQ) の定式化		
		アウトカムの選択		
		アウトカムの相対的な重要性の判定（重大 [7～9点]、重要 [4～6点]、重要でない [1～3点]）		
		疾患定義・適格基準など		
システマティックレビュー (SR) 作成担当者を中心とするワーキンググループ（ガイドラインパネルとの協調もあり）	SR作成	系統的に検索する		
		適格基準（選択基準、除外基準）で論文を選ぶ		
		アウトカムごとにデータを収集する		
		アウトカムごとに個々の研究および研究全般のバイアスのリスクを評価する	研究内のバイアスのリスクの判定（例：RCTの場合）	ランダム割り付け
				割付けの隠蔽化
				盲検化
				不完全なアウトカム
				選択的アウトカム報告
				その他
			コクランのRisk of biasテーブル作成	
			当該研究内 (within a study) のバイアスのリスク確認	
			コクランのRisk of biasグラフ（横棒で％）作成	
			複数の研究間 (across studies) のバイアスのリスク評価	
		メタアナリシスを実施する（不可能な場合もある）	メタアナリシス／フォレストプロット作成／ファンネルプロット作成／（感度分析など）	
	アウトカムごとにエビデンスの確実性を評価する	研究デザイン：RCT（「高」）か観察研究（「低」）		
		グレードダウン5要因	研究の限界 (limitations)、バイアスのリスク (risk of bias) ／ SRのacross studiesのバイアスのリスクを直接的に反映	
			結果の非一貫性 (inconsistency)	
			エビデンスの非直接性 (indirectness)	
			データの不精確さ (imprecision)	
			出版バイアス (publication bias)	
		グレードアップ3要因	効果の程度が大きい	
			用量反応勾配	
			交絡因子のために効果が過小評価	
		各アウトカムについて、エビデンスの確実性：「高」、「中」、「低」、「非常に低」(certainty of evidence for each outcome)		
	GRADEエビデンスプロファイル作成、SoFテーブル作成 (GRADEpro GDT)			
	医療資源に関する資料作成			
ガイドラインパネル（SR作成チームやワーキンググループと協調もあり）	アウトカムの相対的な重要性の再評価			
	そのCQにおけるアウトカム全般にわたる全体的なエビデンスの確実性 (overall certainty of evidence across outcomes)			
	推奨の強さ・方向の評価	推奨決定の4要因	全体的なエビデンスの確実性	
			利益と害のバランス	
			価値観と意向（重大なアウトカムの相対的重要性）	
			資源の利用（コスト）	
		必要であれば検討する（実行可能性、公平性、許容可能性）		
		Evidence to Recommendationテーブルを準備する		
		推奨度評価の合意形成（必要なら GRADEgrid）		
ガイドライン統括委員会	診療ガイドラインの草案作成			
	外部評価			
	【診療ガイドライン作成後】普及と実行			
	【診療ガイドライン作成後】評価と質の改善			
	【診療ガイドライン作成後】ガイドラインの管理と更新			

青枠がGRADEシステム適用の部分である。
CQ：臨床上の疑問、RCT：ランダム化比較試験、SoF: summary of findings, SR：システマティックレビュー、GDT: guideline development tool

エビデンスの確実性は、1.2-13章に述べるように、研究デザイン、グレードを下げる5要因、グレードを上げる3要因を考慮して、アウトカムごとに最終的に、「高」、「中」、「低」、「非常に低」、の4段階のいずれかに判定する。システマティックレビューの作成者が実施すべき手順はここまでであるが、ガイドラインパネルは、さらに次の手順に進む（1.2-14章「推奨の作成、ならびに推奨の強さの決定」を参照）。

ガイドラインパネルは、システマティックレビューから得られた全ての情報をレビューし、必要であれば再評価を行い、作成しようとしている各推奨事項に対し、どのアウトカムが重大で、どのアウトカムが重要なのかについて最終的な判断を下す。この評価に基づき、重大なアウトカム全般にわたる全体的なエビデンスの確実性（overall certainty across outcomes）を、上記の4段階のいずれかに決定する。その後、ガイドラインパネルは、全体的なエビデンスの確実性、望ましい効果と望ましくない効果のバランス、価値観や意向を考慮して、推奨事項（1つまたは複数）を作成し、推奨の強さ（強い、弱い／条件付き）と推奨の方向（推奨する、推奨しない）を決める（GRADEにおける推奨の強さと方向の定義に関しては、1.2-14.3.1章「推奨の強さと方向の表現」を参照）。さらに、必要ならば、作成した推奨がコスト・必要資源量を考慮して推奨の方向や強さを変更すべきかを決定する。

最終的な推奨の作成には、evidence to decision（EtD）テーブルを利用することができる（追加資料-⑦「Evidence to Decisionフレームワーク」を参照）。

1.2-9　（PICO形式の）疑問の定式化

診療ガイドラインと典型的な教科書の主な違いは、診療ガイドラインは、**前景疑問（foreground question）**としてのCQに対して実行可能な提言として回答を提供することである。すなわち、「当該疾患はなにか、その原因や症状はなにか」などの事実や背景知識を扱う**背景疑問（background question）**ではなく、「なにをすべきか」という前景疑問に関するアドバイスを提供するのがガイドラインである。PICO形式を使って定式化された疑問は、どのエビデンスがレビューされ、患者とその状態、実施された関心の介入、現在の介入と可能な選択肢との比較、および望ましいまたは達成されるアウトカムについての情報を可視化する。

診療ガイドラインのCQを生成し、各CQの優先順位を設定し、アウトカムの選択と等級付けを行うための方法を確立する。PICOなどのCQの標準様式を使用することにより、ガイドラインで解決を図ろうとしている重要な疑問の生成および記録を行い、全ての疑問を解決するのが可能ではない場合には、生成した疑問の優先順位を、ガイドラインパネルメンバーや利害関係者を対象としたアンケート調査などから決定する。CQ生成においては、診療ガイドラインが適用される集団が明確に説明されるべきであり、パネルは、ベースラインリスク、併存疾患、地理的背景、公平性に関わる問題など、当該集団の具体的特徴を考慮する必要がある。介入の検討に際しては、規制当局による承認が必要かどうかを判断する。たとえば、全ての対象国で規制当局による承認が行われているわけではないと考えられることから、国際的な診療ガイドラインにはこの項目が当てはまらないかもしれない。診療ガイドラインの中で検討することになる介入と比較対照について明確に説明し、各介入と各アウトカムとの間の関係を表した分析的枠組み（analytic framework）を作成する。また、多重（治療）比較を含め

るべきかどうかについて判断する。望ましい効果（例：利益、負担の軽減）と望ましくない効果（例：害、負担、コスト）の両方を含む、重要なアウトカム（例：死亡、罹患、生活の質）を特定する。エビデンスが欠如している場合でも、重要なアウトカムを無視すべきでない。さらに可能であれば、セッティング（例：国、病院）を決定するか、もしくは集団について検討する際にセッティングも考慮する（すなわち、三次医療施設で治療を受ける患者集団かどうか）。アウトカムに関しては、代理アウトカムよりも、患者にとって重要なアウトカムを優先することを原則とすべきである。患者にとって重要なアウトカムに関するデータが欠如している場合には、代理アウトカムが患者にとって重要なアウトカムと強く関連しているかどうかを検討する必要がある。対象集団の価値観や意向を考慮しながら、各アウトカムの相対的重要性を等級付けする。疑問の生成と重要なアウトカムの選択および評価においては、対象集団を幅広く代弁するためにも、全てのガイドライングループメンバーの関与を得て、なおかつ消費者と利害関係者との意見交換を行う。

1.2-9.1　CQとPICO

　回答できるような方法でこれらの一般的なCQを定式化するためには、以下の成分に焦点をあてた**PICOフレームワーク**が便利である[39]。

- 患者や集団（patient/population: P）：推奨が適用されることが意図されている患者や集団
- 介入（intervention: I）：調査対象の治療、検査、またはその他の介入（実験的介入、観察研究における曝露因子）
- 比較（comparison: C）：代替介入、対照群の介入
- アウトカム（outcome: O）：関心のあるアウトカム（複数可）

　GRADEシステムにおけるガイドライン作成ツール、GRADEpro GDT[91]を使ったCQ作成においては、関心のあるアウトカムを全て特定する必要があるが、その様式は以下のように、治療、診断、予後に関する疑問でそれぞれ異なっている[82]（表1.2-6）。

表1.2-6　疑問のタイプとGRADEpro GDTの入力様式

疑問のタイプ	GRADEpro GDTの入力様式
治療	● ［医療問題（health problem）］の対応には、［介入（intervention）］と［比較対照（comparison）］のいずれを使用すべきか。 ● ［集団（population）］において、［介入］と［比較対照］のいずれを使用すべきか。
診断	● ［医療問題または集団］において、［標的状態（target condition）[a]］を診断するためには、［指標検査（index test）］と［比較検査（comparator test）］のいずれを使用すべきか。
予後	● ［健康状態（health condition）］に関して、［期間（time）］における経過はなにか。

[a] 標的状態：診断検査研究において、研究者や臨床医が特に診断したいと考えている状態（結核、肺がん、鉄欠乏性貧血など）。

CQの例：

1. 歯の健康のためには手動ハブラシと電動ハブラシのいずれを使用すべきか。
2. 持続性のアレルギー性鼻炎の小児において局所的点鼻ステロイド薬を使用すべきか。
3. インフルエンザの治療には、オセルタミビル治療あるいは非抗ウイルス治療のいずれを使用すべきか。
4. 急性心筋梗塞を治療するための戦略として、トロポニンI検査に従う適切治療戦略とトロポニンTに従う適切治療戦略のいずれを使用すべきか。
5. バレット食道の患者における食道がんの発生はどれくらいか。

1.2-9.2　PICO形式の分析的枠組み（analytic PICO framework）

CQを定式化する際には、PICO形式の分析的枠組み（analytic PICO framework）を視覚的に利用するのが効果的である。図1.2-3に褥瘡治療のための新規経腸栄養に関する分析的枠組みの例を示す[1]。

急性期アウトカム、中間アウトカム、長期アウトカム、そして代理アウトカムとの間に想定される関係を視覚的な分析モデルの中で定義することには、推奨を導き出す上で懸案となっている利益と害に関するアウトカムをガイドラインパネルが事前に明確に判断できるなどのいくつかの有益な目的がある。また、ガイドラインパネル以外の人々は、重要なアウトカムが見過ごされていないかを判断することができる。アウトカムに関するさまざまな指標の妥当性に関するガイドライン作成グループの判断が明確に打ち出されることにもなる。さらには、図示された相互関係は、グループメンバーの病態生理学に関する仮説を明確に示し、これにより、ガイドラインパネル以外の人々は、ガイドライン作成当

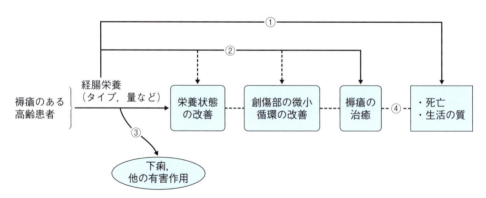

図1.2-3　PICO形式の分析的枠組み（analytic framework）の例

褥瘡治療のための新規経腸栄養に関する分析的枠組みである。矢印①は、当該介入が最終アウトカム（死亡、生活の質）に"直接的"に結びつくエビデンスで、最も影響力のある疑問である。矢印②や④リンクは、関心のある治療と中間アウトカム、中間アウトカムと最終アウトカムとの関連を介した、最終アウトカムとは"間接的"なつながりである。矢印③は、治療による害に関する疑問である。このanalytic frameworkにおいては、中間アウトカム（栄養状態の改善・創傷部の微小循環の改善、褥瘡の治癒）は、「重要なアウトカム」であるが、「患者にとって重大な（critical）アウトカム」ではない。縦の点線矢印リンクで示す栄養状態改善や微小循環改善の中間アウトカムに関しては、死亡や生活の質との関連に焦点をあてたエビデンスがある場合には、システマティックレビューに含められる可能性がある。IOMより許可を得て、Edenら[3]より翻訳転載

初において妥当な疑問が提起されたかを包括的に判断できる。

1.2-10 アウトカムと介入の重要性、ならびに価値観や意向、効用値の検討

　CQを定義したら、次に、推奨事項の作成において考慮する必要のある重要な**アウトカム**である、2種類のアウトカム（前景疑問についてのアウトカムと、意思決定および推奨を行うために重大な [critical] アウトカム）を特定し、それぞれ定義する。

　診療ガイドライン作成時の決断や審議において参考となる消費者と利害関係者（例：患者および対象読者）にとってのアウトカムと介入の相対的重要性、価値観や意向（values and preference）、または効用値に関する情報は間接的に抽出するのか直接的に抽出するのか、たとえば、出版済み文献をレビューするのかそれとも消費者との意見交換を行うのかを、決定する。次に、これらの情報を取得するために行う消費者と利害関係者との意見交換について、たとえば、ガイドラインパネルへの消費者の関与の仕組みや消費者を幅広く代弁する人々の調査やフォーカスグループインタビューなどの意見交換の方法を確立する。取得した重要性の等級付け、価値観、意向、効用値についての確信性（confidence）（それらの情報に含まれるエビデンスの確実性）の評価に構造化されたアプローチを使用するかどうかを判断する。また、これらに関する情報を統合するのにモデル化を使用するのかどうか、そしてそのモデル化はどのようにして行うのかを決定する（1.2-14.2.3.2章「価値観や意向の測定」を参照）。

1.2-10.1　患者にとって重要なアウトカム

　患者にとって重要なアウトカム（**一次アウトカム** [primary outcome]）とは、次のような質問に「はい」という答えが出るようなアウトカムと定義される。「患者が、この治療によって変化する唯一のアウトカムがこのアウトカムであると知った場合、それに有害作用や不便さ、またはコストを伴うとしても、この治療を受け入れることを検討するだろうか」。このようなアウトカムには、死亡、罹患、または**患者報告アウトカム**（patient reported outcome: PRO）が含まれる。

　具体的には、表1.2-7のようなアウトカムの**階層構造**を参考にして重要性を評価する[61]。患者にとって重要なアウトカムとは、カテゴリのⅠ、Ⅱ、Ⅲであり、Ⅳは患者にとって重要なものではない。ガイドライン作成者は、当該アウトカムが測定されているかどうか、ならびにそれらについてエビデンスが入手可能かどうかに基づいてアウトカムを選択するのではなく、当該アウトカムが重要かどうかに基づいてアウトカムを選択しなければならない。重要なアウトカムについてエビデンスが存在しない場合は、その旨を明記すべきであり、そのようなアウトカムを無視してはならない[xi]。

[xi]　意思決定に重要な中核アウトカムセット（core outcome sets: COS）に関しては、COMET initiativeの検索も参考となる[62]。
http://www.comet-initiative.org/
COMET: Core Outcome Measures in Effectiveness Trials

表1.2-7　患者にとっての重要性に関するアウトカムの階層

I.　死亡 　　●全死亡 　　●疾患特異的死亡 II.　罹患 　　●心血管系の主要イベント 　　●その他の主要イベント（視力低下、けいれん発作、骨折、血行再建術） 　　●がんや他の慢性疾患の発症、再燃、再発、寛解（例：慢性閉塞性肺疾患の増悪、糖尿病の新規発症） 　　●透析を要する腎不全 　　●入院、内科的および外科的処置（例：ペースメーカーの埋め込み、電気的除細動） 　　●感染症 　　●皮膚疾患、リウマチ性疾患 III.　症状、QOL、機能状態（不妊、育児/授乳の成功、うつ病） IV.　代理アウトカム（例：HIVウイルス量、HbA1c、血圧、LDLコレステロール、認知機能スケール）

HIV: human immunodeficiency virus, HbA1c: glycated hemoglobin A1c, LDL: low-density lipoprotein,
QOL: quality of life

1.2-10.2　アウトカムの相対的重要性

　ガイドラインパネルは、介入による望ましいアウトカム（例：死亡率の低下、健康関連QOLの改善）と望ましくないアウトカム（例：副作用、コスト）の相対的重要性を等級付けする。アウトカムの相対的重要性は、患者や臨床医、政策立案者の視点により、あるいは価値観や意向の違いによって、変化する可能性が高い。GRADEシステムでは、アウトカムの重要性を1～9点のいずれかに評点付けし（例：リッカート尺度）、各アウトカムを意思決定にとって重大（critical：7～9点）、意思決定には重要ではあるが重大ではない（important but not critical：4～6点）、意思決定にとって重要ではない（not important：1～3点）、の3つのカテゴリのいずれかに分類する。

　アウトカムの相対的重要性を考慮するための3ステップを表1.2-8に示す[38]。いずれの段階においても、設定したCQにおけるアウトカムの重要性は、システマティックレビューの著者やガイドラインパネルの合意で決める。

ステップ1．（エビデンスのレビュー前）：
最初に、個々の疑問に関して、推奨において考慮される介入による望ましいアウトカムと望ましくないアウトカムの両方を含めた関連アウトカムの包括的なリストを作成する。

ステップ2．（エビデンスのレビュー後）：
アウトカム各々の相対的重要性に1～9の評点を付ける。アウトカムの評価7～9点は、当該アウトカムがその治療介入または診断検査を推奨するかどうかを決定するために重大であることを示し、4～6点は重要だが重大ではない、1～3点は重要ではないことを示す（表1.2-9）。

　最終的な各アウトカムの相対的重要性に関しては、さまざまな合意基準がある。たとえば、参加者の70％以上が7～9点と評価したアウトカムを、"意思決定に重大なもの"であると合意したものとす

1.2 診療ガイドライン作成のプロセス

表1.2-8 アウトカムの相対的重要性を考慮するための3ステップ

ステップ	なにをするのか？ (What)	なぜそうするのか？ (Why)	どのように実施するのか？ (How)	エビデンス
1	エビデンスをレビューする前に、アウトカムを「重大」、「重要だが重大でない」、「重要ではない」に予備的に分類する。	エビデンスを検索、要約する際に最も重要であると考えられるアウトカムに注目し、かつ見解の不一致を解消、または明確にするため。	パネルやその他の人々が、どのようなアウトカムが重要と考えられるかを特定し、特定されたアウトカムの相対的重要性を判断し、見解の不一致を議論する。	パネルの経験や、研究エビデンスに関する予備知識。パネル以外の患者が、アウトカムの相対的重要性を特定し、評価することも有用。
2	エビデンスをレビューした後、アウトカムの相対的重要性を再評価する。	当初は考慮されていなかったものの、エビデンスのレビューを通じて明らかになった重要なアウトカムを組み入れ、かつ入手可能なエビデンスを考慮し、アウトカムの相対的重要性を再検討するため。	パネル（適切であればパネル以外の人々も含む）が、ステップ1で組み入れたアウトカムや、エビデンスのレビューによって明らかになった追加アウトカムの相対的重要性を再検討する。	パネルやその他の情報提供者の経験、ならびに介入効果に関するシステマティックレビュー。
3	推奨を決めるタイミングで、介入の望ましい効果と望ましくない効果のバランスを判断する。	推奨および推奨の強さを決定するため。	パネル（適切であればパネル以外の人々も含む）が、エビデンスの結果要約（summary of findings [SoF] テーブル）を用いて、さらに適切であれば決断分析や経済分析を用いて、介入の望ましい効果と望ましくない効果のバランスを判断するため。	パネルやその他の情報提供者の経験、介入効果に関するシステマティックレビュー、（適切かつ入手可能であれば）重要なアウトカムに対する患者の価値観に関するエビデンスおよび決断分析または経済分析（適切かつ入手可能であれば）。

出版社より許可を得て、Guyattら[39]より翻訳転載

表1.2-9 アウトカムの重要性の等級付けスケール[58]

等級スケール									
1	2	3	4	5	6	7	8	9
最も重要でない								最も重要
意思決定に"重要でない" (not important)" （エビデンスプロファイルには含めない）			意思決定に"重要だが重大でない" (important but not critical)" （エビデンスプロファイルに含める）			意思決定に"重大 (critical) である" （エビデンスプロファイルに含める）		

る。あるいは、各評価者の平均点（または中央値）を用いて、各アウトカムの相対的重要性を判断する。その場合は、点数の範囲も提供すると有用である。異なる視点をもつ利害関係者（患者、臨床医、研究者、政策立案者）は、パネルへの参加によって、または協議によって、重大なアウトカムの選択に関する議論をする機会をもつべきである。

ステップ 3．（推奨を決めるタイミング）：
"意思決定に重大"なアウトカムに対して、価値観や意向（アウトカムの相対的重要性）を勘案し、介入による望ましい効果と望ましくない効果のバランスを評価する。

この作業を達成するために会議は必要でないことに注意してほしい。これらの等級付けは、GRADEpro GDT のような電子ツールを使用して簡単に完了することができる。

1.2-10.3　視点（perspective）の影響

　介入とアウトカムの相対的重要性、価値観や意向、または効用値についての情報を収集する場合や、意思決定や推奨の定式化を行う場合に、誰の**視点（perspective）**を考慮するかを決定する（例：患者、一般市民、社会、臨床医）。パネルにより違った視点をとることを選択するかもしれないが（例：個々の患者の視点もしくは保険システムの視点など）、健康上のアウトカムに与えられる相対的な重要性は、その介入により影響を受ける者の視点を反映すべきである。すなわち、ガイドラインの対象が臨床医と彼らが治療する患者である場合には、その視点は一般に患者の視点となる。GRADEシステムを使ったガイドライン作成ツールのGRADEpro GDTには、異なる視点（たとえば、個人、集団）により、異なるタイプの推奨や決断に合わせて、個別にテンプレートが準備されている。

1.2-10.4　代理アウトカム（surrogate outcome）

　代理アウトカム（surrogate outcome）とは、それ自体は重要な健康アウトカムではないが患者にとって重要な健康アウトカムと関連している可能性をもつアウトカムを指し、代替アウトカム（substitute outcome）または**間接アウトカム（indirect outcome）**とよぶこともある。たとえば、患者にとって重要なアウトカムとして、骨折の代理アウトカムとして骨密度を用いることがある。ガイドラインパネルは、アウトカム指標として代理アウトカムだけを用いるべきではなく、患者にとって重要なアウトカムが欠如している場合に限定して代理アウトカムを考慮する必要がある。この場合、あらかじめ、患者にとって重要なアウトカムと、代替として使う代理アウトカムを特定すべきである。代理アウトカムを使う必要がある場合でも、エビデンスの確実性は、非直接性（indirectness）としてグレードを下げることになるだろう。ガイドラインパネルが選択したアウトカムは、それらのアウトカムに関する情報が入手可能かどうかにかかわらず、エビデンスプロファイルに記入すべきである。アウトカムに関する情報がない場合はエビデンスプロファイル内に空白の行ができ、そのような空白の行があることで、当該研究が欠如していることが明示される。

1.2-11　採用するエビデンスの決定、ならびにエビデンスの検索

1.2-11.1　採用するエビデンス

　推奨は、CQに関連する**入手可能な最良エビデンス**（**best available evidence**）、理想的にはシステマティックレビュー（トピックや組織の枠組みに応じ、完全システマティックレビューまたは迅速システマティックレビュー）の結果に準拠する。準拠しない場合は、その理由説明を提供する。

　システマティックレビューは、医療トピックに焦点をあて、特定の疑問に答える文献の包括的なレビューである。レビューにおける広範な文献検索は、すべての研究を同定するための検索戦略に基づいて行う。文献をレビューし、その質を評価し、レビューの疑問に従って結果を要約する。

1.2-11.2　エビデンスの検索

　エビデンスの検索には、まず、エビデンスを特定、選択、統合するのための実施計画書を作成し（例：既存のシステマティックレビューの検索、新規システマティックレビューの実施、灰色文献［grey literature］の検索）、組み入れ対象とするエビデンスの**研究デザイン**を決定する（例：介入の**有効性**［**efficacy**］[xii]のための**ランダム化比較試験**［**randomized controlled trial: RCT**］、長期の有害事象のための**縦断的コホート研究**［**longitudinal cohort study**］、診断検査のための**横断研究**［**cross-sectional study**］）。検索式の策定、検索の実施、エビデンスの選択を行う担当者を決定する。その担当者は、ガイドライン作成グループのワーキンググループや外部機関への作業の委託、ガイドラインの作成協力を目的としたガイドライン作成グループと外部機関との関係構築などを担う。

　関連する研究の特定や選択では、PubMed/MEDLINE[66]、The Cochrane library[67]、Embase[68]、医学中央雑誌（医中誌）Web[69]、**連合検索**エンジン（ACCess to Evidence-based Summaries［ACCESSSS］、TRIP、SUMSearch、Epistemonikosなど）[274]の電子検索、引用検索、ハンドサーチなど徹底的な検索を行って、さらに必要に応じて専門家に連絡を取る必要がある。システマティックレビューチームは、CQごとに文献検索式を作成する必要がある。検索データベースごとに、検索式、検索期間、検索日を記載する（検索式の例：2.2-1章「エビデンスの検索」参照）。

1.2-11.2.1　GRADE ADOLOPMENT

　ガイドライン作成グループには、通常、次の3つの選択肢がある。（1）既存の推奨事項をそのまま採用する（**adoption**）。（2）既存の推奨をそれぞれの状況に適用させる（**adaptation**）。（3）利用可能な統合エビデンスに基づいて新たに推奨を作成する（**de novo creation**）。信頼できるガイドライン作成のためのこのアプローチを、GRADE working groupは、**GRADE-ADOLOPMENT**とよんでいる[63, 129]（図1.2-4）。新たなシステマティックレビューが必要な場合は、完全システマティックレビューを実施するための、（時間と資金などの）十分な資源があるかを判断・評価する。

[xii] "efficacy"を「効能」（医療行為が理想条件下で機能するか）、"effectiveness"を「効果」（医療行為が現実的条件下で機能するか）、"efficiency"を「効率」（医療は機能するか）と分けて使うグループもいるが、本書では、前2者を「有効性」とした。

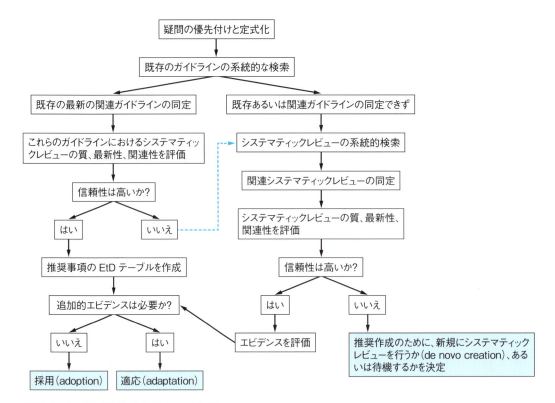

図1.2-4　GRADE-ADOLOPMENT

ガイドライン作成者は、他所から既存の推奨を採用する（adoption）か、既存の推奨またはシステマティックレビューを自身の状況に合わせて適応させる（adaptation）か、新規作成する（de novo creation）ことができる[63, 129]。

　ガイドライン作成グループは、ガイドライン作成で使用するシステマティックレビューについて、**コクラン**（http://www.cochrane.org）のようなグループが作成したレビューを利用してもよい。たとえば、（スタッフと専門知識を含む）資源の限られた組織では、ガイドライン作成のための基礎として、既存のガイドラインにおいて使用されている既存のシステマティックレビューをそのまま採用するか、既存のガイドラインの推奨を適応することが、より実用的かつ効率的である。それらが不可能の場合には、新規のシステマティックレビューを実施して、推奨を作成する。

　必要に応じて、追加的エビデンスと未出版データを特定するための方法（例：ガイドラインパネルメンバーからの提案、利害関係者との意見交換など）を確立する。また、専門家のインプットをどう扱うかの方針を設定する。通常、専門家の見解はエビデンスとして扱われるべきではない。むしろ専門家の見解の裏付けとなった経験や観察結果を説明し、特定し、なおかつ可能であれば系統的かつ透明性の高い方法（概念的枠組みの中）で評価すべきである。実施された方法を明確に、そして、透明性を担保にするために、用いたエビデンスの検索と選択、適格性の判断、組み入れたエビデンスの範囲、検索戦略を文書化し、公開する。

1.2-11.2.2　既存のガイドラインを検索し評価する

　同じトピックに関する既存のガイドラインを体系的に検索することから始める（一般的に、最新性を確保するために、最近5年間に発表されたもの）。診療ガイドラインは電子データベースを通じて見つけることが困難な場合があり、Medlineを含めた以下のソースが役立つかもしれない。

- GIN International Guideline Library（https://www.g-i-n.net/）
- National Guideline Clearinghouse（http://www.guideline.gov/）
- NICEなどのガイドライン作成機関のウェブサイト（https://www.nice.org.uk/guidance）
- 日本医療機能評価機構Mindsガイドラインライブラリ（https://minds.jcqhc.or.jp/）

関連するガイドラインが同定された場合、次の側面を評価する必要がある。

1) その診療ガイドラインはシステマティックレビューに基づいているか
   - 基づいていない場合、それらを使用すべきではない。
   - システマティックレビューのエビデンスに基づいている場合は、エビデンスの要約が提供され、EtDテーブルは提供されているか（GRADEエビデンスプロファイル、SoFテーブルの要約、またはシステマティックレビューへの文献を含む）（追加資料-⑦「Evidence to Decisionフレームワーク」を参照）。

2) ガイドラインの開発に資金を提供したのは誰か、利益相反を管理するためにどのようなプロセスが使用されたか。
   - もし、これらが記載されていない場合は、そのガイドラインはさらに使用すべきではないが、参考にすることができ、関連するシステマティックレビューやそれらに組み込まれたエビデンスプロファイルがあるかもしれない。

　ガイドラインの質の評価に関しては、**Appraisal of Guidelines for Research and Evaluation II（AGREE II）**ツールのうち、特に、項目の7〜11、22〜23について、賛成から反対までを4段階で評価し、その総スコアを使う簡略アプローチもある[19]。しかし、AGREE IIツールを使ったチェックでは、GRADEガイドラインにおいてGRADEステップが適切に対処されたかを判定するには不十分という報告がある[64]。

1.2-11.2.3　既存のシステマティックレビューを検索し評価する

　それぞれの疑問に関連するシステマティックレビューを特定する。最も容易にアクセス可能なデータベースはCochrane Database of Systematic Reviewsを含めたPubMedである。システマティックレビューの検索においては、以下を確認する必要がある。

- 公開および未公開のすべての関連研究を同定するための検索式
- 研究の選択や除外のための適格基準

- 研究のバイアスのリスクがどのように批判的吟味されたか
- 結果の統合方法、可能であれば、介入効果を推定する定量的統合（メタアナリシス）

同定されたシステマティックレビューは、以下をチェックする必要がある。
- 関連性（推奨において対処すべき疑問との）
- 適時性（最終更新日時によって評価）
- 方法論的な質

　いくつかの関連システマティックレビューがある場合は、質の高い最新のものを使用する。既存のシステマティックレビューは、妥当性が認められているツール（例：AMSTAR[xiii]、ROBIS[xiv]）を使用し批判的吟味を行うことで、診療ガイドラインでの使用に十分な質と妥当性が備わっていることを確実にする（追加資料-⑤「AMSTARチェックリスト」を参照）。当該レビューが質は高いが2年以上古い場合は、より最新のエビデンスを含めるためのレビュー更新を検討し、他のレビューにより多くのまたは追加研究が含まれていないかを比較すべきである。既存のシステマティックレビューが更新された場合、あるいは更新を要する場合には、レビューを実施した担当者と連絡を取り、新たなエビデンスを組み入れる方法と、場合によっては更新作業に関与させる方法を決定する。

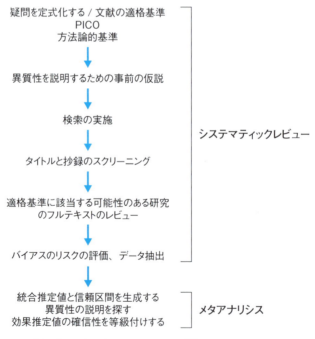

図1.2-5　システマティックレビューとメタアナリシスの手順

[xiii] AMSTAR: A MeaSurement Tool to Assess Reviews[65, 246]（追加資料-⑤を参照）
[xiv] ROBIS: risk of bias in systematic reviews[143]

1.2-11.2.4　新規にシステマティックレビューを作成する

システマティックレビューとメタアナリシスの手順を図1.2-5に示す。

疑問をPICO形式で定式化し、文献の適格基準（組み入れ基準や除外基準）や方法論的基準を明確にする。結果の異質性を説明するための事前の仮説も必要である。システマティックレビュー作成ツールとしては、コクランが公開しているRayyan、Covidence、Review manager（RevMan）[xv]といったソフトウェアが有用である。文献検索スクリーニングのための**Rayyan**[70]や**Covidence**[71]は、コクランレビューを初めとしたシステマティックレビュー作成のためのウェブツールで、文献スクリーニング、フルテキストのレビュー、バイアスのリスク（risk of bias）評価、データや文献のRevManへのエクスポートが可能である。**RevMan**[72]は、コクランレビューの作成と管理に使用されるソフトウェアである。RevManは、研究の特性、比較表、研究データのバイアスのリスク評価など、レビュー実施計画書や完全レビューの作成を支援するソフトウェアで、システマティックレビュー研究計画書の執筆および管理に加え、入力されたデータからメタアナリシスを実施し、統合結果をフォレストプロットとして、出版バイアスについてファンネルプロットとして、図示できる。それにより、本文、図表の作成、メタアナリシスデータを含むシステマティックレビューの完成までが可能となる。またRevManデータは、GRADEpro GDTに取り込むこともできる。

1.2-12　エビデンスの要約、ならびに追加的情報の検討

各アウトカムに関する相対効果と絶対効果の推定値、予期される利益や害、エビデンスの確実性、アウトカムの相対的重要性、資源（コスト）などについて、入手可能な最良のエビデンスを簡潔にまとめ、エビデンステーブル（例：エビデンスプロファイル、SoFテーブル）として提示する。価値観や意向、予期される効果や必要性を修飾するかもしれない要因（有病率、ベースラインリスク、または状態）、公平性（equity）への影響、実行可能性（feasibility）、許容可能性（acceptability）、資源（resource）の利用可能性などを含む、推奨の作成に参考情報として必要となる追加的情報の要約（例：EtDテーブルもしくは質的なナラティブ要約）を提示する。

必要資源量とコストに関する情報の収集方法を確立し（例：既存の経済評価の検索、経済モデルの作成、費用対効果分析の実施）、必要に応じて費用対効果を特定し、誰の視点（患者、コミュニティ、社会）でのコストなのかを説明する。それには、価格妥当性の検討、必要資源量の推定値を、介入の利益と害に関するエビデンスと比較して検討することなどが含まれる。

また、透明性を担保するために、どのような方法で追加的情報を統合済みエビデンスに組み込むのかを決定して記録する。たとえば、患者の価値観に関する正式な合意形成、公平性の問題に関する合意形成、正式な経済分析、必要資源量に関する細分化されたデータの質的検討について記録する。

エビデンステーブルの使用に関する研修や、議論の機会を提供することにより、ガイドラインパネルの全てのメンバーがエビデンステーブルを理解し、適切に確実に使用できるようにすることも重要で

[xv] 2014年6月にリリースされたコクランのRevMan（現version 5.3）は、今後開発更新されることはないもののサポートは継続される。コクラングループでは、次世代型のレビューソフトウェア（ブラウザベース版）の開発に取り組んでいる。RevManを使って、GRADEpro GDTとデータをやり取りできる。

ある。エビデンスの要約に加え、システマティックレビューや個々の研究、さらにはその他のエビデンス情報源（例：システマティックレビューチームが除外した研究や見逃した研究）を提示することにより、ガイドラインパネルが審議を行う際に参考にできるようにする。これには、効率的な文献管理ツールの活用に加え、共同ウェブサイトの立ち上げ、または電子会議や電子通信による情報提供が有用である。エビデンステーブルの作成には、GRADEpro GDTを活用することが極めて有用である。このツールを使うことで、参加メンバーとのデータ共有が可能となり、効率的にエビデンスプロファイルやEtDテーブルを完成させることができる[91]（追加資料-⑦「Evidence to Decisionフレームワーク」を参照）。

1.2-12.1　メタアナリシス

メタアナリシス（meta-analysis） とは、過去に行われた複数の研究結果を定量的に統合し分析する統計学的解析の1つであるが、複数の臨床試験データを単純に平均したものではなく、データのばらつきの度合いで重み付けしてから統合するものである[85, 264, 265]。1つの研究ではなく複数の研究を統合したエビデンス総体の確実性のグレードを評価するのがGRADEシステムの原則であるものの、利用できる最良エビデンスが単一研究の場合もありえる。

1.2-12.1.1　メタアナリシスの手法

メタアナリシスの手法としては、固定効果モデル、ランダム効果モデル、ベイジアンメタアナリシス、質効果モデル、個別患者データを使ったメタアナリシスなどがあるが、前2者が代表的である[85]。

(1) 固定効果モデル（fixed-effects model）

固定効果モデル（fixed-effects model） を使用する際は、次の2つの条件を満たす必要がある。(1) そのメタアナリシスに含まれた全ての研究は機能的に同一である、(2) 同定された集団に対しての共通した**効果サイズ（effect size）** を算出することが目的であり、それを他の集団に一般化することではない。つまり、固定効果モデルは、全ての研究における真の効果の大きさのばらつきは偶然誤差のみが原因で、全ての研究における真の効果の大きさは共通である、という仮定に基づき各研究内におけるばらつきを重み付けに用いる。

固定効果モデルを用いた統計学的手法には、Mantel-Haenzel法、Peto法、General variance-based methodがある。Mantel-Haenzel法とPeto法では、2×2テーブルで結果を示すことができる研究から、比の統計値（**オッズ比 [odds ratio: OR]**、**リスク比 [risk ratio: RR]**）を統合できる。また、General variance-based methodでは、比のみでなく、率の差や平均値の差も統合できる。

(2) ランダム効果モデル（random-effects model）

一般的に、各研究者が独立して実施した一連の研究からデータを収集している場合は、全ての研究が機能的に同等であるということは考えにくい。**ランダム効果モデル（random-effects model**、別名、**変量効果モデル）** は、個々の研究において厳密には異なるものの比較的類似した問題設定をもつ

研究群の仮想母集団を想定して、対象はその母集団からのランダムに抽出されたサンプルであると考える。すなわち、全ての研究における効果の大きさのばらつきは偶然誤差と研究ごとの偏りが原因である、という仮定に基づき、研究内のばらつきに加え、各研究間のばらつきも重み付けに用いる。

　ランダム効果モデルは、研究内のばらつきだけでなく研究間のばらつきも考慮したモデルであるため、固定効果モデルよりも信頼区間が広くなりやすい。ランダム効果モデルを用いる統計学的手法には、DerSimonian-Laird法、General variance-based methodがある。

(3) 固定効果モデルかランダム効果モデルか

　どちらのモデルを使用すべきかについては議論が多いが、統計的に**異質性**（**heterogeneity**）検定を実施してみて、最初に固定効果モデルを選択し、異質性がある場合にはランダム効果モデルを選択するという手法をとってはならない。いずれのモデルにおいても、より大規模研究（またはより多くのイベント、またはより精確な結果を伴う研究）が、より大きな重みをもつ。しかし、ランダム効果モデルでは、要約推定値において**小規模研究**により大きな重み付けが与えられる。その結果、要約推定値の方向と大きさは、小規模研究によって比較的大きな影響を受ける。したがって、小規模研究の結果が大規模研究の結果よりも差がないという結果（**帰無結果** [**null result**]、つまり治療効果 [treatment effect] なし）に近い場合、ランダム効果モデルの方が固定効果モデルよりも差がないという結果に近い要約推定値を示すことになる。小規模研究が大規模研究よりも差がある結果の場合、ランダム効果モデルによって推定される有益または有害な効果は、固定効果モデルよりも大きくなる。このようにランダム効果モデルの要約推定値は、小規模研究からより過大評価される可能性がある。

(4) ベイジアンメタアナリシス（Bayesian meta-analysis）

　ランダム効果モデルにおいて示される95%信頼区間は統合値すなわち効果指標の平均値に対する信頼区間であり、各研究の効果指標の分布に対する信頼区間ではない。個々の研究の効果指標値のばらつきを知るためには、信頼区間ではなく**予測区間**（**prediction interval**）を知る必要があるが、そのためには、いくつかの統計ソフトウェア（WinBUGS[xvi]やOpenBUGS、STATAなど）を利用した**ベイジアンメタアナリシス**（**Bayesian meta-analysis**）が必要となる。

　効果指標の予測に関しては、ベイジアンメタアナリシスを使うと、たとえば相対リスク（relative risk：RR）が1.0を超える確率がどの程度あるか、すなわち当該介入がリスクを高める確率を知ることができる。このような予測により相対リスクが1.0を超える確率がある程度高ければ、その介入はリスクを高める可能性がかなりあることを意味している。これは、**統合推定値**（**pooled estimate**）を取り巻く95%信頼区間が1.0をまたいでいなくてもありうることである[265]。ベイジアンメタアナリシスの利点として、(1) 結果を事後分布として解釈できる、(2) 累積メタアナリシスが自然にできる、(3) 多重性の問題がない、(4) それまでのデータや外部データを事前分布として正式に用いることができるのでより現実的である、という報告[266, 267]がある。

[xvi] BUGSは、Bayesican Inference Using Gibbs Samplingの略で、マルコフ連鎖モンテカルロ（Makov Chain Monte Carlo：MCMC）シミュレーションを用いてベイズ統計解析を行うためのソフトウェアである。WinBUGSはWindows専用のソフトであるが、Mac OSでも可能である。

(5) 質効果モデル（quality-effects model）メタアナリシス

質効果モデル（quality-effects model）は、各研究の質を点数化して統合するもので、MetaXL（MS Excel）を利用して解析可能である[268-270]。しかし、個別研究の質を評価・反映するという点では、GRADEシステムの原則とはやや異なっている。

(6) 個別患者データ（individual patient data: IPD）メタアナリシス

個別患者データ（individual patient data: IPD）に基づくメタアナリシスで、それぞれの研究の責任者に依頼して元の研究データを提供してもらい、適切であれば統合するという手法である。**集計データメタアナリシス（aggregate data meta-analysis）**とよばれることもある。対象となる研究は出版されたものに限らず、言語も問わず、全ての研究となるため、ハンドサーチも含めてできる限りのデータを収集する必要がある。IPDメタアナリシスでは、特定の技術をもった専任スタッフが必要であり、出版されたもしくは収集されたデータに基づく従来のシステマティックレビューに比べて、時間がかかり、費用が高くかかる。しかし、特にデータの質や解析の種類に関して有益であることから、IPDメタアナリシスは現在のところメタアナリシスの"gold standard"とされているが、実際には必ずしもすべての研究の元データが入手できるとは限らない。

表1.2-10　メタアナリシスのためのソフトウェアと関連URL

ソフトウェア	URL	入手
Comprehensive Meta-analysis	http://www.meta-analysis.com/index.php	有料
DistillerSR	http://distillercer.com/	有料
EPPI-Reviewer	http://eppi.ioe.ac.uk/cms/Default.aspx?tabid＝1913&language＝en-US	有料
Excel	ここからはじめるメタ・アナリシス―Excelを使って簡単に	有料
JBI SUMARI	https://www.jbisumari.org/	有料
Meta-analysis	Microsoft Excel (BMC Research Notes)	無料
Meta-DiSc	http://connection.ebscohost.com/	無料
MetaXL	http://www.epigear.com/index_files/metaxl.html	無料
MIX	http://www.meta-analysis-made-easy.com/index.html	有料
OpenBUGS	http://www.okadajp.org/RWiki/?OpenBUGS	無料
OpenMEE	http://www.cebm.brown.edu/openmee/	無料
R (S-PLUS)	http://www.r-project.org/	無料
Review Manager (RevMan)	http://tech.cochrane.org/revman/	無料
SAS	http://www.sas.com/en_us/home.html	有料
Stata	http://www.lightstone.co.jp/stata/index.htm	有料
WinBUGS	https://www.mrc-bsu.cam.ac.uk/software/bugs/the-bugs-project-winbugs/	無料

本書第3版で紹介した、メタアナリシスのためのSTATAコマンド（metan）、metafor（R）、WinBUGSコードおよびベイジアンメタアナリシスの手法やデータなどを以下のウェブサイトからダウンロードできる。
http://chugaiigaku.jp/movie_system/video/m_list.html（ダウンロード方法はxviページ参照）

1.2-12.1.2　メタアナリシスのためのソフトウェア

メタアナリシスのソフトウェアは多数あり、一部のものは無料で利用可能である（表1.2-10）。

1.2-13　エビデンス総体の確実性（質、確信性、または強さ）の判断

アウトカムを中心として複数の研究を統合したエビデンス総体の確実性（質）[xvii]を評価することは、ガイドラインパネルが推奨事項を作成する上での重要なステップである。GRADEpro GDTを使ってエビデンスプロファイルを作成し、各アウトカムに関するエビデンスの確実性を構造的かつ透明性を保って評価することが可能となる。まず、エビデンス総体の確実性評価を行う責任者を決定することから始める。責任者は、ワーキンググループ内の、COIをもたないGRADEを熟知した方法論的専門家がよい。次に、個々の重要なアウトカムについてエビデンス総体の確実性のグレード評価を行い、推奨を作成する場合にはアウトカム全般にわたる全体的なエビデンスの確実性のグレードを決定する（例：アウトカムが異なる方向の場合は、最も重要または重大であると評価されたエビデンスの中で確実性が最も低いグレード、全てのアウトカムが同じ方向を示す場合は、エビデンスの中で確実性が最も高いグレード）。なお、システマティックレビューにおけるエビデンスの確実性評価は、アウトカムごとのエビデンス総体の確実性を報告するのみであり、アウトカム全般にわたる評価は実施しない。

1.2-13.1　エビデンス総体（body of evidence）の確実性の定義

GRADEシステムにおけるエビデンス総体の確実性の定義は、システマティックレビューを作成する場合と、推奨を作成する場合とで異なっている[40, 58]。

> ●システマティックレビューにおけるエビデンスの確実性：
> 「ある効果推定値が正しいという確実性（certainty）[a]が、どの程度か」と定義される。
>
> ●診療ガイドラインにおけるエビデンスの確実性：
> 「効果推定値に対する確実性（certainty）が、ある特定の推奨を支持する上でどの程度十分か」と定義される。

[a] JCEのGRADEシリーズやGRADEハンドブックでは、「確信性（confidence）」の用語が使われているが、本書では「確実性（certainty）」とした。

すなわち、システマティックレビューでは推奨を作成せず、**各アウトカムのエビデンスの確実性（overall certainty of evidence for each outcome）**のグレードを評価する。一方、診療ガイドラインでは、"患者にとって重大な各アウトカム"に関するエビデンスの確実性をアウトカムごとに評価した後の段階として、それらを全体として見渡して、**アウトカム全般にわたる全体的なエビデンスの確実性（overall**

[xvii] GRADE working groupは当初「エビデンスの質（quality of evidence）」に言及していたが、その後「効果推定値の確信性（confidence in the estimates）」、最近では「エビデンスの確実性（certainty of evidence）」の使用を推奨している。他にも、エビデンスの強さ、エビデンスのグレードなどがあるが、これらの用語はすべて同じ概念を指す。

表1.2-11　GRADEシステムにおけるエビデンス総体の確実性と新旧定義

エビデンスの確実性	旧定義	新定義
高 (High)	今後の研究によって効果推定値に対する確信性が変わる可能性は低い。	真の効果が効果推定値に近いことに大きな確信がある。
中 (Moderate)	今後の研究によって効果推定値に対する確信性に重要な影響が及ぶ可能性が高く、推定値が変わる可能性がある。	効果推定値に対し中等度の確信がある。つまり、真の効果は効果推定値に近いと考えられるが、大きく異なる可能性も否めない。
低 (Low)	今後の研究によって効果推定値に対する確信性に重要な影響が及ぶ可能性が非常に高く、推定値が変わる可能性が高い。	効果推定値に対する確信性には限界がある。真の効果は効果推定値とは大きく異なるかもしれない。
非常に低 (Very low)	あらゆる効果推定値が不確実である。	効果推定値に対し、ほとんど確信がもてない。真の効果は、効果推定値とは大きく異なるものと考えられる。

certainty of evidence across outcomes）を1つだけ決定する。この際、GRADEシステム特有の規則を適用する必要がある（1.2-14.2.1章「アウトカム全般にわたる全体的なエビデンスの確実性」を参照）。

　エビデンスの確実性は、推奨の強さと同様に連続体であるが、GRADEシステムではエビデンス総体の確実性のグレードを評価する際には4段階のうちいずれかの1つに判定する。なお、かつてGRADEシステムでは確実性の各グレードの意味を明確に定義していたが、疑問の内容によっては、より質の高いエビデンスを将来的にも期待できない場合があり、その際にはGRADEシステムによる従来のエビデンスの確実性の定義を利用できない状況がありえるという一部の批判があった。そのため、そのような場合にも対応できるよう、GRADE working groupは新定義を発表している（表1.2-11）。したがって、より質の高い新しいエビデンスの登場を期待できない状況においては、従来の定義を使うことを勧めている）。

1.2-13.2　エビデンスの確実性を評価するための研究デザインとGRADE要因

　エビデンスの確実性は、研究デザインと、確実性を下げたり上げたりするGRADE要因（domain）によって決定される[1, 40, 56]。

1.2-13.2.1　研究デザイン

　エビデンスの確実性のグレード評価は、まずその対象研究デザインの評価から開始する。ランダム化比較試験（RCT）のエビデンスの確実性のグレードは「高（High）」、RCT以外の観察研究のエビデンスの確実性のグレードは「低（Low）」から開始する。

　観察研究からのエビデンスの確実性を評価するとき、**前向き研究（prospective study）と後ろ向き研究（retrospective study）**の区別をすることはあまり意味がない[74]。なぜならば、サンプル抽出にバイアスがないこと、患者の特性やアウトカムに関する質の高い測定が実施されていること、そして追跡

が完全に行われているという質基準が、研究が前向きか後ろ向きかにかかわらず重要だからである。これらの質基準は、どちらかというと後ろ向き研究よりは前向き研究が満たす傾向があるが、前向き研究が質基準を満たしていない場合や、後ろ向き研究が質基準を満たしている場合もある。したがって、前向きか後ろ向きかの相違よりも、**内的対照（internal control）**もしくは**内部比較（internal comparison）**が存在するか、存在するならばその内容はどうかが重要である。

GRADEシステムにおけるエビデンスの古い分類では、**症例集積（case series）**または**症例報告（case report）**などといったその他のエビデンスを指すカテゴリが加えられていたが、現在はこのカテゴリを観察研究に含めてしまい、その上で研究デザインとその限界について詳細に評価し、独立した対照群がないことを理由に「非常に低（very low）」のエビデンスと判定するようになった。ただし、これには例外がある。たとえば、大腸内視鏡検査に伴う穿孔の割合について、大腸がんのスクリーニングなしと日常的な大腸内視鏡検査の影響について考えてみよう。当然ながら、大腸内視鏡検査を受けている代表的な一連の患者が、質の高いエビデンスを提供するだろう。スクリーニングなしの対照群におけるイベント発生率がゼロに近い場合、一連の代表的な患者（これらをコホート研究とよぶこともある）は、介入に伴う有害効果についての確実性の高いエビデンスを提供することができる。また、減圧症と動脈ガス塞栓症の患者において、高圧酸素療法による治療効果に関する比較試験や内的対照を有する観察研究はない。しかし、後ろ向き観察研究や症例集積のエビデンスによると、治療なしの場合の自然歴と比較して、数時間以内に開始する高圧酸素療法の死亡や神経学的後遺症などのアウトカムに関する効果は非常に大きく、かつ迅速であり、エビデンスの確実性は高いといえる[75]。これらの例外は、GRADEの枠組みを超えた判断といえる（2.13-1.6章「優れた医療慣行に関する記述」参照）。

専門家の意見（expert opinion）はGRADEではエビデンスの分類には含まない。国内の診療ガイドラインにおいて、しばしばエビデンスを提示することなく専門家によるコンセンサスによる推奨を作成していることがあるが、これは不適切である。専門家の意見は自身の経験や知識の範囲でのエビデンスであり、もし、専門家自身の観察報告や彼らの経験という意味ならば、それらは症例報告や対照をおかない臨床観察と同様、「非常に低」の分類とすべきである。ただし、専門家の意見は、ガイドラインパネルやワーキンググループが気づかないRCTやシステマティックレビューの存在、あるいはアウトカムの価値観についてのアドバイスを提供してくれるかもしれない。

1.2-13.2.2　エビデンスの確実性の評価

表1.2-12は、GRADEシステムに従った確実性評価の手順を説明している。エビデンスの確実性のグレードを評価する**GRADEの8要因**がある（グレードを下げる5要因、グレードを上げる3要因）[40-46]。

RCTからのエビデンス総体は確実性のグレードを「高」として開始するが、バイアスのリスク、非直接性、不精確さ、非一貫性、および出版バイアスの評価によりグレードを下げる場合がある。一方、観察研究は、確実性のグレードを「低」として開始する。しかし、方法論的に妥当で、大きな効果の程度があり、用量反応勾配があるか、またはもっともらしい交絡により提示されている効果が減少していることが確認されるならば、「中」または「高」の確実性のエビデンスにグレードを上げる場合がある。ただし原則として、「非常に低」のエビデンスはグレードを上げることはない。

表1.2-12　エビデンスの確実性を評価するためのGRADEシステム[xviii]

確実性の初期レベル		確実性のグレードダウンとグレードアップ		確実性の最終レベル
研究デザイン	エビデンス総体の初期評価	グレードを下げる[*] (downgrade)	グレードを上げる[*] (upgrade)	エビデンス総体の最終評価（GRADE）
ランダム化比較試験	高	● 限界 (risk of bias) 　-1　深刻 　-2　非常に深刻 ● 非一貫性 　(inconsistency) 　-1　深刻 　-2　非常に深刻 ● 非直接性 　(indirectness) 　-1　深刻 　-2　非常に深刻 ● 不精確 (imprecision) 　-1　深刻 　-2　非常に深刻 ● 出版バイアス 　(publication bias) 　-1　ありそう 　-2　非常にありそう	● 効果の程度が大きい (large magnitude of effect) 　+1　大きな効果 　　　RR>2あるいは<0.5 　+2　極めて大きい効果 　　　RR>5あるいは<0.2 ● 用量反応勾配 (dose-dependent gradient) 　+1　あり ● すべての交絡因子 　(plausible confounder) 　+1　提示された効果を減弱させている 　+1　効果が観察されていないのに当該効果を増大させる方向に働いている	● 高：⊕⊕⊕⊕ ● 中：⊕⊕⊕◯ ● 低：⊕⊕◯◯ ● 非常に低： 　　　⊕◯◯◯
観察研究	低			

[*] 1＝1段階グレードを下げる、あるいは上げる（例：「高」から「中」へ）
　2＝2段階グレードを下げる、あるいは上げる（例：「高」から「低」へ）

グレードを下げる5要因とグレードを上げる3要因に関して、単純な定量的加算を行ってはいけない。つまり、-1と-1が合わせて2つ存在したから、機械的に2段階下げるということでない。エビデンスの確実性に影響する要因は相互に関連しており、たとえば、メタアナリシスに組み込まれたいくつかの研究が high RoB（効果ありとして早期中止）研究で、サンプルサイズが小さく不精確で、そのために非一貫性がある場合、GRADEの3つの要因が同じ理由で深刻と判断される可能性がある。しかし、この場合、バイアスのリスク（-1）、不精確さ（-1）、非一貫性（-1）のために、グレードを3段階下げることはなく、"効果ありのための早期中止 (early stopping for benefits)"がエビデンスの確実性を下げる主たる要因である。このように、単純なポイント計算によってエビデンスの確実性が決定されるわけではなく、GRADE要因の重複カウントによるグレードダウンに注意すべきである。

　これらのエビデンスの確実性の評価は、重要・重大なアウトカムに対してアウトカムごとに、かつ組み込まれた研究すべてに対して行い、さらに診療ガイドラインにおける推奨作成では重大なアウトカムに対してアウトカム全般にわたる確実性を一つのみ提示する。

1.2-13.3　エビデンスの確実性のグレードを下げる5要因

　特定のアウトカムに関するエビデンスの確実性の**グレードを下げる5要因**がある[41-45]。

[xviii] GRADE working group は、エビデンスの確実性（質、確信性、強さ、グレード）の評価に、"grade/grading"、"downgrade/upgrade"、"rate/rating"、"rate down/rate up"、などの用語を使っている。本書においては、「グレードを下げる／上げる、グレードダウン／グレードアップ」の対訳を基本とした。また、"rate/rating"に対しては、「グレード評価」や「等級付け」の対訳としたが、「評価付け」も同じ意味である。

- 研究のバイアスのリスク（risk of bias）
- 結果の非一貫性（inconsistency）
- エビデンスの非直接性（indirectness）
- データの不精確さ（imprecision）
- 出版バイアス（publication bias）

1.2-13.3.1　研究のバイアスのリスク（risk of bias）
(1) 研究のバイアスのリスクとは

　研究の**バイアスのリスク（risk of bias: RoB）**とは、誤解を招く結果のリスクを高める可能性がある研究デザインや実施における限界のことである[26, 41]。RoBは、低いほどバイアスが存在する可能性が低く結果の解釈に限界が少ないこと、高いほどバイアスが存在する可能性が高く結果の解釈に限界が多いことを意味する。GRADEシステムにおけるRoBの評価は、その程度を3段階（非常に深刻［very serious］、深刻［serious］、深刻でない［not serious］）に分類するが、RoB評価ツールとしてはコクランの6ドメインを使ったRoB基準（はい、いいえ、不明の3段階）も利用できる（**Cochrane Risk of Bias Tool**）[7]（表1.2-13）。

　観察研究（非ランダム化研究）の方法論的な質評価ツールとしては、200を超えるチェックリストとツールが報告されている。たとえば、コクランのrisk of biasツールに対応しつつGRADEシステムの適用を考慮した**Risk of Bias Assessment Tool for Nonrandomized Studies (RoBANS)**[72][xix]もその一つであるが、観察研究のRoB評価は複雑であり、設定した疑問に関してカスタマイズすべきという意見がある。

　最近、GRADE working groupは、介入に関する非ランダム化研究（non-randomised study: NRS）のエビデンスのRoBを、**a tool for assessing risk of bias in non-randomized studies of interventions (ROBINS-I)**[xx]を使って評価し、個々のNRSやエビデンス総体のRoB、さらにはNRSとRCTを統合したエビデンス総体のRoBを評価する手法を発表した[55, 77]。すなわち、GRADEシステムの文脈でのROBINS-Iにおいては、NRSの研究デザインの種類による評価はせずエビデンスの確実性を「高」として開始する。その後、交絡によるバイアスなどの7つのドメインについて、RoBを低（Low）、中（Moderate）、深刻（Serious）、重大（Critical）のいずれかに評価する。つまり、従来のエビデンスの確実性を「低」から開始して、グレードアップ要因を検討するという手法とは異なっている（1.2-13.4章「エビデンスの確実性のグレードを上げる3要因」を参照）。これはROBINS-Iでは、いかなるNRSも「標的試験（target trial）」とよばれる理想的なRCTと比較できるという前提に基づいており、さらにRoBの低いNRSが理論的には適切に実施されたRCTと同等であるという考えに基づいていることを意味する[55]。しかし、RCTとNRSとの統合についてはさまざまな異論があり、また「高」の確実

[xix] RoBANSチェックリストを和訳したものを、ウェブサイトからダウンロードできる。http://chugaiigaku.jp/movie_system/video/m_list.html、ファイル名：RoBANS-checklist-j.pdf（ダウンロード方法はxviページ参照）

[xx] ROBINS-I（risk of bias in non-randomised studies of interventions）は、非ランダム化試験による効果比較（利益と害）の推定値におけるRoBを評価する新しいツールで、旧名がA Cochrane Risk of Bias Assessment Tool: for Non-Randomized Studies of Interventions (ACROBAT-NRSI) である。ROBINS-Iでは、RoBを、low, moderate, serious, critical, no informationの5つに分類する。

表 1.2-13　ランダム化比較試験の RoB（Risk of bias）評価基準[7]

RCT の限界（Risk of bias）	例
1. 割り付けの生成法 （Random generation）	● 低 RoB の例：乱数表、コンピュータによる乱数表、コイン投げ、くじ引き。 ● 高 RoB の例：誕生日、受診日、カルテ番号、臨床医や参加者の判断による割り付け。
2. 割り付けの隠蔽 （Allocation concealment）	● 低 RoB の例：参加者と研究者が割り付けの予測不可能：中央割り付け（電話、web ベースなど）、連番が付された同じ外観の薬の容器。 ● 高 RoB の例：参加者と研究者が割り付けの予測可能：公開ランダム化割り付け表、中身が透けている封筒、誕生日、カルテ番号。
3. 参加者と研究者の盲検化 （Blinding for participants and personnel）	● 低 RoB の例：盲検化はされていないが、レビュー著者が、そのアウトカムが盲検化の欠如による影響を受ける可能性が低いと判断する場合。参加者および主要な研究者の盲検化は確実。 ● 高 RoB の例：盲検化がされていない、または盲検化が不完全で、アウトカムが盲検化の欠如による影響を受ける可能性が高い場合。盲検化が見破られている可能性が高く、アウトカムが盲検化の欠如による影響を受ける可能性が高い場合。
4. アウトカム評価者の盲検化 （Blinding for outcome assessor）	● 低 RoB の例：アウトカム評価の盲検化はないが、レビュー著者が、そのアウトカムが盲検化の欠如による影響を受ける可能性が低いと判断する場合。アウトカム評価の盲検化は確実で、盲検化が見破られる可能性が低い場合。 ● 高 RoB の例：アウトカム評価の盲検化がされておらず、アウトカムが盲検化の欠如による影響を受ける可能性が高い場合。アウトカム評価が盲検化されているが、盲検化が見破られている可能性が高く、アウトカムが盲検化の欠如による影響を受ける可能性が高い場合。
5. 不完全なアウトカムデータ （Incomplete outcome data）	● 低 RoB の例：アウトカムデータがすべてそろっている。2 値あるいは連続アウトカムデータにおいて、欠如しているアウトカムの割合が小さく、介入の効果推定値に臨床的影響を及ぼすとは考えられない場合。適切な手法により、欠如したデータの補完（imputation）が行われている場合[xxi]。 ● 高 RoB の例：あるアウトカムの欠如の理由が真のアウトカムに関係している可能性が高く、欠如データの数またはデータ欠如の理由が介入群によってばらばらの場合。2 値あるいは連続アウトカムデータにおいて、欠如しているアウトカムの割合が大きく、介入の効果推定値に臨床的バイアスが生じていると考えられる場合。簡単なデータ補完が不適切に応用されている可能性がある場合。
6. 選択的アウトカム報告 （Selective outcome reporting）	● 低 RoB の例：研究実施前に指定された（プライマリおよびセカンダリ）アウトカムのすべてが、あらかじめ指定された方法で報告されている場合。 ● 高 RoB の例：研究実施前に指定されたプライマリアウトカムのすべてが報告されていない場合。レビューにおいて 1 つ以上の関心のあるアウトカムが不完全に報告、または報告されていないためにメタアナリシスに組み入れることができない場合。
7. Other bias	● 低 RoB の例：研究にその他のバイアスの原因がないと考えられる場合。 ● 高 RoB の例：重要なバイアスのリスクが少なくとも 1 つ存在する場合。ある特定の研究デザインに関係するバイアスの原因となりうる要因をもつ研究、または虚偽であるというクレームが出ている研究。スポンサーシップバイアスなど。利益があったとして早期に中止された試験（stopped early trial for benefits）[xxii]

注：不明 RoB の例：低 RoB または高 RoB の判定を下すための十分な情報がない

[xxi] システマティックレビューにおいて、データ欠損（missing data）は、Risk of bias のうちの "不完全なアウトカム報告" につながる。データ欠損のある試験をどのように対処すべきかという問題に対して、GRADE working group は明確な指針を発表している[54, 126-128]。本章、(10)「欠損データに関する補完解析と感度メタアナリシス（sensitivity meta-analyses）」を参照。

[xxii] イベント数が 400 件未満の試験にはかなりの過大評価があると考えられ、イベント数が 200 件未満の試験には大きな過大評価があると考えられる。経験的エビデンスは、正式な中止ルールを適用してもこのバイアスを緩和できないことを示している[56, 95]。

表1.2-14 観察研究のRoB評価基準（GRADE）[41, 58]

限界（risk of bias）[a]	説明
適切な適格基準を確立していない、あるいは適用していない（対照群の組み入れ）	●症例対照研究における過小（アンダー）または過大（オーバー）マッチングになっている。 ●コホート研究[b]において、曝露した人と曝露していない人が背景の異なる集団から選出されている。
曝露およびアウトカムの双方における測定の不備	●曝露やアウトカムの測定が不確かな場合（例：症例対照研究における思い出しバイアス）。 ●コホート研究で、曝露群と非曝露群で曝露内容やアウトカムの調査方法が異なっている。
交絡が十分にコントロールされていない	●コホート研究で、すべての既知の予後因子を測定していない、もしくは正確に測定していない。 ●曝露群と非曝露群で予後因子や背景因子が一致していない、または解析の際にそれらの統計学的な調整がされていない。
追跡が不十分または観察期間が短すぎる	●特に前向きコホート研究においては、両群のフォローアップは同じ期間であるべきである。

[a] 状況や研究の種類によっては、上記以外の追加的な限界がありえる。
[b] ある特定の定義された集団（コホート）を、長期間追跡する観察研究。

性で開始したNRSでグレードダウンなしまたは1段階グレードダウンだけのエビデンス総体が現時点で特定されていない問題があり、さらに、RoBが3段階グレードダウンとなった場合の呼称（現在は、重大［critical］）や具体的な臨床例の検索など課題が多い。本書においては、観察研究のエビデンスの確実性評価に関しては、ROBINS-Iではなく、従来のGRADE要因を使って解説する。表1.2-14は、GRADE working groupが従来のチェックリストの内容を反映する観察研究のための最低限の重要な基準をまとめたものである。

(2) RoB評価の実施レベル

RoBの評価には、4つのレベルがある（コクランハンドブック8.7章[7]）。

● ある1つの研究を対象に、全てのアウトカムにわたるRoBを要約する。

　順番生成、割り付け順序の隠蔽などのドメインは、ある1つの研究における全てのアウトカムのRoBに影響する。一方、盲検化や不完全なアウトカムデータなどのドメインでは、1つの研究内で異なるアウトカムではRoB評価が異なってくる場合がある。したがってレビュー著者は、ある1つの研究内の全てのアウトカムでRoBが同じであると想定すべきではない。また、ある1つの研究を対象とした全てのアウトカムのRoBの要約評価の重要性は、一般的にかなり低い。

● ある1つの研究内の（あらゆるドメインにわたる）1つのアウトカムのRoBを要約する。

　異なるアウトカムではRoBが異なる場合があるため、1つの研究内のRoBを要約する場合には、アウトカムレベルでの評価が推奨される。ある1つのアウトカムのRoBの要約評価には、そのアウトカムに関連する全ての項目（割り付けの隠蔽などの研究レベルの項目、ならびに盲検化などのアウトカム固有の項目）を含めるべきである。

- 複数の研究（メタアナリシスなど）を対象に、1つのアウトカムのRoBを要約する。

　システマティックレビュー著者が行う主な要約評価がこれに当たり、RoB評価は、"エビデンステーブル"の中の"エビデンスの確実性"の判定に盛り込まれる。RoBの高い試験結果をメタアナリシスに含めると、そのような試験を除外した場合と比較し、エビデンスの確実性は低くなる。

- ある1つのレビュー全体（複数の研究と複数のアウトカムの全て）を対象に、RoBを要約する。

　システマティックレビューにおいては、ある1つのレビューの全体的なRoBを要約することは回避すべきである。すなわち、このような要約では、ある意思決定に対し、どのアウトカムが決定的重要性をもつのかについての価値観の違いやベースラインリスクなどのその他の要因に関する判断が必要となる。複数の研究やアウトカム全般の全体的RoBを判定するのは、診療ガイドラインや医療技術評価などに限定すべきであり、さまざまな場面での意思決定の支援を目的とするシステマティックレビューではこのような判定をすべきではない。

(3) RoB評価における注意

RoBの評価に際しては、以下の注意が必要である。

1. 第1に、全体的なエビデンスの確実性を決定するにあたり、複数の研究の平均値を取ってはならない（たとえば、深刻なRoBを含まない研究、深刻なRoBを含む研究、非常に深刻なRoBを含む研究が存在する場合に、深刻なRoBの平均的評価に基づき、エビデンスの確実性のグレードを自動的に下げてはならない）。質の高い研究に注目することを基本方針とし（後述のとおり）、各研究がエビデンスの確実性にどう影響するのかを慎重に検討するものとする。
2. 慎重な検討を行うにあたっては、効果推定値の大きさに対し、それぞれの試験がどの程度寄与するのかについて評価する必要がある。通常、各試験の**寄与率**は、研究のサンプルサイズとアウトカムイベントの数によって決まる。つまり、イベント数の多い大規模な試験は寄与率が大きく、これよりもさらにイベントの数の多いより大規模な試験では、寄与率がさらに大きくなる。
3. エビデンスの確実性のグレードを下げる際の判定は慎重に行うべきである。RoBを勘案してグレードを下げる場合には、入手可能な一連のエビデンスの大部分において相当なRoBが存在することを確認すべきである。
4. RoBは他のGRADE要因の限界と照らし合わせて勘案すべきである。たとえばレビュアが、質に関わる2つの問題（RoBと不精確さなど）について難しい判断を迫られる場合には、少なくともそのいずれか1つの問題を勘案し、グレードを下げるとよい。
5. これらの4つの原則にかかわらず、レビュアは難しい判断を迫られる状況に直面することになるだろう。この場合、レビュアはそのような状況にあることを認識するとともに、なぜそのような状況にあると考えるのかについて具体的に説明し、最終的な判断の根拠を明確に示すべきである。

(4) コクランRoB評価をGRADEのRoB評価に反映する

各アウトカムに関する研究のRoBをCochrane Risk of Bias tool for randomized trials基準[7]で評価した場合、コクランRoB評価をGRADEのRoBの評価へ直接的に反映させることができる指針が発表されている(表1.2-15)。

表1.2-15 コクランレビューにおける研究の限界(RoB)の評価指針と対応するGRADEシステムによるRoB評価[58]

RoB	研究全般	解釈	考察	「研究の限界(RoB)」に関するGRADE評価
低 (Low)	ほとんどの情報が、RoBが低い研究から得られている。	考えられるバイアスは、深刻に結果を変える可能性はない。	明確な限界なし。	深刻な限界なし、グレードを下げない。
不明 (Unclear)	ほとんどの情報が、RoBが低いまたは不明の研究から得られている。	考えられるバイアスは、結果に疑念をもたせる。	潜在的限界は、効果推定値の確信性を下げる可能性が低い。	深刻な限界なし、グレードを下げない。
			潜在的限界は、効果推定値の確信性を下げる可能性がある	深刻な限界あり。1段階グレードを下げる
高 (High)	RoBの高い研究からの情報の割合は、結果解釈に影響を与えるには十分である。	考えられるバイアスは、結果の確信を大きく弱める。	1つの基準に重大な限界、または、多数の基準になんらかの限界があり、効果推定値の確信性を下げるには十分である。	深刻な限界あり、グレードを1段階下げる。
			1つ以上の基準に重大な限界があり、効果推定値の確信性を大幅に低くする。	非常に深刻な限界あり、グレードを2段階下げる。

(5) RevManによるRoB要約とRoBグラフ

コクランのRevManを使うことで、各研究のRoBデータから、アウトカム別の**RoB要約(risk of bias summary)**と**RoBグラフ(risk of bias graph)**を簡単に作成できる。個々の研究のRoB評価を項目別に図示(各研究を行として、評価ドメインを列表示)したものをRoB要約とよび、縦横の表示を変えてRoBの評価項目別に複数の研究の評価を%で図示したものを、RoBグラフとよぶ(図1.2-6)。これらのアウトプットは、レビュアによる内的妥当性の評価(あるいは、研究における疑問に対する回答が適格に、またはバイアスなく提供されているかの評価)を支援するためのものであり、MSエクセル[xxiii]やSTATAなどの市販ソフトでも作成は可能である。

[xxiii] 本書関連のオンライン資料を参照。
http://chugaiigaku.jp/movie_system/video/m_list.html ファイル名：risk_of_bias.xls
(ダウンロード方法はxviページ参照)

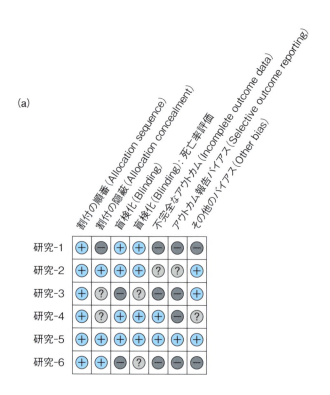

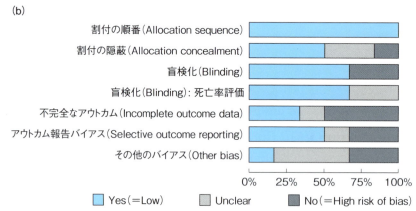

図1.2-6 コクランRoB要約とRoBグラフ

a: RoB要約
架空の6件の研究（研究-1から研究-6）を、コクランRoB基準を使って評価している（RevMan version 5.3利用）。たとえば、横方向でみると、研究-3は、「ランダム割り付けの順番」、「その他のバイアス」には問題がなく（Low RoB）、「割り付けの隠蔽」、「盲検化（死亡率）」の評価は不明（Unclear RoB）であり、他の基準の「盲検化」、「不完全なアウトカムデータ」、「アウトカム報告バイアス」の3項目は、High RoBと判定されている（Lowが2個、Unclear 2個、Highが3個）。

b: RoBグラフ
一方、全研究にわたっての評価項目を比較判定すると（図aにおける縦方向）、たとえば、2列目の「割り付けの隠蔽」の項目の判定の割合は、6件中3件がLow RoBで、2件がUnclear RoB、1件がHigh RoBである。これらの全研究のRoBを評価集計し、縦横の表示を変えたものが、RoBグラフである（図b）。2行目の「割り付けの隠蔽」についての評価をみると、Low RoBは50%（3/6）、Unclear RoBが33%（2/6）、High RoBが17%（1/6）の割合であることがわかる。

(6) 定量的 RoB 評価[xxiv]

いくつかのグループは、個々の研究の RoB 評価（例：低、中、高）を、エビデンス総体の RoB に反映させる際に**定量的手法**を使用している。たとえば、WHO の一部のガイドライングループは、Cochrane Pregnancy and Childbirth group の **PreGRADE テーブル**[78] を使って RoB を評価している。すなわち、まず個々の研究の RoB を、A（低）、B（中）、C（高）に分類し、エビデンス総体の RoB については、グレードダウンなし（0：ほとんどの研究が A）、1 段階グレードダウン（−1：ほとんどの研究が B または C であるが、C の重みが小さい）、2 段階グレードダウン（−2：ほとんどの研究が B または C であるが、C の重みが大きい）と評価する。研究の重みは、メタアナリシスにおける個々の研究の"weight（%）"を参考にして判断し、たとえば、C の重みが 40% 未満ならば 1 段階グレードダウン、40% 以上ならば 2 段階グレードダウンとする。

また、エビデンス総体における個々の研究の寄与率を使った判断基準を利用しているグループもある[79,80]。たとえば、あるアウトカムに関して入手した個別研究を、High RoB、Low RoB、Unclear RoB の個数によって、Low、Moderate、High の 3 段階に分類する（表 1.2-16 の A）。その後、個々の研究を High RoB と Unclear RoB の数を参考にして等級付けし、各評価点と統合推定値における"重み"を勘案して、エビデンス総体の RoB を評価する（表 1.2-16 の B）。本評価の具体的な利用例については、Part 2（2.3-1 章「バイアスのリスク（RoB）」）を参照していただきたい。

前述のように、1 つの研究内で異なるアウトカム（死亡や QOL など）では各要因の重要性が異なる可能性があり、これらの定量的 RoB 評価は、あくまで判断の参考として利用すべきである。

表 1.2-16 定量的 RoB 評価

A. 個別研究についての RoB 評価		評価点*
低（Low）	High RoB がない、Unclear RoB が 3 個以下。	0
中（Moderate）	High RoB が 1 個、あるいは、いずれのドメインに関しても High RoB のものがないが、Unclear RoB が 4 個以上。	−1
高（High）	上記以外、High RoB が 2 項目以上。	−2
B. エビデンス総体について RoB 評価		
低（Low）	全ての研究が Low RoB である。	
中（Moderate）	全ての研究が Low または Moderate RoB である。 または、1 件の High RoB 研究があるものの、寄与率 25% 以下である。	
高（High）	High RoB 研究が 2 件以上、または High RoB 研究が 1 件であるがかなりの寄与率である。	

* 個別研究の評価点をエビデンス総体における重み（寄与率）に乗じることで、総合的な RoB の判断に役立てることも可能である。ただし、アウトカムによって、個々の研究の RoB 評価は異なる可能性があることに注意する必要がある（例：死亡に関する盲検化）。

(7) RoB の評価例

例 1. 盲検化の欠如による高い RoB（1 段階グレードダウン）

急性脊髄損傷に対する介入効果を調べた RCT で、全死亡と、詳細な身体診察に基づく運動機能を

[xxiv] GRADE working group は、スコアリングによる定量的な RoB を推奨していない。これは、アウトカムによって評価要因の重みが異なるからであり、定量的 RoB 評価は、判断の補助として利用していただきたい。

測定した。アウトカム評価者の盲検化は、全死亡の評価にはそれほど重要ではないが、運動機能の評価には非常に重要である。もし研究が盲検化されていないならば、全死亡のアウトカムに関するエビデンスの確実性のグレードを下げることはないが、運動機能のアウトカムについてはグレードを下げる可能性がある。

例2. 高いRoB（2段階グレードダウン）

椎間板ヘルニア患者における手術の効果を調べた3件のRCTでは、術後1年以上経過した後の症状を測定した。そのRCTでは割り付けの隠蔽が不十分で、バイアスのかかった判断をする可能性のある評価者（外科医）が、妥当性が示されていない評価手法を用い、盲検化せずにアウトカムを評価した。手術の利益は明らかに不確実である。研究におけるこれらの限界のために、エビデンスの確実性のグレードを2段階下げた。

(8) RCTが1件しかない場合はどうするか

1件のRCTを質の高いエビデンスとよぶことには抵抗のある人が多く、実際、最初に発表された肯定的な報告がそれ以降の研究により覆されることはよくあることから、抵抗があるのも無理はない。一方、研究が1件しかなければ機械的に確実性のグレードを下げてしまうのは不適切である。1件の非常に大規模な、厳格に計画・実行された多施設共同RCTであれば確実性の高いエビデンスが得られるかもしれない。GRADE working groupは、ある特定の疑問を取り上げたRCTが1件しかない場合には、全ての関連する問題（研究のRoB、データの不精確さ、エビデンスの非直接性など）を慎重に吟味するよう提言している。

(9) 害に関する研究のRoB

介入研究のシステマティックレビューでは、治療の利益だけではなく、害についても検討し、両者のバランスを評価する必要がある。しかし、多くのシステマティックレビューでは、害を含めた安全性情報の報告が、肯定的な有効性のアウトカムよりも注意が払われない。すなわち、有害事象はRCTで報告されないことが多いため、報告されていない特定の有害事象は生じなかったと結論するには不十分である。したがって、利益だけの評価は、介入の正味の効果に関する結論にバイアスをもたらす可能性がある。

害には、予測可能のものもあれば、種類や時期や重症度を含めて予測不可能のものもあり、その定義も異なっていることが多く、害に関する試験を統合することは不可能か適切ではないことが多い。効果比較研究において害と利益を評価する際には、利益と害に対する研究のRoBを個別に評価することが推奨されている。害のRoB評価のための代表的なツールがいくつか報告されており、たとえばROBINS-I[55, 77]、**Cochrane Adverse Effects Methods Group**[xxv]によるツール[81]、**Chou and Helfand scale**[82]、**McMaster University Harms scale (McHarm)**[83]がある。特に、Chou and Helfand scaleやMcHarmでは、害のアウトカムの評価を利益のアウトカムとは別に実施する内容となっている（表1.2-

---

[xxv] 17個のコクランmethod groupのうちの一つである。

1.2 診療ガイドライン作成のプロセス

表1.2-17 McHarm基準

基準	評価 (はい/いいえ/不明)
1. 害の事前定義には、標準定義と厳密な定義のいずれが使用されているか。	
2. 深刻な事象が正確に定義されているか。	
3. 重篤な事象が正確に定義されているか。	
4. 研究群ごとの死亡者数が明記されているか、あるいは死亡者数を明記しない理由が提示されているか。	
5. 害の抽出が積極的に行われた旨の記載があるか。	
6. 害の抽出が受動的に行われた旨の記載があるか。	
7. 研究において害の抽出を行った担当者が明記されているか。	
8. 研究では、害の把握を行った担当者の訓練や経歴が明記されているか。	
9. 研究では、害抽出のタイミングと頻度が明記されているか。	
10. 著者らは害抽出に標準尺度や標準チェックリストを使用しているか。	
11. 報告されている害は、抽出された全ての事象をカバーしたものか、それとも一部の事象のサンプルをカバーしたかものかが著者により明記されているか。	
12. 脱落者や消息不明者の数が研究群ごとに明記されているか。	
13. 害の影響を受けた参加者の総数が、研究群ごとに明記されているか。	
14. 有害事象のタイプごとの件数が、研究群ごとに明記されているか。	
15. 害のデータに対して実施された分析の種類が明記されているか。	
各質問に対して、はい(低RoB)、いいえ(高RoB)または不明のいずれかで回答し、はい=1点として総スコアを計算する。評価者間信頼性や総スコアを使って質を評価する。7点(薬物介入)〜9点(外科的介入)以上が、"質がよい(good)"と判定される。	

17)。McHarmの15項目を使ったスコアリングツールの信頼性は、薬物介入および外科的介入のRCTにおいて(専門家や非専門家において)評価され、内的一貫性および評価者内信頼性が評価され、許容可能であった(クラス内相関係数>0.75)。

(10) 欠損データに関する補完解析と感度メタアナリシス (sensitivity meta-analyses)

臨床試験では、参加者の**追跡からの脱落(lost to follow-up: LTFU)**による**参加者データ欠損(missing participant data: MPD)**がしばしば生じる。システマティックレビューにおいて、**データ欠損**は、RoBのうちの**不完全なアウトカム報告(incomplete outcome reporting)**につながる可能性がある。たとえば、高RoBとして欠損データ10%の閾値を設定し、メタアナリシスにおける6件の研究のうち、3件は欠損データなし、3件は12%の欠損データをもつと仮定する。エビデンス総体に関して、参加者の欠損データによるバイアスのリスクのためのグレードダウンをどのようにすべきだろうか。

このような問題に対処するために、GRADE working groupは、欠損データに対するRoBを評価するための**補完解析(imputation analysis)**としての**感度メタアナリシス(sensitivity meta-analyses)**の実施を推奨している[54, 174-176]。すなわち、一次メタアナリシスの結果が統計的に有意な治療効果を

示唆した場合、各研究におけるアウトカム欠損データがある参加者のイベントを推測するための説得力のある仮定に基づく補完を行った感度メタアナリシスを実施し研究間で統合する。一次メタアナリシスの結果がもっともらしいと思われる最も極端（extreme）な仮定に対して頑健であれば、参加者のアウトカムデータ欠損によってエビデンスの確実性のグレードを下げることはない。もしその結果がもっともらしい仮定に対して頑健ではないならば、RoBのためにエビデンスの確実性のグレードを下げることになる。

このアプローチは、2値アウトカムと連続アウトカムの両方で利用できる。すなわち、**2値アウトカム**では欠損率の比率（$RI_{LTFU/FU}$）[xxvi]を、**連続アウトカム**では介入群と対照群の平均値の範囲を仮定した4つの戦略に基づいて感度メタアナリシスを実施する[xxvii]。

●2値アウトカムの補完解析 [54, 126]

参加者データの欠損を考慮する際の、解析から除外された参加者の流れが図1.2-7であり、その補完解析法が表1.2-18である。試験の介入群と対照群におけるそれぞれの参加者データの欠損に関する仮想マトリックスを図1.2-8に示す。

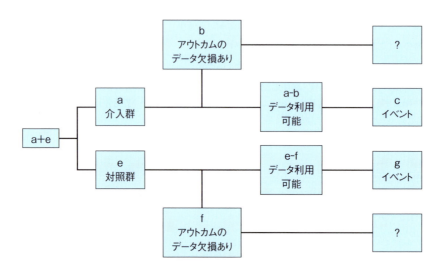

図1.2-7　参加者データの欠損に関して解析から除外された参加者の流れ
Akl[126]より翻訳転載

[xxvi]　$RI_{LTFU/FU}$（または、$RI_{MPD/FU}$）：欠損データのある患者（追跡からの脱落、LTFU）と、同じ群の利用可能なデータ（追跡；FU）との相対的発生率（relative incidence）。
[xxvii]　解析のためのExcelツールがフリーでダウンロード可能である。
　https://www.dropbox.com/s/opstwgm45qiq57k/Assumptions%20about%20MPD%20v5.xls?dl=0
　https://www.dropbox.com/s/3ie12qfwjnfwx0z/MPD%20for%20continuous%20outcomes_Template.xlsx?dl50

1.2 診療ガイドライン作成のプロセス

表1.2-18 参加者データの欠損を説明するための補完解析法

分析方法	介入群 分子	介入群 分母	対照群 分子	対照群 分母
完了ケース分析（利用可能ケース分析）	c	a−b	g	e−f
最悪ケースシナリオ	b+c	a	g	e
最良ケースシナリオ	c	a	f+g	e
全てイベントなし	c	a−b	g	e
全てイベントあり	b+c	a	f+g	e
RILTFU/FUの概念使用*	$[b×y×c/(a−b)]+c$	a	$[f×z×g/(e−f)]+g$	e
同じ群において観察された欠損参加者の頻度は同じ**	$[b×c/(a−b)]+c$	a	$[f×g/(e−f)]+g$	e
両群における欠損参加者の頻度は試験の対照群で観察されたものと同じ	$[b×g/(e−f)]+c$	a	$[f×g/(e−f)]+g$	e

*yとZはそれぞれ介入群と対照群の$RI_{LTFU/FU}$に相当している。RI: relative incidence
**これは$y=Z=1$という$RI_{LTFU/FU}$法の特殊ケースである。Akl[126]より翻訳転載

		介入群における参加者欠損データについての仮定（→ 極端 (extreme)）					
		当該研究の介入群と同じ発生率	介入群よりも多い発生率（$RI_{LTFU/FU}>1$）	当該研究の対照群と同じ発生率	含まれた全研究の介入群の中での最も高い発生率	含まれた全研究の対照群の中での最も高い発生率	全てでイベントあり
対照群における参加者欠損データについての仮定（↓ 極端 (extreme)）	当該研究の対照群と同じ発生率						
	当該試験の対照群よりも少ない発生率（$RI_{LTFU/FU}<1$）						
	当該研究の介入群と同じ発生率						
	含まれた全研究の対照群の中での最も低い発生率						
	含まれた全研究の介入群の中での最も低い発生率						
	いずれもイベントなし						最悪ケースシナリオ

図1.2-8 試験の介入群と対照群におけるそれぞれの参加者データ欠損に関する仮想マトリックス

介入群のデータ欠損参加者のうちの仮想発生率は、一般に、右（100%）から左へと減少する。対照群のデータ欠損参加者のうちの仮想発生率は、一般に、底部（100%）から上端部に向かって減少する。■で示されている仮想は、検討中の試験だけでなく、システマティックレビューに含まれる全ての試験における発生率を考慮に入れる。■で示されている仮想は、検討中の試験内の発生率を考慮に入れている。$RI_{LTFU/FU}$は、対照群と介入群のそれぞれで異なる値をもつことがありうる。■で示された仮想は極端なものであり、一般的には妥当ではない。Akl[126]より翻訳転載

● 連続アウトカムの補完解析 [54, 127, 128]

対照群と介入群の平均スコア（望ましい健康アウトカムには最良の平均スコア、望ましくない健康アウトカムには最悪の平均スコア）と、組み入れた全ての試験の対照群の標準偏差（standard deviation: SD）中央値を使って、データ入手可能な参加者での観察平均値とSD、欠損データを有する参加者の補完平均値とSDとを統合する。平均値を補完するためには、以下の5つのデータソースを考慮する。これらの補完平均によるデータソースを利用して、4つの戦略による効果推定値を求めて、メタアナリシスによる統合推定値の違いを比較する（表1.2-19）。

A. 組み入れた試験の介入群の中で最良の平均スコア
B. 組み入れた試験の対照群の中で最良の平均スコア
C. 組み入れた試験の対照群からの平均スコア
D. 組み入れた試験の介入群における最悪の平均スコア
E. 組み入れた試験の対照群における最悪の平均スコア

表1.2-19　介入群と対照群における連続アウトカムに関する欠損データを有する参加者の仮想マトリックス

欠損データを有する参加者の平均値についての仮定			介入群の参加者の平均値についての仮定 ←極端　非極端　極端→				
			ソースA	ソースB	ソースC	ソースD	ソースE
対照群の参加者の平均値についての仮定	極端	ソースA					戦略4
	↑	ソースB				戦略2	戦略3
	非極端	ソースC			戦略1		
	↓	ソースD					
	極端	ソースE					

戦略1は、介入群と対照群の両方において欠損データにソースCを使用する。戦略2は、介入群の欠損データにソースDを使用し、対照群の欠損データにソースBを使用する。戦略3は、介入群の欠損データにソースEを使用し、対照群の欠損データにソースBを使用する。戦略4は、介入群の欠損データにソースEを使用し、対照群の欠損データにソースAを使用する。
Ebrahim[127]より翻訳転載

1.2-13.3.2 結果の非一貫性 (inconsistency)
(1) 結果の非一貫性とは

　システマティックレビューは、数多くの研究データの要約を提供する。個々の研究結果が類似している場合、個々の研究からの結果を結合するためにメタアナリシスが使用され、統合推定値が計算される。メタアナリシスでは、研究の大きさに応じて個々の研究のそれぞれに加重値を与える。研究の個々の結果は、RR、OR、リスク差、あるいは群間の平均差のような標準的な指標で表され、伝統的に、**フォレストプロット (forest plot)** とよばれる図で表示される。

　結果の**非一貫性 (inconsistency)** とは、結果に関する説明のつかない**異質性 (heterogeneity)** を指す。メタアナリシスに組み込まれた研究間で治療効果の推定値が大きく異なる（すなわち、結果に異質性、またはばらつきが存在する）場合、根本的な治療効果に真の差異が存在する可能性がある。異質性があるにもかかわらず、研究者が妥当な説明を提示することができない場合に、その程度に応じてエビデンスの確実性のグレードを1段階、場合によっては2段階下げる[26, 44]。

(2) 非一貫性の4つの原因

　介入効果が各研究で異なっている（非一貫性がある）場合、以下の4つの原因が考えられる。

- 集団（例：ベースラインリスクが高い集団でより薬物効果が高い）
- 介入（例：薬剤の用量が多いほど効果が大きい、共介入[xxviii]、比較介入が異なる）
- アウトカム（例：追跡期間が長いほど治療効果が減少する）
- 研究方法（例：RCTで、RoBが高いものと、低いもので効果が異なっている）

　非一貫性の原因が、最初の3つのいずれかの場合、システマティックレビュー著者は、集団、介入、アウトカムについて異質性の原因となりうる要因ごとに異なる推定値を提示することが望ましい（**サブグループ解析 [subgroup analysis]**）。医療介入で予防しようとしている有害アウトカム（例：死亡、脳卒中、心筋梗塞、疾患の増悪）のベースラインリスクは、患者によって大きく異なる場合がある。したがって、サブグループ間で**リスク差 (risk difference: RD)** や、**絶対リスク減少 (absolute risk reduction: ARR)** が大きく異なる可能性がある。一方、ベースラインリスクがサブグループによってかなり異なる場合でも、**相対リスク (relatice risk: RR)** や**相対リスク減少 (relative risk reduction: RRR)** はサブグループ間で類似する傾向がある。したがって、効果の非一貫性に言及する場合は、基本として相対指標に言及している（RR、**ハザード比 [hazard ratio: HR]**、OR）。

　非一貫性の原因が、最後の"研究方法"である場合には、RoBが低い研究のみによる効果推定値を提供すべきである。もし、効果推定値の非一貫性（異質性）が説明できないならば、エビデンスの確実性のグレードを下げる必要があるが、ガイドライン作成者は、結果の非一貫性と臨床的な重要度とは区別すべきで、非一貫性が大きなものでもそれを重要なものではないと判定する場合もある。

[xxviii] 研究対象となっている介入以外の介入で、懸案のアウトカムに影響を与え、なおかつ介入群と対照群とでは異なって適用される可能性があるために、研究結果にバイアスを生じさせる恐れのあるもの。

(3) 非一貫性の評価基準

非一貫性を理由にグレードを下げるかどうかを判断するための4つの基準があり、フォレストプロットや統計的検定結果などを参照する（表1.2-20）。

表1.2-20 非一貫性の評価基準

基準	評価手法
1. 点推定値が研究間で異なり、その相違がかなり大きい。	目視
2. 各信頼区間の重なりが、ほとんどまたは全くない	目視
3. I^2値（研究間の差異による点推定値のばらつきの割合）が大きい。	統計的手法
4. 異質性検定（コクランのQ検定）において、$p<0.05$で帰無仮説を棄却できる。	統計的手法

I^2値[xxix]は、研究間の差によって説明される結果の変動の割合を示し、非一貫性の判断に多用される。なにをもって大きなI^2値とするかの判断は主観的なものだが、コクランハンドブックに記載されている次の基準が参考になる[7]。下記に示す範囲にオーバーラップする部分があること、ならびに「～と考えられる」という表現は、この判断には不確実性を伴うことを示唆している。

- <40%であれは、I^2値は低いと考えられる。
- 30～60%であれば、I^2値は中程度と考えられる。
- 50～90%であれば、I^2値はかなり大きいと考えられる。
- 75～100%であれば、I^2値は非常に大きいと考えられる。

Q統計量やI^2統計量にはメタアナリシスにおける研究数やサンプルサイズの影響を受けるという潜在的な限界がある点に注意すべきである。異質性を測定するための他の統計的方法としては、τ^2、H^2、R^2などの指標がある（表1.2-21）[84, 85]。特にtau square（τ^2）は、真の効果サイズのばらつきを示すものと定義され、アウトカム指標と同じスケールで表され、研究数やサンプルサイズの影響を受けないという点において他の指標よりも優れたばらつきの指標であり、RevManを使って出力可能である。

表1.2-21 異質性検定の測定値の特徴

測定値	指標のスケール		（以下の要因で）値が高くなる	
	指標のスケール	値の範囲	メタアナリシスの研究数	精確さ（研究サイズ）
Q	絶対値	[0～∞]	Yes	Yes
I^2	%	[0～100%]	No	Yes
τ、τ^2	アウトカム	[0～∞]	No	No
H, H^2	絶対値	[1～∞]	No	Yes
R, R^2	絶対値	[1～∞]	No	Yes

[xxix] $I^2 = 100\% \times [(Q-df)/Q]$．df: degree of freedom（自由度）＝［研究数-1］。Q: **コクランQ統計量**:自由度のλ^2値

(4) 非一貫性の評価例

非一貫性の統計的異質性と臨床的異質性について、3種類のメタアナリシスのフォレストプロット例を示す（図1.2-9）。

例1．方向は異なるが異質性は低い（図1.2-9a）

4件の研究のフォレストプロットで、効果なしを示す線の両側に2件ずつ分布している。信頼区間は重なっており、統合された相対リスクを通る垂直の点線は組み込まれた全ての研究の水平線と交差している。異質性検定のp値は0.05を超えて0.35であり、I^2値は8%である。このフォレストプロットは、点推定値が利益および害の両方を示すからといって、非一貫性を理由にエビデンスの確実性のグレードを下げることはないという例である。

例2．非一貫性は大きいが、それが有益な効果が大きいか小さいかの差異である場合（図1.2-9b）

4件の研究において、2件は大きな効果を示し、2件は小さな効果を示している。統合された相対リスクを通る垂直の点線は含まれた半数の研究水平線と交差していない。異質性検定のp値は0.05以下、I^2値は84%と大きな異質性が認められるが、ばらつきの原因は、治療効果が大きいか小さいかの違いである。エビデンスの確実性を評価する際に非一貫性が重要となるのは、統合結果の確信性が低くなる場合であり、この程度のばらつきは、ガイドライン作成者であれば重要と考えないだろう。システマティックレビュー著者の場合は、明らかな異質性の存在から、非一貫性を理由にグレードを下げる可能性が高いだろう。このような異質性は、**統計的異質性（statistical heterogeneity）** ともよばれる。

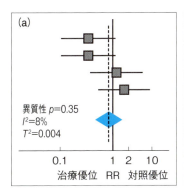 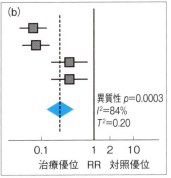 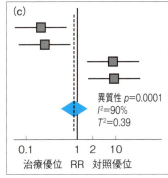

図1.2-9　非一貫性（統計的異質性と臨床的異質性）

4件の研究は、それぞれ四角と水平線で表され、それぞれ相対リスク（RR）の点推定値と95%信頼区間に対応している。通常、四角の大きさは、メタアナリシスにおける研究の重みを反映しているが、この図では均一の重みとしている。垂直の実線は、相対リスク1.0で、治療効果の「差なし」に対応している。信頼区間が1を含む場合には、結果は、従来の統計的レベル（$p>0.05$）で有意でないことを示す。底部の菱形は、4件の試験を統合した相対リスクとその95%信頼区間を表す。垂直の点線は、統合した相対リスクの点推定値を示す。

例3．明らかに重要な、かなりの異質性が認められる場合（図1.2-9c）

例1と同じく、効果なしを示す線の両側に2件ずつ分布している。統合された相対リスクを通る垂直の点線は含まれた研究のいずれの水平線とも交差していない。結果のばらつきの大きさは、例2で提示した図1.2-9bとほとんど同じである（p値、I^2値）。しかし、2件の研究は利益（統計的に有意）を示すのに対し、もう2件の研究は害（統計的に有意）を示すことから、非一貫性により、間違いなくエビデンスの確実性のグレードを下げるだろう。このような異質性は、**臨床的異質性（clinical heterogeneity）** ともよばれる。システマティックレビュー著者およびガイドライン作成者は、**感度分析（sensitivity analysis）** あるいはサブグループ解析を実施しサブグループ間での効果推定値の差が偶然によるものか否かを決定するために**交互作用検定（test of interaction）** [※※※]を実施すべきである。

(5) サブグループ解析

非一貫性が存在した場合、なにによって説明されるのかを明らかにするために、対象、集団、介入内容などでサブグループ化した集団別や層別に解析（サブグループ解析）を行う。異質性があるかもしれない研究同士のデータ統合を検討する場合には、あらかじめ（a priori）サブグループ解析を考慮して、研究実施計画書にその理由を記載すべきである。計画書に記載されたサブグループ解析項目数が少数ならば合理的であるが、多項目の解析は好ましくない。多項目を解析すると、多重検定により統計的に有意な結果が出やすくなるからである。

非一貫性が集団、介入、またはアウトカムの差異によって説明され、サブグループの差異が明確であれば、2つ以上の効果推定値が導き出され、推奨は別々に提示される可能性がある。しかしサブグループ効果には後日誤りが判明する場合があり、非一貫性の原因となっている全てのばらつきを説明できるわけではない可能性があり、事実、推定サブグループ効果のほとんどで、最終的には誤りが判明する。サブグループ解析においては、以下に示す7つの基準に注意した上で、考えられるサブグループ効果の説明には細心の注意を払わなければならない（表1.2-22）。

表1.2-22　サブグループ解析の7つの基準

1. サブグループ変数はベースライン時に指定された特性か、それともランダム割り付けの後に指定されたものか（サブグループ仮説は事前に定義されているべきである）。
2. サブグループの差は、複数の研究間の比較ではなく、各研究内の比較によって示唆されているものか。
3. サブグループの差は、統計学的解析により、違いが偶然によって説明されるとは考えられないことが示唆されているか。
4. 仮説は、解析後ではなく解析前に定義され、なおかつ想定される予想を含み、その予想がその後検証されているか。
5. そのサブグループ仮説は、検定で調べた少数の仮説の1つか。
6. サブグループの差は、一連の研究ならびに一連の重要なアウトカムで一貫しているか。
7. 外部エビデンス（生物学的または社会学的根拠）によって、予想されるサブグループの差が支持されているか。

[※※※] 2つ以上の要因が疾患に関連し、同時にこれらに曝露することでそれぞれ別々の曝露による効果とは異なる疾患発生がみられる時、**交互作用（interaction）** があるという。すなわち、ある因子の存在の有無により、曝露のアウトカムに対する影響（effect）が変化すること（modification）をいう。この場合の要因を**効果修飾因子（effect modifier）** とよび、効果（effect）がeffect modifierによって変わるかどうか（modify）を調べることを、"交互作用検定"ともいう。
効果修飾因子と交絡因子とは異なる。交絡因子は、単純な曝露因子の結果に対するリスク値（crude data）と、交絡因子で補正（調整）したリスク値（adjusted data）の間に10％以上のずれを生じさせる。一方、効果修飾因子は補正（調整）しても、crude値とは差がない。交絡因子の場合には補正（前）後の数値を、効果修飾因子の場合にはその因子で層化して、それぞれの値を記載する。

1.2-13.3.3　エビデンスの非直接性 (indirectness)
(1) エビデンスの非直接性とは

エビデンスの**非直接性 (indirectness)** は、従来の**外的妥当性 (external validity)**[**一般化可能性 (generalizability)**、または**適用可能性 (applicability)**ともいう] と同様のもので、直接的なエビデンス (**直接エビデンス**) があれば、結果への確信性は高まる。直接エビデンスとは、関心のある集団を対象とした関心のある複数の介入を直接比較し、なおかつ患者にとって重要なアウトカムを測定した研究のことである。特に、欧米人が対象の研究に頼らざるを得ない日本では、非直接性の評価が非常に重要になる。システマティックレビュー著者やガイドラインパネルは、関連する疑問へのエビデンスの非直接性、すなわち適用可能性にどの程度の不確実性があるかを検討し、エビデンスの確実性のグレードを1段階、場合によっては2段階下げるべきである[26, 45]。

(2) 非直接性の4つの原因

非直接性の原因には以下の4つがある。

- 対象集団や患者が、われわれが関心のあるものと違う（集団の差異）
- 介入が、われわれが関心のあるものと違う（介入の差異）
- アウトカムが、われわれが関心のあるものと違う（アウトカム指標の差異）
- 代替治療戦略の対比較において、直接的な比較がない場合に間接的な比較をする（間接比較）

これらの原因のうち、アウトカムの非直接性と間接比較は、システマティックレビューと診療ガイドラインに共通して関連するが、対照集団や患者、介入に関わる非直接性（適用可能性）は、より診療ガイドラインに関連するものである。

(3) 非直接性の評価

システマティックレビュー著者は、疑問のPICO成分のそれぞれについて、各アウトカムのエビデンスの非直接性の判断を実施する。この際、GRADEpro GDTを使って、非直接性の判断の透明性を高めることができる（表1.2-23）。すなわち、GRADEシステムにおいては、非直接性はいつでも必ずどこにでもあるという観点から、PICOの各成分（直接比較か間接比較かを含め）について非直接性を判断し、その上で、全体的な非直接性を最終的に判断する[xxxi]。

[xxxi] Minds診療ガイドライン作成マニュアル2017においては、PICOに関する非直接性を、個別研究と統合エビデンスの2段階で評価をするよう推奨している[57]。

表1.2-23　GRADEpro GDTを使った非直接性の評価

ドメイン（もとの疑問）	説明	アウトカム 判定－そのエビデンスは十分に直接的か			
		☐ はい	☐ おそらくはい	☐ おそらくいいえ	☐ いいえ
集団：		☐ はい	☐ おそらくはい	☐ おそらくいいえ	☐ いいえ
介入：		☐ はい	☐ おそらくはい	☐ おそらくいいえ	☐ いいえ
比較：		☐ はい	☐ おそらくはい	☐ おそらくいいえ	☐ いいえ
直接比較：		☐ はい	☐ おそらくはい	☐ おそらくいいえ	☐ いいえ
アウトカム：		☐ はい	☐ おそらくはい	☐ おそらくいいえ	☐ いいえ
ドメインにわたる非直接性の最終判断	☐ 非直接性なし	☐ 深刻な非直接性あり		☐ 非常に深刻な非直接性あり	

集団、介入、比較（直接比較かを含め）、アウトカムについて直接性を4段階のいずれかで評価し、最終的に"非直接性なし"、"深刻な非直接性あり"、"非常に深刻な非直接性あり"のいずれかに判断する。これによって、あるアウトカムに関するエビデンスの非直接性の具体的な理由が透明的なものとなる。

（4）非直接性の評価例

例1．集団の差異による非直接性（2段階グレードダウン）

質の高いランダム化試験により、季節性インフルエンザに対する抗ウイルス療法の有効性が実証されている。鳥インフルエンザに関するガイドラインパネルは、季節性インフルエンザの生物学的特徴は鳥インフルエンザとは大きく異なることから、非直接性を理由にエビデンスの確実性のグレードを「高」から「低」へ2段階下げなければならないと判断した。

例2．介入の差異による非直接性（1段階、または2段階グレードダウン）

全ての組み込まれた研究において、技術的介入が、特殊専門医療施設における高度な訓練を受けた専門家によって実施された場合、これらの特殊専門医療施設以外の介入の影響に関するエビデンスは、間接的である可能性があり、そのグレードを下げる可能性がある。

例3．アウトカム指標の差異による非直接性（1段階、または2段階グレードダウン）

アウトカム指標の非直接性には2種類がある。一つは、時間枠であり、利用可能な研究は、患者にとって第1の重要なアウトカムとは関連しているが、異なるアウトカムに対する影響を測定した可能性がある。所望のアウトカムと測定されたアウトカムの差は時間枠と関連している可能性がある。たとえ

ば、少なくとも1年間のうつ病治療の効果に関心があるものの、利用可能な研究では3カ月後にフォローアップを中止している場合、確実性のグレードを1段階または2段階下げるかどうかは、測定された時間枠と関心の時間枠との不一致の大きさに依存する。

もう一つは、患者にとって重要なアウトカムの代理アウトカムであり、非直接性を理由としてエビデンスの確実性のグレードを下げることが多い。

(5) 代理アウトカム (surrogate outcome)

それ自体は患者にとって重要ではないが、患者にとって重要なアウトカムに関連するアウトカムのことを**代理アウトカム** (surrogate outcome) という（表1.2-24）。代理アウトカムが介入によって変化する唯一のアウトカムであった場合、通常は患者の行動へは影響がない。すなわち、ガイドライン作成者は、患者にとって重要なアウトカムが欠如している場合に限り代理アウトカムを考慮する必要がある。この場合は、患者にとって重要なアウトカムと、代替として使わなければならない関連の代理アウトカムを特定すべきである。一般的に、代理アウトカムが使用される場合はエビデンスの確実性のグレードを1段階、または2段階下げる必要がある。

表1.2-24 患者にとって重要なアウトカムと代理アウトカム

状態	患者にとって重要なアウトカム	代理アウトカム
糖尿病	糖尿病関連症状、入院、合併症（心血管、眼、腎臓、神経障害など）	血糖、A1C
高血圧	心血管死、心筋梗塞、脳卒中	血圧
骨粗鬆症	骨折	骨密度
ARDS	死亡	酸素分圧
静脈血栓症	症候性静脈血栓症	無症候性静脈血栓症
心血管疾患	心筋梗塞、血管イベント、死亡	血清脂質、冠動脈石灰化、カルシウムやリン代謝

1.2-13.3.4 データの不精確さ (imprecision)

研究に比較的少数の患者と少数のイベントが含まれて、そのために効果推定値を取り巻く信頼区間が広くなっている場合、当該データは**不精確** (imprecise) である。データの不精確さがあると、その研究結果についてのわれわれの確信は低くなり、そのためエビデンスの確実性のグレードを下げる可能性が高い[26,43]。

GRADEシステムにおいては、エビデンスの確実性の定義がシステマティックレビューと診療ガイドラインとでは異なることから（1.2-13.1章「エビデンス総体の確実性の定義」参照）、不精確さを理由としたグレードダウンの判断プロセスも両者で大きく異なっている。

A. 診療ガイドラインにおける不精確さ

診療ガイドラインにおけるエビデンスの確実性は、「効果推定値に対する確信性が、ある特定の推奨を支持する上でどの程度十分か」を表すものである。すなわち、診療ガイドラインでは、患者にとっ

て重大なアウトカムの全てを同時に検討し、アウトカム全般にわたる全体的なエビデンスの確実性を決定する必要がある。

　ガイドラインパネルの場合、不精確さを理由としたエビデンスの確実性のグレードを下げる判断は、治療の決断の基準となる**閾値（threshold）**、ならびに望ましい帰結（利益）と望ましくない帰結（害）のトレードオフの検討によって左右される。本書で繰り返し述べているように、利益と害のバランスに関しては、相対効果ではなく絶対効果の推定値を使って評価する必要がある。そのためには、まずベースラインリスクの推定値に関する不確実性を検討する必要があり、予後に関するGRADEシステムの活用が有用となる（Part 3『予後研究へのGRADEシステムの適用』を参照）。また、推奨の決断のための妥当な閾値の決定にあたっては当然のことながらなんらかの判断を下す必要があり、その判断を明確に示すべきである（次節の1.2-13.3.4-（2）章「不精確さの評価のための完全コンテキスト化アプローチ」を参照）。

　GRADE working groupが以前から発表している不精確さの評価手順は以下である（表1.2-25）。

表1.2-25　診療ガイドラインにおける不精確さの評価手順

1. 信頼区間（confidence interval: CI）の上限と下限が"決断の閾値"の同じ側にあるかどうかを検討する。CIは、「治療を推奨する」か「治療を推奨しない」かの"臨床決断の閾値"をまたぐか。CIが閾値をまたぐ場合、不精確さを理由にグレードを下げる。（例1、図1.2-10参照）
2. CIが閾値をまたがない場合、最適情報量（optimal information size: OIS）の基準は満たされているか。または、イベント発生率が非常に低く、サンプルサイズが非常に大きいか（患者数2,000名以上、たとえば4,000名）。いずれの基準も満たされていない場合は、不精確さを理由にグレードを下げる。

(1) 閾値（threshold）

　2値アウトカムであれ連続アウトカムであれ、不精確さを理由にエビデンスの確実性のグレードを下げる場合の検討事項は同じ論理に従う。すなわち、"考えられる最も悲観的効果を表す信頼区間の境界が真実を反映していたとしても、その介入を支持する推奨を作成するだろうか"と自問してみる必要がある。具体的には、まず信頼区間（通常、95%CI）の下限を上限と比較したとき、下限が根底にある真の効果を示している場合に推奨が変わってくるのであれば、不精確さを理由にエビデンスのグレードを下げる。また、CIがこの閾値をまたがなくても、エビデンスがOIS基準を満たさない場合、ガイドラインの著者は不精確さを理由にエビデンスの確実性のグレードを下げることを検討すべきである。

　例1．診療ガイドラインにおける不精確の判断のための閾値

　図1.2-10は、脳卒中の予防介入について調べたランダム化比較試験が組み入れられた架空のシステマティックレビューで、脳卒中のリスク差（絶対リスク減少）の点推定値は1.3%、95%CIは0.6%～2.0%である。したがって、脳卒中発生を1人回避するための年間の**治療必要数（number needed to treat: NNT）**は77（100÷1.3）人である。このNNTを取り巻く95%CIは50～167である。つまり、最良推定値は77人だが、脳卒中発生を1人回避するためのNNTは少なければ50人、多ければ167人である。

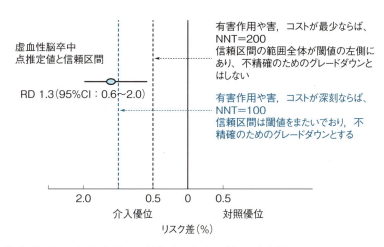

図1.2-10　診療ガイドラインにおける不精確さのためのグレードダウン
診療ガイドラインの場合、エビデンスの確実性のグレードを下げる際には、CIが"効果なし"のラインをまたぐかどうかよりも、臨床決断の閾値が重要となる。RD：リスク差。出版社より許可を得て、Guyattら[43]より翻訳転載

　この介入が薬物療法であるとした場合、深刻な副作用を伴わず、不便さも最小限で、コストもそれほどかからないのであれば、効果がかなり低くても推奨は妥当であることから、脳卒中の絶対リスク減少の閾値を0.5%、すなわちNNT＝200（図の黒の点線）と設定するかもしれない。この場合、CIの範囲全体（0.6%～2.0%）が0.5%閾値の左側に位置することから、CIの範囲からは閾値よりも小さな利益は除外されている。以上から、エビデンスの精確さは推奨を支持するのに十分であると判断できるため、不精確さを理由としたエビデンスの確実性のグレードを下げない。

　一方、薬剤に深刻な毒性が認められる場合は脳卒中の絶対的減少が1%以上、すなわちNNT＝100（図の青の点線）以上でないかぎりは推奨を提示すべきでないと考えられると仮定したとする。このような場合、CIの範囲にはこの閾値よりも低い治療効果（すなわち下限にして0.6%）が含まれるため、精確さは不十分である。ただし、点推定値である1.3%はこの閾値を満たしているため、介入に賛成する推奨の提示は適切であるとはいえるが、この推奨を支持するエビデンスの確実性は、不精確さを理由にグレードを1段階下げることになる（例：「高」から「中」）。

(2) 不精確さの評価のための完全コンテキスト化アプローチ

　GRADE working groupは、最近、臨床決断の具体的な閾値を設定せずにアウトカムの不精確さについて評価する手法、すなわち完全コンテキスト化アプローチを発表した[86]（表1.2-26）。

　ガイドラインパネルの場合、すべての重大なアウトカムとそれらの相対的価値を同時に考慮する必要があることから、不精確さを理由としたエビデンスの確実性の判断は、医療の状況（context）によって異なる。したがって、アウトカムの価値を含めた、コンテキストが完全に明白である状況に対するアプローチが必要となる。GRADEシステムでは、全ての重大なアウトカムを同時に考慮してこれらに関わる価値観や意向を判断することで望ましい帰結と望ましくない帰結のトレードオフを決定できる状況のことを、**完全コンテキスト化アプローチ**（fully contextualized approach）とよぶ（すなわち、

表1.2-26　コンテキスト化と閾値または範囲と提示される確実性

セッティング	コンテキスト化の程度	閾値または範囲	設定方法	確実性のレベルが表す意味
主にシステマティックレビューと医療技術評価	非コンテキスト化（Noncontextualized）	範囲：95%信頼区間	95%CIの既存の範囲を使うが、精確さは通常評価の一部ではない	信頼区間の範囲に効果があるという確実性
		OR≠1、RR≠1、HR≠1、RD≠0	帰無効果の閾値を使用	ある治療の効果が他と異なることに関する確実性
	部分コンテキスト化（Partially contextualized）	特定の効果の大きさ	例：小さな効果は、有害作用やコストが相当ならば当該介入を実施しないと考えるかもしれないほどの小さい効果（特定もあり）	1つのアウトカムに関して特定の大きさの効果における確実性（例：無またはわずか、小さい、中等度、大きい効果）
主に診療ガイドライン	完全コンテキスト化（Fully contextualized）	全ての重大なアウトカムを考慮して決定された閾値	作成すべき決断や価値観や意向を念頭において、全ての重大なアウトカムについてありうる効果の範囲を考慮	各アウトカムについて、グレードは正味の効果（正または負の）が確実性の範囲の一端と他で違わないという確実性を示している

出版社より許可を得て、Hultcrantzら[86]より翻訳転載

価値観や意向について完全な推測を立てることでトレードオフを決定できるような、ある特定の臨床状況への位置づけ）。診療ガイドラインパネルは常にこのような完全コンテキスト化アプローチ[xxxii]を考慮すべきだろう。完全コンテキスト化アプローチは以下の4つのステップからなる。

- ステップ1：各アウトカムに関して、患者の価値観や意向を明確にする
- ステップ2：（推奨に関する不確実性を考慮する前に）まずは推奨の方向を判断する
- ステップ3：各アウトカムの確実性を考慮して、推奨に関する不精確さを見直す
- ステップ4：推奨の強さとアウトカム全般にわたるエビデンスの確実性を決定する

　完全コンテキスト化アプローチによる確実性の評価（さらには介入に賛成または反対の推奨の決断）を行うには、まずアウトカムに対する患者の価値観を明確にする必要がある。価値観とは"重大な"アウトカムに関する相対的重要性であり、患者のアウトカムに関する価値観の推定値を取得する方法に関する指針がいくつか提供されている。このプロセスには、価値観に関連する文献のシステマティックレビュー、意思決定の共有実績をもつ当該領域の専門家の経験、患者や患者グループとの協議、フォーカスグループなどの質的調査が含まれる（1.2-14.2.3章「価値観や意向」、Part 4『質的研

[xxxii] 政策決定やガイドラインの改変を行う場合のコンテキスト化は、現場の状況や、入手可能な資源、法的枠組み、文化的問題などの他の基準を考慮することを意味するだろう。本書でいうコンテキスト化はこれとは異なり、アウトカムの価値観を考慮した臨床的な閾値のみに言及したものである。

究統合へのGRADEシステムの適用:CERQual』参照)。

また、完全コンテキスト化アプローチによる不精確さの判断においても、あまり大きくないサンプルサイズにもかかわらず明らかに満足できるCIを伴った大きな効果サイズがある場合には、不精確さを評価する第2のOIS基準を使用すべきである。完全コンテキスト化アプローチの具体的な評価例は、Part 2『シナリオを使ったGRADEシステムの手順』を参照していただきたい。

一方、アウトカムの相対的価値を考慮する必要がない状況、つまり典型的にはシステマティックレビューと医療技術評価においては、**部分コンテキスト化アプローチ(partially contextualized approach)**、**非コンテキスト化アプローチ(noncontextualized approach)**が実施される[86]。部分コンテキスト化アプローチは、ある特定の効果の大きさに対する確実性を評価することである。たとえば、単一のアウトカムに関するある点推定値が正確なのか、それらがわずかな効果なのか、小さな効果なのか、中等度の効果なのか、それとも大きな効果なのかをまず考慮する。次に、アウトカムに関する真の効果が、絶対効果として、わずかな効果、小さな効果、中等度の効果、大きな効果とみなされる範囲の境界に含まれるかどうかを検討する。ここで問題なのは、それぞれの効果の大きさの程度であるが、一律的な閾値がないことである。

非コンテキスト化による確実性評価では、2つのアプローチがある。第1は、真の効果(相対効果、または絶対効果)がメタアナリシスで提示される95%信頼区間の範囲にある確実性を評価するものである。第2は、統計的な**非ゼロ効果(nonnull effect)**があることに関する確実性を評価するものである。

(3) 最適情報量(OIS)

不精確さを確認するための基準としての信頼区間の脆弱性に対処するために、GRADE working groupは第2の基準として**最適情報量(optimal information size: OIS)**を検討することを提案している。通常、OIS基準は次の条件に従って適用される。

> システマティックレビューにおいて組み込まれた患者総数が、単一の試験の十分な検出力のために従来のサンプルサイズ計算によって算出された患者数よりも少ない場合は、不精確さを理由としてグレードを下げることを検討する。

OIS算出には、αエラー(通常、0.05)とβエラー(通常、0.10〜0.20)、および現実的な効果の大きさとしての「相当の利益または害」としてRRR(またはRRI)20〜30%(通常25%)、対照群でのイベント発生率(入手可能なすべての研究の中央値、あるいは主要な研究から得られたイベント発生率)を設定する。サンプルサイズの計算には、さまざまなオンラインツール[xxxiii]を利用できる。ガイドライン作成グループは、OISを計算する代わりに、必要サンプルサイズまたは必要イベント数と、効果サイズの関係を表す数値を参考にすることもできる。以下にそれらの例を示す。

[xxxiii] ・http://biostat.mc.vanderbilt.edu/wiki/Main/PowerSampleSize
・http://www.stat.ubc.ca/~rollin/stats/ssize/b2.html

例1. サンプルサイズを使った最適情報量

データの精確さを測る際はOIS算出の代わりにメタアナリシスにおける適切な情報量を決定するための**経験則に基づく閾値**を使用することができる。図1.2-11は、対照群でのイベント発生率が異なる中で、20%、25%、30%のRRRを達成するのに必要なサンプルサイズを示したものである（αエラーを0.05、βエラーを0.20と仮定）。たとえば、対照群イベント発生率が0.2、RRR 25%の場合、OISは約2,000であり、さらに対照群イベント発生率が少ない場合は、OISは大きくなるが、約4,000が上限である。

例2. イベント数を使った最適情報量

一方、**検出力（power）**はサンプルサイズよりもイベント数と大きな関わりをもつ。図1.2-12は、患者

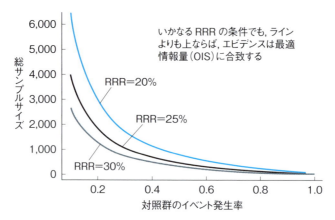

図1.2-11 異なる対照群イベント発生率と相対リスク減少（RRR）に対応するサンプルサイズ

Gyatt[43]より翻訳転載

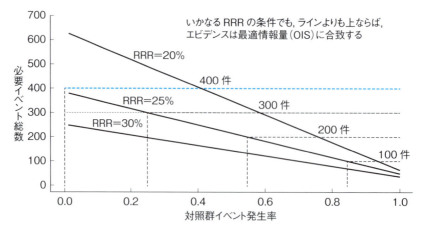

図1.2-12 異なる対照群イベント発生率と相対リスク減少（RRR）に対応するイベント数

対照群イベント発生率20%、25%、30%に対する総イベント数としての最適情報量（αエラー：0.05、βエラー：0.2）
Gyatt[43]より翻訳転載

総数ではなく、治療群と対照群の双方におけるイベント総数を用いて示したものである。上記の例（対照群イベント率0.2、RRR 25%）の場合、約325件の総イベント数が必要となる。

イベント数はある程度任意に設定可能だが、図1.2-11および図1.2-12は、不精確さを理由に評価を下げるべき閾値としては、RRR 25%以上の効果を得るためには、いかなる対照群イベント率における値でも、400件以上のイベント数（図中の青色の点線）が合理的であることを示している。このため、GRADEシステムでは、総イベント数は400件、総サンプル数は4,000という閾値を不精確さの判断基準の1つとして設定している。

例3．OIS閾値を満たす意味

図1.2-12から、得られる相対リスク減少（RRR）の値に関連したOIS閾値について簡略した下表の関係を知ることができる（表1.2-27）。

表1.2-27　総イベント数とRRRから推定されるOIS閾値の意味[100]

総イベント数	RRR (%)	OIS閾値を満たす意味
100未満	≦30	いかなるCERでも閾値を満たすことはほとんどない
200	30	CER 25%以上の場合、閾値を満たすだろう
200	25	CER 50%以上の場合、閾値を満たすだろう
200	20	CER 80%以上の場合、閾値を満たすだろう
300	≧30	閾値を満たすだろう
300	25	CER 25%以上の場合、閾値を満たすだろう
300	20	CER 60%以上の場合、閾値を満たすだろう
400以上	≧25	いかなるCERでも閾値を満たすだろう
400以上	20	CER 40%以上の場合、閾値を満たすだろう

RRR：相対リスク減少、OIS：最適情報量、CER：対照群イベント率

例4．連続アウトカムのOIS

連続アウトカムに関するOIS基準を判断するには、連続変数のサンプルサイズを算出する必要がある。連続変数のサンプルサイズ計算のためのオンラインツール[xxxiv]もある。通常、連続アウトカムに関するOIS算出には、αエラー（通常、0.05）とβエラー（通常、0.10〜0.20）、および効果サイズ（デルタ：Δ）と関連する研究からの適切な標準偏差（SD）を設定する必要がある。たとえば、α（0.05）とβ（0.20）と設定した場合、0.2〜0.3 SD（小さな効果サイズ[xxxv]）は、総サンプル数として400人が必要となる。不精確さを理由に評価を下げるかどうかは、検出したい差の選択（Δ）と必要サンプルサイズ（OIS）に決定的に依存しているが、連続アウトカムについては、以下の場合に不精確さのためのグレードダウンを考慮する（表1.2-28）。

[xxxiv] https://www.stat.ubc.ca/~rollin/stats/ssize/n2.html
[xxxv] Cohenの基準：効果サイズまたは標準化平均差（SMD）として、おおよそ0.2は小さい効果、0.5は中程度の効果、0.8以上は大きな効果とみなされる。

表1.2-28　連続アウトカムの場合の不精確さの評価手順

1. 総サンプルサイズが、計算された最適情報量（OIS）を下回る。
   あるいは、
   集団の総数が400未満（経験的な閾値；一般的なα＝0.05とβ＝0.20、および"小さい効果"としての効果サイズ0.2～0.3 SDを使用）。
2. CIに、効果なしが含まれ、上限信頼限界または下限信頼限界が、利益または害のいずれかの最小重要差（minimal important difference: MID）をまたいでいる（注意：もしMIDがわからない場合、あるいは異なるアウトカム指標を使用して効果サイズ（effect size: ES）の計算が必要になった場合は、上限信頼限界または下限信頼限界がいずれかの方向に0.5 SDの効果サイズを超えた場合はグレードダウンを提案する）。

（4）OISを必要としない例外的状況（イベント発生率が低くサンプルサイズが大きい場合）

イベント発生率が低い場合、相対効果を取り巻くCIは広いかもしれないが、サンプルサイズが十分に大きければ、実際には予後のバランスが達成されており、絶対効果を取り巻くCIは狭いかもしれない。このような場合では、絶対効果を取り巻くCIに基づいて精確さの判断が行われる場合があり、不精確さを理由としたエビデンスの確実性のグレードを下げないかもしれない。

B. システマティックレビューにおける不精確さ

システマティックレビューにおけるエビデンスの確実性とは、「効果推定値が正しいという確信性がどの程度か」を意味する。システマティックレビューでは各アウトカムを個別に検討するのみであり、システマティックレビュー著者は、望ましい効果と望ましくない効果のトレードオフに基づくエビデンスの確実性のグレードを下げるべきではない。したがって、精確さを判断する際に、治療の決断閾値に着目すべきではなく、むしろOISを検討して、主に相対効果の効果推定値に関して判断を下すべきである。すなわち、（完全コンテキスト化アプローチではなく）、部分コンテキスト化、または非コンテキスト化アプローチが実施される。

システマティックレビュー著者は、不精確さを理由にエビデンスの確実性のグレードを下げるかどうかを判断する際には、次に示す手順を検討するとよい（表1.2-29）。

表1.2-29　システマティックレビューにおける不精確さの評価手順

1. OIS[a]基準が満たされていない場合は、不精確さを理由としてグレードを下げる。
2. OIS基準が満たされ、なおかつ95％CIが"効果なし"を含まない（すなわち、RRの信頼区間が1を含まない）ならば、不精確さを理由としてグレードを下げない。
3. OIS基準は満たされているが、95％CIが"効果なし"を含み（すなわちRRの信頼区間が1を含む）、かつ信頼区間が重要な利益または重要な害を含むならば[a]、不精確さを理由としてグレードを下げる。

[a] 相当な利益または相当な害の大きさとしては、RRRまたはRRI　25％（20～30％）を目安とする。
OIS：最適情報量、RRR：相対リスク減少、RRI：相対リスク増加

システマティックレビューにおける重要な利益と重要な害に関する判断のための単一の閾値はない。なにをもって明らかな利益や害とするかについて判断を下す場合には、その選択の根拠を説明すべきである。システマティックレビュー著者らが、閾値を設定するための説得力のある根拠を特定できな

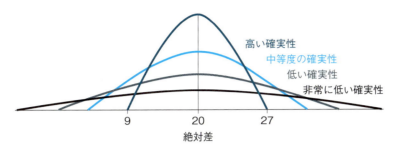

図 1.2-13　GRADEシステムにおけるエビデンスの確実性の範囲の概念化

X軸は絶対効果（リスク差）を点推定値とCIで示し（固形腫瘍患者に対するヘパリン効果として、絶対リスク減少　20人、95％CI：9～27人／年）、Y軸は確実性の高さを示す。GRADEの各ドメインに問題がなく、高い確実性のエビデンスでグレードダウンなしの場合（———）、確実性の範囲は既知の分布のCIに一致している。しかし、統計的には同じ点推定値とCIであるが、非直接性または不精確さを含めた他のグレードを下げる要因に深刻な懸念がある中等度の確実性のエビデンスの場合（———）、統計的なCIは狭いにもかかわらず、確実性の範囲は広く（9～27以上）、分布の形状や広さを正確に知ることはできない。バイアスのリスクと非直接性に深刻な懸念がある確実性の低いエビデンスの場合は（———）、統計的なCIは狭いにもかかわらず、確実性の範囲はさらに広くなる。バイアスのリスク、非直接性、出版バイアスがありグレードがさらに下がった非常に低いエビデンスの場合（———）、確実性の範囲は極端に広くなる。CI：信頼区間。
出版社の許可を得て、Schunemannら[87]より翻訳引用

い場合、GRADE working groupは、25％（20～30％）以上の相対リスク減少（RRR）または**相対リスク増加（relative risk increase: RRI）**を明らかな利益または害の閾値の目安として提案している（部分コンテキスト化アプローチ）。しかし、20～30％のRRR（またはRRI）範囲ではなく、過去の有力な情報に基づき、OIS算出のためにこれよりも低い、あるいは高いRRR（またはRRI）を選択した方がよいと考えられる場合もあるかもしれない。

　前述のように、効果推定値の信頼区間は不精確さの評価に有用であるが、不精確さ以外のGRADE要因（バイアスのリスク、非直接性、非一貫性、出版バイアス）によりエビデンスの確実性のグレードが下がった場合、確実性に関する信頼区間の分布や幅が不明になることに留意すべきである[87]。図1.2-13は、GRADEシステムにおけるエビデンスの確実性の範囲を概念化したものである。固形腫瘍の患者およそ6,000人に対するヘパリン効果を調べたシステマティックレビュー（9件のRCT）において、静脈血栓塞栓症（venous thromboembolism: VTE）に対する効果はRR 43％（95％CI：19～60％）であり、ベースラインリスク（年間イベント発生率4.6％）から絶対リスク減少は20人（95％CI：9～27人／年）である。システマティックレビュー著者が、非直接性の結果としてのエビデンスの確実性のグレードを下げたと考えてみよう。データとしての信頼区間は変更されないが、点推定値とその信頼区間のエビデンスの確実性は低下する。実際グレードが下がったエビデンスでは、確実性の形や幅はわからなくなり、確実性の範囲はその信頼区間とは異なる形をとり、ほとんどが未知の分布となるだろう。すなわち、エビデンスの確実性が低ければ低いほど、この確実性の範囲の形状と幅がわからなくなる。

1.2-13.3.5　出版バイアス (publication bias)
(1) 出版バイアスとは

出版バイアス (publication bias) は、研究が偏って出版されることにより、根底にある介入の有益効果あるいは有害効果の系統的な過小評価または過大評価になることをいう。たとえば、複数の妥当な研究が実施されているにもかかわらず効果があるという（偏った）結果のみが報告されていると、それらをメタアナリシスで統合しても結果として偏った報告になるということである。特に、研究が一貫して小さく、製薬会社がスポンサーである場合には、出版バイアスを疑うべきである[26, 42]。

(2) 出版バイアスの評価

出版バイアスの可能性を検出するための方法としては、目視評価や統計的解析がある（表1.2-30）。メタアナリシスに10件以上（5件以上という意見もある）の研究が含まれている場合には、ファンネルプロットの目視評価や非対称性の統計的検定を利用すべきである。なお、GRADEシステムにおいては、他のグレードを下げる要因とは対照的に、この種のバイアスに特有の不確実性を反映して、出版バイアスは、（限界ありなしではなく）"検出されない"か、または"強く疑われる"のいずれかで判定される。

表1.2-30　出版バイアスに対処するための4つの手法

1. 小規模研究によってより大きな効果が示されていないか調べる (small study effect)。
    a. ファンネルプロットの目視評価
    b. ファンネルプロットの統計的解析
2. 想定される出版バイアスを把握した後、図式を復元することによって、エビデンスを再構築する。
    a. Trim and Fill (Duval and Tweedie)
    b. フェイルセーフ数 fail-safe N (Rosenthal, Orwin)
3. 統計的有意水準に応じた、出版バイアスの確率を推定する。
4. データの出現に応じて経時的または研究数による効果サイズの変化を調べる（累積メタアナリシス）。

ファンネルプロット (funnel plot) では、各研究を、効果サイズ（例：RR、OR）を横軸に、効果推定値の精度（標準誤差）を縦軸にプロットで示し、1つのドットが1つの研究を意味する。図内に示される小さな点は、組み込まれた各研究の点推定値を表す。大きな研究は、統合推定値（縦の点線）の周りに集合する傾向があり、より小さな研究（下にある）よりも高い精度（上部にある）を示している。出版バイアスがない場合はじょうご（ファンネル）を引っくり返したような形状になり、左右非対称な分布で、特に、研究が右下象限に欠落している場合は、出版バイアスがある可能性が示唆される。

例1. ファンネルプロットの非対称性

図1.2-14は、ファンネルプロットの非対称による出版バイアスの存在を示唆している（右下象限に研究が不足している）。同様に、組み込まれた全ての試験は平均として100人以上の参加者を募集してはおらず、これらの全ては、製薬会社が支援したものだった。したがって、これらの異なる情報を収集すると、出版バイアスの疑いは破棄できない。このような状況下では、エビデンスの確実性のグレードを1段階下げるべきである。

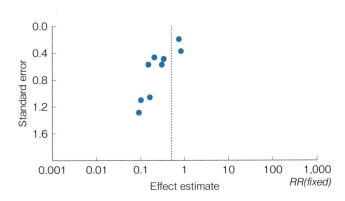

図1.2-14　出版バイアスを検出するファンネルプロット
プロットの右下で、研究が欠如していることが推測される。

　しかし残念ながら、ファンネルプロットによって、出版バイアスあり、なしが明瞭に示されることはまれである。結果として、左右対称性の検定をプロットの目視評価に限定することは、一般的に行われていることではあるが、あまりにも誤差の影響を受けやすく、利用する効果サイズの種類（例：RRとRRR）により、その分布パターンも異なる。また、たとえファンネルプロット上で、小規模研究による肯定的な大きな効果（**small study effect**という）を確実に検出できるとしても、非対称性の原因はほかにも考えられる。たとえば、より限定的な（つまり、より反応の良い）集団であったことや、介入がより慎重に実行されたことから、その効果は本当に小規模試験でより大きいのかもしれない[81]。

　非対称性が出版バイアスによるものか他のバイアスによるものかを鑑別するための、**輪郭強調ファンネルプロット**（contour-enhanced funnel plot）による解析がある[88, 89]（図1.2-15）。

　出版バイアスの検出のために使用されるもう1つの検定は、**Trim and Fill法**とよばれるもので、欠損している情報を推定、補正し、その効果を検討しようとするものである。この検定では、まず、肯定的結果を示す小規模研究で、それに対応する否定的結果を示す研究がないものが、削除または切り捨てられる。こうすることで、左右対称のファンネルプロットが残り、研究者はこれを基に推定上の真の効果を算出できる。次に、研究者は、彼らが削除した、肯定的結果を示す研究を復元し、これらに対応する否定的結果を示す仮想的な研究を推定または補充することで、新たな統合効果推定値を示す左右対称のファンネルプロットを作成する。このTrim and Fill法により、調整済みの信頼区間と、欠損している試験の推定件数を算出できる。

　フェイルセーフ数（fail-safe N）（メタアナリシスの結論を変えるのに必要な、否定的結果を示す未特定研究の件数の推定）は同類の別の検定である．この第2の手法もまた、入手可能な研究件数が少ないことや、異質性のために、ほとんどのメタアナリシスには不適切である。

　3番目の検定は、統計的有意性水準に応じて出版の確率に差があるかを推定しようとするものである。これらの検定は、出版バイアスの通常の要因へ最も直接的に関連し、教育学的・心理学的文献においてよく確立されているが、おそらく、計算が難しいことや複雑な過程のために、医学分野ではまだ普及していない。

　最後は、データの蓄積に応じてエビデンスが変わるかを調べることを目的とする検定である．**累積**

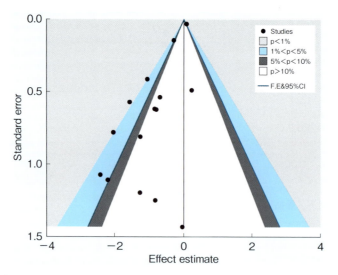

図1.2-15 輪郭強調ファンネルプロットと出版バイアス

左斜面上に3つの研究が存在し、その内の1つは明らか一番外側の領域（$p<1\%$）にあり有意である。$1\%<p<5\%$の範囲には5件の研究が存在し、$5\%<p<10\%$の範囲には存在しないように見える。内側の白色領域（$p>10\%$）には8件の研究が位置している。プロットの右側で、有意差のない領域（すなわち、$p>0.1$）において広く研究が欠如していることが推測され、出版バイアスがもっともらしい説明といえる。

メタアナリシス（cumulative meta-analysis）では、新たな試験が発表される都度、あるいは毎年年末、日付順に並べられた試験を対象に実施され、要約された効果における変化の方向と大きさが注目される。継続的な効果の縮小は、タイムラグバイアスの特徴である。また研究サイズによるデータの並び替えを実施することで、小規模研究の影響を評価することもできる（図1.2-16）。

Study name	Cumulative statistics					Cumulative risk ratio (95%CI)	Relative weight
	Point	Lower limit	Upper limit	Z-Value	p-Value		
Agnelli 2009	1.064	0.920	1.231	0.839	0.401		23.20
Kakkar 2004	1.001	0.895	1.121	0.028	0.979		38.87
Klerk 2005	0.954	0.869	1.048	-0.977	0.328		56.06
Lebeau 1994	0.930	0.861	1.006	-1.821	0.069		81.38
Pelzer 2009	0.943	0.874	1.017	-1.520	0.128		85.40
Sideras 2006	0.946	0.879	1.018	-1.485	0.137		91.76
Altinbas 2004	0.936	0.871	1.005	-1.817	0.069		95.87
Weber 2008	0.930	0.867	0.998	-2.023	0.043		100.00
	0.930	0.867	0.998	-2.023	0.043		

A: heparin, B: placebo

図1.2-16 累積メタアナリシス（固定効果モデル）

研究サイズが大きいものから小さな順に並び替えて実施した累積メタアナリシス（固形がん患者における非経口的ヘパリンの全死亡に対する効果）である。点推定値は研究サイズの増加（相対的な重みの増加）に伴って左に移行しており、小規模研究による影響が否定できないが、その程度はわずかである（RR 1.06〜0.93）。

1.2-13.4　エビデンスの確実性のグレードを上げる3要因

　RCTのエビデンスの確実性のグレードは「高」、観察研究のエビデンスの確実性のグレードは「低」として開始する（1.2-13.2.1章「研究デザイン」参照）。しかし、まれながら、研究結果によっては、エビデンスの確実性のグレードを、「中」あるいは「高」に上げることもある。GRADEシステムにおいては、エビデンスの確実性の**グレードを上げる3要因**がある[26, 46]。

- 効果の程度が大きい（large magnitude of effect）
- 用量反応関係（dose-response gradient）
- 交絡因子のために効果・影響が過小評価されている（all plausible confounders）

　エビデンスの確実性のグレードを上げる3要因（大きな効果、用量反応関係、残余交絡）を評価する前に、まずエビデンスの確実性のグレードを下げる5要因（risk of bias、非一貫性、非直接性、不精確さ、出版バイアス）を評価しなければならない。すなわち、グレードダウンの5要因のいずれにおいても深刻な限界がみられない場合にのみ、エビデンスの確実性のグレードを上げることを決断すべきである。しかし、現実的には、観察研究（コホート研究、症例対照研究、前後比較研究、時系列研究を含む）や非ランダム化実験研究（例：準ランダム化比較試験や非ランダム化比較試験）から得られた効果推定値の確信性が「低」よりも高い状況はそれほど多くはないものと考えられる。同様に、対照のない症例集積や症例報告から得られたエビデンスの確実性は「非常に低」であるが、グレードを上げる要因があっても「高」のエビデンスまでになることはないと認識すべきである。なお、RCTから得られる結果のグレードを上げることは理論的には可能だが、このような状況を説明する説得力のある例はまだ見つかっておらず、RCTのエビデンスの確実性のグレードを上げる必要性はほとんどないといえる[xxxvi]。

1.2-13.4.1　効果の程度が大きい（large magnitude of effect）

　方法論的に強固な観察研究で、治療や曝露の**効果の程度が大きい（large magnitude of effect）**、または非常に大きく、かつ一貫的な推定値を示す場合、エビデンスの確実性のグレードを上げることができる。すなわち、「低」あるいは「非常に低」のエビデンスでも、効果の程度が大きい場合には、その程度に応じてエビデンスの確実性のグレードを1段階または2段階上げる。

　GRADEシステムにおける**関連性（association）**[xxxvii]を示す効果の大きさの指標としては、原則として相対リスク（RR）を用いる。RR＞2、あるいは＜0.5の場合は「効果の程度が大きい」と解釈し、グレードを1段階上げる。RR＞5、あるいは＜0.2の場合は「効果の程度が非常に大きい」と解釈し、グレードを2段階上げる（表1.2-31）。

[xxxvi] RCTのエビデンス総体の確実性は「高」から開始し、効果推定値が大きいもしくは非常に大きいとしても、その確信性のレベルを「高」以上には上げない。なんらかの深刻な理由でグレードを下げたRCTのエビデンスも、大きいもしくは非常に大きい効果を示していたとしても、グレードを上げることはない。

[xxxvii] 「関連性（association）がある」ことと「因果関係（causalityまたはcausation）がある」ことは異なることに注意すること。

表1.2-31 大きな効果と非常に大きな効果の定義

効果の大きさ	定義	エビデンスの確実性
大きい	RR[a]：2～5、または0.5～0.2 （直接エビデンスに基づく。考えられる交絡はない）	1段階グレードを上げる可能性あり
非常に大きい	RR＞5または＜0.2 （直接エビデンスに基づく。RoBや不精確さに関わる深刻な問題はなく、すなわち、信頼区間は十分に狭い）	2段階グレードを上げる可能性あり

[a] これらの規則は効果指標が相対リスク（relative risk: RR）またはハザード比（hazard ratio: HR）として表される場合に適用される。効果の指標がオッズ比（odds ratio: OR）として表される場合には適用できない場合もあり、ORをRRに変換した上で効果の大きさを評価するとよいだろう。

次の条件下では、効果が大きい、または非常に大きいことを理由にエビデンスの確実性がグレードアップとなる可能性が高い。ただし、アウトカムが主観的なものである場合やアウトカム評価者が被検者の所属するグループを知っていた場合（すなわち盲検化されていなかった場合）には、観測された効果が大きいことを理由にグレードを上げることには慎重になる必要がある。

- 効果が即効性である
- 被験者間で効果が一貫している
- これまでの疾患の経過が快方へと向かう
- 大きな効果が間接エビデンスによって支持されている

例1. 大きい効果（1段階グレードアップ）

乳幼児の睡眠時の姿勢と乳幼児突然死症候群（sudden infant death syndrome: SIDS）の関係を調べた観察研究のシステマティックレビューの結果、睡眠時の姿勢がうつ伏せのときにSIDSが起こるORは仰向けの場合と比較して4.1（95%CI: 3.1～5.5）であった。さらに、1980年代に始まった仰向けで寝ることを奨励する「仰向けで寝よう（Back to Sleep）」キャンペーンにより、数多くの国々でSIDSの発生率に50%～70%の相対的減少がみられた。エビデンスの確実性は、この大きな効果により「低」から「中」へグレードを上げるだろう。

例2. 大きい効果（1段階グレードアップ）

30件の観察研究（31,528人）のメタアナリシスにより、HCV慢性肝疾患患者において治療により持続性ウイルス陰性化があった群では、非陰性化群に比べて肝がんのリスク減少と関連していた（HR 0.24, 95%CI: 0.18～0.31）、効果の大きさから、エビデンスの確実性のグレードは「中」と判断された。

例3. 非常に大きい効果（2段階グレードアップ）

観察研究のメタアナリシスにより、ワルファリン予防が心臓弁置換術を受けた患者における血栓塞栓症リスクを減らすことがわかった。この非常に大きい効果（RR 0.17、95%CI: 0.13～0.24）は、エ

ビデンスの確実性は「高」と評価すべきだろう。

1.2-13.4.2　用量反応勾配（dose-response gradient）

　用量反応勾配（**dose-response gradient**）の存在は、観察研究の所見の確信性を増大させることができる。妥当性あるいは他のグレードを下げる要因に問題がない研究だけが、1〜2段階グレードを上げることができる。Bradford Hill基準[90]に記載されているように、曝露と効果の大きさ間の**生物学的用量反応勾配**（**biological gradient**）が**因果関係**の確信性を高める。用量反応関係によるエビデンスの確実性のグレードを上げるというGRADEの基準は、この原則を直接適用したものである。

例1．用量反応勾配（1段階グレードアップ）

　ワルファリンによる抗凝固療法を受けている患者において、抗凝固レベルの指標であるプロトロンビン時間-国際標準比（PT-international normalized ratio: PT-INR）の高値と出血リスク増加との間に用量反応勾配があるという観察は、治療域を超えた抗凝固レベルが出血リスクを増加させることの確信性を高めるものである。

例2．用量反応勾配（1段階グレードアップ）

　敗血症性ショックの患者への抗菌薬投与のような迅速性に関する用量反応勾配が認められる場合も、エビデンスの確実性のグレードを上げる理由となる。抗菌薬投与が1時間遅れるごとに死亡率における大きな絶対的増加が認められる。この用量反応関係により、死亡率への現実的かつ事実上の影響があるという確信性が増すことから、エビデンスの確実性のグレードを上げる。

例3．用量反応勾配（1段階グレードアップ）

　高繊維食摂取と大腸がんリスクを調査したメタアナリシスでは、高繊維食の1食未満/日と比較して、1〜2食/日、2〜3食/日、3〜4食/日、4食以上/日で、調整RRはそれぞれ、0.75（0.60〜0.59）、0.74（0.58〜0.95）、0.68（0.52〜0.90）、0.59（0.44〜0.79）には負の相関（傾向検定で、RR 0.87, 95%CI: 0.78〜0.96）があり、用量反応勾配があるというコホート研究のエビデンスの確実性のグレードを上げるかもしれない。

1.2-13.4.3　交絡因子のための過小評価（all plausible confounders）

　観察研究における全ての**交絡因子**（**confounding factor**、または残余交絡）[xxxviii]があると考えられる場合に、「真の効果はあるのに、全ての交絡因子が報告された効果を減少させる方向に働く」、あるいは「真の効果はないのに、全ての交絡因子が効果を増大させる方向に働く」ことがある（これを、

[xxxviii]　介入（または曝露）とアウトカムの両方に関連する要因。たとえば、もし対照試験の実験群の集団が対照群よりも若ければ、一方の群で死亡リスクが低いのは、介入によるものなのか年齢の違いによるものかを判断するのが難しくなる。このような場合の年齢は、交絡因子（または交絡変数）とよばれる。交絡因子は、単純な曝露因子の結果に対するリスク値（crude data）と、交絡因子で補正（調整）したリスク値（adjusted data）の間に10%以上のずれを生じさせることを特徴として、またそのように定義される。ランダム化は、実験群と対照群の間の交絡変数の不均衡を最小限にするために使われる。交絡は、非ランダム化試験の主な関心事である。交絡はバイアスと異なり、データを取ったあとでも多変量解析などにより調整できる。

相反バイアス [antagonistic bias] ともいう）。真の効果が存在するのに、考えられうる全ての交絡因子が同じ方向に働くことで見かけ上の介入効果が真の効果よりも弱められていると考えられる場合、エビデンスの確実性のグレードを上げる。たとえば、もし、対照群よりも治療群により重病の患者が多いにもかかわらず、治療群でより死亡率が減少したということであれば、それは実際の新規治療の効果が得られた結果以上であることを示唆している。このため、他に妥当性についての問題がない場合は、エビデンスの確実性のグレードを1段階上げる。

同様に、真の効果はないのに、考えられうる全ての交絡因子が同じ方向に働いて効果を増大させても見かけ上の効果がなかった場合には、エビデンスの確実性のグレードを上げる。効果が検出されやすくなっているにもかかわらず効果が検出されないことから、効果がないことがより強く示唆されるからである。ただし、考えられうる全ての交絡因子の方向が同じではない場合は、エビデンスの確実性の評価は変えない。

例1．交絡因子が提示された効果を減少させる（1段階グレードアップ）

計3,800万人の患者を含む観察研究を用いた厳密なシステマティックレビューにおいて、民間の営利病院の方が非営利病院と比べ死亡率が高いことが明らかとなった。レビューを行った研究者たちは、2つのバイアスの可能性を主張した。第1は、疾患の重症度による交絡が残っている可能性である。非営利病院の方が、どちらかというと、営利病院の患者よりもより重症な可能性がある。こうした交絡が残っている限り、結果は非営利病院に不利な方向に偏ることになる。第2に考えられるバイアスは、適用範囲の広い優れた任意保険に加入している患者が多かったために、病院側がより多くの資源を確保することが可能となり、そのような保険に加入していない患者にも利益をもたらすような波及効果があったことが考えられる。営利病院は、そのような優れた保険に加入している入院患者を多く抱える傾向があるため、非営利病院に不利な方向にバイアスが働く。ありそうなバイアスの全てが、提示された治療効果を減じさせる方向に働いていることから、これらの観察研究のエビデンスの確実性は、「低」ではなく、「中」と判定されるだろう。

1.2-13.4.4　Bradford Hill基準とGRADE要因（ドメイン）

因果関係の推定（因果推論）においては、Bradford Hillが提案した9項目の基準は修正されつつ現在でも広く用いられている。因果推論において、**Bradford Hill基準**をすべて満足する必要はなく、各項目の重要度がすべて等しいというわけでもない。因果関係を評価するためのBradford Hill基準の各項目に関してはGRADEシステムを使って対応可能できることが報告されている（表1.2-32）。

表 1.2-32　因果関係のBradford Hill基準[a]とGRADEシステムにおける考慮[90]

Bradford Hill 基準	GRADEシステムにおける考慮
1. 関連の強さ (Strength of the association)	グレードを上げる要因の関連の大きさ (association)、不精確さ (imprecision)
2. 一貫性 (Consistency)	非一貫性 (inconsistency)
3. 時間的関係 (Temporality)	研究デザイン（縦断的観察研究は、横断研究よりも質の高いエビデンスを提供する）
4. 生物学的用量反応勾配 (Biological gradient)	グレードを上げる要因の用量反応勾配 (dose-response gradient)
5. 特異性 (Specificity)	CQのPICO成分
6. 生物学的妥当性 (Biological plausibility)	厳密には考慮していないが、患者にとって重要なアウトカムの代理アウトカムとしての非直接性 (indirectness)、観察されたサブグループ効果の信頼性
7. 整合性 (Coherence)	代理アウトカムの妥当性、CQのPICO成分
8. 実験的エビデンス (Experimental evidence)	研究デザイン（RCT＞観察研究＞対照のない観察研究）、その質
9. 類似性 (Analogy)	複数の重大なアウトカムの方向性を考慮したエビデンスの確実性、非直接性

[a] Hill AB. The Environment and Disease: Association or Causation? Proc R Soc Med. 1965; 58: 295-300.

1.2-13.5　GRADEシステムによるエビデンスの確実性評価チェックリスト

　GRADEシステムを使ったエビデンスの確実性評価の主なチェックリストをまとめたものが、表1.2-33である。

表 1.2-33　GRADE システムによるエビデンスの確実性評価のチェックリスト

グレードを下げる5要因　(Yesが多いとグレードを下げる可能性が高い)	判定
研究の限界 (RoB)[a]	はい/いいえ/不明
●割り付けの生成が予測できる	
●割り付けの隠蔽がない (例:割り付けを誕生日や曜日、カルテ番号などを使う)	
●盲検化されていない (参加者と研究者)	
●盲検化されていない (アウトカム評価者)	
●不完全なアウトカムデータ (例:脱落率が20%以上で、適切なデータ補完なし)	
●選択的アウトカム報告バイアス	
●その他の限界 (例:利益による試験の早期中止、スポンサーシップバイアスなど)	
データの非一貫性 (inconsistency) /異質性 (heterogeneity)	はい/いいえ/不明
●点推定値が研究間で異なり、その相違がかなり大きい	
●各信頼区間の重なりが、ほとんどまたは全くない	
●効果の方向が一定ではない	
●研究間のばらつきの割合 (I^2) が高い (例:$I^2>60\%$＝高い、40〜60%＝中程度、低い<40%)	
●統計的な異質性検定で有意 (例:$p<0.05$)	
エビデンスの非直接性 (indirectness)	はい/いいえ/不明
●対象集団や患者が、われわれが関心のあるものと違う (集団間の差異)	
●介入が、われわれが関心のあるものと違う (介入の差異)	
●アウトカムの期間が違う (time frame)	
●アウトカムが、われわれが関心のあるものと違う (アウトカム指標の差異)	
●間接的な比較による結論 (間接比較)	
データの不精確さ (imprecision)	はい/いいえ/不明
●95%信頼区間 (CI) に、「効果なし」と、「相当な利益」または「相当な害」が含まれている (例:RRRまたはRRIとして25%)[b]	
●(上記のCIが両方の閾値 [「相当な利益」および「相当な害」] を含んでいないが) 最適情報量を満足していない。総イベント数とサンプルサイズが少ない (例:総イベント数<300〜400、総サンプルサイズ<3,000〜4,000)	
出版バイアス (publication bias)	はい/いいえ/不明
●小規模研究によってより大きな効果が示されている	
●ファンネルプロットの目視評価あるいは統計的解析により非対称性がある	
●組み込まれた多くの研究が企業からの資金提供を受けている	
●発表された試験と未発表の試験との間に結果の乖離がある	
●経時的に効果サイズが変化している	

(次頁につづく)

グレードを上げる3要因　（Yesが多いとグレードを上げる可能性が高い）[c]	
効果の程度が大きい（large magnitude of effect）	はい/いいえ/不明
●RR>2、または　<0.5（1段階上げる）	
●RR>5、または　<0.2（2段階上げる）	
用量反応勾配（dose-response gradient）	はい/いいえ/不明
●用量反応勾配がある場合は、エビデンスの確実性を1段階上げる	
交絡因子の影響（plausible confounding）（相反バイアス［antagonistic bias］）	はい/いいえ/不明
●提示された効果を減弱させている	
●効果が観察されていないのに当該効果を増大させる方向に働いている	
●交絡因子の影響がある場合は、エビデンスの確実性を1段階上げる	

[a] 本表においてはRCTの限界（RoB）を記載している。
[b] 不精確さの評価は、部分コンテキスト化アプローチの評価である。
[c] エビデンスの確実性のグレードを下げる5要因のいずれにおいても深刻な限界がみられない場合にのみ、エビデンスの確実性のグレードを上げることを決断すべきである。原則的には、グレードを上げる3要因は観察研究に適用される。

1.2-13.6　GRADEエビデンステーブル

GRADEシステムを使った**エビデンステーブル（evidence table）**の作成支援ツールとしては、GRADE profiler（GRADEpro）の改訂版であるガイドイラン作成ツール（**GRADEpro Guideline Development Tool: GRADEpro GDT**）がある[91]。GRADEpro GDTは、エビデンスプロファイルやsummary of findings（SoF）テーブル、evidence to decisionテーブルなどを作成、管理、共有するためのフリーのwebベースのガイドライン作成ツールで、そのヘルプファイルに相当するのが**GRADEハンドブック**である[58][xxxix]。

GRADEpro GDTを利用することにより、一連のCQの定式化から各アウトカムに関するエビデンスの確実性の評価（certainty assessment）、結果要約（SoF）などを含むエビデンスプロファイル、SoFテーブル、またはinteractive SoF（iSoF）を作成表示できる。GRADEpro GDTにおける効果指標としては、相対リスク、リスク比、オッズ比、ハザード比、平均差などが利用でき、RevManから、利用データを取り込むことや、作成したエビデンステーブルをさまざまな形式（MS-WORD、pdf、HTML、RevMan-sof）でエクスポートできる[91]。GRADEpro GDTの利用手順については、追加資料-⑥、「GRADEpro GDTの利用法」を参照していただきたい。

1.2-13.6.1　エビデンステーブルの様式

GRADEシステムを使ったエビデンステーブルには、以下の2つの種類がある[37, 49, 50, 58, 91]。

- エビデンスプロファイル（evidence profile）
- summary of findings（SoF）テーブル

[xxxix] 旧版GRADEpro（version 3.2）については、ハンドブックの全内容を和訳したものをウェブ上に公開しており、ダウンロード版とオンライン版を利用できる（http://www.grade-jpn.com/grade_handbook3.2.html）。

エビデンスプロファイル（evidence profile）は、システマティックレビュー著者やガイドラインパネルの判断を情報提供するもので、各アウトカム別の最良エビデンスに関するGRADE要因の評価に加え、各アウトカムに関する結果要約（SoF）を含んでいる。そのため、システマティックレビュー著者やガイドラインパネルおよびエビデンスの確実性評価に疑問をもつ全ての人々を対象読者とする。すなわち、エビデンスプロファイルには、エビデンス総体に関する情報（研究数、患者数、研究デザイン）、エビデンスの確実性（質）を決定するGRADEの8要因に関する判断、当該アウトカムに関するエビデンスの確実性のグレード（高、中、低、非常に低）、そして介入の相対効果および絶対効果の推定値がベースラインリスクとともに示される。GRADEエビデンスプロファイルの種類としては、標準様式とACCP様式（V2）の2種類があるが提示内容に大きな違いはない（表1.2-34「GRADEエビデンスプロファイル」）。

一方、**summary of findings（SoF）テーブル**は、システマティックレビューや診療ガイドラインの利用者も含めた、さらに幅広い読者を対象としており、エビデンスの確実性に関わる判断の列項目はSoFテーブルには盛り込まれない。すなわち、SoFテーブルは、意思決定者が必要とする重要情報を簡潔にまとめたもので、完全なGRADEエビデンスプロファイルと同じ情報からエビデンスの確実性評価の詳細を省略し、コメント欄を追加したものである。

GRADEpro GDTで作成されるSoFテーブルには、4種類の様式がある（V1, V2, V3, iSoF）。SoF（V1）とSoF（V2）の違いは、介入群について絶対効果を提示するかリスク差を提示するかのみである。SoF（V3）は、新しい様式のもので、参加者数と研究数をアウトカムデータ欄で提示し、エビデンスの確実性のグレードとGRADE評価理由の同一セル内で表示し、解説的脚注（"explanation"）の新設、ベースラインリスクと対応リスクをパーセンテージで表示し、コメント欄の削除、リスク差や平均差（95%信頼区間とともに）の専用の列を表示し、ナラティブ記述としての"what happen"欄から構成されている。この新様式は、従来様式よりも情報が理解しやすく、意思決定に役立ち、全般的な利用性が高いことがランダム化比較試験によって証明されている[92-94]（表1.2-35）。iSoFは、GRADEpro GDTを使って作成できる第4の**対話式SoF（interactive SoF）**である。web上でiSoFを活用することで、"Plan language statements"、"Absolute effect"、"Relative effect"、"Visual overview"の4つの異なる種類の画面を表示して、さまざまなベースラインリスクによる効果の違いをわかりやすく図示できる（図1.2-17）。

表1.2-34 GRADEエビデンスプロファイル

疑問：非経口的抗凝固療法は固形がん患者の生存延長のために使用すべきか
P：抗凝固療法に関して他に治療もしくは予防適応がないがん患者（肺がん、大腸がん、前立腺がんなど）
I：非経口的ヘパリン投与
C：ヘパリン投与なし
セッティング：外来患者
文献：Akl EA, et al. Parenteral anticoagulation in patients with cancer who have no therapeutic or prophylactic indication for anticoagulation. Cochrane Database of Systematic Reviews 2011, Issue 4. Art. No.: CD006652. DOI: 10.1002/14651858.CD006652.pub3.

確実性評価 (Certainty assessment)							結果の要約 (Summary of findings)					重要性
研究数	研究デザイン	バイアスのリスク	非一貫性	非直接性	不精確さ	その他の要因	患者数		効果		Certainty (GRADE)	
							ヘパリン	ヘパリンなし	相対 (95%CI)	絶対 (95%CI)		
全死亡（平均観察12カ月）												
8	ランダム化試験	深刻な限界なし[a]	深刻[b]	深刻な非直接性なし	深刻な不精確さなし[c]	なし	735/1464 (50.2%)	594/1067 (55.7%)	RR 0.93 (0.85〜1.02)	39少ない/1000 (11多い〜84少ない)	⊕⊕⊕○ 中	重大
								41%[g]		29少ない/1000 (8多い〜62少ない)		
								71%[g]		50少ない/1000 (14多い〜107少ない)		
症候性VTE（平均観察12カ月）												
7	ランダム化試験	深刻な限界なし[a]	深刻な非一貫性なし	深刻な非直接性なし	深刻な不精確さなし	なし	38/1338 (2.8%)	57/926 (6.2%)	RR 0.55 (0.37〜0.82)	28少ない/1000 (11少ない〜39少ない)	⊕⊕⊕⊕ 高	重大
								2.9%[h]		13少ない/1000 (5少ない〜18少ない)		

（次頁につづく）

Part 1 診療ガイドラインと GRADE システム

確実性評価 (Certainty assessment)						結果の要約 (Summary of findings)				Certainty (GRADE)	重要性
研究数	研究デザイン	バイアスのリスク	非一貫性	非直接性	不精確さ	その他の要因	患者数		効果		
							ヘパリン	ヘパリンなし	相対 (95%CI)	絶対 (95%CI)		

大出血 (平均観察 12 カ月)

| 9 | ランダム化試験 | 深刻な限界なし[a] | 深刻な非一貫性なし | 深刻な非直接性なし | 深刻[d] | なし | 23/1219 (1.9%) | 30/1624 (1.8%) 0.7%[h] | RR 1.3 (0.59〜2.88) | 6 多い/1000 (8 少ない〜35 多い) 2 多い/1000 (3 少ない〜13 多い) | ⊕⊕⊕◯ 中 | 重大 |

小出血 (平均観察 12 カ月)

| 7 | ランダム化試験 | 深刻な限界なし[a] | 深刻な非一貫性なし | 深刻な非直接性なし | 深刻[d] | なし | 85/1365 (6.2%) | 50/980 (5.1%) | RR 1.05 (0.75〜1.46) | 3 多い/1000 (13 少ない〜23 多い) | ⊕⊕⊕◯ 中 | 重要でない |

健康関連 QOL (平均観察 12 カ月) (Uniscale と Symptom Distress Scale による評価)

| 1 | ランダム化試験 | 非常に深刻[e] | 深刻な非一貫性なし | 深刻な非直接性なし | 深刻[e] | なし | 0/0 | 0/0 | 推定不可 | 推定不可 | ⊕⊕◯◯ 低 | 重要 |

[a] 大多数の研究において割り付けは隠蔽され、参加者とアウトカム評価者の盲検化に関する懸念があったが、全体的な risk of bias は、非常に低いと判断した。

[b] 全死亡 (12 カ月時) の解析においては、中等度の異質性がある (I² = 35%)。全死亡 (12 カ月時) に関するサブグループ解析は、小細胞肺がんの患者では生存の利益を示唆し、その他の進行がん患者では効果がなかった。全体として、この異質性を不精確さと併せて、1 段階グレードを下げた。

[c] 信頼区間 (CI) は、利益ありと利益なしの効果を含んでいるが、相当な大きさ (>25%) とはいえない。

[d] CI は、害と利益の可能性 (RRR または RRI ≧ 25%) を含んでいる。

[e] risk of bias は高く (盲検化の欠如、ITT 解析不明)、1 件のみの研究における患者数はたった の 138 人である。

[f] 2 種類のスケール [Uniscale と Symptom Distress Scale (SDS)] のスコアは、2 つのグループのいずれでも同じであった。

[g] 全死亡 (12 カ月時点) に関しては、8 件の研究における対照群リスクは、79.1%, 71.4%, 69.5%, 59.4%, 59.2%, 40.7%, 36.8%。下から 2 番目に低いもの、上から 2 番目に高いものを、それぞれ "低リスク" と "高リスク" のベースライン推定値とした。

[h] 症候性 VTE と大出血に関しては、それぞれの研究における対照群リスクのうち、下から 2 番目に低いものを (それぞれ、2.9%, 0.7%)、"低リスク" のベースライン推定値とした。

1.2 診療ガイドライン作成のプロセス

表1.2-35 SoFテーブル (V3)

Summary of findings:

抗凝固療法に関して他に治療もしくは予防適応がないがん患者に対するヘパリン

患者または集団：抗凝固療法に関して他に治療もしくは予防適応がないがん患者
セッティング：外来患者
介入：ヘパリン
比較：ヘパリンなし

アウトカム参加者数（研究数）	相対効果（95%CI）	予想される絶対効果（95%CI）			エビデンスの確実性（GRADE）	起きること（What happens）
		ヘパリンなし	ヘパリン	差		
臨床アウトカムとして評価される死亡 観察：平均12カ月、参加者数 2,531人（8 RCTs）	RR 0.93（0.85〜1.02）	**研究集団**			⊕⊕⊕◯ 中 a, b, c	死亡率にはほとんど、または全く差がないかもしれない
		55.7%	51.8%（47.3〜56.8）	3.9% 少ない（8.4 少ない〜1.1 多い）		
		Low				
		41.0%	38.1%（34.8〜41.8）	2.9% 少ない（6.2 少ない〜0.8 多い）		
		High				
		71.0%	66.0%（60.3〜72.4）	5.0% 少ない（10.7 少ない〜1.4 多い）		
症候性VTE 観察：平均12カ月、参加者数 2,264人（7 RCTs）：	RR 0.55（0.37〜0.82）	**研究集団**			⊕⊕⊕⊕ 高 a	おそらく症候性VTEの発生率を低下させる
		6.2%	3.4%（2.3〜5.0）	2.8% 少ない（3.9 少ない〜1.1 少ない）		
		Low				
		2.9%	1.6%（1.1〜2.4）	1.3% 少ない（1.8 少ない〜0.5 少ない）		
大出血 観察：平均12カ月、参加者数 2,843人（9 RCTs）：	RR 1.30（0.59〜2.88）	**研究集団**			⊕⊕⊕◯ 中 a, d	大出血にはほとんど、または全く差がないかもしれない
		1.8%	2.4%（1.1〜5.3）	0.6% 多い（0.8 少ない〜3.5 多い）		
		Low				
		0.7%	0.9%（0.4〜2.0）	0.2% 多い（0.3 少ない〜1.3 多い）		

（次頁につづく）

アウトカム参加者数（研究数）	相対効果（95%CI）	予想される絶対効果（95%CI）			エビデンスの確実性（GRADE）	起きること（What happens）
		ヘパリンなし	ヘパリン	差		
小出血 観察：平均12カ月、参加者数2,345人 （7 RCTs）	RR 1.05 （0.75～1.46）	5.1%	5.4% （3.8～7.4）	0.3% 多い （1.3 少ない～2.3 多い）	⊕⊕⊕◯ 中 a, d	小出血にはほとんど、または全く差がないかもしれない
健康関連QOL （UniscaleとSymptom Distress Scale [SDS]による評価で、値が低いほど良好） 観察：平均12カ月、参加者数 （1 RCT）	推定不可 e	0.0%	0.0% （0.0～0.0）	0.0% 少ない （0 少ない～0 少ない） e	⊕⊕⊕◯ 中 f	推定不可

* 介入群におけるリスク（対応リスク）（および95%CI）は対照群における想定リスクと、介入の相対リスク（および95%CI）に基づいている。

CI：信頼区間、RR：リスク比

GRADE working groupによるエビデンスのグレード（grades of evidence）
- 高　　　＝真の効果が効果推定値に近いことに大きな確信がある。
- 中　　　＝効果推定値に対し中等度の確信がある。つまり、真の効果は効果推定値に近いと考えられるが、大きく異なる可能性も否めない。
- 低　　　＝効果推定値に対する確信性には限界がある。真の効果は効果推定値とは大きく異なるかもしれない。
- 非常に低＝効果推定値に対し、ほとんど確信がもてない。真の効果は、効果推定値とは大きく異なるものと考えられる。

脚注内容は、表1.2-34と同じである。

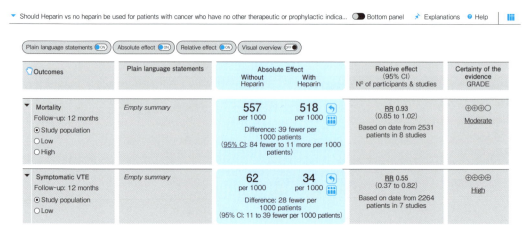

図1.2-17　Interactive SoF (iSoF)

1.2-13.6.2　SoFテーブルとエビデンステーブルの説明に関する指針

　GRADEエビデンステーブルの説明は、簡潔で、有益で、関連性があり、理解しやすく、正確でなければならない。GRADE working groupは、GRADEエビデンステーブルにおける説明についての望ましい記載に関して、GRADEシステムを採用するガイドライン作成チームが参照すべき一般的指針とGRADE要因に固有の指針を発表している[94]（表1.2-36）。

表1.2-36　SoFテーブルおよびエビデンスプロファイルで有用な解説を提示するための指針

有用な解説を提示するための一般的な指針

1. 読者に伝えたい情報の多くはテーブルに直接入力できるため、解説が必要ない場合もある（例：追跡期間や使用した尺度に関する情報）。
2. 一般的に、ガイドラインパネル会議、あるいはベースラインリスクに関する情報提供などのために、GRADEエビデンステーブルを単独のエビデンスプロファイル（evidence profile: EP）として使用する場合を除いて、解説（explanation）のセクションで文献の引用を行わないこと。
3. 絶対効果を算出するのに使用したベースラインリスクに関する情報源を提示すべきである。
4. テーブルの種類（SoF、EP、単独使用またはレビューの一環としての使用）によっては、読者がレビューを参照することで詳細を確認できるため、解説は多少簡潔なもので構わない。
5. テーブルが完成したら、全ての解説を見直し、言い換えたり1つにまとめたりした場合に複数回言及されているものがないか判断する。
6. エビデンスのグレードアップまたはグレードダウンの理由を提示し（以下に示す要因に特化した指針を参照）、GRADE指針に準拠するためにGRADEpro GDTを使用する。
7. ある特定のアウトカムに関するエビデンス総体が関連要因について、深刻であると判断したのか、それとも非常に深刻であると判断したのかを説明することを検討すべきである。したがって、グレードを下げる段階数を示すとよいだろう（例：RoBのために1段階グレードを下げる）。ただし、すでにテーブルで提示されている内容の重複や、公式やアルゴリズムを報告しているかのような印象は避けるべきである。EPでは、この情報はすでにテーブルのセル内で提示されている。
8. エビデンスの確実性に関する解説は、主にそれらの解説が確実性を左右するものである場合に必要となるが、エビデンスの確実性を変更していなくても、その判断が疑問視される可能性がある場合に解説を追加してもよい。これにより、見解の不一致の根拠が理解しやすくなる。
9. テーブルは、結果の要約（summary of finding）であり、レビューの方法の説明ではない点に留意する（例：統計的分析の理由を説明しないこと）。
10. メタアナリシスで統計的に併合できないアウトカム（すなわちナラティブ形式のアウトカム）の結果については、GRADEエビデンステーブルの「結果」欄に直接入力するとよい。これらの結果を伝えるのに解説は必要ないだろう。補足的な治療効果推定値（例：利益または害の治療必要数、割合として提示されるリスク差、最小重要差単位で提示される連続アウトカム）を追記することが読者にとって有益であると考えられる場合は、それらの追記事項をコメント欄に含めるとよい。
11. 要約版や考察セクションを含めたシステマティックレビューの他の重要なパートを作成するために、SoFにおける解説の中で提示されているGRADEプロセスに関する情報を使用する。

有用な解説を提示するためのドメインに特化した指針

バイアスのリスク

1. RoBが高い研究が何件あるのか、あるいはそれらがメタアナリシスにどれだけの量の情報を提供しているのか、さらにはどの基準との関連でのRoBなのかを特定する。
    a. 「大半」、「少数」、「全て」、「一部」、あるいは「全くない」などの表現を使用するか、研究の件数を示す場合は「X/X件」とする。
    b. ランダム化比較試験の場合は、割り付けの隠蔽化や選択的アウトカム報告などの具体的基準に言及する。非ランダム化試験の場合は、使用したツールにおける基準に言及する（例：ROBINS-Iツールを使用した）。場合によって

は、各研究の推定値への寄与度も提示する。
　　c. RoBの影響を感度分析で検定したかどうかを示す。
2. 特にSoFにおいて、複数の異なる研究デザインが含まれる場合、その解説に研究デザインに関する情報を加えてもよい。ただし、この情報はEPには含まれている。

不精確さ
1. サンプルサイズやイベント数が、算出された最適情報量や「経験則」（例：＞400件）を満たしていないかを示す。不精確さの根拠として研究の件数に言及することは避けること。
2. 信頼区間に、小さい効果または効果なしと、重要な利益または害が共存していないかを示す。重要な利益の閾値がわかっている場合は、その数値を提示する。
3. 統計的有意性の有無で結果を報告することは避ける。

非一貫性
1. 統計的検定（I^2, χ^2, T^2）、信頼区間の重なり、または点推定値の類似性のいずれを根拠に非一貫性を判断したのかを示す。
2. 非一貫性がI^2を根拠とした場合は、「重大な(considerable)」、「相応の(substantial)」、「中程度の(moderate)」、または「重要でない(not important)」ものとして非一貫性を説明することを検討する。
3. 該当する場合は、PICO（患者、介入、比較、アウトカム）によるサブグループ解析で異質性を調査したかどうかを説明し、その異質性に他にどのような原因の可能性があるかを示す。
4. あるアウトカムに関して1件の研究だけの場合に、非一貫性を「該当なし(not applicable)」としないこと。非一貫性がない旨を明記すること。

非直接性
1. 非直接性がPICO要素によるものかどうかを説明する。

出版バイアス
1. 出版バイアスを検出した理由を示す（例：ファンネルプロットの非対称性、肯定的結果を示す複数の小規模な研究、出版済みまたは未出版の研究からのデータに選択的報告が疑われる）。

グレードアップ (upgrading)
1. SoFはEPと違い、グレードアップの理由は提示されないことから、具体的な理由（例：大きな効果が認められるため、用量反応勾配がみられるため、あるいは考えられる交絡によって確信性が高められているため）を明記すること。
2. SoFとEPの双方で、具体的な理由を示す。大きな効果については、相対効果が＞2、または＞5かを報告する。用量反応勾配については、介入のレベルとアウトカムへの影響を説明する。交絡については、推定値に及ぼす交絡因子の影響を説明する。

出版社より許可を得て、Santesso Nら[94]より翻訳転載

1.2-13.6.3　生存分析データを扱う際の注意

　時間イベント (time-to-event) は、生存分析でよく使われ、所定のイベント（例：死亡）までの期間を記述し、通常はハザード比（HR）として測定される[139]。GRADEシステムでは、相対効果だけではなく絶対効果を計算するため、対照群のベースライン（特定の時点でのイベント発生率）と、HRを適用して介入群のイベント発生率を計算する[xl]。この際、各研究において記載されているHR＜1の意味が対照群と介入群のいずれが優位なのかを確認することが重要であり、別の研究では、1/HRを使ってい

[xl] ハザード比（HR）からの絶対効果は、HRを相対リスク（RR）に変換して、対応リスクを算出する。HRをRRに変換するための数式では、メタアナリシスからの対照群イベント発生率（CER）を使う。この際、いつの時点のCERを使うかが問題となる。追加資料-⑨「2×2テーブル」を参照。$RR = [1 - e^{HR \times \ln(1-CER)}] / CER$

る場合もある。

　最近の報告によれば、システマティックレビューにおいてHRを使った介入群の絶対効果がSoFテーブルで適切に提示されていたのは、77件のコクランレビューのうち14件（18%）のみであった[140]。12件のレビュー（16%）では、GRADEソフトウェアに正のイベントコントロールリスクを入力することで間違った結果をもたらし、優位群で死亡者がより多いという誤った解釈となっていた。GRADEpro GDTを使って、介入の絶対効果を計算する際には、正のイベントアウトカム（例：全生存率や無増悪生存率などの無イベント生存率）を負のイベントアウトカム（例：死亡率）に変換する必要がある。また、個々の研究の打ち切りについても考慮すべきと指摘されており、GRADE working groupでは、時間イベントアウトカムに対する絶対効果を計算するGRADEpro GDTユーザーのための指針を緊急に作成する予定である。

1.2-14　推奨の作成、ならびに推奨の強さの決定[xli]

　推奨（recommendation）の作成のためのコンセンサス会議に際しては、会議に必要な資料（例：エビデンスの要約、evidence to decision [EtD] テーブル）の配布、会議の議題設定、判断への合意を図るためにグループが使用することになる**合意形成手法**（例：デルファイ法、ノミナルグループ法）について計画し、参加者と共有する必要がある。推奨の強さや方向性に影響を及ぼす要因を検討する。すなわち、望ましい効果と望ましくない効果のバランス、エビデンスの確実性、利益と害の差の大きさ、価値観や意向、必要資源量、公平性、許容可能性、実行可能性、などについて検討する。また、エビデンスが不十分、またはエビデンスの確実性が非常に低い状況下での推奨の定式化について対応策を設定する。たとえば、透明性の高い形で判断内容が提示された条件付き推奨、介入の用途を研究に限定する推奨、またはガイドラインパネルが自らの決断の過ちの危険性を相当に高いと考える場合の「推奨なし（no recommendation）」などの選択肢がある。

　推奨の作成においては、グループが下した判断内容の詳細や、推奨とその根拠となるエビデンスとの間の明確な関連性を示し、各推奨の根拠を要約する（例：EtDテーブル）。作成した推奨の強さをグレーディングする方法を決定し、そのための合意形成手法を選択する。また、可能ならば、推奨が、パフォーマンス指標/質指標としての役割を果たすのに適しているかどうかについても、見解を提示する。たとえば、「高」または「中」の確実性のエビデンスに基づく強い推奨が提示されている治療選択肢は、質指標として特にふさわしい候補である（1.2-18.2章「パフォーマンス指標」を参照）。

1.2-14.1　GRADEシステムにおける推奨

　GRADEシステムでは、推奨を、「介入による望ましい効果が望ましくない効果を上回るか下回るかについて、どの程度確信できるかを示すもの」と定義している（1.2-13.1章「エビデンスの確実性の定

[xli] GRADEシステムを使ってエビデンスから推奨を導くためには、GRADEシステムの基本やいくつかの原則を理解することが必須である。このため、追加資料−⑪⑫「GRADEワークショップ資料」を使って、GRADEシステムに関する適切な方法論的訓練を実施することをお勧めする。

義」を参照）。

　望ましい効果とは、有益な健康アウトカム（例：健康関連QOLの改善、心血管イベントの減少、死亡や入院の減少）、治療の負担の軽減（治療を受ける必要性、通院の不便さの改善、など）が含まれる。望ましくない結果とは死亡率や罹患率の上昇、あるいはQOLへの悪影響、有害な症状の発現や検査異常の増加などが含まれる。ガイドラインパネルや推奨作成者は、「強い」推奨を提示する場合に、推奨に影響を与えるさまざまな要因についての確信をもった上で提示する必要がある。介入による望ましい効果が望ましくない効果を明らかに上回るならば介入の実施を推奨または提案し、逆に下回れば介入を実施しないことを推奨または提案する。

　GRADEシステムにおいては、推奨の強さを左右する主な**4つの基準**（**criteria**）、すなわち、アウトカム全体のエビデンスの確実性、望ましい効果と望ましくない効果のバランス、価値観や意向、コストや資源の利用がある[52, 58]（1.2-14.2章「推奨の強さを決定する4基準」を参照）。GRADEシステムを使った推奨の作成プロセスを図1.2-18に示す。

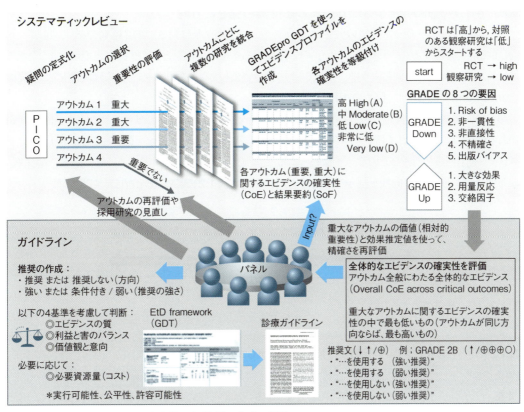

図1.2-18　GRADEシステムを使った推奨の作成の流れ

上段（システマティックレビューにおけるエビデンスの確実性評価）：
GRADEシステムでは、PICO（Patient/Population, Intervention, Comparison, Outcome）で定式化した臨床上の疑問（clinical question: CQ）に対して、治療介入研究を入手し、結果をアウトカムごとに横断的に統合する。次に、"患者にとって重大・重要なアウトカムごと"に最良推定値と統計的不確実性の指標としての信頼区間を算出し、そのエビデンスの確実性（certainty of evidence: CoE）を評価する。エビデンスの確実性は、GRADEの8要因（グレードを下げる5要因とグレードを上げる3要因）を検討した上で、4段階（「高」、「中」、「低」、「非常に低」）のいずれかに判定する。これらの各アウトカムの重要性とともに効果推定値やエビデンスの確実性の判断をわかりやすい形式で表示したものがエビデンスプロファイルである。

下段（ガイドラインにおける推奨の作成）：
アウトカムごとにまとめたエビデンスの確実性評価を使って、重大なアウトカム全般にわたる"全体的なエビデンスの確実性"を1つだけ決定する。その際、ガイドラインパネルは、アウトカムの相対的重要性を勘案して不精確さを再評価し、望ましい効果と望ましくない効果のバランスを考慮して、推奨の強さ（強い、弱い／条件付き）と推奨の方向（推奨する、推奨しない）をグレーディングする。さらに、必要ならば、コスト・必要資源量、実行可能性、公平性、許容可能性を評価する。
図中左のグレーの左斜め上向き矢印（パネルからPICOやアウトカムへの）はCQやアウトカムの重要性の再評価を意味する。たとえば、当初設定したCQについてシステマティックレビューチームがエビデンスを検索したところ、"重要でない"と判断した有害作用が実は推奨の強さと方向を左右するほどのもので、"重大"とすべきとガイドラインパネルが判断した。あるいは逆に、当初"重大"としたアウトカムが、実は非常にまれなもので、推奨の作成には影響ないと判断し、"重大なものではない"と判断した場合などは、それにより確実性を再評価することになる。
図中中央の水色の右斜め上向き矢印（"input?"の表示）は効果推定値とその不精確さの再評価を意味する。すなわち、システマティックレビューチームが作成したエビデンスプロファイルのデータに関して、推奨作成のためのベースラインリスクを勘案した効果推定値を提示する。また、推奨を作成する上でのPICO成分の非直接性や不精確さに関するエビデンスの確実性が変わることがないかを見直す。また、重大なアウトカムが複数ある場合、ある重大なアウトカムに関するデータの不精確さについて、他の重大なアウトカムに関する効果による影響を、患者の価値観（重大なアウトカムの相対的重要性）を勘案して評価する（1.2-13.3.4-(2)章「データの不精確さの評価のための完全コンテキスト化アプローチ」を参照）。

1.2-14.1.1　GRADEシステムにおける推奨の強さと方向

　GRADEシステムを使った推奨の強さは、「強い」、「弱い/条件付き」の2種類であり、推奨の方向として、「実施する」、「実施しない」の2種類があるため、結果として推奨の表現は4通りとなる。エビデンスの確実性と同じように、望ましい効果と望ましくない効果のバランスは実際には**連続体（continuum）**である[51,58]（図1.2-19）。

　ある特定の推奨を「強い」または「弱い/条件付き」という2段階に分類することには恣意的な側面があるものの、多くのガイドライン作成組織は、推奨を明確にグレーディングすることのメリットはデメリットを上回ると判断している。すなわち、推奨の強さを2つに分類することには、患者、臨床医、政策決定者に明確な方向性を提示できるメリットがある（表1.2-37）。

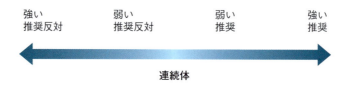

図1.2-19　推奨の強さと方向

表1.2-37　各ガイドライン利用者別の推奨の強さがもつ意味

推奨の強さ	強い (Strong)	弱い (Weak) /条件付き (Conditional)
定義	介入による望ましい効果（利益）が望ましくない効果（害、負担、コスト）を上回る、または下回る確信が強い。	介入による望ましい効果（利益）が望ましくない効果（害、負担、コスト）を上回る、または下回る確信が弱い。
患者にとって	その状況下にあるほぼ全員が、推奨される行動を希望し、希望しない人がごくわずかである。	その状況下にある人の多くが、提案される行動を希望するが、希望しない人も多い。
臨床医にとって	ほぼ全員が推奨される行動を受けるべきである。ガイドラインに準じた推奨を遵守しているかどうかは、医療の質の基準やパフォーマンス指標としても利用できる。個人の価値観や意向に一致した意思決定を支援するためのフォーマルな意思決定支援は不要だろう。	患者によって選択肢が異なることを認識し、各患者が自らの価値観や意向に一致した治療の決断を下せるよう支援しなくてはならない。個人の価値観や意向に一致した決断を下すための決断支援ツールが有効であると考えられる。臨床医は意思決定に向けて作業する際は患者と十分な時間をとると思っていなければならない。
政策決定者にとって	ほとんどの状況下で、当該推奨事項を、パフォーマンス指標として政策に採用できる。	政策決定のためには、多数の利害関係者を巻き込んで実質的な論議を重ねる必要がある。パフォーマンス指標においては、管理の選択についての十分な検討が必要である。

1.2-14.1.2　強い推奨と弱い推奨

　強い推奨（strong recommendation）とは、介入の望ましい効果が望ましくない効果を上回る（介入を支持する強い推奨）、または下回る（介入に反対する強い推奨）ことについて、ガイドラインパネルが確信をもてるものである。強い推奨は、推奨された介入に対してほとんどまたは全ての人が同じ選択をすること意味する（1.2-14.2章「推奨の強さを決定する主要4基準」を参照）。

例．強い推奨の例
- 出血性ショックの治療のための輸血
- 市中肺炎治療のための抗菌薬
- 慢性閉塞性肺疾患患者における気管支拡張薬
- インヒビターのない血友病患者における凝固因子製剤

弱い推奨（weak recommendation）とは、望ましい効果がおそらく望ましくない効果を上回る（介入を支持する弱い推奨）、または望ましくない効果がおそらく望ましい効果を上回る（介入に反対する弱い推奨）ものの、かなりの不確実性が存在しているものである。すなわち弱い推奨は、遵守による望ましい効果はおそらく望ましくない効果を上回るが、トレードオフに確信できないと結論付けるものである。確信できない理由には次が挙げられる。

例．弱い推奨の例
- 質の高いエビデンスの欠如（「低」または「非常に低」）
- 利益または害に関する不精確な推定値の存在
- 異なる人々がアウトカムにどのような価値観をもつかに不確実性またはばらつきがある
- 小さな利益
- コストに値しない利益

弱い推奨は、推奨された行動がすべての人々にとって最善であるとはいえないことを意味しており、"強い推奨の介入と比較して、その効果が弱い"ということではない。そのため、個別の患者の状況、価値観や意向について、通常よりも慎重に検討する必要がある。弱い推奨の際は、医療を提供する側は、意思決定の共有に多くの時間をかけて、考えられる利益と害を明確かつ網羅的に患者に説明する必要がある（**協議による意思決定**［shared decision making］という）。

「弱い推奨」という用語に対しては、「弱い」という言葉が本来の意図とは異なる否定的なイメージを与え、さらには「弱い」エビデンスと混同されることが多く、懸念する声があった。混乱を避けるために、「弱い」推奨は次の用語に置き換えることができる。
- **条件付き**（conditional）（患者の価値観、入手可能な資源、またはセッティングを条件とする推奨）
- **任意**（discretionary）（患者または医師の意見に基づく任意の推奨）
- **限定的**（qualified）（決断を左右する問題がどう説明されるかによって限定される推奨）

1.2-14.1.3　介入の用途を研究に限定する推奨

有望な介入（通常は新たな介入）であっても、現時点ではその使用を支持するだけの利益に関する十分なエビデンスが得られていない場合は、相当な害やコストを伴うものと考えられる。意思決定者は、このような介入の使用を勧める推奨を拙速に提示すれば、無効または有害かもしれない介入が急速に普及し、進行中の研究への被験者の参加を妨げる結果を招くことから、不安に感じるかもしれな

い。
　同様に、このような介入に反対する推奨を提示することも、今後の研究を妨げる結果となりかねないことから躊躇されるだろう。介入の用途を研究に限定する推奨を提示することは、研究上の重要な疑問の解決を促す重要なインセンティブとなり、それによって最適な治療に関わる不確実性が解消されるかもしれない。次に示す3つの条件を満たせば、**介入の用途を研究に限定する推奨**（recommendation for using interventions only in research）として提示することが適切である。

1. 現時点では介入の是非の決断を支持するエビデンスが不十分である。
2. 介入効果に関わる不確実性が今後の研究によって低減される可能性が高い。
3. 予期されるコストを考えてもさらなる研究を実施する価値があると考えられる。

　介入の用途を研究に限定する推奨を提示する場合は、解決すべき具体的な研究上の疑問、特に、測定すべき"患者にとって重要なアウトカム"についての詳細を付記すべきである。研究に限定する推奨では、実験的介入を研究以外の状況で使用してはならないことを明確に示した強い勧告を付記するとよい。

1.2-14.1.4　推奨なし

　ガイドラインパネルは、次に示す3つの理由から、ある特定の治療戦略に賛成または反対する推奨を示すべきではないと考え、介入の用途を研究に限定する推奨さえも適切ではないと結論する場合がある[51]。

1. エビデンスの確実性が非常に低いために、ガイドラインパネルが推奨は推測の域を脱しないと判断する。
2. エビデンスの確実性にかかわらず、トレードオフがかなり拮抗しており、価値観や意向や資源に関わる影響が不明であることやばらつきが大きすぎるために、ガイドラインパネルが推奨の方向性を決めかねる。
3. 望ましくない帰結が2つの治療選択肢で大きく異なっており、これらの帰結に対する個々の患者の反応が大きく異なってくると考えられることから、典型的な価値観や意向について検討することはほぼ無意味であると考えられる。

　しかし、臨床医には、ガイドラインパネルと同じように徹底的にエビデンスを調べ、トレードオフや当該集団において考えられる根本的な価値観や意向について詳細に吟味する時間的余裕はない。したがって、GRADE working groupはガイドラインパネルに対し、エビデンスの確実性が低く、望ましい帰結と望ましくない帰結が拮抗している場合でも、できるだけ推奨を提示するよう促している。このような推奨は必然的に「弱い／条件付き」のものとなり、限定事項が付記される場合もあるだろう。推奨を提示しないことを選択した場合、ガイドラインパネルはその決断の理由を明確に示す必要がある。

1.2-14.1.5 整合性に欠ける推奨

一般的にGRADEシステムでは、重大なアウトカムに関するエビデンスの確実性が「低」または「非常に低」である場合、ガイドラインパネルは強い推奨を作成すべきではないと提唱している。しかし、エビデンスの確実性が低くても、まれではあるが、強い推奨が提示される場合がある。エビデンスの確実性が「低」、もしくは「非常に低」にもかかわらず強い推奨が提示される場合、**整合性に欠ける推奨（discordant recommendation）**とよび、5つの典型的状況がある[52,58]（表1.2-38）。

表1.2-38 エビデンスの確実性（質）が「低」、もしくは「非常に低」の場合でも強い推奨が提示されるかもしれない典型的状況

条件	例
1. 質の低いエビデンスが、致死的状況において利益を示す場合（害に関するエビデンスの質は低い場合も高い場合もある）	● INRが高値で頭蓋内出血が認められるワルファリン投与患者における新鮮凍結血漿またはビタミンK。出血の程度を抑える利益を支持するエビデンスには質の低いものしかない（新鮮凍結血漿またはビタミンK投与の強い推奨）。 ● 致死的な播種性ブラストミセス症の患者におけるアムホテリシンB対イトラコナゾール。質の高いエビデンスは、アムホテリシンBはイトラコナゾールよりも毒性が高いと示しているが、質の低いエビデンスは、アムホテリシンBがこのような症例における死亡率を低下させると示している（アムホテリシンB治療の強い推奨）。
2. 質の低いエビデンスが利益を示し、質の高いエビデンスが害または非常に高額な費用を示す場合	● 全身CT/MRIによるがんのスクリーニング。早期発見の利益に関するエビデンスの質は低いが、害や高額費用の可能性を示すエビデンスの質は高い（この検査方式に反対する強い推奨）。
3. 質の低いエビデンスが2つの選択肢の同等性を示すが、競合する選択肢のうちの1つはより害が少ないことを示す質の高いエビデンスが存在する場合	● H. ピロリ陽性の初期の胃粘膜関連リンパ組織リンパ腫（MALT）患者におけるH. ピロリ除菌療法。H. ピロリ除菌の初期療法は、放射線療法や胃切除術の選択肢と同程度の完全寛解率（50〜80%）を達成できることを示す質の低いエビデンスが存在し、害や発病率が少ないことを示す質の高いエビデンスが存在する（H.ピロリ除菌の強い推奨）。
4. 質の高いエビデンスが2つの選択肢の同等性を示唆し、質の低いエビデンスがそのうち一方の選択肢の害を示唆する場合	● 妊娠を計画している女性および妊婦における高血圧症。ラベタロールおよびニフェジピンに賛成する強い推奨、ならびにアンジオテンシン変換酵素（angiotensin-converting enzyme: ACE）阻害薬、アンジオテンシン受容体拮抗薬（angiotensin II receptor blocker: ARB）に反対する強い推奨が提示される。いずれの薬剤も有益なアウトカムにおいては同等であることを示す質の高いエビデンスがあり、ACE阻害薬とARBについては有害事象がより高いことを示す質の低いエビデンスがある（これらの女性高血圧患者におけるACE阻害薬とARB使用に反対する強い推奨）。
5. 質の高いエビデンスは中等度の利益を示し、質の低い/非常に低いエビデンスは甚大な害の可能性を示す場合	● 前立腺がんの患者、または前立腺がんのリスクをもつ患者におけるテストステロン療法。症候性アンドロゲン欠乏症の男性におけるテストステロン療法には、骨ミネラル濃度や筋力の改善における中等度の利益があることを示す質の高いエビデンスが存在する。前立腺がんの患者、または前立腺がんのリスクをもつ患者には害があること示す質の低いエビデンスが存在する（前立腺がんの患者、または前立腺がんのリスクをもつ患者に対するテストステロン使用を反対する強い推奨）。

INR：国際標準比、CT：コンピュータ断層撮影法、MRI：磁気共鳴断層撮影法、MALT：粘膜関連リンパ組織
GRADE handbook chapter 6より[58]

1.2-14.1.6 優れた医療慣行に関する記述

ガイドラインパネルは重要と感じるかもしれない推奨でも、エビデンスの確実性の評価には適して

いない推奨のカテゴリがある。GRADE working groupが**一連の不明瞭な推奨（an ill defined set of recommendations）**と規定するもので、**優れた医療慣行に関する記述（good practice statement）**[xlii]とよばれるものである[38, 95, 141]。答えが言わずと知れた疑問に対する確定的な答えをみつけるために研究を実施しようとする者はいないだろう。すなわち、このような推奨では、正式に確実性の評価を行うのは不適切であることから、標準的なGRADEプロセスの対象外となる。

　一般的に、優れた医療慣行に関する記述とは、複数の間接比較を含むリンク付けされたエビデンスからなる大規模な**間接エビデンス（indirect evidence）**に基づいて推奨される正味利益が大きい状況のことをいう。このようなエビデンスは非直接性により、効果の確実性は低下することが多いが、必ずしもそうとは限らない。よく使用される面白い例を1つあげると、航空機からパラシュート使用またはパラシュートなしで飛び降りた場合のアウトカムの違いである[96]。正式な文献検索を行わなくとも間接エビデンスによって示される介入の正味利益の確実性がこの例と同レベルであると確信できる場合、パネルは優れた医療慣行に関する記述を提示することを検討すべきである。

　ガイドラインパネルがGRADEシステムを使用して推奨を作成する場合、「低」または「非常に低」の確実性のエビデンスに基づき、強い推奨を提示することは珍しくなく、事実、内分泌学会が作成した推奨に関する系統的調査の結果、確実性が「低」または「非常に低」のエビデンスに基づく121件の強い推奨（整合性に欠ける推奨）のうち、43件（36%）は「優れた医療慣行に関する記述」として分類された[97]。さらに、WHOガイドラインに対して行った同様の調査では、160件の整合性に欠ける推奨のうち、29件（18%）は「優れた医療慣行に関する記述」として分類された[98]。

　結論として、ガイドラインパネルは優れた医療慣行に関する記述をグレーディングすべきではない。優れた医療慣行としての推奨行為を支持するエビデンスは十分にある場合でも、これらのエビデンスの内容を探り出すのは困難かつ時間と労力の無駄である。ガイドライン作成作業においては一般的に時間と労力は非常に貴重なものであることから、優れた医療慣行に関する記述をグレーディングされた推奨（「低」または「非常に低」ではなく「高」または「中」の確実性に基づく強い推奨）に変換するために時間と労力を割くことは得策でない。ガイドラインパネルは、優れた医療慣行に関する記述を提示する際には、GRADE working groupが提案している7つの項目について明確に検討すべきである（表1.2-39）。

　Surviving Sepsis Campaign Guideline（SSCG）2016において、GRADEシステムが採用されたが、

表1.2-39　優れた医療慣行に関する記述について検討するガイドラインパネルが自問すべき質問[95]

1. 記述は明確かつ実行可能か。
2. そのメッセージは本当に必要か。
3. 正味利益が大きく、なおかつ疑いの余地のないものか。
4. それは、収集と要約が困難なエビデンスか。
5. 公衆衛生ガイドラインの場合、検討すべき具体的問題（例：公平性）はあるか。
6. 論拠を明確に示しているか。
7. これは正式にGRADEによるグレード付けされた方がよいか。

出版社より許可を得て、Guyattら[95]より翻訳引用

[xlii] Motherhood statement, good practice recommendations, best practice statementともよばれる。

強い推奨と弱い推奨に加えて、**グレード付けなしの強い推奨**（ungraded strong recommendation）として「**best practice statement**」のカテゴリ分類が使われた[99]。SSCG 2016では、敗血症または敗血症性ショックの患者の早期治療と蘇生に関する93件の推奨のうち、18件が「best practice statement」であったが、その妥当性は検証されていない[141, 142]。

1.2-14.2　推奨の強さを決定する主要4基準

推奨の強さを決定する主要4基準（アウトカム全般にわたる全体的なエビデンスの確実性、望ましい効果と望ましくない効果のバランス、価値観や意向、必要資源量・コスト）が**表1.2-40**である。原則として、強い推奨が正当化される場合とは、4基準のすべてが満たされる必要がある[100]。さらに、推奨作成の視点によっては、許容可能性、実行可能性、公平性なども検討される場合があり、GRADEpro GDTによるEtDテーブルを使用して透明性の高い判断ができる[106, 107]。GRADE working groupと「エビデンスに裏付けられた情報に基づく決断と診療を支援するコミュニケーション戦略の策定と評価（Developing and Evaluating Communication Strategies to Support Informed Decisions and Practice Based on Evidence: DECIDE） group」は、推奨の目的に沿ったさまざまなフォーマットを用意している[130, 131]。

表1.2-40　推奨の強さを決定する主要4基準[100]

基準	強い推奨が正当化される場合	弱い推奨が予想される場合
アウトカム全般にわたる全体的なエビデンスの確実性	全体的なエビデンスの確実性は、「高」または「中」である。	全体的なエビデンスの確実性は、「低」または「非常に低」である。
	AND	OR
望ましい効果（利益）と望ましくない効果（害）のバランス	望ましい効果が明らかに望ましくない効果を上回る、あるいは下回る。	望ましい効果と望ましくない効果が拮抗している、またはバランスが不確実である。
	AND	OR
価値観や意向	すべてまたはほとんどすべての情報を得た患者が同じ選択をする。	十分に情報を得た患者の選択肢にはばらつきや不確実性がある。
	AND	OR
必要資源量やコスト（任意）	介入の正味の利益は、すべてまたはほとんどすべての状況で明らかに正当化される（または否定される）。	介入の正味の利益は、ある状況では正当化されない場合がある。

1.2-14.2.1　アウトカム全般にわたる全体的なエビデンスの確実性

1.2-13章「エビデンス総体の確実性（質、確信性、または強さ）の判断」において示したように、システマティックレビューにおけるGRADEプロセスでは、検討対象となった重要および重大なアウトカムのすべてに対し、エビデンスの確実性のレベルを示す必要がある。エビデンスの確実性のレベルはGRADEの8要因によって決まる。すなわち、エビデンスの確実性のグレードを下げる5要因（バイアスのリスク、非一貫性、非直接性、不精確さ、出版バイアス）とグレードを上げる3要因（大きな効果、

用量反応勾配、全てのありそうなバイアスまたは交絡因子による効果の過小評価）である。
　一方、推奨を作成する際は、個々のアウトカムではなく、しかも（重要なアウトカムでなく）"重大なアウトカム全般"にわたる全体的なエビデンスの確実性を1つだけ決定する必要がある。すなわち、GRADEシステムにおける全体的なエビデンスの確実性は、「重大なアウトカムに関する複数のエビデンスから最終的に"1つのエビデンスの確実性"として判断したもの」である。なお、設定した臨床疑問について収集したエビデンスにおいて、重要なアウトカムのエビデンスのみで、重大なアウトカムに関するエビデンスがない場合に（そのような状況があるかは不明であるが）、単純に重要なアウトカムの等級を重大なアウトカムのそれに繰り上げして、推奨の強さを決定するという判断は不適切である。意思決定に重大なアウトカムが欠如している場合、関連する代理アウトカムの直接性を考慮するか、または臨床疑問を見直すべきである。重要だが重大ではないアウトカムを無理やり使って作成した診療ガイドラインは整合性に欠けるものになる可能性が高い。また、エビデンスプロファイルでは空白の行として提示することで、当該アウトカムに関する研究が欠如していることがわかる。

1.2-14.2.1.1　重大なアウトカム全般にわたる全体的なエビデンスの確実性

　GRADEシステムではアウトカムごとにエビデンスの確実性を評価することから、各アウトカムによってエビデンスの確実性のグレードが異なることが多い。推奨作成のために採用した全ての重大なアウトカムについての全体的なエビデンスの確実性のグレードを判断する場合は表1.2-41の規則に従う[58]。このGRADE規則について、仮想データを使って図示したものが例1、例2である（図1.2-20, 21）。

表1.2-41　アウトカム全般にわたる全体的なエビデンスの確実性を判断するGRADE規則

1. 重大であると判断された一連のアウトカムのみ（重要性スコア＝7〜9点）を検討する。
2. 重大なアウトカム間でエビデンスの確実性が異なり、かつ、 ● 各アウトカムが異なる方向（利益と害）を示している場合： 　「重大なアウトカムに関するエビデンスの確実性の中で"最も低い"グレード」を、全体的なエビデンスの確実性とする。 ● すべてのアウトカムが同じ方向（利益、または害のいずれか一方）を示している場合： 　「重大なアウトカムに関するエビデンスの確実性の中で"最も高い"グレード」を、全体的なエビデンスの確実性とする。 　ただし、利益と害のバランスが不確実である場合、重大なアウトカムのうち、「エビデンスの確実性が"最も低い"グレード」とすべきである。

例1. 各アウトカムが異なる方向（利益と害）を示す場合（図1.2-20）

　慢性腎臓病患者に対するある介入の効果比較研究（5件のRCT）について、重大なアウトカム3個（全死亡、透析移行、重篤合併症）と、重大ではないが重要なアウトカムとしての軽症合併症に関する、仮想のメタアナリシスである。1,000人あたりのリスク差の点推定値（黒丸）と95%CI（横線）がエビデンスの確実性のレベルとともに提示されている。推奨のための決断閾値や絶対効果の具体的な値は提示していない。
　点推定値から、全死亡と透析移行に関しては利益が示され、重篤合併症と軽症合併症に関しては害が示されている。透析移行に関しては、信頼区間から害の可能性も示唆される。個々のアウトカム

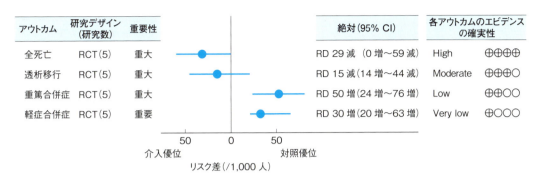

図1.2-20 重大なアウトカム全般にわたる全体的なエビデンスの確実性（アウトカムが異なる方向）
全死亡と透析移行に関しては利益の可能性を、重篤および軽症合併症に関しては害を示している。
RD：リスク差（1,000人あたり）

に関するエビデンスの確実性は「高」から「非常に低」である。3つの重大なアウトカムについて、それぞれの相対的重要性（価値）を無視して利益と害のバランスを比較すると、点推定値では、1,000人あたり44人の利益（全死亡の減少29＋透析移行の減少15）に対し50人の害（重篤合併症の増加50）であり、害＞利益のバランスから、推奨しないという方向になる（つまり、**正味の害 [net harm]** として、6人/1,000人である）。しかし、アウトカムの価値観を考慮して利益と害の不確実性（信頼区間）を検討すると、そのバランスは異なってくる可能性がある。たとえば、死亡のアウトカムの価値が他のアウトカムの2倍ならば、1,000人あたり23人の**正味の利益 [net benefit]**（29×2＋15－50＝23）となる。

　この場合のアウトカム全般にわたるエビデンスの確実性はどうなるだろうか。重大なアウトカムが異なる方向を示している場合には、"重大なアウトカムに関するエビデンスの確実性の中で最も低いグレードを、全体的なエビデンスの確実性とする"というGRADE規則に従うと、全体的なエビデンスの確実性は、重大なアウトカムの中で"最も低いグレード"である重篤合併症のエビデンスの「低」となる。なお、軽症合併症は、意思決定には、"重要だが重大ではない"アウトカムであることから、推奨作成のためのアウトカム全般にわたるエビデンスの確実性評価には採用しない。

例2．各アウトカムが同じ方向（利益もしくは害）を示す場合（図1.2-21）
　重大なアウトカムが3件（死亡、再発、有害事象）に関する別の仮想メタアナリシスである。各アウトカムに関するエビデンスの確実性のグレードは「中」、「低」、「非常に低」である。ここでも、推奨のための決断閾値や絶対効果の具体的な値は提示していない。
　点推定値と信頼区間をみる限り、すべてのアウトカムに対する効果の方向は同じで、介入による利益を示しており、有害事象に関するCIの上限をみても"効果なし（RR 1.0）"の線をまたいでいないことからも、最悪としても害がありそうにない。したがって、全体的なエビデンスの確実性は、"重大なアウトカムに関するエビデンスの中で最も確実性が高いグレードを、全体的なエビデンスの確実性とする"というGRADE規則に従うと、重大なアウトカムの中で"最も高いグレード"である死亡のエビデンスの「中」となる。

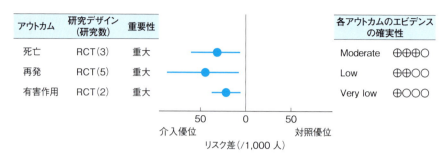

図1.2-21 重大なアウトカム全般にわたる全体的なエビデンスの確実性（アウトカムが同じ方向）。
すべてのアウトカムに関して利益を示している。絶対効果の推定値は提示していない。

1.2-14.2.1.2　アウトカムの再評価

　アウトカムの重要性はエビデンスの統合結果によって変わる場合がある。一連の効果推定値の全体的な確実性は、必ずしも診療ガイドライン作成プロセスの初期段階で重大と判断された一連のアウトカムに基づいて行われるわけではない。どのアウトカムが決断（推奨）に重大なのかの判断が、結果を検討する段階で変わることがまれながらありうる。このような当初重大であるとされたアウトカムがエビデンスの要約後に重大ではなくなる2つの典型的状況[58]が以下である。

1. アウトカムに"関連性がない"ことがわかった場合

    たとえば、ある特定の有害事象が、診療ガイドライン作成過程の初期段階では重大であると考えられたとしても、その有害事象がごくまれにしか発生しないことがわかった場合、最終的にはこの有害事象は推奨作成には重要だが重大でないと判断されるかもしれない。

2. アウトカムが"推奨作成には不要である"ことがわかった場合

    介入が当該アウトカムに及ぼすと考えられる一連の影響を考慮しても、推奨およびその強さが変わることはない場合である。いくつかの重大なアウトカムに関して確実性の高いエビデンスが決断を支持するものであれば、同じ推奨を支持する他の重大なアウトカムに関するエビデンスの確信性が低くても、アウトカムの方向は変わらないことから、エビデンスの確実性のグレードを下げる必要はない。

1.2-14.2.2　望ましい効果と望ましくない効果のバランス

　望ましい効果（利益）と望ましくない効果（害、負担、コストなど）のバランスで、望ましい効果が望ましくない効果を明らかに上回る、または明らかに下回る場合には、「強い推奨」と判定する。一方、両者が拮抗している場合や得失（トレードオフ）の関係の場合や、それぞれの効果あるいは両者のバランスのいずれかに不確実性がある場合は、「弱い推奨」の評価となる（図1.2-22）。

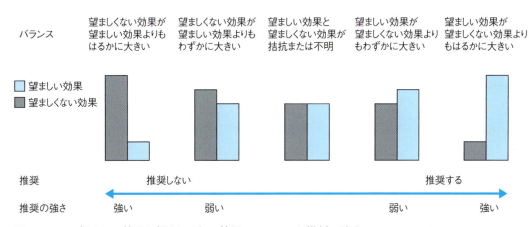

図1.2-22　望ましい効果と望ましくない効果のバランスと推奨の強さ

望ましい効果と望ましくない効果のバランスを評価する際には、以下の要因について検討する必要がある。

- アウトカムのベースラインリスク
- アウトカムの重み（価値観や意向）
- 介入の効果（相対効果、絶対効果）
- 効果推定値の精確さ

1.2-14.2.2.1　アウトカムのベースラインリスク

診療ガイドラインにおいては絶対効果に着目するというのが基本である。利益と害の比較の際に絶対効果を利用するということは、ベースラインリスクの推定値に関する不確実性を検討する必要がある。つまり、絶対効果（＝［ベースラインリスク］×［相対効果］）は、ベースラインリスクが高いほど大きくなり、推奨の強さも強くなる。また、ベースラインリスクに関するエビデンスの確実性が信頼できるものならば、その統合推定値を利用できるが、そうでないならばその統合推定値を使うことはできない。たとえば、アウトカムのベースラインリスクが介入による利益や害の大きさに強い影響を及ぼし、かつ集団の中にアウトカムのリスクが高い集団と低い集団とが混在する場合、ガイドラインパネルはサブグループ別の推奨の作成を検討する必要があるかもしれない。

ベースラインリスクを推定するためのデータは、さまざまな情報源（例：監視データ、観察研究、およびランダム化試験のプラセボ群など）から得ることができる。しかし、ベースラインのアウトカム発生率（すなわち、1人の単位時間あたりのイベント発生）を測定するための適切なエビデンスを見つけることは容易ではない。特にRCTにおけるイベント発生率は、RCTの適格基準のために現実の状況でみられる発生率とは大きく異なる可能性がある。イベントの絶対数を使って有益性のバランスを評価するためには、原則的には有病率ではなく発生率データを使用する必要がある。しかし、いくつかのアウトカムについては、観察データは、発生率ではなく有病率（すなわち、その事象を経験した集団

における割合)のみを提供している可能性がある。さらに、観察研究においてアウトカムの発生率が報告されている場合であっても、そのデータは、関心のある治療が実施される疾患または状態を有する集団ではなく、他の疾患または状態を有する異なる集団に特異的であるかもしれない。このため、GRADEシステムでは、アウトカムのベースラインリスクに関するエビデンスの確実性を評価するために、予後に関するGRADEシステムの適用を発表している(Part 3『予後研究へのGRADEシステムの適用』を参照)。

例1. ワルファリン治療と脳卒中予防

システマティックレビューとメタアナリシスから、心房細動患者におけるワルファリン治療(アスピリン治療と比較)による全ての脳卒中の相対リスク減少率(RRR)は46%とわかっている。では、心房細動以外のリスク要因をもたない65歳の患者はどうだろうか。この患者が脳卒中を発症するベースラインリスクは約2%/年である。用量調節ワルファリン治療は、アスピリン治療と比較して、リスクを約1%(11/1,000人)にまで低下できる。より高齢で心房細動以外のリスク要因をもつ患者の場合、脳卒中を発症するベースラインリスクは約8%/年である。用量調節ワルファリン治療は、アスピリン治療と比較して、そのリスクを約4%(43/1,000人)にまで低下させる。このようなことから、ベースラインリスクが高い後者の集団においては、ワルファリン治療を強く推奨するだろう。

1.2-14.2.2.2　アウトカムに関する価値観や意向(相対的重要性)

アウトカムに関する価値観や意向とは、重大なアウトカムの相対的重要性を意味している[56, 101, 102]。価値観や意向の評価ツールにはさまざまなものが報告されている(1.2-14.2.3.2章「価値観や意向の測定」を参照)。エビデンスから推奨を作成するためには、介入効果、ベースラインリスク、およびアウトカムの相対的重要性を使って、利益と害のバランスを評価する必要がある(1.2-14.2.3章「価値観や意向の測定」参照)。

例1. サウジアラビアの乳がん診療ガイドライン

サウジアラビアの乳がん診療ガイドライン[xliii]において、乳房のしこりに関連した価値観や意向に関するシステマティックレビューでは、効用値を使ったアウトカムの価値として、無病生存率0.96(95%CI: 0.95〜0.97)、局所再発率0.76(95%CI: 0.68〜0.84)、対側乳がん再発0.72(95%CI: 0.59〜0.80)、遠隔転移0.64(95%CI: 0.54〜0.73)が報告された。

1.2-14.2.2.3　介入の相対効果と絶対効果

介入の相対効果が常に一方向(利益の方向、または害の方向)を示している場合は、「強い」推奨が導かれる可能性が高い。介入による利益と害の相対効果がいずれも大きいものの、示す方向が逆向きである場合(例:利益が大きく、有害事象のリスクも高い)は、「弱い」推奨とされる可能性が高い。介入の絶対効果が大きい場合には、小さい場合と比較して「強い」推奨とされる可能性が高い。

[xliii] http://www.moh.gov.sa/en/Pages/default.aspx

例1. 心房細動に対する経口抗凝固薬治療

　心房細動に対する経口抗凝固薬（対プラセボ）治療のRRRは68％であり、一過性脳虚血発作に対するクロピドグレル治療（対アスピリン治療）のRRR 9％と比較し、脳梗塞の相対リスク減少率は大きかった。このことから、心房細動に対する経口抗凝固薬治療の推奨は、一過性脳虚血発作におけるクロピドグレル治療の推奨よりも強く推奨される可能性が高い。

1.2-14.2.2.4　効果推定値の精確さ

　介入の効果推定値が精確であるほど、推奨の強さを強くする可能性が高まる。効果推定値の精確さを評価する基本として、以下のように考えるべきである。

- 点推定値が介入を支持するものの、その一方で95％信頼区間（CI）が"効果なし"を含む場合、「考えられる最大の効果を表すCIの境界が、真の潜在的効果を示していたとしたら、その介入を推奨するだろうか？」
- 「考えられる最も悲観的な効果を表すCIの境界が真実を反映していたとしても、その介入を支持する推奨を作成するだろうか？」

例1. 心房細動に対するアスピリン治療

　心房細動患者におけるアスピリン治療による脳卒中予防の（プラセボと比較した）効果推定値は、一過性脳虚血発作患者でのアスピリン治療による脳卒中予防の（プラセボと比較した）効果推定値と比較して信頼区間が広く、このため推奨の方向が異なる可能性があり不精確と判断された。結果として、心房細動患者におけるアスピリン治療の推奨は、一過性脳虚血発作患者におけるアスピリン治療の推奨よりも弱く推奨される可能性が高い。

　意思決定に重大なアウトカムが複数ある場合、あるアウトカムの精確さは他のアウトカムの影響を受ける。この場合の効果推定値の精確さに関しては、アウトカムの相対的重要性を考慮した完全コンテキスト化アプローチによる定量的な評価をすることで判断の透明性が高くなる（1.2-13.3.4-（2）章「不精確さの評価のための完全コンテキスト化アプローチ」、およびPart 2『シナリオを使ったGRADEシステムの手順：エビデンスから推奨へ』を参照）。

1.2-14.2.2.5　連続アウトカムの場合のバランス評価

　連続アウトカムに関する効果の精確さも、2値アウトカムと同様に点推定値と信頼区間を使って同じく評価する（1.2-13.3.4章「データの不精確さ」を参照）。しかし、重大なアウトカムの中に、2値アウトカムと連続アウトカムが含まれる場合は、利益と害のバランス評価はやや複雑である。さらに、研究者が連続アウトカムをすべて同じ尺度でなおかつ読者になじみ深い尺度を使用している場合もあるが、異なる尺度を使用している場合もある。

　1次研究において同一のアウトカムの測定に異なるツールが使用されている場合、連続アウトカムを提示する5つのアプローチがある[50]（表1.2-42）。この中で特に、連続変数を相対効果や絶対効果

表1.2-42 同一のアウトカムの測定に異なるツールが使用されている場合に連続変数を提示する5つのアプローチ

アプローチ	メリット	デメリット	推奨
A：標準化平均差（SD）単位（標準化平均差、効果の大きさ）	広く使用されている。	解釈が難しい。集団の同質性または異質性の程度によっては誤解を招きうる。	このアプローチを単独で使用しないこと。
B：自然単位としての提示	1次データにより近いとみなされる場合がある。	診療において十分に使われたツールで、単位を容易に解釈できるものはほとんどない。	自然単位への変換を行うアプローチには、SD単位に基づくアプローチと尺度変更（rescaling）アプローチがある。われわれは後者を提案する。まれではあるが、現場の臨床医によく知られているツールの場合は、この提示方法を真剣に検討すること。
C：相対効果と絶対効果	臨床分野の読者にはよく知られていることから、理解しやすい。大きな効果および非常に大きな効果に関するGRADE指針を適用できる。	疑いの余地のある仮定を含む（特にSD単位をベースとした方法）。	最小重要差（MID）がわかっている場合は、SD単位に依存するよりはこの方法を使用すること。常にこの選択肢を真剣に検討すること。
D：平均値の比	臨床分野の読者には解釈しやすいかもしれない。他のいくつかのアプローチと比較し、疑いの余地のある仮定がそれほど含まれない。大きな効果および非常に大きな効果に関するGRADE指針を適用できる。	測定値が変化の大きさで、したがって負の値をとる可能性がある場合には、適用できない。解釈には、対照群の平均値を把握および解釈する必要がある。	特に相対効果と絶対効果の提示などの他のアプローチを補完する手段として検討すること。
E：最小重要差（MID）単位	読者には解釈しやすいかもしれない。集団の異質性による影響を受けない。	MIDがわかっている場合にのみ適用できる。MIDの不確実性が高まるほど、このアプローチの有用性は低くなる。	特に相対効果と絶対効果の提示などの他のアプローチを補完する手段として検討すること。

SD：標準偏差，MID：最小重要差
出版社より許可を得て、Guyattら[50]より翻訳転載

に変換することが、GRADEシステムによるアウトカム全般にわたるエビデンスの確実性の評価に役立つと考えられている。すなわち、連続アウトカムを相対効果や絶対効果に変換した後は、完全コンテキスト化アプローチを活用して、各アウトカムに関するデータの精確さを評価し、さらにアウトカム全般のエビデンスの確実性を判断できる。

1.2–14.2.3　価値観や意向

1.2–14.2.3.1　価値観や意向（values and preferences）とは

　GRADE working groupは、**価値観や意向（values and preferences）**[xliv] を、健康と生活に対する患者の視点、信条、期待、目標を総括する用語で、より正確には、治療選択肢について考えられる利益、害、コスト、限界、不便さを比較考慮するために各個人が使用するプロセスを指すと定義してきた[51, 52, 101]。しかし、この定義が、アウトカムの重要性ではなくプロセスを把握するという誤解を招く可能性があり、現在は、"人々が健康アウトカムにおく**相対的重要性（relative importance of outcomes）**を価値観や意向"[xlv] と定義している[56, 102, 132-134]。

　この新しいGRADEの定義では、介入に対する賛成または反対の意向は、介入から得られるアウトカムにおく重要性と概念的に同等である。すなわち、介入に対する賛成または反対の意向は、介入が引き起こす健康アウトカムを間接的に重み付けする結果である（たとえば投薬時の負担アウトカムや術後疼痛アウトカムのような手術の帰結）。したがって、治療介入に対する賛成または反対の意向は、個人が介入につながる健康アウトカムの相対的重要性の暗黙的結果である。

　価値観や意向は、診療ガイドラインにおける健康アウトカムの相対的重要性に直接関係しているが、意思決定に関連する他の側面を判断する際には、より良い健康アウトカムの達成にも暗黙的に関連している。態度、期待、信念などのこれらの他の側面は、EtDフレームワークの他の基準（例：公平性[xlvi]、実行可能性または許容可能性の考慮事項）に含まれる。たとえば、社会が新たな介入の幅広い実施のために資源支出を避けることに低い価値をおく場合、それは実行可能であると考えられるかもしれない。しかし、実行可能性や許容可能性は、価値観や意向に関連する考慮事項であるが、患者が健康アウトカムにおく重要性に直接関連するものではない。すなわち、実行可能性や許容可能性は、推奨の対象集団を超えた利害関係者による健康アウトカムに関する視点または重要性に関連するものである。

1.2–14.2.3.2　価値観や意向の測定

　診療ガイドライン作成時の決断や審議において参考となる消費者と利害関係者（例：患者および対象読者）にとってのアウトカムと介入の相対的重要性、価値観や意向、または効用値を決定する。

[xliv] 従来、"preferences"に「好み」の用語をあてていたが、患者や患者支援団体などから適切ではないという意見があり、本書では「意向」の対訳とした。

[xlv] 「アウトカムの相対的重要性」は、「価値観や意向」、「アウトカムの重要性」、「アウトカムの重み」と同じ意味で使われる。GRADE working groupは、推奨のためのアウトカムの重要性に関するエビデンスの確実性評価に、GRADE要因を対応できることを最近発表した[56, 102]。効用値（または不効用値）を使った価値観や意向としてのアウトカムの相対的重要性評価は、CQ作成時におけるPICO成分のアウトカムの重要性の等級付けスクリーニング（1〜9点評価）とは異なる。

[xlvi] GRADEサブグループは、**GRADE equity guidelinesシリーズ（JCE）**として4つの論文を発表している[135-138]。

信頼できるガイドライン作成という視点では、価値観や意向に関するエビデンスの統合が最良と考えられるが、システマティックレビューにより価値観や意向を特定することは容易ではなく報告も少ない[130, 131]。これらに関するシステマティックレビューが入手できず、患者および患者集団への聞き取りも行えず、十分な情報源をもたないガイドラインパネルは、入手可能な文献の非系統的レビューと、患者とのこれまでのやり取りで得た経験を頼りにしなくてはならない。

　一般に、健康関連QOLの測定法としては、評価対象から特定の疾患や病態に対する特異的尺度と、あらゆる疾患や病態に対する包括的尺度に分類される。さらに、包括的尺度は、尺度の数から多次元（例：身体機能とメンタルヘス）のプロファイル型、一次元の選好型に分類される。疾患特異的尺度には、がん患者に対するFunctional living index-cancer（FLIC）やQuality of Life questionnaire for patient treated with Anti-Cancer Drugs（QOL-ACD）、糖尿病患者に対するDiabetes QOL（DQOL）、口腔健康に対するQOLのOral health related QOL（OHQOL）などがあり、多次元尺度のプロファイル型が多い。包括的尺度には、プロファイル型のstructured form 6 dimension（F-6D）、選好型（preference-based）のEuroQOL-5 dimension（EQ5D）、health utilities index（HUI）、quality of well-being scale（QWB）などがある[275, 276]。

　健康関連QOLを含めたアウトカムの価値観や意向については、表1.2-43のような研究方法を勘案した分類とカテゴリがあり、量的研究による効用値の測定には直接方法と間接方法がある[102]。ガイドラインパネルは、推奨作成のための望ましい効果と望ましくない効果のバランス評価に際して、いずれかの手法を使ってアウトカムの価値観を考慮する必要がある。しかし、自身の研究目的に沿って

表1.2-43　患者の価値観や意向に関する測定方法[102]

研究方法	カテゴリ	測定法
定量的研究	効用値（Utility）/健康状態の価値の測定	● 直接方法 　スタンダードギャンブル（SG）[xlvii]、タイムトレードオフ（TTO）[xlviii]、視覚的アナログスケール（VAS） ● 間接方法 　multi-attribute instruments（例：SF-6D、EQ-5D、HUI、QWB） 　QOL測定値からの逆変換
	直接選択	Direct/Forced Choice exercise：一連のオプションから選択 　決断支援/確率トレードオフ
	不効用値測定	健康状態の不効用値（disutility）の測定：他の自問式アンケートとスケール
質的研究	質的情報	質的研究

SF-6D: structured form 6 dimension、EQ-5D: EuroQOL-5 dimension、
HUI: health utilities index、QWB: quality of well-being scale

[xlvii] スタンダードギャンブル法（standard gamble: SG）：価値観、意向、効用値の直接的な測定で、0を死亡、1.0を完全な健康状態とした場合の0〜1.0の尺度で回答者に自身のQOLを評価してもらうもの。回答者は、自身の現在の健康状態で存在する特定の時期xに対して、時期xにおいて完全な健康状態になる確率がPで（0〜0.99の任意の値）直ちに死ぬ確率が1-Pとなるような賭けを選ぶかどうかを決める。基準的賭け法ともいう。

[xlviii] タイムトレードオフ（time trade-of: TTO）法：ある障害をもった期間の長さと、それよりも短い、全く健康な期間の長さを同価値と感じるときの、期間の長さの比率により、その障害状態の効用値を推定する。完全に健康な状態でx年生きることができれば、健康を損ねた状態でy年生きられる場合と同等であると考えた場合には、その健康を損ねた状態で生きることの期待効用はx/yとなる。時間得失法ともいう。一般に、TTO法を使った値は、SG法のそれと比べて低い。

QOLの定義や評価法を新たに開発することが必要となることもある。

効用値（utility）の測定は、たとえば直接方法として、**感情温度計（feeling thermometer）**または**視覚的アナログスケール（visual analogue scale: VAS）**などを使って、通常、死亡または最悪の健康状態と同等の健康状態を反映する0の状態と、完璧な健康状態または最高の健康状態を反映する状態（場合によっては100）を有する、間隔スケールで測定される（図1.2-23）。

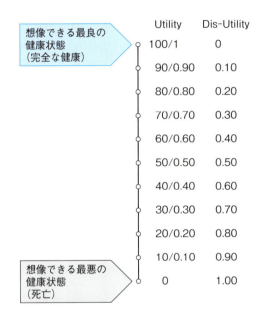

図1.2-23　VASを使った効用値測定

健康状態の価値を表現する効用値（Utility）は、特定の健康状態に対する価値観や意向の強さが0（死）から1（完全な健康のため）の間のいずれかの値になる。一方、不効用値（disutility）は、効用値の低下を意味する（disutility＝1−utility）。たとえば、重症脳卒中の効用値0.25の場合、それは完全な健康と比較して0.75の減少または不効用であり、軽症脳卒中の効用値0.75の場合、0.25の不効用となる。このような値は、重症脳卒中の相対的重要性（価値）が軽症脳卒中の3倍であることを示している。

表1.2-44　重大なアウトカム（critical outcomes）に対する価値観の例

アウトカム	アウトカム回避におく価値観（disutility value）	ばらつき	エビデンスの確実性
死亡	1.00		
脳卒中			中
重症障害	0.67	0.48〜0.78	
中等度障害	0.25	0.20〜0.45	
非致死性頭蓋外出血	0.09（1カ月）	0.09〜0.18	中
心筋梗塞	0.15（1カ月） 0.012（その後）	0.015〜0.32	中
治療の負担			中
ワルファリン	0.013	0.000〜0.013	
ダビガトラン	0.006	0.000〜0.0006	

重大なアウトカムの効用値（または、**不効用値**[disutility]）の評価例としては、AT9ガイドラインの以下がある（表1.2-44）[101]。たとえば、本表のデータからは、脳卒中の回避におく価値観は、心筋梗塞のそれよりも2〜4倍であることがわかる。

1.2-14.2.3.3　アウトカムの価値の使い方

ガイドラインパネルが典型的な患者の価値観や意向の推定値を求めるには、患者の価値観や意向について調べた研究のシステマティックレビューを実施するかもしくは特定するのが理想的であるが、患者の価値観や意向を調べた実証的研究は少なく、各研究のRoBを評価する方法も確立されていないのが実情である[101-103]。アウトカムの価値観や意向の利用法には、効用値の推定値、不効用値の推定値、質的所見、パネルの経験などさまざまな情報を利用することができる[102]。

利益と害のバランス評価においては、アウトカムに等しい重みを割り当てる、予後に関連する重みを使用する、あるいは患者の価値観や意向の調査で決定された重みを使用するなどの場合があるが、いずれの重みを採用したのかを明示する必要がある（図1.2-24）。

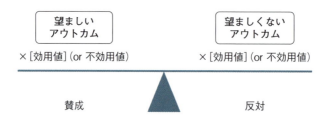

図1.2-24　アウトカムの価値（効用値）を考慮した望ましい効果と望ましくない効果のバランス評価
アウトカムの効用値または不効用値を、望ましいアウトカムと望ましくない効果に乗じて、利益と害のバランス評価に役立てることができる。

さらには、アウトカムの価値観（重み）を使った利益と害のバランス評価においては、比較のためのアウトカムについて重複カウント（例：全死亡と疾患特異的死亡と重篤合併症による死亡）を行わないことが重要である。このための1つの選択肢は、関連するアウトカムについて、1つのアウトカムに重い重み付けをして、他の複数のアウトカムを別々にカウントし、各アウトカムの重み付けを小さくすることである[134]。たとえば、重みとして、致死的なアウトカムを1.0、重症アウトカムを0.5、軽症アウトカムを0.1とし、同時に起こりやすい害のアウトカムについてはより小さな重みを考慮し、さらに感度分析などを実施するという方法である。

GRADEシステムでは、エビデンステーブルに含む重要または重大なアウトカムの数は最大7個までとしており、それ以上の多くのアウトカムを使って利益と害のバランスを評価すると、相対的重要性が低いアウトカムによる過大または過小評価につながる可能性があることに注意すべきである。アウトカムの価値観を利用した評価については、1.2-14.2.1.1章「重大なアウトカム全般にわたる全体的なエビデンスの確実性」の例1、および、Part 2『シナリオを使ったGRADEシステムの手順』を参照していただきたい。

1.2-14.2.4　必要資源量やコスト

　ガイドラインパネルは、推奨の方向性や強さを判断する際に**必要資源量**（resource use）や**コスト**（cost）について検討する場合もあれば、検討しない場合もある。必要資源量やコストを検討しない理由としては、信頼できるデータがないこと、介入に有効性がないことから必要資源量やコストを算出する手間をかける意味がないこと、望ましい効果が望ましくない効果を大幅に上回ることから必要資源量やコストの検討によって最終判断が変わることはないこと、あるいは必要資源量やコストの検討を他の意思決定者に委ねる（他の意思決定者に指示する）決断が下されたことがあげられる。ガイドラインパネルは、必要資源量やコストを検討しない決断、ならびにその理由について明確に示すべきである。

　必要資源量やコストを推奨に盛り込むときは、特に次の点を検討する[47, 58]。

- コストと他のアウトカムの違いはなにか
- どの立場を取るのか（観点）
- 資源の影響としてどの影響を盛り込むのか
- エビデンスの確実性をどう判断するのか
- コスト・資源利用の影響をどのように提示するのか
- 形式的経済学モデルにはどのような潜在的有効性があるか
- 推奨を作成する上で、必要資源量をどう検討するのか

1.2-14.2.4.1　コストと他のアウトカムとの違い

　費用（コスト）には一般的に3つの種類がある。**直接費用**（direct cost）、**間接費用**（indirect cost）、**不可測費用**（unpredictable cost）である。直接費用とは、解析している医療行為のために消費される資源を指し、財、労働、時間などの資源が含まれる。間接費用とは、医療経済学領域においては、病気や死亡により失われた生産性のことを指す。直接費用と間接費用は、一般的には金銭単位で表される。不可測費用とは、病気や治療によって引き起こされる痛みや苦しみであり、金銭的なものよりも定量化することが一般的に困難である[104]。

- コストと他のアウトカムとの間にはいくつかの違いがある
  1. 誰がコストを負担し、誰が利益を享受するのかが最も重要である。
  2. 意思決定において、コストがどの程度の影響力をもつかは、誰がコストを負担するかにより異なる。
  3. コストは、行政管轄区域や時間によって大きく変動する。
  4. どの予算枠で**機会費用**（opportunity cost）[xlix]を検討するかは、専門家により意見が分かれる。
  5. **資源の配分**（resource allocation）は、他のアウトカムに比べて政治的な問題となることが

[xlix] 機会費用とは、断念した最善の選択肢の価値または便益のことである。

多い。

- コストや資源の利用に関するエビデンスの確実性評価のアプローチは、他のアウトカムへのアプローチと同様である
    - ガイドラインパネルが検討する必要があるのは、資源に関わる重要な影響のみである。
    - 意思決定者は、治療群と対照群の違いを示すコストの推定値を必要とする。
    - ガイドラインパネルは、資源利用の増分に関わるエビデンスの確実性について明確な判断が必要である。

1.2-14.2.4.2 コストに関する視点

同じ医療行為によって消費された医療資源でも、異なる立場で計算すると異なる値になるため、幅広い観点からコストを検討することが望ましい。推奨は、ある病院の薬局、個々の病院などといった、ごく限られた読者を対象とする場合もあれば、医療地域、国、または国際的な読者を対象とする場合もある。対象読者の幅が狭いか広いかにかかわらず、資源の影響を含めることを選択したガイドライングループは、自らがとる視点について明示的に示す必要がある[52,58]。

視点の違いによっては、**下流費用（down-stream cost）** の節減を含めた検討も必要となる。下流費用とは、取得費用（薬、医療器具やその他の医療サービスを団体が購入する際の費用）、許容費用（医療時従事者が提供するサービスまたは供給する消耗品に対する費用で、保険者や政府機関が補償する支出として認められるもの）、付随費用（検査、X線、麻酔など本来の治療に付随して行われる医療サービスの費用）、回避費用（一般に標準的な治療法と比較して、新たな治療を行うことで回避することができる潜在的な費用）、機会費用（財を他の次善の用途に用いたら得られたであろう利益）、増分費用（既存のものと比較した場合の新たな医薬品やサービスの費用の差額）、自己負担費（保険者ではなく個人が自費で支払う費用）、などがある。

患者を診察する臨床医は、患者の自己負担費を考慮しながら、個々の患者の意思決定支援が必要なこともある。これは特に臨床的な利益と不利益が拮抗し、かなりの自己負担費用が発生する場合に重要である。こういった状況では、もしガイドラインパネルがGRADEシステムを使ったエビデンスプロファイルまたはEtDテーブルを作成しているならば、臨床医は、エビデンスの要約をレビューし、患者に直接情報を伝えるかまたは患者の状況、価値観、意向を確認した上で、推奨された治療戦略を受け入れる患者の決断が、患者自身の価値観や意向に一致したものかを確実にすることができる。EtDフレームワークには、異なる視点（たとえば、個人、集団）からの、異なるタイプの推奨や決断に合わせた8つの異なるテンプレートが準備されており、その中には保険適用に関連したcoverage decisionテンプレートも含まれている[91-94]。

GRADEpro GDTでは、個人の視点のEtDテンプレートにはコストの項目が初期表示されないため、コストを勘案した個人の視点の推奨を作成する際には、別のテンプレートを使用する必要がある（追加資料-⑥「GRADEpro GDTの利用法」、追加資料-⑦「Evidence to Decisionフレームワーク」を参照）。

1.2-14.2.4.3　資源への影響

　ガイドライン作成者は、金銭的価値だけでなく、必ず必要資源量について提示すべきである。すなわち、コストの最良推定量ではなく、必要資源量の最良推定量（消費された資源と資源の単位あたりのコストとの積）を提示すべきである。資源の単位あたりのコストには大きなばらつきがあるため、多種多様のカテゴリに及ぶ資源支出の合計コストを報告するだけでは、利用者は推定単位コストが自身の状況に適用できるかどうか判断するための情報を得ることができない。したがって、必要資源量を求める際には、セッティングにかかわらず適用可能な**自然単位（natural units）**（例：予防した症例数、増加した無症状日数、改善した患者数、延長した生存年数）を使用すべきである。

1.2-14.2.4.4　コストや必要資源量を示す推定値の確実性

　コストや必要資源量に関する推定値の確実性の評価基準は他のアウトカムのそれと同じである。そのため、資源利用やコスト以外のアウトカムの場合と同様、エビデンスの確実性は異なる資源の内容にわたって違うことがある。たとえば、薬剤使用は比較的簡単に評価できると考えられるが、医療提供者が費やした時間の評価はより困難であると考えられるため、薬剤使用に関する推定値の方が、より高い確実性のエビデンスの可能性がある。

1.2-14.2.4.5　必要資源量に関するエビデンスプロファイルの提示

　コストや資源利用に関するエビデンスプロファイルの様式として決まったものはないが、GRADE working groupによる様式や、NICEによる様式の報告がある（NICEは、GRADEエビデンスプロファイルではなく、**economic evidence profile**とよんでいる[105]）。

　推奨を作成する上では、正味の利益が増分費用に見合ったものかを判断する必要があり、そのためには、（単に治療の直接費用ではなく）費用対効果としての**増分費用効果比（incremental cost-effectiveness ratio: ICER）**[i]に関する不確実性を検討する必要がある。しかし、複数のアウトカムに関わる複雑なトレードオフを判断する必要がある場合は、判断が間接的なものに終わる場合や、質的な内容の判断が下される場合があるかもしれない。また、費用対効果分析では、異なる情報源からのエビデンスを結合し、モデル化による意思決定分析方法を使うことがしばしばあり、そのモデルに入力する前提にはさまざまな不確実性がある。このため、GRADE working groupは、エビデンスプロファイルには直接ICERを記載せず、ICERや追加的資源必要量はEtDテーブルに含めるよう推奨している（Part 6『診断検査精度へのGRADEシステムの適用』、表6.8-2参照）。

　コストや医療資源に関するGRADEエビデンスプロファイルの例[47]を以下に示す（表1.2-45）。

---

[i] 厚労省は2016年4月より新たなHTA制度を立ち上げて、薬価算定時の費用対効果評価を導入することを決定した。国内においても、医療技術の価値（value）を考慮した、**value-based medicine（VBM）**が注目されつつあり、今後は、診療ガイドラインにおいても、ICERを使った費用対効果に関するエビデンスの確実性が問われるのは必須と考えられる。

表1.2-45 必要資源量に関するGRADEエビデンスプロファイル

疑問：ブプレノルフィン固定量による維持療法とメサドン可変用量による維持療法は、オピオイド維持療法として使用すべきか
患者または集団：アヘン依存症患者
セッティング：米国、オーストラリア、スイス、英国の外来患者

研究 (フォローアップ)	質評価						患者数	資源とコストの要約		全体的な質
	デザイン	限界	非一貫性	非直接性	不精確さ	その他の要因		患者あたりの資源とコスト (1999 AU $)		
								メサドン	ブプレノルフィン	
薬物 (6カ月) 1件の研究 (Doran, 2003)[a]	RCT	なし	なし	いくらか不確実[b]	なし	なし	405	資源 (1日あたりの平均)		⊕⊕⊕◯ 中
								57mg	11mg	
								コスト (6カ月)		
								37 (33 SD)	459 (461 SD)	
他の医療コスト (6カ月) 1件の研究 (Doran, 2003)[c]	RCT	なし	なし	いくらか不確実[b]	なし	なし	405	資源	NA	⊕⊕⊕◯ 中
								コスト (6カ月)		
								1,378 (NA)	1,270 (NA)	
犯罪コスト 該当情報なし[d]										

RCT：ランダム化比較試験，NA：該当なし，SD：標準偏差

[a] 調剤料を含む
[b] 従業員の時間（すなわち、面談時間と準備時間）、診断手順、設備レベル（消耗品、資材、設備、管理、セキュリティなどを含む補助的サポート）を含む。
[c] この調査はオーストラリアの保健システム内で実施されたが、推奨は国際的なものであった。
[d] この情報はHarrisらにとっての提供されたもので、バイアスのリスクが大きすぎると考えられたため考慮されなかった。

出版社の許可を得て、Brunetti[47]より転載

1.2-14.2.4.6　形式的経済モデル

　形式的な医療経済学的な評価モデルとしては、**費用最小化分析 (cost-minimization analysis)**（全ての代替案を通じて全ての健康アウトカムが等しいと仮定する）、**費用効果分析 (cost-effectiveness analysis)**（全ての代替案を通じて自然単位で表される単一かつ共通な健康アウトカムの単位が用いられる。例：脳梗塞を1件予防するためのコスト）、**費用効用分析 (cost-utility analysis)**（効用スコアを用いて延長した**質調整生存年**［quality-adjusted life year: QALY］を物差しに使った費用効果分析）、**費用便益分析 (cost-benefit analysis)**（全てのアウトカムを通貨等価額に換算し、貨幣単位が代替案全体を比較する単位の共通単位となる）、**費用結果分析 (cost-consequence analysis)**（全ての費用およびアウトカムの比較はそれぞれの相対的重要性を表示することなく行われる）の5つの分析手法がある。

　しかし、これらの経済モデルによる要約は意思決定の際の参考にはなるものの、残念ながら、発表されている費用対効果分析の多くは、欠陥やバイアスを含んでいる可能性が高く、またある特定の状況に限定された結果であることが多い。害、利益、必要資源量の推定値が質の低いエビデンスに基づくものである場合、経済モデルの透明性は低下し、モデルから誤った結果が導かれるかもしれない。これらの理由から、GRADE working groupは、通常のエビデンスプロファイルには費用効果モデルまたは費用効用モデルを含めないことを推奨している。また、GRADEシステムでは、ガイドラインパネルがコストや必要資源量について検討する場合、資源の利用を考慮した推奨を1件のみ作成するよう提案している[47, 58]。2件の推奨（必要資源量を考慮しない推奨を1件と、必要資源量を考慮した推奨を1件）を作成することは回避すべきである。

　ガイドライン作成グループに経済モデルに関する専門知識と資源がある場合には、形式的な経済モデルを独自に作成することを検討した方がよいかもしれない。たとえば、AT9ガイドラインにおいては推奨の強さと費用対効果の閾値との関連を明確に定義している[12]。

1.2-14.3　推奨事項の表現

　推奨文は必ず、当初定義したCQを解決した内容とすべきである。したがって推奨では、推奨の対象となる患者または集団、推奨される介入が、必要に応じて具体的かつ詳細に定義されるべきである。また、わかりきっている場合を除いては、推奨においては比較対照についても定義すべきであり、推奨にはセッティング（例：一次医療か三次医療か、入院治療か外来治療か）についての説明も含まれることもある。

　一般に、代替的治療法に反対する推奨よりは、ある特定の治療アプローチに賛成する推奨を提示するのが好ましいとされている。たとえば、脳卒中の病歴をもつ患者に対し、クロピドグレルにアスピリンを追加すべきかどうかを検討している場合、「クロピドグレルを服用中の脳卒中既往患者に対しては、アスピリンの追加投与を行わない方がよいだろう」とするよりも、「脳卒中既往患者においては、クロピドグレルにアスピリンを追加投与するよりも、アスピリンを単剤で投与した方がよいだろう」と記述する方が好ましい。しかし、無効または有害な治療が広く普及している場合には、治療アプローチに反対する推奨を提示するのが適切である。たとえば、「正常酸素分圧の急性冠症候群の患者に対

してルーチンに酸素を投与しないことを提案する」と記述する。また、受動態で提示された推奨は明確さを欠くことから、GRADE working groupはガイドライン作成者に対し、推奨を能動態で提示するよう促している。

　また、推奨事項は平易ですぐ目につく形で報告し、長い段落の中に推奨を埋め込んだり、要約のセクションの中で複数の推奨をまとめたりしないようにすべきである。

1.2-14.3.1　推奨の強さと方向の表現

　GRADEにおける推奨の表現は、方向[(〜の使用を) 推奨する/推奨しない]は2種類で、推奨の強さも、「強い/弱い（条件付き）」の2種類であり、両者の組み合わせとして4通りの推奨があるが、弱い推奨の場合は、断定的な表現を避けるようする[51,58]（表1.2-46）。

表1.2-46　推奨の強さと方向の表現

強さと方向	文言1	文言2	文言3
強い推奨	●「われわれは〜を推奨する (we recommend …)」	●「臨床医は〜すべきである (clinicians should …)」	●「われわれは〜を推奨しない (we don't recommend …)」
弱い推奨	●「われわれは〜を提案する (We suggest …)」	●「臨床医は〜するとよいだろう (clinicians might …)」	●「条件付きで〜を推奨する (We conditionally recommend …)」
弱い推奨反対	●「われわれは〜をしないことを提案する (We suggest … not)」	●「臨床医は〜しない方がよいだろう (clinicians might not …)」	●「条件付きで〜をしないことを推奨する (We conditionally recommend … not)」
強い推奨反対	●「われわれは〜をしないことを推奨する (we recommend … not)」	●「臨床医は〜すべきでない (clinicians should not …)」	●「われわれは〜をしないことを推奨しない (we don't recommend … not)」

1.2-14.3.2　推奨の強さと方向の記号表示

　GRADE working groupは、エビデンスの確実性と推奨の強さを、記号や文字、数字による表現提示を勧めている。すなわち、文字や数字を利用する場合、推奨の強さには"数字 (1, 2)"を、エビデンスの確実性には"文字 (A, B, C, D)"を使用する[58]（表1.2-47）。GRADEシステムを使った診療ガイドラインを作成している団体のほとんどは、GRADE working groupが提案するこれらの記号表示を提示しており、改変表示を使うことは大きな混乱を招く可能性があることに留意すべきである。

　推奨事項を提示する際には、常に推奨の強さとエビデンスの確実性のグレードとの組み合わせで記述する。ガイドライン利用者にとって優先すべき医療行為は推奨の強さであることから、GRADEシステムでは、「推奨の強さ」、「エビデンスの確実性」の順で記載する。すなわち、推奨の強さ（1=「強い」、2=「弱い/条件付き」、の2分類）とエビデンスの確実性のグレード（A=「高」、B=「中」、C=「低」、D=「非常に低」、の4段階）の組み合わせで記載する。結果として、Grade 1AからGrade 2Dまでの8通りの記載がありうる（例："強い推奨/エビデンスの確実性が「非常に低」"の場合はGrade 1D、"条件付き推奨/エビデンスの確実性が「中」"の場合はGrade 2B）。

表1.2-47 推奨の強さとエビデンスの確実性の表示

推奨の強さ	表記	
	記号	数字
強い推奨 (Strong)	↑↑ あるいは ↓↓	1
弱い/条件付き推奨 (Weak/conditional)	↑? あるいは ↓?	2

エビデンスの確実性	表記	
	記号	文字
高 (High)	⊕⊕⊕⊕	A
中 (Moderate)	⊕⊕⊕○	B
低 (Low)	⊕⊕○○	C
非常に低 (Very low)	⊕○○○	D

1.2-14.4 GRADEプロセスにおける合意形成

　診療ガイドライン作成にGRADEシステムを適用する場合、推奨作成における各ステップで下される判断について、全員が合意するか、少なくとも事前に設定した大多数のメンバーが合意することが必要である。すなわち、重要もしくは重大なアウトカムの選出、採用するエビデンス、関心のあるアウトカムに関するエビデンス総体の確実性の評価、アウトカム全般にわたる全体的なエビデンスの確実性、利益と不利益のバランス、推奨の強さの判定など、全てのプロセスにおいて統計的手法を活用する。

　このプロセスのうち、特に推奨における合意形成に必要な資料が、エビデンステーブル（エビデンスプロファイル、SoFテーブル）やEtDテーブル[106, 107]である。また、GRADEシステムにおける合意形成は**RAND法**に準じたもので、修正版**ノミナルグループ法**やパネル全員の参加による**修正デルファイ法**などの質問票調査を行うことにより、パネルの決定内容を引き出すことである[108, 109]。さらに、グループ内へのフィードバック、対面討論（事前に回数を設定）の実施などで見解の不一致を解消し、合意形成の過程を明確にするものである。つまり、診療ガイドライン作成においてパネル全員からの意見を収集するための、迅速かつ明確、客観的な統計的手法である（追加資料-⑧「推奨作成における合意形成法」を参照）。GRADEガイドライン作成におけるRAND法を使った合意形成と推奨決定のための基準例を示す。

手順：
1. ガイドライン作成に関わるメンバー全員（運営委員会、ガイドラインパネル、ワーキンググループの主要メンバー）がGRADEシステムの採用に合意する
    GRADEに関する詳細情報は、以下のサイトや文献に公開されている。
    - GRADE working group (http://www.gradeworkinggroup.org/)
    - GRADE online learning modules (https://cebgrade.mcmaster.ca/)
    - GRADE series in the Journal of Clinical Epidemiology

- GRADEpro Guideline Development Tool (http://gdt.guidelinedevelopment.org/app/)
- Cochrane Training (http://training.cochrane.org/path/grade-approach-evaluating-quality-evidence-pathway)
- DECIDE collaboration (http://www.decide-collaboration.eu/key-decide-tools)
- GRADEシステム (http://www.grade-jpn.com/)
- GRADEブログ (http://aihara.la.coocan.jp/)

2. アウトカムの重要性について合意する

ある特定のCQに関し、どのアウトカムが重大で、どのアウトカムが重大ではないが重要かについて合意する。そのためにはまずガイドラインパネルにアウトカムを提案・生成してもらい、次に匿名で（例：ガイドラインの会議の前に）、アウトカムの重要性について1〜9点スケールのいずれに相当するかを評点付けする（図1.2-25）。参加者の70〜75％以上が7〜9点と評点付けしたアウトカムを、意思決定に重大なものと合意したものとする。なお、この決定閾値は、スコアの平均や中央値をもとに、RAND法に準じた統計学手法を利用することもできる（追加資料-⑧「推奨作成の合意形成法」を参照）。

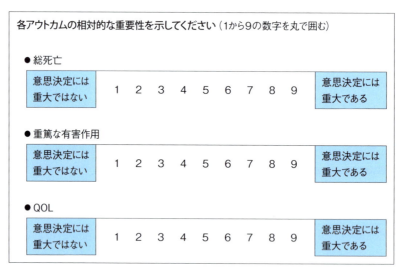

図1.2-25 アウトカムの重要性に関する等級付けと合意

3. 入手可能なエビデンスについて合意する

エビデンスプロファイル作成にあたり、根拠となるエビデンスとエビデンスの確実性のグレード評価についてガイドラインパネル全員が合意する必要がある。そのためには、エビデンスプロファイルやエビデンス要約の作成時に見落とされたエビデンスがないかどうかを十分に検討しないといけない。合意形成においては、パネルが意見を述べる機会を与え、意見の相違があった場合には、合意に達するまで討議を行う。エビデンスプロファイルに関する判断は主観的なものであることから、意見の相違を解決するためにはそれらの判断基準をわかりやすい形で提示することが重要で、最終的な決

定のためには、投票が必要となる場合もある。

4. アウトカム全般にわたる全体的なエビデンスの確実性について合意する

GRADE規則のうち、エビデンスの確実性が異なっている場合、全体的なエビデンスの確実性は、「重大なアウトカムに関するエビデンスの中で、"最も低いエビデンスの確実性"に合わせる」こと（1.2-14.2.1章「アウトカム全般にわたる全体的なエビデンスの確実性」を参照）について事前に十分に説明がされていれば、合意は容易である（図1.2-26）。完全コンテキスト化アプローチを利用する場合には、重大なアウトカムの相対的価値（例：効用値）を使って、アウトカムの不精確さを評価する（1.2-13.3.4-（2）章「不精確さの評価のための完全コンテキスト化アプローチ」を参照）

```
重大なアウトカム（重要性7〜9点）全般にわたる全体的なエビデンスの質はなんですか

□ 高（High）    □ 中（Moderate）    □ 低（Low）    □ 非常に低（Very low）

コメント：
```

図1.2-26　アウトカム全般にわたる全体的なエビデンスの確実性に関する合意

5. 利益と害、負担、コストのバランスについて合意する

ある特定のCQにおける利益、害、負担およびコストとのバランスについて提案するか、あるいは参加メンバーからの提案を求めるとよい（図1.2-27）。GRADEpro GDTによるEtDテーブルを使用することによって、この過程をわかりやすく、なおかつ明確なものにできる。

```
望ましい帰結（利益）と望ましくない帰結（害）のバランスはなんですか
□ 利益が害を明らかに上回る
□ 利益が害をおそらく上回る
□ 利益と害のバランスが拮抗しているか不確かである
□ 害が利益をおそらく上回る
□ 害が利益を明らかに上回る
```

図1.2-27　望ましい帰結（利益）と望ましくない帰結（害）のバランスに関する合意

6. 推奨の強さについて合意する

利益と害、負担、コストのバランスを慎重に検討したら、次にパネルは推奨の強さ（「弱い/条件付き」または「強い」）を判定する（図1.2-28）。この際、推奨の強さを決定するための経験則を利用できる（表1.2-48）。

```
この介入について、以下の推奨のいずれが適切でしょうか
□ この介入を使用することを推奨する（強い推奨）
□ この介入を使用することを提案する（弱い推奨）
□ この介入を使用しないことを提案する（弱い推奨）
□ この介入は推奨できない（強い推奨）
```

図1.2-28　推奨の強さと方向に関する合意

表1.2-48　推奨の強さを決定する際の経験則

合意の程度	推奨の強さ
90–100% of people likely to do it＝do it	強い推奨
60–90% of people likely to do it＝probably do it	弱い推奨
40–60% of people likely to do it＝maybe do it	弱い推奨
10–40% of people likely to do it＝probably don't do it	弱い推奨（反対）
0–10% of people likely to do it＝don't do it	強い推奨（反対）

7. レビューやガイドラインの主な結果の提示について合意する

エビデンスの確実性とエビデンスプロファイルやEtDテーブルの提示が適切かどうかについて合意する（図1.2-29）。

```
レビュー／ガイドラインの主な結果はどの程度適切に提示されていると思いますか

● エビデンスの確実性評価
[適切でない]　1  2  3  4  5  6  7  8  9　[適切である]

● Evidence profile/Evidence to recommendation table
[適切でない]　1  2  3  4  5  6  7  8  9　[適切である]

コメント：
```

図1.2-29　エビデンスの確実性とエビデンスプロファイル/EtDテーブルの提示に関する合意

8. 投票について合意する

パネル全体による推奨の強さの判定には、投票を必要とする場合もある。投票は、強制的に判定を下す1つの方法であり、投票結果はガイドライン資料において公表してもよい。

上記のステップ3〜6は、グループ会議の前に討論し、グループメンバーが事前に情報を入手できるようにするのが最も効率的である。グループ内での衝突はいつでも起こりえる上、その解決には困難が伴うことが多いため、そのような状況に対処できるような一定の規則や基準を設定しておくべきである（1.2-14.5章の例、追加資料-⑧「推奨作成における合意形成法」参照）。

このように、GRADEシステムを使った診療ガイドラインを作成する際は、一連のステップにおいて、RAND法（または、RAND-UCLA法）のような統計的手法によるメンバー間の不一致度を評価して合意形成を図ることが重要である。

1.2-14.5　推奨決定基準と合意の率

推奨作成のための見解の一致率評価に関する統一基準はないが、ガイドライン作成チームは、事前に推奨作成のための基準を用意しておく必要がある。国内外のいくつかのGRADEシステムを使った診療ガイドラインにおいて、合意基準が報告されている。

例1．ACCP AT9ガイドライン

米国胸部医学会（ACCP）による、AT9ガイドライン[12]においては、エビデンステーブルが完成し、パネルによる章のドラフトの執筆、レビュー、修正が完了すると、ガイドライン執筆パネルの最終対面会議が開かれる。この会議では、未解決の重要な問題や論争を明らかにし、パネル全員で議論し、必要であれば投票によって問題の解決が図られる。推奨の合意基準は、「執筆パネルの80%以上が推奨に合意した場合、その推奨は承認される」である。ただし、議長の裁量により、（1）圧倒的多数（80%を上回るメンバー）の合意が得られるまで議論を継続する、（2）合意不十分を理由に推奨を削除する、（3）推奨は削除されないが、推奨の考察に少数意見を含める、などの場合がある。

例2．SSCガイドライン2016

敗血症救命キャンペーン（SSC）ガイドライン2016[99]においては、各グループの議論を通じた推奨草案に関して、各パネルメンバーはSurveyMonkey[ii]を使用した投票により、草案への同意または不同意を提示した。推奨草案を受け入れるには、パネルメンバーの75%の合意基準が設定された。投票者は、合意のための草案改訂には最大3回の投票により意見を提供することができた。

例3．関節リウマチ診療ガイドライン2014

一般社団法人日本リウマチ学会による関節リウマチ診療ガイドライン2014[110]においては、88件のクリニカルクエスチョン、44件の推奨が提示された。パネル会議においては、アウトカム全般にわたる全体的なエビデンスの確実性、利益と害のバランス、患者の価値観・希望・負担、コスト・資源利用、推奨に関する1回目の投票を実施した。推奨への同意が5段階評価（1：賛同できる、2：どちらかというと賛同できる、3：どちらともいえない、4：どちらかというと賛同できない、5：賛同できな

[ii] https://jp.surveymonkey.com/

い）のうち、参加メンバーの平均値が4以上の場合を同意が得られたとして、4未満の項目については再度協議を実施した。注射金製剤、ブシラミン、ミゾリビン、レフルノミド、イグラチモドの5項目において（うち2項目については推奨文を修正し）、2回目の投票を実施した。ミゾリビンについては、2回目の投票においても、平均値が4未満（2.8）であったため当該推奨文を削除し、他の4項目については平均値が4以上となったため推奨文を採用した。同意度は5点満点とした投票者の平均値と標準偏差で算出され、ガイドラインにおける各推奨事項に併記された。

1.2-15 エビデンスから推奨および決断を導き出すための枠組み

　ガイドラインパネルは、作成する推奨の視点を明確にした上で、推奨の方向と強さに関する決定要因を統合し、介入に賛成または反対する強いまたは弱い推奨を提示しなければならない。推奨の目的や視点を明確にし、意思決定を円滑にし、判断結果を記録し、エビデンスから推奨および決断を導き出すプロセスを記録するために使用できるツールが、GRADEpro GDTであり、そのアウトプットの1つがEtDテーブルである。EtDテーブルは、GRADE working groupの取り組みを基盤として、DECIDE groupが開発したものである[106, 107, 145]。GRADEpro GDTを使って、エビデンスプロファイルやSoFテーブル、iSoF[iii]テーブルも作成可能である。ガイドラインパネルは、エビデンステーブルやEtDテーブルを使って、エビデンスから推奨につながるプロセスを評価検討することができ、医療提供者はiSoFを使って患者との協議による意思決定（shared decision making）に役立てることができる。GRADEpro GDTを使ったEtDテーブルの作成に関しては、追加資料-⑥「GRADEpro GDTの利用法」、および追加資料-⑦「Evidence to Decisionフレームワーク」を参照していただきたい。

1.2-16 報告とピアレビュー

　診療ガイドラインを作成する際には、ガイドラインを**報告**するための特定の構造、見出し、内容について、どのような様式を用意するかを決定する必要がある。たとえば、ガイドラインの様式には、フルテキストのガイドライン、フルテキストのガイドライン技術報告/システマティックレビュー、臨床医または政策決定者向けの簡易版ガイドライン、患者向けの消費者用バージョンなどがある。また、ガイドライン制作物の執筆を担当する責任者（例：ワーキンググループの小委員会）、ならびに著者資格（例：個々の著者、著者としての組織、著者としてのワーキンググループ）を決定する。

　ガイドライン作成グループの全メンバーにガイドラインレポートの最終草案をレビューしてもらうことにより、フィードバック、編集、修正の機会を十分に提供する。最終文書は、ガイドライン作成グループの全メンバーの承認を得て、組織的（すなわち内部）**ピアレビュー (peer review)** を開始する。推奨の正確さ、実用性、明確性、構成、有用性を確認するために最終文書をレビューすることに加え、外部専門家によるピアレビューの方法を決定する。たとえば、ピアレビュアやガイドライン作成グループからのフィードバックと回答を交えながらの公開による意見交換期間、ピアレビュー誌への投稿に

[iii] iEtDフレームワークの目的や使い方の指針などに関しては、https://ietd.epistemonikos.org/#/about/introductionを参照。

ついて検討する。また、内部レビューおよび外部レビュープロセスを記録し、適切であれば、意見交換で得られたコメントとガイドライン作成グループの回答を公開する。大衆の意識を高め、研究成果に関する一般の意見やフィードバックを取り入れるために、システマティックレビューや推奨草案に対するパブリックコメント期間を設ける場合もある。

1.2-17 普及と実行

　診療ガイドラインの**普及**（dissemination）は、その**実行**（implementation）を容易にするために、目的の読者に配信することを目指すべきである。利用と著作権を考慮しつつ、ガイドラインの採用を促すためのさまざまなアプローチを盛り込んだ積極的普及計画を立案する。たとえば、オンラインでの診療ガイドライン提供、診療ガイドラインの普及と実行に責任をもつ医療システム関係者との正式な関係の構築によるガイドライン受け入れの促進、記者会見、ソーシャルメディア戦略、専門家協会の集まりでの普及、対象読者がアクセスする学術誌でのガイドライン掲載などを検討する。推奨を診療に活かす方法に関する指針提供ツール、サポート、派生成果物を開発または応用する。これらには、モバイルアプリケーション、臨床決断支援システムへの組み込み、対象読者向けの教育支援のための教育資源としても応用可能なガイドラインが含まれる。ガイドラインの適応について検討し、他の状況にガイドラインを適応したい対象エンドユーザーがどうすれば系統的かつ透明性の高い方法でそれを実現できるかについて、たとえば、現場の資源やベースラインリスクに基づく推奨の変更、ガイドラインパネルが下した判断からは逸脱する影響などの具体的な指示を提供する。

　GRADEシステムによる推奨を適切かつ効果的に伝達するための方法が、DECIDE groupとGRADE working groupが中心となって進められている。たとえば、エビデンスプロファイルのwebデータベース化や、iSoFテーブルは、ガイドライン作成グループが異なる対象読者に合わせて提示内容を調整することを可能にし、なおかつユーザーが提示情報と対話することを可能にするものである。「GRADEを魅力的選択肢にするための取り組み（**Making GRADE the Irresistible Choice: MAGIC**）」[liii] groupは、ガイドラインを電子カルテに臨床決断支援システムとして統合し、医療現場における適用や医療の推奨の動的更新を推進するための方法と技術を開発し[116-118]、さらには、BMJ rapid recommendationを発表している[125]。「Minds診療ガイドライン作成マニュアル2017」[57]では、ガイドライン作成グループは、クイックレファレンスとしての「簡易版」の他に、患者・市民にも理解できる平易な言葉で臨床上の疑問と推奨を簡単に説明した一般向けサマリーとしての「一般向けガイドライン解説」の作成も検討するよう記載されている。

1.2-18 評価、使用と免責事項

　診療ガイドラインは、質が確保され、その改善や実施、および責任の範囲と所在が明確に記載され

[liii] MAGICは、診療ガイドラインに関するいくつかのプロジェクトを含む研究開発プログラムで、MAGICという非営利団体がGRADEガイドラインを電子カルテに（臨床決断支援システムとして）統合し、医療現場における適用や医療の推奨の動的更新を推進するための方法と技術を、DECIDE、コクラン、Epistemonikos、GRADE working groupと共同で開発している。

ているべきである。このため、作成プロセスや製品としての診療ガイドラインの内部評価（すなわち自己評価）や、診療ガイドラインの使用や受け入れ（またはその両方）に関する評価が必要である。さらに、診療ガイドラインの影響として、推奨内容の改善や実施によって変化すると考えられるアウトカムを特定し、それらのアウトカムを測定する方法（質指標、またはパフォーマンス指標）を決定する。つまり、診療ガイドラインそのものの質評価とともに、診療ガイドラインの実施に伴うパフォーマンス指標評価が必要である。作成した診療ガイドラインに関する免責事項を記載すべきである。

1.2-18.1 質評価

1.2-18.1.1 診療ガイドラインの評価ツール

診療ガイドラインの公開前には、ガイドライン作成プロセスにおけるエビデンスの検索と要約の方法、推奨の作成方法などの質を、なんらかの方法で評価すべきであり、そのためのツールがいくつか報告されている。評価ツールとしては、IOM基準[1]、AGREE IIチェックリスト[111]、Conference on Guideline Standardization（COGS）チェックリスト[112]、Shaneyfelt基準[113]、GIN-McMasterガイドライン作成チェックリスト（Guideline 2.0）[11, 114]（追加資料-⑬「GIN-McMasterガイドライン作成チェックリスト」参照）などがあるが、いずれもその利用によって作成されたガイドラインが患者にとって重要なアウトカムの改善につながるという質の高い検証報告はない。

GRADE working groupは、「GRADEシステムを利用したといえるための最小限の基準」を発表している[115]（表1.2-49）。

表1.2-49 GRADEシステムを利用したといえるための最小限の基準

基準	判定
1. エビデンスの確実性（certainty、エビデンスの質 [quality of evidence] としても知られている）は、GRADE working groupが採用する定義により、一貫して定義すべきである。	
2. エビデンスの確実性を評価するための各GRADE要因（ドメイン）を、用語の違いがあるにしても、明確に記述すべきである。	
3. 各重要なアウトカムの全体的なエビデンスの確実性（overall certainty）を、4段階または3段階（例：「高high」、「中moderate」、「低low」/「非常に低very low」）、にて、GRADE working groupが採用する定義に合致した各段階の定義に基づき、評価すべきである。	
4. エビデンスの要約とエビデンスから決断の基準（evidence to decision criteria）は、エビデンスの確実性と推奨の強さに基づいて判断すべきである。理想的には、エビデンスの確実性の評価にはエビデンスプロファイルを使用すべきであり、また、エビデンスプロファイルはシステマティックレビューに基づくべきである。少なくとも、評価されたエビデンス、ならびにそのエビデンスの同定や評価に使用した手法を明確に記述すべきである。	
5. 推奨または決断の強さと方向を決定するためには各GRADE基準について明確に考慮すべきである。理想的には、検討された研究エビデンス、追加の考慮事項や判断について透明性を高く記録するために、GRADE evidence to decision（EtD）フレームワークを使うべきである。	
6. 推奨の強さは、2つのカテゴリ（選択を支持、または反対）を使って、各カテゴリについてGRADE working groupが採用する定義に合致する（用語の違いがあるにしても）「強い」または「弱い/条件付き」の定義に従って評価すべきである。	

1.2-18.2　パフォーマンス指標

エビデンスに基づく診療ガイドラインが有効に活用されれば患者視点のアウトカムや資源の利用が改善されると報告されてきた[119,120]。このため、診療ガイドラインを活用して診療内容の**質指標**（quality index: QI）の開発やそれらの指標にも基づく**ペイ・フォー・パフォーマンス**（pay for performance: P4P）[liv]の議論も活発化してきている[122,123]。

通常、パフォーマンス指標は、医療評価の3つの視点としての、構造、過程、結果について測定する。構造（ストラクチャー）とは、病院設備、保険制度、医療機器、専門医の確保など医療サービス提供前から定められている機能である。過程（プロセス）とは医療者により実施された診断や治療が標準的あるいは理想的な手順で実施されているかを評価するものである。結果（アウトカム）とは、院内死亡率や合併症発生率のように、避けるべきアウトカムをどれだけ予防できたかを評価するものである。先進国では構造についてはほぼ満たされているので、質改善は、主としてプロセスとアウトカムへのアプローチに大別される。プロセスベースおよびアウトカムベースの指標にはそれぞれ長所と短所がある。アウトカムベースの措置は、明らかに患者にとってより重要ではあるが、改善のための具体的な措置を提供していないのに対し、プロセスベースの措置は一般的に実行可能である。パフォーマンス指標が診療ガイドラインに由来する場合、ガイドラインの根底にある目標は、望ましい健康アウトカムに直接つながるエビデンスに基づいた医療プロセスであることから、通常、パフォーマンス指標では医療のプロセスを評価する[123]。

プロセスベースのパフォーマンス指標を使った質評価に関して、GRADEを使ったエビデンスの確実性を評価する報告が発表されている[120-123]。パフォーマンス指標に関するエビデンスを評価する際には、以下のような指針がある[119]。

- パフォーマンス指標は、原則として強い推奨事項（GRADE＝1）からのみ作成する必要がある（弱い推奨は対象外である）（図1.2-30）。
- パフォーマンス指標は、「高（A）」または「中（B）」のエビデンスの確実性に基づく推奨からのみ作成されるべきである（低または非常に低のエビデンスの確実性に基づく整合性に欠ける推奨や、優れた医療慣行に関する記述は対象外である）。
- しかし、1Aまたは1Bと評価された推奨事項が必ずしもパフォーマンス指標の作成に寄与できるというわけではなく、実行可能性、有用性、科学的重要性、許容可能性といった基準について、各推奨事項を個別に分析する必要がある。
- パフォーマンス指標の評価者は、1Bの推奨事項を基準に指標を作成する場合は特に注意が必要である。1C、2A、2B、2C、2Dと評価された推奨事項については、質の改善、医療内容の質や効率性に基づく診療報酬、情報公開などといった目的のためのパフォーマンス指標として使用してはならない。

[liv] 質が高いと考えられる治療や診療を実際に受けた患者数を分子、そのケアや診療の対象となった患者数を分母とした、割合で表される。質指標（quality indicator: QI）、臨床指標（クリニカルインディケーター、clinical indicator）、パフォーマンス指標（performance indicator）などともいわれる。

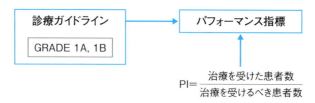

図1.2-30 診療ガイドラインの推奨とパフォーマンス指標
PI：performance indicator

1.2-18.3　免責事項

　高い質のエビデンスに基づく強い推奨でも、全ての状況、全ての患者に適用できるとは限らず、臨床家、患者、第三者支払機関、施設内審査委員会、その他の利害関係者、または裁判所は、決して推奨を命令とみなしてはならない。したがって、診療ガイドラインにおいても、**免責事項**の記載が必要である（表1.2-50）[119]。

表1.2-50　診療ガイドラインにおける免責事項[119]

- ACCPが発行するエビデンスに基づく診療ガイドラインには、現時点で入手可能な最新研究の包括的文献レビューから得られたデータが含まれている。診療ガイドラインは、医療上のアドバイスではなく、一般的情報の提供を目的としており、いかなる状況においても、専門的な治療や医師のアドバイスにとって代わるものではない。また、ガイドライン作成過程の最終段階になって利用可能となった新たな研究の多くはガイドラインに反映されないことため、診療ガイドラインが必ずしも完全、正確であるとは限らない。
- ACCPは、ガイドラインの使用および不使用、ガイドラインの使用結果、ガイドライン中の参考文献、資料、情報もしくは手順などが原因で生じたあらゆる損害に対しての責務を一切否認する。ACCPが発行するエビデンスに基づく診療ガイドラインは、包括的かつ系統的な文献レビューに基づく。
- エビデンスは、あらかじめ設定した臨床上の疑問に関する組み入れ基準を満たした既存の文献からのデータから抽出する。このようなエビデンスは、多くの場合、方法論的厳密性においてばらつきのある複数の研究から得られたもののため、エビデンスの確実性に一貫性がない。

1.2-19　更新

　エビデンス、ならびに推奨に影響する他の要因に変化があった場合に、どのような方法で、どのタイミングでガイドラインを改訂する必要があるかに関するトピックである。Shekelleら[144]によると、AHRQ作成の17件の診療ガイドラインをレビューした結果、作成後3.6年（95%CI: 2.6～4.6年）経過した診療ガイドラインの90%以上はもはやその妥当性はなく、診療ガイドラインの半分は5.8年（95%CI: 5.0～6.6年）で時代遅れとなっていた。診療ガイドラインを最新の状態に保つには、一般的ルールとして、完了後3年以内にレビューすることが推奨されているが、この3年ルールは、ガイドライントピックの進化次第で、よりすばやくまたはよりゆっくりとなる。

　推奨のためのシステマティックレビューの**更新**（**updating**）については、いつ、どのように実施すべきかについて、「システマティックレビューの更新指針に関するパネル（**panel for updating guid-**

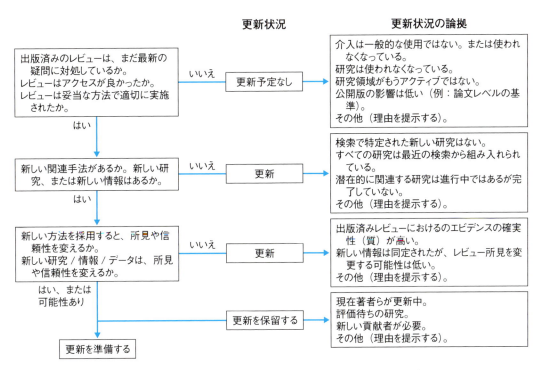

図1.2-31 システマティックレビューの更新を判断するための決定フレームワーク

ance for systematic reviews: PUGs)」[124]、更新状況とそのための論拠に関する枠組みを発表している（図1.2-31）。

　診療ガイドラインにおける推奨には、エビデンスだけではなく、患者の価値観や意向、利益と害のバランス、コストが影響し、これらの要素は、医療を取り巻く社会情勢の推移によって変化しうる。したがって、診療ガイドライン作成グループは、作成した診療ガイドラインの改訂について明示すべきである。診療ガイドラインを更新するためのプロセスは、ガイドラインの作成中に計画されなければならず、それはガイドラインの出版物に報告されるべきである。具体的には、以下について検討する。

- 診療ガイドラインの更新の要否を判断するための定期的なモニタリングおよびレビューの方針、手順、時期を設定する（例：3年毎にシステマティックレビューを更新する）
- 定期的に文献のモニタリングを行い、新たに重要なエビデンスが登場したかどうかを評価する担当者を決定する。
- どのような場合に診療ガイドラインの部分的または全面的更新が必要となるかを決定する条件を設定する。
- 診療ガイドライン完成後のガイドライングループのメンバー構成および参加についての計画を立てる（例：1～2年毎のメンバー交替、更新時に新たなグループを選任、ガイドラインパネル議長の続投）。
- 今後の診療ガイドライン更新のための資金とロジスティクスを計画する（例：継続的な資金

提供の確保、更新プロセスを監視する常設の監督委員会）。
- 診療ガイドラインの更新計画、ならびに更新のために提案されている方法を記録し、これらが遵守されることを確実にする。

Part 2 ● シナリオを使った GRADE システムの手順：エビデンスから推奨へ

- 2.1 シナリオ …………………………………………………… 124
- 2.2 エビデンスの検索・収集と統合 ………………………… 126
- 2.3 各アウトカムのエビデンスの確実性評価 ……………… 130
- 2.4 エビデンスから推奨へ（完全コンテキスト化アプローチ）143
- 2.5 シナリオの Evidence to Decision（EtD）テーブルと推奨の提示 ……………………………………………… 156

Part 2においては、シナリオを使って、**Grading of Recommendations Assessment, Development and Recommendations（GRADE）**システムによるエビデンスから推奨作成の**完全コンテキスト化アプローチ（fully contextualized approach）**を解説する（1.2-13.3.4-（2）章「不精確さの評価のための完全コンテキスト化アプローチ」参照）。

2.1 シナリオ

エビデンスの確実性（certainty of evidence: CoE）と推奨の強さを決定するためのシナリオにおける**臨床上の疑問（clinical question: CQ）**や介入および各アウトカムに関連するエビデンスは全て仮想のものであり、完全コンテキスト化アプローチの理解が目的である。CQの種類は「治療」に関するもので、**診療ガイドライン（clinical practice guideline: CPG）**における推奨作成は個々の患者の視点（individual perspective）である。

2.1-1 臨床上の疑問と分析的枠組み

治療に関するCQは以下である。

> 血栓性素因（thrombophilia）患者において、経口抗血栓薬Triple-Xを使用すべきか[i]。

本CQ作成に関連するPICO成分[ii]と**分析的枠組み（analytic framework）**が図2.1-1と図2.1-2であるが、本章においては、診断に関するCQ（②）や中間アウトカムに関するCQ（④）ではなく、主に治療（Triple-X）による有効性（①）と害（③）を扱う。診療ガイドライン作成に関わる全員がアウトカ

臨床上の疑問	PICO				研究のデザイン
	P: Patient, Population	I: Intervention	C: Comparison	O: Outcome	
Thrombophiliaの患者においてTriple-x治療を実施すべきか	Thrombophiliaの患者	Triple-X	治療なし	・全死亡 ・心筋梗塞 ・静脈血栓塞栓症 ・非致死性脳卒中 ・大出血 ・ディスペプシア ・小出血 ・血栓関連疼痛 ・Dダイマー	ランダム化比較試験、観察研究

図2.1-1　臨床上の疑問とPICO成分

初期に選出したアウトカムは9個（全死亡、心筋梗塞、静脈血栓塞栓症、非致死性脳卒中、大出血、ディスペプシア、小出血、下肢疼痛、Dダイマー）である。診療ガイドライン作成に関与する全メンバーが参加して、各アウトカムの重要性を決定する。

---

[i] この章で記載しているアウトカムに関するデータや介入のTriple-Xなどは仮想のものである。
[ii] analytic frameworkは、PICO成分を中心にして作成されるために、analytic PICO frameworkともよばれる。
　P（Patient/Population）＝患者、I（Intervention）＝介入、C（Comparison）＝比較、O（Outcome）＝アウトカム。

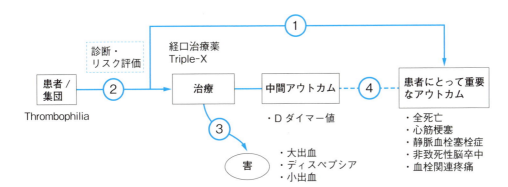

図2.1-2　分析的枠組み（analytic PICO framework）
①は包括的疑問で、治療介入による患者にとって重要なアウトカムへの効果に関するものである。②は患者のリスク評価で、③は介入による害に関する影響である。④は中間アウトカムと重要なアウトカムとのリンクを示すものであり、エビデンスの検索前の時点では関連があるかどうか不明のため点線で示されている。分析的枠組みの詳細は、1.2-9.2章「PICO形式の分析的枠組み」を参照。

ムを検討し、選出した重要および重大なアウトカムについて、システマティックレビューチームとパネルが協調しながら、エビデンスの収集、統合、確実性評価、推奨の強さの決定をするというシナリオである。

2.1-2　患者にとって重要なアウトカム

　本シナリオでは、当初選出した9個のアウトカム（図2.1-1）をリッカート尺度（Likert scale）により再検討した結果、重大なアウトカムが6個（全死亡、心筋梗塞、症候性静脈塞栓症［venous thromboembolism: VTE］、非致死性脳卒中、大出血［消化管など］、ディスペプシア）、重大ではないが重要なアウトカムが2個（小出血［すぐに止血する鼻出血など］、血栓関連疼痛）、重要ではないアウトカムがDダイマー（**代理アウトカム**）となった（表2.1-1）。

表2.1-1　アウトカムの重要性

重要性の等級スケール								
1	2	3	4	5	6	7	8	9
最も重要でない								最も重要
意思決定に重要ではない （エビデンスプロファイルに含めない）			意思決定に重要だが重大ではない （エビデンスプロファイルに含める）			意思決定に重大である （エビデンスプロファイルに含める）[a]		
●Dダイマーの変化（3点）			●小出血（5点） ●血栓関連疼痛（6点）			●全死亡（9点） ●心筋梗塞（8点） ●症候性VTE（7点） ●非致死性脳卒中（8点） ●大出血（8点） ●ディスペプシア（7点）		

[a] 原則として、GRADE working groupはエビデンスプロファイルに含むアウトカムの数を、最大7つまでとしている。

2.2 エビデンスの検索・収集と統合

2.2-1 エビデンスの検索

治療介入の**有効性**（efficacy）については**ランダム化比較試験**（randomized controlled trial: RCT）のエビデンスを、Triple-X（仮想の経口治療薬）に頻度が多いディスペプシアを含めた**害**（harm）については**観察研究**（observational study）のエビデンスを検索した。Thrombophiliaのベースラインリスクを含めた**予後**やアウトカムの価値観や意向（values and preferences）に関しても検索した。これらのPubMed検索式の例を**表2.2-1**に示す[iii]。

[iii] 信頼できる診療ガイドライン作成のためには、既存のシステマティックレビューや診療ガイドラインを検索することが必須である（1.2-11.2章「エビデンスの検索」、GRADE-ADOLOPMENTを参照）。

2.2 エビデンスの検索・収集と統合

表2.2-1 エビデンスの検索式（PubMed検索式の一例）

	検索式	件数
	有効性（efficacy）	
1	Thrombophilia/drug therapy [Mesh]	2947
2	Thrombophilia [tiab]	5216
3	#1 OR #2	7839
4	Triple-x [tiab]	–
5	randomized controlled trial [pt] OR controlled clinical trial [pt] OR meta-analysis [pt] OR meta-analysis [tiab] OR systematic review [ti] OR cochrane database syst rev [ta] OR practice guideline [pt] OR clinical trial [pt]) NOT (case reports [pt] OR editorial [pt] OR comment [pt] OR letter [pt])	962327
6	#3 AND #4 AND #5	413
	害（harm）	
7	Thrombophilia [tiab] OR Thrombophilia [MH]	26368
8	Triple-x [tiab]	–
9	harm* [tiab] OR safe* [tiab] OR side effect [tiab] OR adverse* [tiab] OR toxicity [tiab]	1461160
10	randomized controlled trial [pt] OR controlled clinical trial [pt] OR meta-analysis [pt] OR meta-analysis [tiab] OR systematic review [ti] OR cochrane database syst rev [ta] OR practice guideline [pt] OR clinical trial [pt] OR observational study [pt] OR Comparative Study [tiab] OR evaluation study [tiab])	1092093
11	#7 AND #8 AND #9 AND #10	175
	予後（prognosis）	
12	prognos* [tiab] OR survival [tiab: OR mortality [tiab] OR death [tiab]	2017974
13	#7 AND #12	3356
14	randomized controlled trial [pt] OR controlled clinical trial [pt] OR meta-analysis [pt] OR meta-analysis [tiab] OR systematic review [ti] OR cochrane database syst rev [ta] OR practice guideline [pt] OR clinical trial [pt]) OR observational study [pt] OR Comparative Study [tiab] OR cross sectional [tiab] OR case control [tiab] OR cohort [tiab] OR follow* study [tiab] OR prospective [tiab] OR longitudinal [tiab]) NOT (case reports [pt] OR editorial [pt] OR comment [pt] OR letter [pt] OR protocol [tiab])	2415708
15	#13 AND #14	623
	価値観や意向（values and preferences）	
16	health utility [tiab] OR health utilities [tiab] OR patient decision [tiab] OR patient perspective [tiab] OR value and preference [tiab] OR health related quality of life [tiab] OR patient utility [tiab] OR patient preference [tiab] OR patient satisfaction [MeSH] OR Health Status Indicators [MeSH] OR quality of life [MeSH] OR patient satisfaction [MeSH] OR attitude to health [MeSH] OR patient participation [MeSH]	766148
17	standard gambl* [tiab] OR time trade off [tiab] OR visual analogue scale [tiab]	21371
18	#16 OR #17	781536
19	#7 AND #18	521

（検索日：2018年2月）
MESH: Medical Subject Headings

2.2-2 エビデンスの収集と統合

システマティックレビューにおいては、適格基準（組み入れ基準と除外基準）に見合ったものを採用文献として、可能であればエビデンスを統合する（1.2-11.2.4章「新規にシステマティックレビューを作成する」を参照）。

本シナリオでは、CQに沿った各アウトカムに関するエビデンスとして、以下の22件の研究が採用されたが、アウトカムによって採用するエビデンスの種類（**研究デザイン**）や研究数は異なっている。たとえば、"全死亡"に関する採用エビデンスはRCTが5件（Tokyo_1995、Amsterdam_2005、Leiden_2007、Souel_2008、Madrid_2010）、"症候性VTE"のエビデンスはRCT 2件（Leiden_2007、Souel_2008）、"非致死性脳卒中"のエビデンスはRCT 4件（Leiden_2007、Madrid_2010、EU_2014、Sydney_2015、California_2016）、"ディスペプシア"のエビデンスは観察研究が5件（Singapore_2010、Osaka_2013、China-b_2015、Chapel_Hill_2015、Canada_2016）である（表2.2-2、図2.2-1）。

表2.2-2 アウトカムと関連エビデンス

	採用研究	研究デザイン	全死亡	心筋梗塞	症候性VTE	非致死性脳卒中	血栓関連疼痛	ディスペプシア	大出血	小出血
1	Tokyo_1995	RCT	○							○
2	Amsterdam_2005	RCT	○						○	○
3	Leiden_2007	RCT	○		○	○			○	
4	Seoul_2008	RCT	○		○				○	
5	Madrid_2010	RCT	○			○				
6	Copenhagen_1995	RCT		○						
7	Brussels_2008	RCT		○						
8	Florida_2009	RCT		○						
9	Ottawa_2010	RCT		○						
10	China_2012	RCT		○			○			
11	Asia_2015	RCT		○						
12	EU_2014	RCT				○				
13	Sydney_2015	RCT				○				
14	California_2016	RCT				○				
15	Tokyo-b_1995	RCT					○			
16	Eu-b_2006	RCT					○			
17	Vancouver_2009	RCT					○			
18	Singapore_2010	観察研究						○		
19	Osaka_2013	観察研究						○		
20	China-b_2015	観察研究						○		
21	Chapel_Hill_2015	観察研究						○		
22	Canada_2016	観察研究						○		

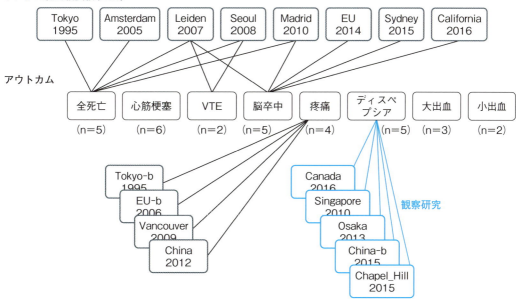

図2.2-1 アウトカムに関連するエビデンスと研究デザイン

5つのアウトカム（全死亡、VTE、脳卒中、疼痛、ディスペプシア）について関連エビデンスを図示している。4つのアウトカム（全死亡、VTE、脳卒中、疼痛）についてはRCTエビデンス、ディスペプシアについては観察研究のエビデンスが採用されている。n＝研究数、VTE：静脈血栓塞栓症

全死亡のアウトカムに関するエビデンスを統合した**フォレストプロット**が図2.2-2である。5件のRCTからの統合推定値は、リスク比（risk ratio）0.96、95%CI：0.85〜1.09で、統計的な有意差はない。

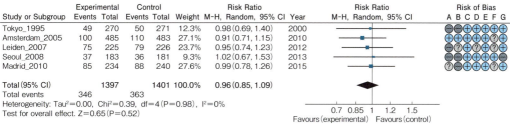

図2.2-2 全死亡に関するエビデンスのフォレストプロット

ランダム効果モデルによるメタアナリシスの結果。5研究におけるベースラインリスクは平均値0.26（範囲0.185〜0.367、中央値0.23）であった。異質性に関しては、$Tau^2=0.00$で、I^2は0%である。

2.3　各アウトカムのエビデンスの確実性評価

　GRADEシステムにおけるエビデンスの確実性は、患者にとって重要なアウトカムそれぞれについて、研究デザインとGRADEの8要因（domain）を判断する。8要因とは、**グレードを下げる5要因**（バイアスのリスク、非直接性、非一貫性、不精確さ、出版バイアス）と**グレードを上げる3要因**（効果の大きさ、用量反応勾配、交絡因子）である。この際、エビデンスの確実性の定義は、システマティックレビューと診療ガイドラインで異なっていることに注意すべきであり、推奨作成においては、システマティックレビューのエビデンスの確実性をそのまま利用することはできない（1.2-13.1章「エビデンスの確実性の定義」を参照）。システマティックレビューにおける各アウトカムに関する結果要約（summary of findings）とエビデンスの確実性の評価結果をまとめたものが以下である（図2.3-1）。

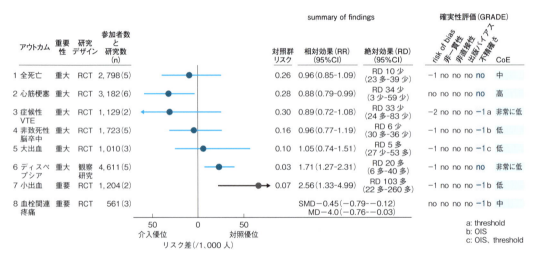

図2.3-1　各アウトカムに関するエビデンスの確実性のグレード

重大アウトカムが6つ、重要なアウトカムが2つで、研究デザインはRCTが5件と観察研究が1件である。効果推定値としては、相対効果（相対リスク）と絶対効果（1,000人あたりのリスク差［risk difference: RD］）が、95％信頼区間（confidence interval: CI）とともに提示されている。グレードを下げる5要因が評価され、不精確さの評価とその評価理由が、最適情報量（OIS）基準または閾値（threshold）基準を使って示されている（図中a,b,c）。最終的なエビデンスの確実性（CoE）のグレードは、「高」から「非常に低」までさまざまである。対照群リスクは、組み込まれた研究のイベント割合である。
CoE：エビデンスの確実性（certainty of evidence）、OIS：最適情報量（optimal information size）、threshold：閾値

2.3-1　バイアスのリスク（risk of bias）

　システマティックレビューに組み込まれた個々の研究の**バイアスのリスク（risk of bias: RoB）**をReview Manager（RevMan）を使って研究デザイン別に評価したRoB要約を図2.3-2、図2.3-3に示す。バイアスのリスク評価項目については、1.2-13.3.1章「研究のバイアスのリスク（risk of bias）」を参照していただきたい。

2.3 各アウトカムのエビデンスの確実性評価

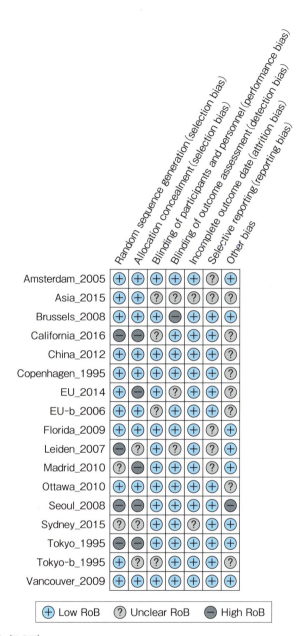

図2.3-2　RoB要約（RCT）
RevManを使ったRoB要約であるが、全て仮想の研究であるため、RoBの評価理由の詳細は記載しない。

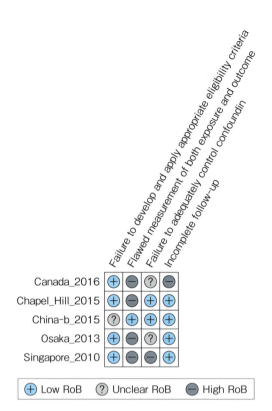

図2.3-3 RoB要約(観察研究)
RevManを使った、RoB要約であるが、全て仮想の研究であるため、RoBの評価理由の詳細は記載しない。

2.3-1.1　エビデンス総体のRoB

　GRADEによるエビデンスの確実性の評価は、個々の研究ではなく、エビデンス総体について実施するものである。すなわち、各アウトカムについて、個々の研究のRoB評価結果を参考にしてシステマティックレビューに組み込まれた研究全体のエビデンス(**エビデンス総体** [body of evidence])のRoBを判断する。RoB評価においては、アウトカムによって各評価要素の重要性が異なることに留意すべきである(1.2-13.3.1章「研究のバイアスのリスク」を参照)。

　評価の参考として、RoBを定量的に判断することも可能である。具体的には、コクランの6つのドメインを使って、個々の研究のRoBを、低(High RoBがない、Unclear RoBが3項目以下)、中(High RoBが1項目、あるいは、いずれのドメインに関してもHigh RoBのものがないが、Unclear RoBが4項目以上)、高(上記以外、High RoBが2項目以上)に分類し、それぞれの評価スコアを、0、−1、−2とする。複数の研究を統合したエビデンス総体のRoBには、表2.3-1の基準による評価スコアを、メタアナリシスにおける組み込まれた各研究の重み(寄与率)に乗じたものを合計することで、総合的なRoB判断の参考にできる(表2.3-2、表2-3-3)(1.2-13.3.1章の表1.2-16「定量的RoB評価」を参照)。

2.3 各アウトカムのエビデンスの確実性評価

表2.3-1 個々の研究およびエビデンス総体の定量的RoB評価基準

個々の研究のRoB評価		評価スコア[a]
低（Low）	High RoBがない、Unclear RoBが3項目以下	0
中（Moderate）	High RoBが1項目、あるいは、いずれのドメインに関してもHigh RoBのものがないが、Unclear RoBが4項目以上	−1
高（High）	上記以外、High RoBが2項目以上	−2
エビデンス総体のRoB評価		
低（Low）	全ての研究がLow RoBである	
中（Moderate）	全ての研究がLowまたはModerate RoBである または、1件のHigh RoB研究があるものの、寄与率25％以下である	
高（High）	High RoB研究が2件以上、 またはHigh RoB研究が1件であるが、かなりの寄与率である	

[a] 個別研究の評価スコアをエビデンス総体における重み（寄与率）に乗じることで、総合的なRoBの判断に役立てることが可能である。ただし、アウトカムによって、個々の研究のRoBの重要性は異なる可能性があることに注意する必要がある（例：死亡に関する盲検化）。

表2.3-2 全死亡のアウトカムに関するエビデンス総体のRoB（RCT）

アウトカム：全死亡				
No	研究（RCT）	重み（Wt）[a]	RoBスコア[b]	Wt×RoBスコア
1	Tokyo_1995	0.123	−2	−0.246
2	Amsterdam_2005	0.271	0	0
3	Leiden_2007	0.226	−1	−0.226
4	Seoul_2008	0.093	−2	−0.186
5	Madrid_2010	0.276	−1	−0.276
計				−0.934

全死亡に関するエビデンス総体（RCT 5件）のRoB総スコアは、−0.934であり、1段階グレードを下げる（「高」から「中」）。
[a] RevManによるメタアナリシス（ランダム効果モデル）からの重み（weight: Wt）を使用。
[b] 各研究のRoBスコアは、RoB要約（図2.3-2）と定量的RoB評価基準（表2.3-1）から決定した。

表2.3-3 ディスペプシアのアウトカムに関するエビデンス総体のRoB（観察研究）

アウトカム：ディスペプシア				
No	研究（観察研究）	重み（Wt）[a]	RoB score[b]	Wt×RoB score
1	Singapore_2010	0.158	−2	−0.316
2	Osaka_2013	0.248	−1	−0.248
3	Chapel_Hill_2015	0.228	−1	−0.256
4	China-b_2015	0.252	0	0
5	Canada_2016	0.114	−1	−0.228
計				−1.044

ディスペプシアのアウトカムに関するエビデンス総体（観察研究 5件）のRoB総スコアが、−1.044であり、1段階グレードを下げる（「低」から「非常に低」）。各研究のRoBスコアは、図2.3-3 RoB要約（観察研究）を参照。
[a] RevManによるメタアナリシス（ランダム効果モデル）からの重み（Wt）を使用。
[b] 各研究のRoBスコアは、RoB要約（図2.3-3）と定量的RoB評価基準（表2.3-1）から決定した。

2.3-2 非直接性 (indirectness)

エビデンス総体の確実性のGRADE評価においては、患者集団、介入、比較対照（間接比較を含め）に関する**非直接性**(indirectness)を検討する必要がある（1.2-13.3.3章「エビデンスの非直接性」を参照）。シナリオにおける一部のアウトカムには非直接性の懸念があったものの（例：ディスペプシアについての診断検査の非直接性）、エビデンスの確実性のグレードを下げるほどの非直接性の問題はないと判断された。

2.3-3 非一貫性 (inconsistency)

非一貫性(inconsistency)とは、研究間で効果推定値が大きく異なる、すなわち結果に**異質性**(heterogeneity)があることを指す。結果に非一貫性がある場合、考えられる4つの原因（患者/集団、介入/比較、アウトカム、研究方法）のいずれでもその非一貫性が説明できないならば、エビデンスの確実性のグレードを1～2段階下げる可能性がある。また、異質性が認められた場合、統計的異質性か臨床的異質性かの判断も必要である（1.2-13.3.2章「結果の非一貫性」を参照）。シナリオでは、小出血と血栓関連疼痛のアウトカムに関するエビデンスにおいて、統計的異質性（それぞれ、$I^2=67\%$、91％）があったが、臨床的な異質性があるとは判断されない（図2.3-4, 図2.3-5）。

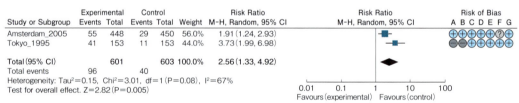

図2.3-4 非一貫性（アウトカム：小出血）

信頼区間は一部重なり、$I^2=67\%$であるが、RoBによる交互作用の可能性があり、2つの研究の効果推定値が同じ方向であることから、エビデンスの確実性のグレードを下げるほどの深刻な非一貫性とはいえない。

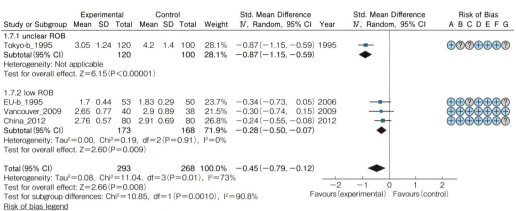

図2.3-5 非一貫性（アウトカム：血栓関連疼痛）

Unclear RoB研究とLow RoB研究には有意の差がある（交互作用検定 $p=0.001$）。$I^2=73\%$であるが、効果推定値が同じ方向であることから、エビデンスの確実性のグレードを下げるほどの深刻な非一貫性とはいえない。

2.3-4 出版バイアス（publication bias）

　出版バイアス（publication bias）は、グレードを下げる5要因の一つで、研究が偏って出版されることにより、介入効果が系統的に過小評価または過大評価になることをいう（1.2-13.3.5章「出版バイアス（publication bias）」を参照）。シナリオにおけるシステマティックレビューに組み込まれた研究は10件以下であり、ファンネルプロットを作成することは適切ではない可能性があるものの、たとえば、心筋梗塞（6件のRCT）に関するファンネルプロットでは、非対称性は否定的であった（図2.3-6）。

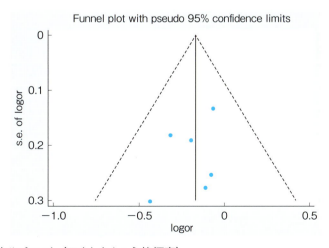

図2.3-6 ファンネルプロット（アウトカム：心筋梗塞）

2.3-5 不精確さ (imprecision)

　サンプル数やイベント数が少なく、そのために効果推定値を取り巻く信頼区間が広くなっている場合、当該研究データには**不精確さ (imprecision)** があり、エビデンスの確実性のグレードを1～2段階下げる可能性がある (1.2-13.3.4章「データの不精確さ」を参照)。システマティックレビューにおける不精確さの評価には、**最適情報量 (optimal information size: OIS)** と95%**信頼区間 (confidence interval: CI)** による**閾値 (threshold)** を使った表2.3-4に示す基準を参考にする[iv] (例1, 2)。また、メタアナリシスの**試験逐次解析 (trial sequential analysis: TSA)** [146, 147] を使って、情報量 (information size) と効果の有意性 (cumulative Z score) の関連を調査することもできる (例3, 4)。OISとCIの基準を使って、シナリオにおける各アウトカムに関する不精確さを評価した結果が、表2.3-5である。

表2.3-4　不精確さに関する判断基準 (2値アウトカム)

基準	項目
1	OISの基準が満たされていない場合は、不精確さを理由にグレードを下げる。
2	OIS基準が満たされ、なおかつ95%CIが"効果なし"を含まない (すなわち、RRの信頼区間が1を含まない) ならば、不精確さを理由としてグレードを下げない。
3	OIS基準は満たされているが、95%CIが"効果なし"を含み (すなわちRRの信頼区間が1を含む)、かつ信頼区間が相当な利益または相当な害を含むならば、不精確さを理由としたグレードを下げる[a]。

[a] GRADEシステムを使ったシステマティックレビューのエビデンスに関する不精確さの評価では、相当な利益や相当な害に関して、RRR＝25%を使うことが推奨されている (ただし、システマティックレビューチームが説得力のある根拠をもとに、より低いあるいはより高い閾値を設定することも可能である)。

OIS：最適情報量

[iv] 注意すべきは、この評価はシステマティックレビューにおける不精確さに関するものであり、"診療ガイドラインにおける不精確さ"ではないということである。すなわち、診療ガイドラインにおいては、他の重大なアウトカムの影響を考慮した評価が必要となる (1.2-13.3.4章「データの不精確さ」を参照)。

2.3 各アウトカムのエビデンスの確実性評価

表 2.3-5 シナリオにおける各アウトカムに関する不精確さの評価結果

不精確さの判断基準	全死亡 (22.8%)	心筋梗塞 (29%)	症候性VTE (30.2%)	アウトカム (ベースラインリスク[a]) 非致死性脳卒中 (14.3%)	大出血 (12%)	ディスペプシア (3.1%)	小出血 (6.8%)	血栓関連疼痛[b]
1：OISを満たす	いいえ	はい	はい	いいえ (−1)	いいえ (−1)	はい	いいえ (−1)	いいえ (−1)
2：CIが"効果なし"を含まない	いいえ	はい	いいえ	いいえ	いいえ	はい	はい	はい
3：CIが"効果なし"を含むが，相当な利益や相当な害を含まない (RR 0.75または1.25)[c]	はい	—	いいえ (−1)	はい	いいえ (−1)	—	—	—
不精確さ (imprecision) の判断	no imprecision	no imprecision	imprecision (+)	imprecision (+)	imprecision (+)	no imprecision	imprecision (+)	imprecision (+)

[a] ベースラインリスク (%) は，組み込まれた研究における対照群リスクの中央値とした。
[b] 連続アウトカムに関する不精確さの評価基準は，1.2-13.3.4章「データの不精確さ」，1.2.14-2.2.5章「連続アウトカムの場合のバランス評価」を参照。
[c] システマティックレビューチームやパネルが説得力のある値を設定できない場合にこれらの判断閾値を利用することが望ましいが，明確な閾値を設定することが推奨されている。

例1 不精確さの評価例：OIS を満たすが CI 基準を満たさない（アウトカム：症候性 VTE）

RCT（2件）の参加者1,129人で、かろうじて OIS（1,068人、α＝0.05、β＝0.2、RRR＝0.25、ベースラインリスク中央値0.302から算出）を満たしているが、統合効果推定値は RR 0.89（95%CI: 0.72〜1.08）であり、CI 上限から RRR 25%以上の可能性があり、"不精確さあり"と判断する可能性が高い。しかし、2件の研究における**対照群イベント発生率**（control event rate: CER）は、0.2と0.4と大きく異なっている。システマティックレビューチームが Leiden_2007研究の CER（0.2）を採用した場合は、OIS は1,812人となり基準を満たさないと判定するだろう。逆に、システマティックレビューチームがより重み（weight）の大きい研究である Seoul_2008研究の CER（0.4）を採用した場合は、OIS は712人であり基準を満たすことになる（図2.3-7）。

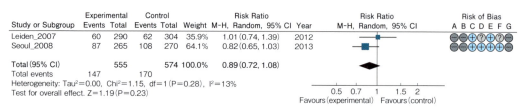

図2.3-7　フォレストプロット（アウトカム：症候性 VTE）

例2 不精確さの評価例：OIS を満たさない（アウトカム：非致死性脳卒中）

RCT（5件）の統合効果推定値は RR 0.96（95%CI: 0.77〜1.19）であり、CI 上限と下限から RRR は25%未満で、深刻な不精確さがあるとはいえない。しかし、研究の参加者は1,723人で、OIS 基準（2,688人、α＝0.05、β＝0.2、RRR＝0.25、ベースラインリスク中央値0.143から算出）を満たしていないため、"深刻な不精確さあり"と判断するだろう（図2.3-8）。

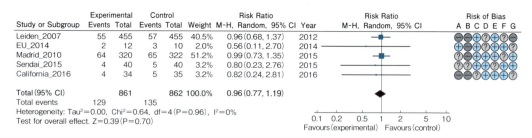

図2.3-8　フォレストプロット（アウトカム：非致死性脳卒中）

例3 Trial Sequential Analysis（TSA）[v]による不精確さの評価例：（アウトカム：心筋梗塞）

Z 曲線は情報量に達する前に monitoring boundary（縦の黒線）と交差しており、効果に関して確固たるエビデンスを提供していることがわかる（図2.3-9、"真陽性"で不精確さなし）。

---

[v] TSA は統計ソフト STATA を使って解析できるが、TSA ソフトウェアそのものを www.ctu.dk/tsa よりダウンロードして解析することもできる。TSA ソフトウェアを使うと、RevMan5データを取り込むことも可能である。

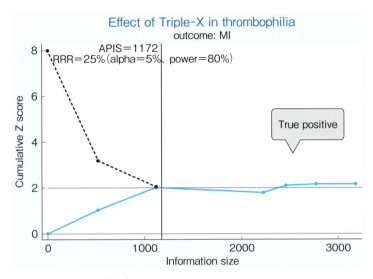

図2.3-9 TSA（アウトカム：心筋梗塞）

X軸が情報量としてのサンプルサイズで、Y軸が効果の有意性としての累積Zスコアである（$α=0.05, β=0.2, RRR=0.25$）。
試験逐次解析の統計ソフトとして、STATA（コマンドmetacumbounds）とR（パッケージforeign, ldbounds）を利用した。
APIS: a priori anticipated information size, RRR：相対リスク減少, MI：心筋梗塞

例4　TSAによる不精確さの評価例：（アウトカム：非致死性脳卒中）

Z曲線はZ＝1.96の横点線と交差しておらず、エビデンスが欠如していることを示す（図2.3-10）。すなわち、このエビデンスは、必要情報量より患者が少ないといえる（"偽陰性"で不精確）。

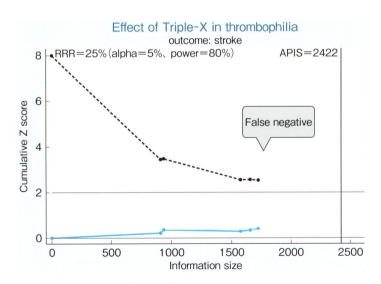

図2.3-10 TSA（アウトカム：非致死性脳卒中）

X軸が情報量としてのサンプルサイズで、Y軸が効果の有意性としての累積Zスコアである（$α=0.05, β=0.2, RRR=0.25$）。
試験逐次解析の統計ソフトとして、STATA（コマンドmetacumbounds）とR（パッケージforeign, ldbounds）を利用した。
APIS: a priori anticipated information size, RRR：相対リスク減少

2.3-6　GRADE エビデンスプロファイル

　シナリオにおける重大アウトカムに関するエビデンス総体の確実性を、**GRADEpro guideline development tool（GRADEpro GDT）**[91]を使って要約した**エビデンスプロファイル（evidence profile）**が表2.3-9である（追加資料‒⑥「GRADEpro GDTの利用法」を参照）。

表2.3-9 GRADEエビデンスプロファイル

Thrombophiliaの患者に経口Triple-Xを使うべきか

参加者数(研究)フォローアップ	確実性評価 (Certainty assessment)						研究のイベント発生率 (%)		相対効果(95%CI)	予想される絶対効果	
	バイアスのリスク	非一貫性	非直接性	不精確さ	出版バイアス	全体的なエビデンスの確実性	対照群のリスク	経口Triple-X群のリスク		対照群のリスク	経口Triple-X治療によるリスク差

全死亡（重大）（フォローアップ：平均12カ月）

2,798 (5 RCT)	深刻[a]	深刻でない	深刻でない	深刻でない	なし[b]	⊕⊕⊕◯ 中	363/1401 (25.9%)	346/1397 (24.8%)	RR 0.96 (0.85〜1.09)	研究集団 259/1000	10 少ない/1000 (39 少ない〜23 多い)
										Low 150/1000	6 少ない/1000 (23 少ない〜14 多い)
										High 350/1000	14 少ない/1000 (53 少ない〜32 多い)

心筋梗塞（重大）（フォローアップ：平均12カ月）

| 3,182 (6 RCT) | 深刻でない | 深刻でない | 深刻でない | 深刻でない | なし | ⊕⊕⊕⊕ 高 | 457/1618 (28.2%) | 349/1564 (22.3%) | RR 0.88 (0.79〜0.99) | 研究集団 282/1000 | 34 少ない/1000 (59 少ない〜3 少ない) |
| | | | | | | | | | | Low 200/1000 | 24 少ない/1000 (42 少ない〜2 少ない) |

症候性VTE（重大）（フォローアップ：平均12カ月）

1,129 (2 RCT)	非常に深刻[a,c]	深刻でない	深刻でない	深刻[d]	なし[b]	⊕◯◯◯ 非常に低	170/574 (29.6%)	147/555 (26.5%)	RR 0.89 (0.72〜1.08)	研究集団 296/1000	33 少ない/1000 (83 少ない〜24 多い)
										Low 200/1000	22 少ない/1000 (56 少ない〜16 多い)
										High 400/1000	44 少ない/1000 (112 少ない〜32 多い)

（次頁につづく）

Thrombophiliaの患者に経口Triple-Xを使うべきか										
	確実性評価（Certainty assessment）						Summary of findings			
参加者数（研究）フォローアップ	バイアスのリスク	非一貫性	非直接性	不精確さ	出版バイアス	全体的なエビデンスの確実性	研究のイベント発生率（%）		相対効果（95%CI）	予想される絶対効果	
							対照群のリスク	経口Triple-X群のリスク		対照群のリスク	経口Triple-X治療によるリスク差

参加者数（研究）フォローアップ	バイアスのリスク	非一貫性	非直接性	不精確さ	出版バイアス	全体的なエビデンスの確実性	対照群のリスク	経口Triple-X群のリスク	相対効果（95%CI）	対照群のリスク	経口Triple-X治療によるリスク差
非致死性脳卒中（重大）（フォローアップ：平均12カ月）											
1,723 (5 RCT)	深刻[a]	深刻でない	深刻でない	深刻[e]	なし[b]	⊕⊕○○ 低	135/862 (15.7%)	129/861 (15.0%)	RR 0.96 (0.77～1.19)	157/1000	6少ない/1000 (36少ない～30多い)
大出血（重大）（フォローアップ：平均12カ月）											
1,010 (3 RCT)	深刻[a]	深刻でない	深刻でない	非常に深刻[e,f]	検出なし[b]	⊕○○○ 非常に低	52/505 (10.3%)	57/505 (11.3%)	RR 1.05 (0.74～1.51)	103/1000	5多い/1000 (27少ない～53多い)
ディスペプシア（重大）（フォローアップ：平均12カ月）											
4,611 (5 観察研究)	深刻[g]	深刻でない	深刻でない	深刻[e]	検出なし[b]	⊕○○○ 非常に低	70/2308 (3.0%)	118/2303 (5.1%)	RR 1.66 (1.19～2.31)	30/1000	20多い/1000 (6多い～40多い)
小出血（重要）（フォローアップ：平均12カ月）											
1,204 (2 RCT)	深刻[a]	深刻でない	深刻でない	深刻[e]	検出なし[b]	⊕⊕○○ 低	40/603 (6.6%)	96/601 (16.0%)	RR 2.56 (1.33～4.92)	66/1000	103多い/1000 (22多い～260多い)
血栓関連疼痛（重要）（フォローアップ：平均30日、評価：10-pt visual analog scale（VAS）：スケール：0～10）											
561 (3 RCT)	深刻でない	深刻[h]	深刻でない	深刻[j]	検出なし[b]	⊕⊕⊕○ 中	268	293	―	疼痛スコアは、平均2.905点	MD 0.4点低い (0.76低い～0.03低い)[k]

CI：信頼区間、RR：リスク比、MD：平均差
[a] ランダム割り付け、割り付けの隠蔽に深刻な限界がある（選択バイアス）。
[b] メタアナリシスに含められた研究は10件未満であり、出版バイアス評価のためのファンネルプロットは作成できない。
[c] アウトカムの評価法が不確かである。
[d] 信頼区間は、"効果なし"と"相当な利益（RR＜0.75）"の双方を含んでいる。
[e] サンプルサイズが OIS（α＝0.05、β＝0.2、RRR＝0.25）よりも少ない。
[f] CIが"相当な利益（RR＜0.75）"と"相当な害（RR＞1.25）"の双方を含んでいる。
[g] アウトカムの測定が不確かである（上部消化器内視鏡の実施率はわずかに20%）。
[h] かなりの異質性があるが（I^2＝63%）、組み込まれた研究の点推定値は同じ方向のため（統計的異質性）、グレードを下げない。
[i] かなりの異質性があるが（I^2＝73%）、組み込まれた研究の点推定値は同じ方向のため（統計的異質性）、グレードを下げない。
[j] サンプルサイズは、連続アウトカムのOIS基準を満たしていない（＜400）。
[k] SMD：−0.45（−0.79〜−0.12）

2.4　エビデンスから推奨へ（完全コンテキスト化アプローチ）

　GRADEシステムにおいては、効果推定値の確信性とは、**点推定値**（point estimate）の確信性ではなく、真の効果が、ある特定の**閾値**よりも上または下、あるいはある特定の範囲内にあることの確信性を意味している。また、点推定値は、ある介入に関する最良の効果推定値であり、点推定値に近い値は点推定値より遠い値よりも真の効果を表している可能性が高いという共通認識のもとで**完全コンテキスト化アプローチ**（fully contextualized approach）を活用する（1.2-13.3.4-（2）章「不精確さの評価のためのコンテキスト化アプローチ」を参照）。

　診療ガイドラインはシステマティックレビューのエビデンスに基づくという基本があるものの、推奨を作成する際にはシステマティックレビューのエビデンスの確実性（特に、不精確さ）を再評価する必要性がある。なぜならば、推奨作成においては、アウトカムの相対的重要性（価値観）やベースラインリスクを考慮し、さらに利益と害のバランスに関する不精確さを評価する際に"複数のアウトカムを同時に"考慮しないといけない。

2.4-1　エビデンスプロファイルの見直し

　システマティックレビューチームが作成したエビデンスプロファイルを、監督委員会やガイドラインパネルは、アウトカムとその重要性、ベースラインリスクなどを再評価する。

2.4-1.1　アウトカムの見直し

　CQの作成時に設定した、**重大**（critical）、**重大ではないが重要**（important but not critical）なアウトカムについて、システマティックレビューチームが作成したエビデンスプロファイルを参考にして、当初の重要性が変わらないかどうか見直す。GRADE working groupは、エビデンスプロファイルに含めるアウトカムの数を最大で7個までと規定している。これは、相対的に重要性が低いアウトカムを多く含めることによって利益と不利益のバランス評価が損なわれるためである（例：利益のアウトカムを多く含めることによる過大評価）。また、Part 1で述べたように、推奨の作成に使用されるアウトカムは、重要なアウトカムではなく、重大な（critical）アウトカムである。

　例1．アウトカムの重要性の見直し

　本シナリオにおいては、当初"重大"なアウトカムとして設定したディスペプシアは、対照群イベント発生率が3％と非常に低く、介入（経口Triple-X）によるディスペプシアの増加（リスク差）は1,000人あたり20人程度で、最悪でも40人である。他の重大なアウトカムに対する絶対効果は、1,000人あたり全死亡は10人少なく、心筋梗塞は34人少なく、症候性VTEは33人少なく、脳卒中は6人少ない（表2.3-9）。したがって、1,000人あたりの正味の利益は、各アウトカムの価値を無視しても、83人少なく、大出血の増加5人に加えて、ディスペプシア増加（最悪）40人を考慮しても利益と不利益のバランスは変わらない。つまりパネルは、介入群におけるディスペプシアのイベント発生率の低さ（5％）

や、推奨に及ぼす影響が小さいことから、本アウトカムを"重要かもしれないが、重大ではない"と判断する可能性が高い。したがって、本シナリオにおいて推奨作成のために最終的に採用する重大なアウトカムは、全死亡、心筋梗塞、症候性VTE、非致死性脳卒中、大出血の5件となった。

2.4-1.2　ベースラインリスクの見直し

　一般に、エビデンスプロファイルに提示するベースラインリスクとして（たとえば2値アウトカムの場合）、対照群全体のイベント率または採用研究の**中央値（median）**を"中リスク"の推定値とし、対照群イベント発生率の上位2番目あるいは下位2番目の値をそれぞれ"高リスク"、"低リスク"の推定値として利用する。本シナリオにおいては、エビデンスプロファイルに含めた5つの重大なアウトカムのベースラインリスクは以下である（表2.4-1）。

表2.4-1　アウトカム（死亡）のベースラインリスク

アウトカム（研究数）	ベースラインリスク（中央値と範囲）[a]
全死亡（n=5）	0.23　（0.18〜0.37）
心筋梗塞（n=6）	0.29　（0.20〜0.32）
症候性VTE（n=2）	0.30　（0.20〜0.40）
非致死性脳卒中（n=5）	0.143　（0.13〜0.30）
大出血（n=3）	0.12　（0.07〜0.15）

[a] ベースラインリスクは、RCTの対照群のイベント割合を使った。

　ベースラインリスクの違いによって推奨の強さや方向が異なる場合には、異なるリスク集団別の推奨を作成する必要があるため、ベースラインリスクに関しても、異質性を含めたエビデンスの確実性について検討することが望ましい（Part 3『予後研究へのGRADEシステムの適用』を参照）。たとえば、シナリオにおける全死亡のアウトカムに関するベースラインリスクのメタアナリシス（ランダム効果モデル）では、$I^2=89\%$の大きな異質性がある（図2.4-1）。このため、推奨作成においては、死亡リスクを3段階に分けて、利益と害のバランスを評価した。

2.4-1.3　完全コンテキスト化アプローチのためのエビデンステーブル

　完全コンテキスト化アプローチを実施するための、簡略エビデンステーブル[vi]が図2.4-2である。この簡易エビデンステーブルでは、各アウトカムに関するエビデンスの確実性のGRADE要因のうち、不精確さの評価は、他のアウトカムによって変わる可能性があるため空欄となっている。ガイドラインパネルは、このようなエビデンステーブルを使って、各アウトカムの絶対効果（点推定値と95%信頼区

[vi] このエビデンステーブルは、完全コンテキスト化アプローチを使って、アウトカム全般にわたるエビデンスの確実性のグレードを判断するために著者が作成したものであり、正式なGRADEエビデンスプロファイルではない。Evidence to decision（EtD）テーブルに提示する情報は、システマティックレビューチームが作成したGRADEエビデンステーブルとすべきである（追加資料-⑦「Evidence to Decisionフレームワーク」を参照）。

2.4 エビデンスから推奨へ（完全コンテキスト化アプローチ）

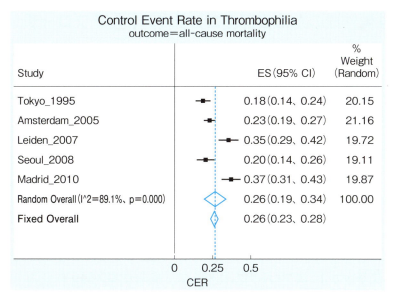

図2.4-1　ベースラインリスクのメタアナリシス（アウトカム：全死亡）

I^2値89%の大きな異質性が認められる（仮想データのため、異質性の原因については記載しない）。
ES：効果サイズ、CER：対照群イベント発生率

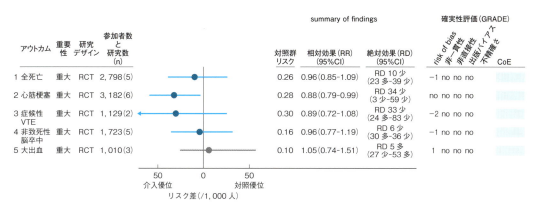

図2.4-2　完全コンテキスト化アプローチのための簡略エビデンステーブル

システマティックレビューにおける5つの重大なアウトカムに関する、相対効果と絶対効果およびエビデンスの確実性（CoE）のためのGRADEの4要因（不精確さ以外）に関する評価が提示されている。後述のように、評価開始時のステップ1においては、ある重大なアウトカムの不精確さの評価は他の重大なアウトカムによって変わる可能性があるため未評価のままで、最終的なCoEも空欄である。RD：リスク差

間）を参考にして推奨の強さを決定するが、この際には、他の重大な（critical）アウトカムの**相対的価値（relative value）**[vii]を勘案して不精確さを評価する。

[vii] 相対的重要性（relative importance）と同義。

2.4-2 推奨作成のための完全コンテキスト化アプローチ

　重大なアウトカムを、全て、同時に、そして価値観や意向を考慮して望ましい帰結と望ましくない帰結のトレードオフを決定する方法が完全コンテキスト化アプローチである（1.2-13.3.4-（2）章「不精確さ評価のための完全コンテキスト化アプローチ」を参照）。完全コンテキスト化アプローチにおける基本4ステップについて、シナリオのエビデンスを使って解説する。

- ステップ1：各アウトカムに関して、患者の価値観や意向を明確にする
- ステップ2：（推奨に関する不確実性を考慮する前に）まずは推奨の方向を判断する
- ステップ3：各アウトカムの確実性を考慮して、推奨に関する不精確さを見直す
- ステップ4：推奨とアウトカム全般にわたるエビデンスの確実性を決定する

2.4-2.1　ステップ1：各アウトカムに関して、患者の価値観や意向を明確にする

　患者の**価値観や意向**（values and preferences）、すなわち、患者が重大なアウトカムにおく**相対的重要性**（relative importance）は、**効用値**（utility）や健康状態値、構造化されたアンケートまたはスケールによる不効用測定値、質的研究、パネルの経験などから判断されるが、価値観や意向に関する質の高いエビデンスは少なく、システマティックレビューの報告はまれである（1.2-14.2.3章「価値観や意向」を参照）[56, 132-134]。

　視覚的アナログスケール（visual analogue scale: VAS）を使った効用値によるアウトカムの相対的重要性を評価したシナリオの仮想結果が以下である（表2.4-2）。たとえば、他の重大なアウトカム（心筋梗塞、症候性VTE、大出血：不効用値＝0.33）と比較して、全死亡（不効用値＝1.0）には3倍、

表2.4-2　アウトカムの不効用値と価値観（相対的重要性）

	アウトカム	不効用値[a]（disutility）	相対的価値[b]（relative value）
1	全死亡	1.00	3
2	心筋梗塞	0.33	1
3	症候性VTE	0.33	1
4	非致死性脳卒中	0.66	2
5	大出血	0.33	1
6	治療の負担やコスト[c]	0.01	0.03

[a] 健康状態の価値を表現する効用値（utility）は、特定の健康状態に対する価値観や意向の強さで、0（死亡）から1（完全な健康）の間のいずれかの値になる。一方、不効用値（disutility）は、効用値の低下を意味する（disutility＝1−utility）。

[b] 各アウトカムの不効用値を使った相対的価値。心筋梗塞や症候性VTEに比べて全死亡の価値は3倍、非致死性脳卒中の価値は2倍である。

[c] この仮想シナリオにおいては、診療ガイドラインの作成視点が"個々の患者"であることから、コストは患者の直接負担コストを意味している。具体的には、Triple-Xの薬剤コストを、アスピリンの約5倍、ワルファリンの約3倍、心房細動患者に使用される非ビタミンK阻害経口抗凝固薬（non-vitamin K antagonist oral anticoagulants: NOACs）の約1/4である。つまり、毎月の自己負担費用として（3割負担では）およそ1,000円である。

非致死性脳卒中（不効用値＝0.66）には2倍の価値をおくという結果である。コストの相対的価値は低く（不効用値＝0.01）であり、推奨作成においては無視できるだろう。

2.4-2.2　ステップ2：（推奨に関する不確実性を考慮する前に）まずは推奨の方向を判断する

ステップ2における推奨の方向の判断には、効果の点推定値と関連する価値観や意向を利用する（注：点推定値は推奨の方向を示唆するが、不確実性について検討した後に、最終的な推奨が相反する方向になるかもしれない）。

> 5つの重大なアウトカムについて、点推定値（1,000人あたりのリスク差）をみると、死亡−10、心筋梗塞−34、症候性VTE −33、脳卒中−6、大出血＋5である。つまり、4つのアウトカムに関しては介入の有益性（青丸）を示し、1つのアウトカム（大出血）に関しては介入の有害性（灰色の丸）を示している（図2.4-3）。
> したがって、
> - アウトカムの価値観を無視すると、利益と害のバランスは、
>   （−10）＋（−34）＋（−33）＋（−6）＋（＋5）＝−78から、利益が害を上回っている。
> - アウトカムの相対的価値を考慮すると（すなわち、死亡＝3、脳卒中＝2）、利益と害のバランスは、
>   （−10）×3＋（−34）＋（−33）＋（−6）×2＋（＋5）＝−104から、利益が害を上回っている。
>
> 以上から（点推定値をみる限り）、"典型的な患者であれば、Triple-Xの推奨を支持する"という方向の判断になる。

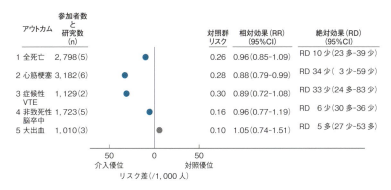

図2.4-3　重大なアウトカムに関する介入の統合効果（点推定値）

4つのアウトカム（全死亡、心筋梗塞、症候性VTE、非致死性脳卒中）については介入優位、1つのアウトカム（大出血）に関しては対照優位を示している。RD：リスク差

2.4-2.3　ステップ3：各アウトカムの確実性を考慮して、推奨に関する不精確さを見直す

ステップ3では、推奨作成のために選択した重大なアウトカムの全てについて、他のアウトカムの影響を考慮した不精確さを評価する。この際、以下の項目について3段階で判断することが効率的である。

a. 関心のある重大なアウトカムの確実性はどうか
b. 関心のある重大なアウトカム以外を考慮した場合、介入を推奨するだろうか（最良推定値としての点推定値）
c. 関心のある重大なアウトカムの"不確実性"（信頼区間）を考慮した場合、その推奨は変わるか

　第1アウトカム（全死亡）、第3アウトカム（症候性VTE）、第4アウトカム（非致死性脳卒中）に関する完全コンテキスト化アプローチによる推奨の判断を以下に紹介する。

2.4-2.3.1　第1アウトカム：全死亡

　ガイドラインパネルは、通常システマティックレビューチームが準備したエビデンスプロファイルに基づいてエビデンスの確実性を判断するが、ベースラインリスクの違いによって、Triple-Xの効果がどのように変わるのかを検討する必要がある。

　全死亡アウトカムに関する5つの研究におけるベースラインリスクは平均値0.26（範囲0.185～0.367、中央値0.23）であった（図2.2-2）。ベースラインリスクを、低リスク（0.15）[viii]、中リスク（0.23）、高リスク（0.35）に層別化し、ステップ3に従って、中リスクと高リスクにおける利益と害のバランスを評価すると、以下のような結果になる。

[A] 全死亡アウトカムが中リスク（23%）の場合[ix]

● 2.4-2.3.1A-a：関心のあるアウトカム（死亡）の確実性はどうか

全死亡アウトカムは、RoBに深刻な限界があるが（−1）、非一貫性、非直接性、出版バイアスの問題がなく、"不精確さ"の判断によって最終的なCoEが決まる。つまり起点としてのグレードは、「中」である。

アウトカム	重要性	研究デザイン	参加者数と研究数(n)		対照群リスク	相対効果(RR)(95%CI)	絶対効果(RD)(95%CI)	risk of bias / 非一貫性 / 非直接性 / 出版バイアス / 不精確さ	CoE
1 全死亡	重大	RCT	2,798(5)		0.26	0.96(0.85-1.09)	RD 10 少(23 多-39 少)	−1　no　no　no	中

注：システマティックレビューチームは、OIS基準およびRR（0.75～1.25）基準から、不精確さ（imprecision）なしと判断した。

● 2.4-2.3.1A-b：関心のあるアウトカム以外（心筋梗塞、VTE、脳卒中、大出血）を考慮した場合、介入を推奨するだろうか（最良推定値としての点推定値を利用）

1,000人あたり、心筋梗塞34人減少、VTE 33人減少、脳卒中6人減少、大出血5人増加であり、相対的価値を無視した点推定値だけをみても、68人の利益（絶対リスク減少）である。
脳卒中の価値を考慮すると、74人の有益効果であり、「推奨する」と判断する。

[viii] 5件のRCTにおける対照群のイベント発生率の最低は18%であるが、信頼できる他の観察研究において15%であったと仮定している。

[ix] 23%は、システマティックレビューで組み込まれた当該アウトカムに関する対照群の中央値である。

2.4 エビデンスから推奨へ(完全コンテキスト化アプローチ)

● 2.4-2.3.1A-c:関心のあるアウトカム(死亡)の"不確実性"(信頼区間を利用)を考慮した場合、その推奨は変わるか

- 介入(Triple-X)が全死亡にわずかに影響があるとすれば(信頼区間の下限=23増加/1000)、どうか?
  1,000人あたり死亡23人増加は、相対的価値(3倍)を考慮すると、69人の増加に相当する。各アウトカムの価値を考慮した評価では、利益は79人(心筋梗塞減少34+VTE減少33+脳卒中減少12)であり、不利益は74人(全死亡増加69[=23×3]+大出血増加5)と比較すると、わずかに利益がある。すなわち、正味の利益は5/1000であり、推奨の方向はステップ2の判断と変わらず、「推奨する」と判断するだろう。
- 介入(Triple-X)が死亡に大きな影響があるとすれば(信頼区間の上限=39減少/1000)、どうか?
  1000人あたり死亡39人減少は相対的価値を考慮すると117人減少に相当し、1,000人あたりの利益196人[=(−117)+(−34)+(−33)+(−12)]は害(大出血5)をはるかに上回っており、「推奨する」と判断するだろう。

つまり、関心のあるアウトカムを考慮した際、信頼区間の下限と上限で決断は変わらないことから(閾値を使った評価での不精確さはなく)、確実性のグレードを下げない。また、不精確さのもう一つの基準であるOIS(総サンプル数1,542)を満たしている。したがって、最終的なエビデンスの確実性は「中」のままである。

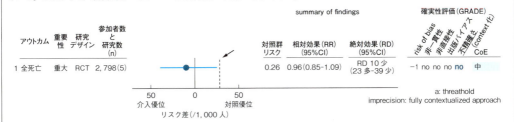

別の視点として、以下のような考え方もできる。
他の4つのアウトカムに関する正味の利益(74=79−5)*から推定すると、全死亡アウトカムの推奨決断閾値は、74/3(相対的価値)=25付近(上図の縦の点線)に存在しているだろう。すなわち、全死亡アウトカムに関する統合推定値の信頼区間は、この閾値をまたいでいない。したがって、中リスクの患者では、利益と害のバランスについて正味の利益があり、不精確さはない。

[B] 全死亡アウトカムが高リスク(35%)の場合[x]

● 2.4-2.3.1B-a: 関心のあるアウトカム(全死亡)の確実性はどうか

中リスクの場合と同じく、全死亡アウトカムのCoEの起点としてのグレードは、「中」である。
1,000人あたりのリスク差(RD)=[ベースラインリスク]×(1−相対リスク)×1000から、ベースラインリスク35%では、介入(RR 0.96)の絶対効果は、RD=0.35×(1−0.96)×1000=14減少となる(95%CI:32増加〜53減少)。

● 2.4-2.3.1B-b:関心のあるアウトカム以外(心筋梗塞、VTE、脳卒中、大出血)を考慮した場合、介入を推奨するだろうか(最良推定値としての点推定値を利用)

中リスクの場合と同じく、「推奨する」と判断する。

---

[x] 35%は、5件の研究のうち、対照群イベント発生率が上位2番目の研究(Leiden 2007)からのデータである。

●2.4-2.3.1B-c：関心のあるアウトカム（全死亡）の"不確実性"（信頼区間を利用）を考慮した場合、その推奨は変わるか

- Triple-X が全死亡にわずかに影響があるとすれば（信頼区間の下限＝32増加/1000）、どうか？
  アウトカムの相対的価値を考慮した比較では、1,000人あたりの利益79人（心筋梗塞減少34＋VTE減少33＋脳卒中減少12）と比較して、不利益が101人（全死亡増加96［＝32×3（相対的価値）］＋大出血増加5）と多く、正味の害（net harm）があることから、"推奨しない"と判断するだろう。
- Triple-X が全死亡に大きく影響があるとすれば（信頼区間の上限＝53減少/1000）、どうか？
  1,000人あたり全死亡53人減少、全死亡におく相対的価値から159（＝53×3）人減少に値し、総利益は238人減少となり、不利益としての大出血（5人増加）と比較すると大きな正味の利益があり、"推奨する"と判断するだろう。

つまり、関心のあるアウトカム（全死亡）を考慮した場合、信頼区間の下限と上限で判断は変わることから（閾値を使った評価での不精確さがあり）、エビデンスの確実性のグレードを「中」から「低」に下げるだろう。
全死亡アウトカムの推奨決断閾値（74/3［相対的価値］＝25付近［下図の縦の点線］）からみると、死亡アウトカムの効果推定値の信頼区間はこの閾値をまたいでいる。

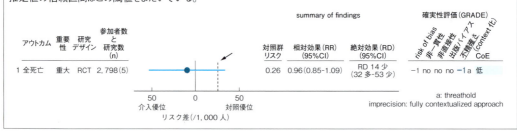

2.4-2.3.1.1　ベースラインリスクと相対的価値による感度分析（sensitivity analysis）

3段階のベースライン（低リスク＝15%, 中リスク＝23%, 高リスク＝35%）において、全死亡のアウトカムに対する相対的価値を1～10倍の間で変化させ、他の重大アウトカムを考慮して正味の利益を算出した**感度分析（sensitivity analysis）**の結果が**図2.4-4**である。図から明らかなように、相対的価

相対的価値	低リスク			中リスク			高リスク		
	CI下限	点推定値	CI上限	CI下限	点推定値	CI上限	CI下限	点推定値	CI上限
1									
2									
3（＊）							■		
4				■			■		
5				■			■		
6	■			■			■		
7	■			■			■		
8	■			■			■		
9	■			■			■		
10	■			■			■		

図2.4-4　ベースラインリスクと相対的価値による利益と害のバランス（感度分析）

全死亡アウトカムについて、ベースラインリスクを3段階（低、中、高）、相対的価値を10段階（1～10）として、アウトカム全般における利益と害のバランスを評価している。
（＊）たとえば、全死亡（相対的価値＝3）について、低リスク群（ベースラインリスク15%）と中リスク群（26%）では、重大なアウトカム全般を考慮すると、介入には正味の利益がある。しかし、高リスク群（35%）では、最悪の場合（信頼区間の下限＝CI下限）に、"正味の害"が発生する可能性がある。
図内の青色セルは利益＞害（正味の利益［net benefit］）、灰色セルは利益＜害（正味の害［net harm］）を示す。RD＝リスク差

2.4-2.3.2 第3アウトカム：症候性VTE

● 2.4-2.3.2a：関心のあるアウトカム（症候性VTE）の確実性はどうか

症候性VTEアウトカムは、RoBに非常に深刻な限界があり（−2）、確実性のグレードが2段階下がった「低」を起点として、さらに不精確さの判断によって最終的なCoEが決まる。

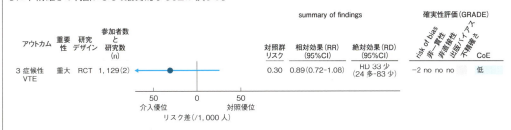

注：システマティックレビューチームは、OIS基準は満たしているものの、相当な効果（RR＜0.75）がありえることから、"不精確さあり"とし、エビデンスの確実性のグレードを「非常に低」に下げた。

● 2.4-2.3.2b：関心のあるアウトカム以外（全死亡、心筋梗塞、非致死性脳卒中、大出血）を考慮した場合、介入を推奨するだろうか（最良推定値としての点推定値を利用）

1,000人あたり、全死亡10人減少、心筋梗塞34人減少、非致死性脳卒中6人減少、大出血5人増加であり、相対的価値を無視した点推定値だけをみても、45人の正味の利益（絶対リスク減少）であり、「推奨する」と判断する。

● 2.4-2.3.2c：関心のあるアウトカム（症候性VTE）の"不確実性"（信頼区間を利用）を考慮した場合、その推奨は変わるか

- 介入（Triple-X）が症候性VTEにわずかに影響があるとすれば（信頼区間の下限＝24増加/1000）、どうか？
  相対的価値を無視した比較では、1,000人あたりの利益は50人（全死亡減少10＋心筋梗塞減少34＋脳卒中減少6）であり、不利益は29人（VTE増加24＋大出血増加5）であることから、正味の利益がある。
  相対的価値を考慮した比較では、利益は76人（全死亡減少30＋心筋梗塞減少34＋脳卒中減少12）であり、不利益は29人と比較して、同じように正味の利益があり、「推奨する」と判断するだろう。

- 介入（Triple-X）が症候性VTEに大きな影響があるとすれば（信頼区間の上限＝83減少/1000）、どうか？
  当然ながら正味の利益はさらに大きくなり、"推奨する"と判断する。

すなわち、信頼区間の下限と上限で決断は変わらないことから（閾値を使った評価での不精確さはなく）、確実性のグレードを下げる必要はない。試験の参加者数は1,129人であり、OIS基準（総イベント数1,068）も満たしていることから、エビデンスの確実性は「低」のままである。

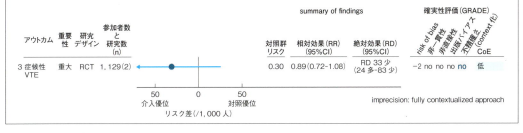

2.4-2.3.3　第4アウトカム：非致死性脳卒中

● 2.4-2.3.3a：関心のあるアウトカム（非致死性脳卒中）の確実性はどうか

非致死性脳卒中アウトカムは、RoBに深刻な限界があるが（−1）、非一貫性、非直接性、出版バイアスの問題がなく、不精確さの判断によって最終的なCoEが決まる。つまり起点としてのグレードは、「中」である。

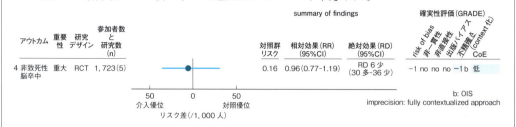

注：システマティックレビューチームは、OIS基準（n＝2,700人）から不精確と判断した。対照群のイベント発生率＝14.3%

● 2.4-2.3.3b：関心のあるアウトカム以外（全死亡、心筋梗塞、VTE、大出血）を考慮した場合、介入を推奨するだろうか（最良推定値としての点推定値を利用）

1,000人あたり、全死亡10人減少、心筋梗塞34人減少、VTE 33人減少、大出血5人増加であり、相対的価値を無視した点推定値だけをみても、72人の正味の利益（絶対リスク減少）であり、「推奨する」と判断する。

● 2.4-2.3.3c：関心のあるアウトカム（非致死性脳卒中）の"不確実性"（信頼区間を利用）を考慮した場合、その推奨は変わるか

- 介入が非致死性脳卒中にわずかに影響があるとすれば（信頼区間の下限＝30増/1000）、どうか？
  1,000人あたり、非致死性脳卒中30人増加は、相対的価値（＝2）を考慮すると、60人の増加に相当する。この効果を、非致死性脳卒中以外の重大アウトカムに対する有益効果と比較すると、1,000人あたりの利益は97人（全死亡減少30＋心筋梗塞減少34＋VTE減少33）であり、不利益は65人（非致死性脳卒中増加60 ［＝30×2］＋大出血増加5）と比較すると1,000人あたり32人の正味の利益があることから、「推奨する」と判断するだろう。
- 介入が非致死性脳卒中に大きな影響があるとすれば（信頼区間の上限＝36減/1000）、どうか？
  1000人あたり、非致死性脳卒中36人減少は、72人に相当する。すなわち、1,000人あたりの利益169人［＝（−72）＋（−30）＋（−34）＋（−33）］は、害（大出血5）をはるかに上回っており、「推奨する」と判断する。

つまり、関心のあるアウトカムを考慮した際、信頼区間の下限と上限で決断は変わらないことから（閾値を使った評価での不精確さはなく）、確実性のグレードを下げない。しかし、不精確さのもう一つの基準であるOISを満たしていないことから、最終的なエビデンスの確実性のグレードを「中」から「低」へ下げる可能性が高い。

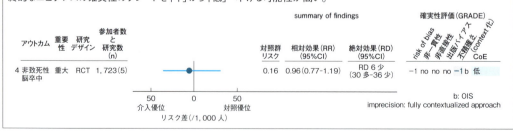

2.4-2.4 ステップ4：推奨とアウトカム全般にわたるエビデンスの確実性を決定する

　推奨作成には、**アウトカム全般にわたるエビデンスの確実性**（overall certainty of evidence across outcomes）のグレードを決定する必要がある。推奨の強さと方向、およびアウトカム全般にわたるエビデンスの確実性を決定するステップ4を以下に解説する。ここでは、推奨の強さやエビデンスの確実性がベースラインリスクによって大きく変わることを示すために、全死亡アウトカムが"低リスク"と"高リスク"の場合について記載する。

[A] 全死亡が低リスクの場合（約15%）

- 点推定値の検討（ステップ2参照）に加え、アウトカムの相対的価値を考慮した検討でもTriple-X治療には、「利益と害のバランス」に関して正味の利益があり、"推奨する"である（図2.4-4）。
- 各アウトカムに関するエビデンスの確実性は、「高」から「低」である（図2.4-5）。
（全てのアウトカムが同じ方向の場合）"重大なアウトカム全般にわたるエビデンスの確実性のうち、最高のグレードを採用する"というGRADE規則から、本推奨に関するエビデンスの確実性は「高」となる。
- 推奨の強さに関しては、表2.4-3から、「強い推奨（strong recommendation）」となる。
- つまり、GRADE 1A ↑↑

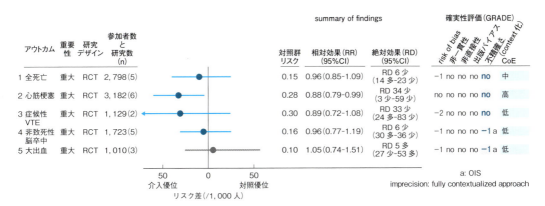

図2.4-5　完全コンテキスト化アプローチによるエビデンスの確実性評価（低リスク）

各アウトカムのエビデンスの不精確さ（完全コンテキスト化評価）やエビデンスの確実性のグレードは、相対的価値や他のアウトカムを考慮したものであり、システマティックレビューの評価とは異なっているものがあることに注意してほしい（例：症候性VTE）。
CoE：エビデンスの確実性

表2.4-3 決断テーブル (Decision table)[xi]：低リスク (死亡)

推奨の強さを決定する4基準 (criteria)					判定	説明
(1) 利益と害のバランスは確実か					Yes	明らかに利益がある[a]
利益≫害	利益＞害	利益/害不確か	利益＜害	利益≪害		
✓						
(2) 全体的なエビデンスの確実性は、高～中か					Yes	高 (A)
(3) 価値観のばらつきには確実性があるか					Yes	直接性に問題なく、アウトカムの相対的価値を考慮した効果の大きさに関する精確さから、介入選択のばらつきはないだろう
(4) コストは正味の利益に見合うか					Yes	正味の利益に対するコストは小さい
4項目全てがYesであり、GRADE原則に従うと、「強い推奨」である。						

[a] しかし、1,000人あたりの全死亡23人増加（最悪としての可能性）を、"かなりの害"と判断し、「弱い推奨」を提示すべきと主張するパネルもいるだろう。一方、心筋梗塞や症候性VTEに関する効果に焦点をあてるパネルは、明らかな正味の利益の存在から、強い推奨とする可能性が高い。

[B] 全死亡が高リスクの場合（約35%）

- 点推定値の検討（ステップ2参照）では「推奨する」であったが、アウトカムの相対的価値を考慮した検討では、Triple-X治療に関しての利益と不利益のバランスは不確実である (2.4-2.3.1B)。
- 各アウトカムに関するエビデンスの確実性は、「高」から「低」である（図2.4-6）。
  利益と害のバランスが不確実の場合は、"重大なアウトカムのうち、エビデンスの確実性が最も低いグレードとすべき"というGRADE規則から、「低」となる。
- 推奨の強さに関しては、表2.4-4から、「弱い / 条件付きの推奨 (weak/conditional recommendation)」となる。
- したがって、GRADE 2C ↑

[xi] 本テーブルは、GDTで作成される正式なEtDテーブルとは異なる。本章における解説のために、推奨の強さを決定する主要4基準のみに焦点をあてた簡易テーブルである。

2.4 エビデンスから推奨へ（完全コンテキスト化アプローチ）

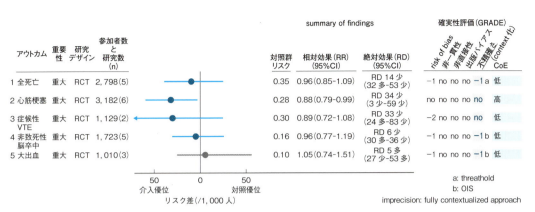

図2.4-6　完全コンテキスト化アプローチによるエビデンスの確実性評価（高リスク）

あるアウトカムのエビデンスの不精確さ（完全コンテキスト化評価）やエビデンスの確実性のグレードは、アウトカムの相対的価値や他のアウトカムに対する効果の大きさを考慮したものであり、システマティックレビューの評価とは異なっているものがあることに注意してほしい（例：全死亡、症候性VTE）。CoE：エビデンスの確実性

表2.4-4　決断テーブル（Decision table）：高リスク（死亡）

推奨の強さを決定する4基準					判定	説明
(1) 利益と害のバランスは確実か					No	利益と害のバランスは不確かである
利益≫害	利益>害	利益/害 不確か	利益<害	利益≪害		
		✓				
(2) 全体的なエビデンスの確実性は、高〜中か					No	低（C）
(3) 価値観のばらつきには確実性があるか					No	アウトカムの価値観次第では、最悪1,000人あたり32人死亡が多くなることから、介入選択のばらつきがあるだろう
(4) コストは正味の利益に見合うか					Unclear	正味の利益に対するコストは小さく、コスト自己負担は月1,000円である
4項目3件がNoであり、GRADE原則に従うと、「弱い推奨」である[a]。						

[a] GRADEシステムにおいては、エビデンスの確実性が低い、もしくは非常に低い場合でも強い推奨が提示されるかもしれない5つの典型的状況がある（1.2-14.1.5章「整合性に欠ける推奨」を参照）。

2.4-2.5　シナリオにおける結論

ガイドラインパネルは、完全コンテキスト化アプローチを使って、最終的に次のように推奨文を作成した。

> Thrombophiliaの患者において、全死亡が低リスク（15%）または中リスク患者（26%）に対してはTriple-Xを強く推奨し（GRADE 1A）、高リスク患者（35%）に対してはTriple-Xを条件付きで推奨する（GRADE 2C）。

2.4-3　完全コンテキスト化アプローチの利点と注意点

　重大なアウトカムの価値観（アウトカムの相対的重要性）とベースラインリスクを考慮した完全コンテキスト化アプローチは、**決断分析**（decision analysis）モデルに類似しつつも、複雑な意思決定モデルを作成せずに正味の利益に対処できる利点がある。本アプローチの大きな特徴として、推奨の判断を下す上で、厳密な閾値を示す面倒な作業が不要という点である。われわれが確認する必要があったのは、信頼区間の下限と上限で決断が異なるかどうかということのみである。信頼区間の下限と上限で決断が変わらない場合は、信頼区間の全体が閾値の片側にあることになり、確実性のグレードを下げる必要はないが、信頼区間の下限と上限の間に閾値がある場合は、不確実さのために確実性のグレードを下げる必要がある。

　一方、完全コンテキスト化アプローチには、アウトカムの重複カウントを避けるという注意点がある。つまり、個々のアウトカムの効果推定値は、独立していてお互いに相関してはならない。たとえば、全死亡と疾患原因死亡（心血管死やがん死）を組み合わせることはできない。

　また、本シナリオ例でもわかるように、患者がアウトカムにおく重要性（価値）は、利益と害のバランスに大きく影響を及ぼし、それによって推奨の強さと方向に影響を与える可能性がある。したがって、アウトカムの相対的価値を明示するには、その影響がどのように推奨に影響を与えたかを明確に記述する必要がある。パネルは、価値観や意向に大きなばらつきや不確実性がある場合、一般に弱い（または条件付き）推奨を提示すべきである。

2.5　シナリオのEvidence to Decision (EtD)テーブルと推奨の提示

　シナリオについて、GRADEpro GDTを使って作成したevidence to decision（EtD）テーブルと推奨の提示をそれぞれ表2.5-1と図2.5-1に示す。

2.5 シナリオの Evidence to Decision（EtD）テーブルと推奨の提示

表 2.5-1 EtD テーブル（Triple-X 例）

[疑問]

Thrombophilia の患者に経口 Triple-X を使うべきか

患者／集団：	Thrombophilia
介入：	Triple-X（仮想の治療薬）
比較：	治療なし
主なアウトカム：	全死亡、心筋梗塞、症候性 VTE、非致死性脳卒中、大出血
セッティング：	外来患者
視点：	個人の患者の視点

背景：
Thrombophilia（血栓素因）は、先天性もしくは後天性の血栓素因に起因する血栓傾向である。先天性血栓素因による血栓塞栓症（特発性血栓症）は、血液凝固制御因子（プロテイン C、プロテイン S、アンチトロンビン）やフィブリノゲンなどの異常による。後天性の血栓塞栓形成素因は、抗リン脂質症候群、血栓性血小板減少性紫斑病、溶血性尿毒症性症候群、高ホモシステイン血症などがある。素因により予後も異なるものと考えられるが、多くの予後調査において、動脈ならびに静脈系の複数の血栓症に罹患し、これらが反復することが明らかにされ、とりわけ誘因の存在する高リスク群における有効な予防が予後を改善する上で重要である。また致死的な血栓塞栓症を発症するため、抗凝固療法の必要性が認められる。ときに致死的な血栓塞栓症に罹患し、これらが反復することが明らかにされ、とりわけ誘因の存在する高リスク群における有効な予防が予後を改善する上で重要である。

[評価]

判定		研究エビデンス	備考
問題	この問題は優先事項か ○いいえ ○おそらくいいえ ●おそらくはい ○はい ――――― ○さまざまである ○わからない	厚生労働省科学研究費補助金、難治性疾患政策研究事業、「血液凝固異常症に関する研究」（平成 27 年度報告書）	適切な診断スクリーニングとリスク評価のもとで、特発性血栓症の治療に関わるエビデンスと推奨を決定することは優先度が高いだろう。
望ましい効果	予期される望ましい効果はどれほど大きいか ○わずか ○小さい ●中等度 ○大きい ――――― ○さまざまである ○わからない	全死亡に関する効果推定値は、RD 10 少ない/1000（95%CI: 23 多い～39 少ない）であり、心筋梗塞に関する効果推定値は RD 34 少ない/1000（95%CI: 3 少ない～59 少ない）、症候性 VTE に関する効果推定値は RD 33 少ない/1000（95%CI: 24 多い～83 少ない）、非致死性脳卒中に関する効果推定値は RD 6 少ない/1000（95%CI: 30 多い～36 少ない）である。	

（次頁へつづく）

判定	研究エビデンス	備考
望ましくない効果 予期される望ましくない効果はどれほど大きいか ○大きい ○中程度 ○小さい ●わずか ―――――― ○さまざまである ○わからない	害（大出血）は、5多い/1000（95%CI: 27少ない〜53多い）である。対照群のイベント発生率は、0.06〜0.15（中央値 0.12）。	パネルは、この有害事象の増加（最悪でも5%）を、[わずか] と判断するかもしれない。
エビデンスの確実性 効果の全体的なエビデンスの確実性はなにか ○非常に低 ○低 ○中 ●高 ○組み込まれた研究なし	アウトカム全般にわたるエビデンスの確実性は「高」である。 Oral Triple-X therapy compared to control (no treatment) for thrombophilia 	Outcomes	No. of participant (studies) Follow-up	Certainty of the evidence (GRADE)	Relative effect (95%CI)	Anticipated absolute effects	
				Risk with No. treatment	Risk difference with Triple-X
mortality	2,798 (5 RCTs)	⊕⊕⊕⊖ MODERATE a,b	RR 0.96 (0.85 to 1.09)	Study population	
				259 per 1,000	10 fewer per 1,000 (39 fewer to 23 more)
				Law	
				150 per 1,000	6 fewer per 1,000 (23 fewer to 14 more)
				High	
				350 per 1,000	14 fewer per 1,000 (53 fewer to 32 more)
myocardial infarction	3,182 (6 RCTs)	⊕⊕⊕⊕ HIGH	RR 0.88 (0.79 to 0.99)	282 per 1,000	34 fewer per 1,000 (59 fewer to 3 more)
symptomatic VTE	1,129 (2 RCTs)	⊕⊖⊖⊖ VARY LOW a,c,d	RR 0.89 (0.72 to 1.06)	296 per 1,000	33 fewer per 1,000 (83 fewer to 24 more)
non-fatal stroke	1,723 (5 RCTs)	⊕⊕⊖⊖ LOW a,e	RR 0.96 (0.77 to 1.19)	157 per 1,000	6 fewer per 1,000 (36 fewer to 30 more)
major bleeding	1,010 (3 RCTs)	⊕⊖⊖⊖ VARY LOW a,e,f	RR 1.05 (0.74 to 1.51)	103 per 1,000	5 fewer per 1,000 (27 fewer to 53 more)		低〜中リスクグループにおいては、利益が害を上回っているため（不精確さない）、各アウトカムのうちの最高エビデンスを採用すると、その確実性は「高」である。

2.5 シナリオの Evidence to Decision (EtD) テーブルと推奨の提示

価値観	人々が主要なアウトカムをどの程度重視するかについて重要な不確実性はあるか ○ 重要な不確実性または ばらつきあり ○ 重要な不確実性または ばらつきの可能性あり ● 重要な不確実性または ばらつきはおそらくなし ○ 重要な不確実性または ばらつきはない ------- ○ 望ましくないアウトカムなし	Triple-X のシナリオにおける、各アウトカムにおく不効用値 (disutility) / 相対的価値 (relative value)。全死亡におく相対的価値は、心筋梗塞や脳卒中の価値の約3倍である。 		アウトカム	不効用値 (disutility)	相対的価値 (relative value)	エビデンスの確実性 (GRADE)
---	---	---	---	---
1	全死亡	1.00	3	⊕⊕⊕○ 中
2	心筋梗塞	0.33	1	⊕⊕⊕⊕ 高
3	症候性 VTE	0.33	1	⊕○○○ 非常に低
4	非致死性脳卒中	0.66	2	⊕⊕○○ 低
5	大出血	0.33	1	⊕○○○ 非常に低
6	治療の負担やコスト	0.01	0.03	―		
効果のバランス	望ましい効果と望ましくない効果のバランスとでは介入または比較は介入を支持するか ● 比較を支持する ○ おそらく比較を支持する ○ 介入も比較も支持しない ○ おそらく介入を支持する ○ 介入を支持する ------- ○ さまざまである ○ わからない	死亡におく相対的価値を、心筋梗塞、症候性 VTE、非致死性脳卒中の価値の3倍と設定するならば、低～中リスク群では、望ましい効果は望ましくない効果よりも大きく、エビデンスにおける不精確さはない。高リスク群 (例, 35%) で は、利益と害のバランスが不確実になる (効果推定値の信頼区間の下限では、害＞利益) (下図*)。 | 相対的価値	低リスク			中リスク			高リスク		
---	---	---	---	---	---	---	---	---	---
	CI 下限	点推定値	CI 上限	CI 下限	点推定値	CI 上限	CI 下限	点推定値	CI 上限
1									
2									
3*									
4									
5									
6									
7									
8									
9									
10										 □ 害＞利益　■ 利益＞害	全死亡のベースラインリスクにおいて I^2 値 89% の大きな異質性が認められた。推奨作成においては、死亡リスクを3段階 (低＝15%、中＝26%、高＝35%) に分けて、利益と害のバランスを評価した。

(次頁へつづく)

判定	研究エビデンス	備考
必要資源量 必要な資源（コスト）はどれほど大きいか ○大きなコスト ○中等度のコスト ●無視できるほどのコストや節減 ○中等度の節約 ○大きな節約 ────── ○さまざまである ○わからない	Triple-Xの薬剤コストは、アスピリンの約5倍、ワルファリンの約3倍、心房細動患者に使用される非ビタミンK阻害経口抗凝固薬（non-vitamin K antagonist oral anticoagulants: NOACs）の約1/4としている。つまり、毎月の自己負担費用として（3割負担では）およそ1,000円である。	本推奨は、個々の患者の視点であり、医療資源の必要量というよりは、患者の自己負担額が問題である。
必要資源量のエビデンスの確実性 資源要件（コスト）のエビデンスの確実性はなにか ○非常に低 ○低 ○中 ○高 ────── ●組み込まれた研究なし	同定された研究エビデンスはない。	

2.5 シナリオの Evidence to Decision (EtD) テーブルと推奨の提示

費用対効果	費用対効果は介入または比較を支持するか ○比較を支持する ○おそらく比較を支持する ○介入も比較も支持しない ○おそらく介入を支持する ○介入を支持する ────── ○さまざまである ●わからない	同定された研究エビデンスはない。	本推奨は、個々の患者の視点であり、医療資源の必要量というよりは、患者の自己負担額が問題である。
公平性	医療上の公平性への影響はどうか ○公平性が減る ○おそらく公平性が減る ○おそらく影響ない ○おそらく公平性が増える ○公平性が増える ────── ○さまざまである ●わからない	同定された研究エビデンスはない。	本推奨は集団を対照としたものではなく主に患者個人を対照としているため、推奨作成において公平性の基準を採用しないパネルもいるだろう。
許容可能性	この介入は重要な利害関係者にとって許容できるか ○いいえ ○おそらくいいえ ●おそらくはい ○はい ────── ○さまざまである ○わからない	薬剤の副作用もなく、コストの負担もわずかなことから、おそらく許容できるだろう。	注：仮想シナリオである。

（次頁へつづく）

判定	研究エビデンス	備考
この選択肢は実行可能か ○いいえ ○おそらくいいえ ○おそらくはい ●はい ――― ○さまざまである ○わからない	実行可能だろう。	注：仮想シナリオである。

※「実行可能性」は左側判定欄の縦見出し。

[結論]

Thrombophilia の患者に経口 Triple-X を使うべきか

推奨のタイプ	介入に反対する強い推奨	介入に反対する条件付きの推奨	介入または比較のいずれかを条件付きの推奨	介入の条件付き推奨	介入の強い推奨
	○	○	○	○	●
推奨事項	Thrombophilia の患者（死亡が低〜中リスク群）に、経口 Triple-X を強く推奨する（エビデンスの確実性＝［高］）。				
正当性	多くの Thrombophilia の患者は、Triple-X 投与によるわずかな大出血よりは、死亡やら筋梗塞、VTE、脳卒中の減少を重視するだろう。低〜中リスク群における各アウトカムに関するエビデンスの確実性は、［高］から［低］であり、望ましい効果と望ましくない効果のバランスは一貫して介入優位であることから、アウトカム全般にわたるエビデンスの確実性は［高］である。				
サブグループに関する検討事項	本推奨は、死亡リスクが 25% 以下のグループを対象とする。つまり、このリスク群においては、［高］のエビデンスに基づく強い推奨である（GRADE 1A）。一方、高リスク群（例：35%）では、利益と害のバランスは不確実であることから、［低］のエビデンスに基づく弱い推奨である（GRADE 2C）。				
実施に関わる検討事項	推奨の実施においては、常に死亡リスク評価を実施することが望まれる。				
監視と評価に関わる検討事項	なし				
研究上の優先事項	リスク評価のための精度の高いスクリーニング検査の確立が必要であろう。				

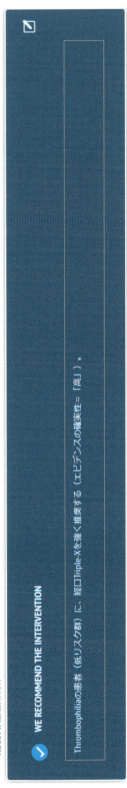

図 2.5-1 推奨事項の提示（GRADEpro GDT）

推奨の対象（臨床医向け）、簡潔な推奨事項、推奨の正当性などが提示されている。Summary of findings タブをクリックすると、各アウトカムに関してリスク別の相対効果や絶対効果、エビデンスの確実性を含む iSoF テーブルが提示される。

Part 3 ● 予後研究への GRADE システムの適用

- 3.1　予後研究 …………………………………………………… 166
- 3.2　なぜ予後（ベースラインリスク）のエビデンスが
　　　必要なのか ………………………………………………… 167
- 3.3　予後（ベースラインリスク）のエビデンスの確実性 …… 168
- 3.4　予後研究（ベースラインリスク）に関するエビデンス
　　　プロファイル ……………………………………………… 176

3.1 予後研究

予後 (prognosis) は、ある特定の疾患または健康状態をもつ人々、または年齢、性別、遺伝子プロファイルのような特定の特徴をもつ人々における将来的な健康アウトカムの確率を意味する用語である[148-151]。予後研究には、患者集団における典型的な予後の確認、患者の特徴が予後に与える効果 (**予後因子 [prognostic factor]**) の確認、同時に複数の予後因子を検討しアウトカム (またはリスク) を予測する予後モデル (**臨床予測規則 [clinical prediction rule]** ともいう) の確立など、さまざまな目的がある[152] (表3.1)。

表3.1 予後研究の種類と目的

研究の種類	研究の目的	心房細動分野における例
全体的な予後 (Overall prognosis)	広義の集団における典型的なリスクを確認する	ビタミンK拮抗薬を投与された心房細動患者における出血リスク
予後因子 (Prognostic factor)	ある特定の患者特性がリスクに及ぼす影響を確認する	年齢が心房細動患者の出血リスクに及ぼす影響
アウトカム (またはリスク) 予測モデル (Outcome [or risk] prediction model)	同時に複数の予後因子を検討し、患者をさまざまなリスクレベルに分類する完全予後モデルの構築	脳卒中リスクを評価する$CHADS_2$[a] および CHA_2DS_2-VASc[b] 出血リスクを評価するHAS-BLED[c]

[a] $CHADS_2$：心不全 (Congestive heart failure)、高血圧 (Hypertension)、年齢 (Age)、糖尿病 (Diabetes mellitus)、以前の脳梗塞／一過性脳虚血発作 (Stroke/TIA) を使った心房細動患者における脳卒中リスクのスコア。
[b] CHA_2DS_2-VASc：心不全／左室機能不全 (Congestive heart failure/LV function)、高血圧 (Hypertension)、年齢 (Age) ≧75、糖尿病 (Diabetes mellitus)、以前の脳梗塞／一過性脳虚血発作／血栓塞栓 (Stroke/TIA/TE)、血管疾患 (心筋梗塞の既往、末梢動脈血管、大動脈プラーク) (Vascular disease: prior myocardial infarction, peripheral artery disease, or aortic plaque)、年齢 (Age) 65歳以上74歳以下、性別 (Sex) 女性。
[c] HAS-BLED：高血圧 (Hypertension)、腎機能／肝機能異常 (Abnormal renal/liver function)、脳卒中 (Stroke)、出血 (Bleeding)、INRコントロール不良 (Labile INR)、高齢 (Elderly)、薬剤／アルコール (Drugs/alcohol)。

Iorioら[152] より引用

Grading of Recommendations Assessment, Development and Recommendations (GRADE) システムによる治療効果の**エビデンスの確実性** (certainty of evidence) 評価や推奨の強さ (strength of recommendation) のグレーディング方法が確立した現在、アウトカムのベースラインリスク (baseline risk) や疾患の予後に関するエビデンスの確実性への関心が高まっている[152-155, 161]。GRADEシステムは、複数の治療戦略が患者にとって重要なアウトカムにどのような影響を与えるかに着目したものであり、エビデンスの確実性を**効果推定値の確信性** (confidence in estimate of effect) として定義している。この考え方は、さまざまな種類の予後研究に適用可能であるが、本書Part 3では、予後因子やリスク予測モデルではなく、全体的な予後として、幅広く定義された患者集団における将来のイベントリスク (ベースラインリスク) を推定するエビデンス総体に関するGRADE評価を取り上げる。

3.2　なぜ予後（ベースラインリスク）のエビデンスが必要なのか

　GRADEシステムでは、患者にとって重要なアウトカムに与える介入の利益と害のバランスを評価して推奨の強さと方向を決定する。このバランスを評価するため、システマティックレビューにおける**相対効果（relative effect）**を**絶対効果（absolute effect）**に変換する必要があり、この際にベースラインリスクを活用するしなければならない。ほとんどのシステマティックレビューにおいて、治療の相対効果の推定値は異なるベースラインリスクで類似しているため、相対効果の推定値を研究全体（またはサブグループ）のベースラインリスクの推定値に適用できる。すなわち、利益と害のバランスを評価するガイドラインパネルは、予後研究から得られる質の高いエビデンスのシステマティックレビューを利用し、相対効果の最良推定値にベースラインリスクの最良推定値を掛けて、絶対効果の最良推定値を得る必要がある（追加資料 - ⑨「2×2テーブル」を参照）。

3.3 予後(ベースラインリスク)のエビデンスの確実性

治療介入の場合と同じく、GRADEシステムを使って予後(ベースラインリスク)に関するエビデンス総体の確実性のグレードを評価する場合、最初に**研究デザイン**について検討する[152]。その後に確実性のグレードを評価する**GRADEの8要因**、すなわち**グレードを下げる5要因**(domain)(バイアスのリスク、非一貫性、非直接性、不精確さ、出版バイアス)、および確実性の**グレードを上げる3要因**(大きな効果、用量反応勾配、交絡因子による影響)を検討する[152](1.2-13章「エビデンス総体の確実性(質、確信性、または強さ)の判断」を参照)[i]。

ベースラインリスクに関するエビデンスの確実性の最終グレードは「高」、「中」、「低」、または「非常に低」のいずれかである。GRADE working groupは、広義の集団におけるベースラインリスクに関するエビデンスの確実性を表3.3-1のように定義している。

表3.3-1 広義の集団における典型的なリスクに関するエビデンスのレベルの定義[152]

エビデンスのレベル	定義
高(High)	真のリスクが発生率の推定値に近似するという確実性が高い。
中(Moderate)	リスク推定値の確実性は中等度である。つまり、真のリスクが発生率の推定値に近似すると考えられるが、大きく異なる可能性もある。
低(Low)	リスクの確実性には限界がある。つまり、真のリスクが発生率の推定値とは大きく異なるかもしれない。
非常に低(Very low)	リスク推定値の確実性は非常に低い。つまり、真のリスクが発生率の推定値とは大きく異なると考えられる。

3.3-1 研究デザイン

GRADEシステムでは、治療に関する疑問の場合、エビデンス総体の確実性の開始グレードは、**ランダム化比較試験**(randomized controlled trial: RCT)を「高」、**観察研究**(observational study)を「低」とみなすのに対し、予後の分野では、**縦断的コホート研究**(longitudinal cohort study)[ii]から得られるエビデンス総体の確実性の開始グレードを「高」とみなす。RCTにおける1つの群がこれに該当する場合があり、実際、1つのRCTは、2つの単群観察研究(1つは介入群の観察研究、もう1つは対照群の観察研究)と考えることができる。しかし、一般的には、RCTよりは観察研究から得られる予後推定値の方が確実性は高く、その理由は、通常、RCTの適格基準にはフィルター条件(例:年齢、併存症)が含まれ、これによって予後に関わる当面の疑問に関係のある患者が除外されてしまう

---

[i] Huguetらは[155]、GRADEシステムを改変して予後因子(prognostic factor)に関するエビデンスの評価を実施している。すなわち、研究デザインの代わりに"phase of investigation"を採用し、グレードを上げる3要因のうちの交絡因子を採用しないという改変アプローチである。

[ii] 予後研究は、発生率、すなわち標的イベントのリスクをもつ関心のある集団における経時的な標的イベント件数を測定する縦断的コホート研究である。標的イベントは、関心のある疾患(例:最近発症した心房細動)をもつ患者における有害アウトカム(例:死亡、脳塞栓症)の場合もあれば、過去に罹患歴のない集団における関心のある疾患(例:胃潰瘍)の発症の場合や、症状(例:インフルエンザの発熱)の自然消失期間のこともありえる。一方、有病率、すなわち関心のある集団における罹患症例数を評価する研究は、予後研究に類似した、補足的なトピックを扱うものの、一般的には横断研究である。

ためである。

3.3-2　エビデンスの確実性のグレードを下げる5要因

　治療の研究と同じく、エビデンスの確実性のグレードを下げるGRADEの5要因のそれぞれにおいて、深刻または非常に深刻な問題がある場合、エビデンスの確実性のグレードを1段階または2段階下げる。

3.3-2.1　予後研究のバイアスのリスク

　バイアスのリスク（risk of bias: RoB）を評価する際の懸案事項となるのは、研究デザインや個々の研究の実施方法における限界によってイベント発生率が過小評価または過大評価されているかもしれないという点である。たとえば、**追跡**（follow up）の完全性が不十分な場合は発生率が過小評価され、有病者を誤って発病者として特定した場合は発生率が過大評価される場合がある。予後研究のRoB評価[iii]には、改訂版Newcastle Ottawaツール[156, 157]やUsers Guides to the Medical Literature基準[158]を改変したものなどがある（表3.3-2）。

表3.3-2　予後研究のバイアスのリスクを評価する際の基準

第1基準	●代表的で明確に定義された患者サンプルがあるか 　－最初の所見で関心のあるアウトカムが認められない患者は誰か 　－疾患の経過における、類似した、特定可能な、共通の、そして場合によっては初期の段階にあるのはどの患者か ●フォローアップは十分な期間にわたり、完全に実施されているか
第2基準	●客観的かつ偏りのないアウトカム基準が使用されていたか ●いずれの患者特性も、記録されたアウトカムに影響を及ぼすことがわかっているか、または影響を及ぼす疑いがあるか ●重要な予後因子について補正が行われているか

Iorioら[152]より引用

例1．バレット食道患者の食道がん発生率

　食道がんの前駆細胞としての形成異常状態であるバレット食道を有する患者の食道がんの発生率を評価したシステマティックレビュー[163]では、代表的ではないと考えられる集団を組み入れた研究（患者1,000人年あたり8.2人、95%CI: 5.3～12.8）は、より代表的な集団を組み入れた研究（1,000患者年あたり4.9人、95%CI: 3.9～6.3）と比較し、バレット食道患者におけるがん発生率が2倍であった。また、内視鏡的検査と組織学的検査によりバレット食道が適切に診断された集団（患者1,000人年あたり4.4人、95%CI: 3.5～5.6）は、他の診断による集団（患者1,000人年あたり7.0人、95%CI: 4.9～9.9）よりも食道がん発生率が有意に低かった。予後リスクが均質ではない集団を一括

[iii] 他にも、予後因子に関するQuality in Prognosis Study (QUIPS)ツール[159]やリスク予測モデルに関するprediction study risk of bias assessment tool (PROBAST)[160]などが、Cochrane Methods Prognosis[162]で報告されている。

して扱う場合や、設定した疑問における予後リスクと大きく異なる場合には、エビデンスの確実性のグレードを下げる可能性が高い。

例2．追跡からの脱落 (loss to follow-up) の影響

試験に登録された数多くの患者の経過がわからなくなった場合、予後研究の妥当性は損なわれてしまう。追跡された患者がそうでない患者よりも系統的に高い、または低いリスクを抱えているかもしれない。**追跡からの脱落 (loss to follow-up)** が何人であれば多すぎるとみなされるのかは、脱落した患者の割合と関心のある有害アウトカムを有する患者の割合との関係に依存する。

たとえば、特に高リスク群（糖尿病を有する高齢患者など）の30%が長期追跡中に有害アウトカム（心血管死など）を経験したとしよう。患者の10%が追跡から脱落していた場合、死亡した患者の真の割合は最低で約27%、最高で37%となるだろう。この範囲であれば、臨床上の意義が明らかに変化することはなく、追跡からの逸脱が研究の妥当性を脅かすことはなく、バイアスのリスクのためにグレードを下げることはないだろう。しかし、これよりもはるかに低リスク群（たとえばそれ以外の点では健康な中高年患者）の場合、観測されるイベント発生率は1%程度かもしれない。この場合、追跡から脱落した10%の患者全員が死亡したと想定した場合、11%のイベント発生率のもつ意義は大きく異なってくるかもしれない（表3.3-3）。

表3.3-3 異なる死亡率での追跡からの脱落 (loss to follow-up) の影響

異なる死亡率における100人あたりの死亡数				臨床的意義
死亡率30%の場合				この範囲ならば臨床上の意義は変わらず、RoBは高くないだろう
	患者数（人）	脱落（人）		
	90	10		
死亡率 (30%)		0	10	
死亡数	27	27 (ベスト)	37 (ワースト)	
死亡率1%の場合				11%の発生率は大きく、臨床上の決断は異なる可能性がある
	患者数（人）	脱落（人）		
	90	10		
死亡率 (1%)		0	10	
死亡数	1	1 (ベスト)	11 (ワースト)	

3.3-2.2　非一貫性

ベースラインリスクの推定値に関する**非一貫性 (inconsistency)** を判断するためのGRADE要因は、治療介入の効果推定値に関する非一貫性の要因と同じである（1.2-13.3.2章「結果の非一貫性」を参照）。すなわち、点推定値のばらつき、信頼区間の重なりの程度、意思決定を左右する閾値に対する点推定値の位置付けが含まれる。研究間のかなりの**異質性 (heterogeneity)** があり、その原因が説明のつかない場合には、エビデンスの確実性のグレードを下げる可能性が高い。

例1. Thrombophilia患者における全死亡

本書Part 2（『シナリオを使ったGRADEシステムの手順：エビデンスから推奨へ』）におけるThrombophiliaのシナリオでは、5件のRCTにおける全死亡のイベント発生率は18〜37％であり、研究間に2倍のばらつきがあり、$I^2=89\%$の大きな異質性があった（2.4-1.2章「ベースラインリスクの見直し」を参照）。したがって、全死亡に関して組み込まれた研究全体の平均値または中央値のベースラインリスクを使って推奨を作成することはエビデンスの確実性のグレードを下げることになり、サブグループ別の推奨を作成する必要があると判断された（2.4章「エビデンスから推奨へ（完全コンテキスト化アプローチ）」を参照）。

例2. ARDS診療ガイドライン2016

日本集中治療医学会／日本呼吸療法医学会による急性呼吸窮迫症候群（acute respiratory distress syndrome: ARDS）診療ガイドライン2016においては[14]、13個のCQについて108件のRCTが採用された。公表されたデータを解析すると、死亡アウトカムのベースラインリスクの統合推定値は34％（95％CI: 31〜37％）、異質性のI^2値は86.4％であり、個々の研究のベースラインリスクは大きくばらつき、最小0％〜最高81％である。ベースラインリスクは研究の年代や研究実施地区により異なっていたが、この大きなばらつきはバイアスのリスクでは説明できず、異質性の原因は不明であり、深刻または非常に深刻な非一貫性があると判断されるだろう（図3.3-1）。

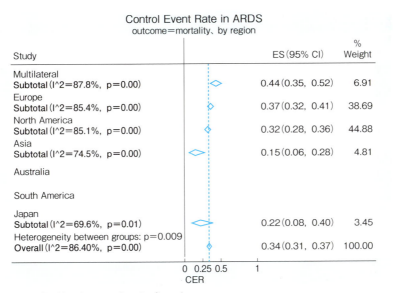

図3.3-1 ベースラインリスクのフォレストプロット

RCT 108件の対照群の死亡リスクを地域別のサブグループとして表示している。アウトカム評価の多くは28日死亡率であり、統合推定値としては、人年単位の推定値と大きな差はないと考えられる。統合推定値には大きなばらつきがあり（ES: 0.15〜0.44）、全ての地域において、非常に大きな異質性がある（I^2値＝70％〜88％）。全研究のフォレストプロットやさらなる異質性の検討に関してはウェブサイト[iv]を参照のこと。ES: 効果サイズ

---

iv 異質性：http://aihara.la.coocan.jp/?p=6436、または
全研究のフォレストプロット：http://aihara.la.coocan.jp/blog/wp-content/uploads/2016/12/prognosis_forest_ards.pdf

3.3-2.2.1　予後研究におけるI^2の限界

サンプルサイズがきわめて大きく、その結果として信頼区間が非常に狭い予後研究におけるI^2を解釈する際には注意が必要である[152]。このような状況下では、研究間の非一貫性が中程度でも、I^2がきわめて高くなる場合がある。このような場合に非一貫性を判断する際は、点推定値のばらつきの程度の方がはるかに重要性は高く、事実、I^2は誤解を招くのみで、考慮すべきでないともいわれている。全体的な統合推定値の信頼区間における最終的なばらつきが、非一貫性を理由にグレードを下げなければならないほど大きなものなのかについては、その差異が患者、または患者の治療に及ぼす影響の大きさによって決まる。

3.3-2.3　非直接性

GRADE要因の**非直接性（indirectness）**とは、**一般化可能性（generalizability）**または**適用可能性（applicability）**ともよばれるものである（1.2-13.3.3章「エビデンスの非直接性」を参照）。すなわち、患者、介入またはアウトカムが関心のあるものと異なる場合、非直接性について懸念を抱くだろう。ベースラインリスクの推定値を支持するエビデンスが非直接的な場合も同様であり、得られたベースラインリスクの推定値が、診療ガイドラインで目的とする患者と著しく異なる患者から導かれている場合に非直接性の懸念が生じる。

アウトカムのベースラインリスクの推定値はRCTの対照群のイベント発生率から入手することが多いが、通常、RCTに登録された患者は、一般臨床診療において遭遇する患者よりも若く、併存症が少なく、より良好なアウトカムを有する。したがって、RCTから得られたベースラインリスクに対する介入の相対リスクの適用は、より広範囲の患者設定における当該介入の絶対的な利益または害を過小評価する可能性がある。患者や集団の非直接性が深刻な場合には、エビデンスの確実性のグレードを下げる可能性が高い。

例1．透析患者におけるC型肝炎ウイルス感染

透析患者におけるC型肝炎のレビューに組み入れられた全ての研究は、酵素免疫測定法（enzyme-linked immunosorbent assay: ELISA）が実施されていた2006年以前に実施されていた[164]。ELISAはある程度正確な検査ではあるが、血液透析のセッティングでは、PCR法による直接的なDNA検査の方がより高感度で、なおかつ血液希釈の影響も受けにくい。このレビューで報告されているウイルス陽性率は、ELISAがかなりの数の偽陽性をもたらしうることから、真の感染率に関しては非直接的エビデンスを提供するものに過ぎない。

3.3-2.4 不精確さ

GRADEシステムでは、治療に関するデータの**不精確さ (imprecision)** は、サンプルサイズや統合推定値を取り巻く信頼区間の広さ、ならびに臨床的決断を左右する**閾値 (threshold)** に基づいて判断する。予後におけるベースラインリスクの不精確さに適用されるGRADEの規則は、信頼区間の下限と上限のいずれかが真であった場合に診療への影響が異なるならば、イベント発生率の推定値に関する確信性のグレードを下げるというものである。ベースラインリスクの不精確さの評価は、GRADEシステムを使った**完全コンテキスト化アプローチ (fully contextualized approach)** において、極めて重要なものである。一般的に予後研究のサンプルサイズは大きいことから、サンプルサイズが少ないことによる不精確さのためにグレードを下げることは少ないだろう[152]。

Part 2（『シナリオを使ったGRADEシステムの手順：エビデンスから推奨へ』）のThrombophiliaのシナリオを使った完全コンテキスト化アプローチにおける、ベースラインリスクを考慮した全死亡アウトカムの不精確さの評価を表に示す（表3.3-4）。

表3.3-4　絶対効果推定値を使った完全コンテキスト化アプローチと不精確さ

絶対効果＝[相対効果の推定値]×[ベースラインリスク]
Thrombophiliaの患者においては、全死亡、心筋梗塞、症候性静脈血栓塞栓症（venous thromboembolism: VTE）、非致死性脳卒中、大出血をトレードオフする必要があり、特に死亡リスクの違いによって利益と害のバランスが異なるかを知ることが重要である。全死亡のベースラインリスクの推定値に、介入の相対効果推定値を適用して絶対効果推定値を判断したものが以下である。
低リスク群： 低リスク群の死亡リスクはおよそ15%（150/1000）である。 Triple-X治療を受けた患者の全死亡の相対リスクは、0.96（95%信頼区間 [confidence interval：CI]：0.85～1.09）である。したがって、Triple-X治療を受けた患者における全死亡の絶対リスクは、150×0.96/1000＝144/1000である。つまり、絶対リスク減少は、6（＝150－144）少ない/1000である（95%CI：14多い～23少ない/1000）。 この絶対効果は、死亡のアウトカムの相対的価値を5倍とすると[a]、30少ない/1000（95%CI：70多い～115少ない）に相当する。 他のアウトカム（心筋梗塞、症候性VTE、非致死性脳卒中[相対的価値＝2][b]、大出血）の総利益は、74少ない/1000（心筋梗塞－34、症候性VTE－33、非致死性脳卒中－12、大出血＋5）である。 つまり、利益と害のバランスは、最悪（CI下限：全死亡70多い）でも、正味の利益（4＝[74－70]/1000）があり、全死亡のアウトカムにはデータの不精確さはないと判断できる。
高リスク群： 高リスク群の死亡リスクはおよそ35%（350/1000）である。 Triple-X治療を受けた患者の全死亡の相対リスクは、同じく0.96（95%CI：0.85～1.09）である。したがって、Triple-X治療を受けた患者における全死亡の絶対リスクは、350×0.96/1000＝336/1000である。つまり、絶対リスク減少は、14（＝350－336）少ない/1000である（95%CI：32多い～53少ない/1000）。 この絶対効果は、死亡のアウトカムの相対的価値を5倍とすると、70少ない/1000（95%CI：160多い～265少ない）に相当する。 他のアウトカム（心筋梗塞、症候性VTE、非致死性脳卒中、大出血）の総利益は、74少ない/1000である。 つまり、利益と害のバランスは、最悪（CI下限：全死亡160多い）の場合、正味の害（86＝[160－74]/1000）がある。したがって、全死亡のアウトカムにはデータの不精確さがあると判断できる。

[a] Part 2では、死亡の相対的価値＝3として解説したが、ここでは相対的価値＝5として利益と害のバランス評価を行った。
[b] 非致死性脳卒中に関しては、Part 2と同じく、相対的価値＝2とした（心筋梗塞、症候性VTE、大出血＝1）。

3.3-2.5　出版バイアス

ベースラインリスクの推定値に関する**出版バイアス（publication bias）**がある場合、エビデンスの確実性のグレードを下げる可能性がある。より望ましくないイベント発生率を報告する否定的な観察研究は、より低いイベント発生率を報告する肯定的な観察研究よりも公表される可能性が低い。出版バイアスの検出方法は、治療介入のそれと同じであるが、観察研究で報告される割合には漸近分布が認められ、なおかつ結果の非一貫性が大きい場合が多いことから、分布を正規化する検定（例、Begg's test）が有用で、正規性を確認した上での統計的解析が必要という意見がある[152]。

例1. バレット食道患者の食道がん発生率

バレット食道患者における食道がんのリスクに関するシステマティックレビューでは、23件の小規模研究と24件の大規模研究が組み込まれた[163]。小規模試験では、1,000人年あたり11.6人（8.4〜16人）であったのに対し、大規模研究では1,000人年あたり4.4人（3.4〜5.7人）であった。ファンネルプロットの非対称性検定では統計的な有意差はなかったが（Begg's test, $p = 0.24$、Egger's test, $p = 0.92$）、小規模研究でより大きな、より極端な推定値を示すエビデンスを示し、これは出版バイアスと一致する（図3.3-2）。

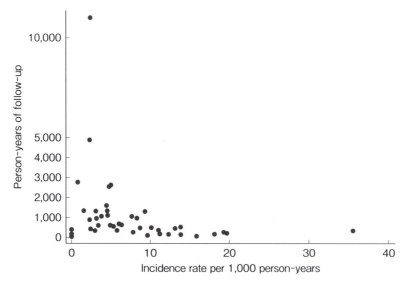

図3.3-2　ベースラインリスクのファンネルプロット（バレット食道）
バレット食道患者における観察人年（Y軸）と、1,000人あたりの食道がんリスク（x軸）を散布図として示す。

例2．ARDS 診療ガイドライン 2016

ARDS 診療ガイドライン 2016[14] では、サンプルサイズが小さい研究でやや死亡リスクの推定値が高い傾向にあるが、統計的検定では有意差はなく（Begg's test, $p=0.55$）、非対称性は否定的であった（図 3.3-3）。

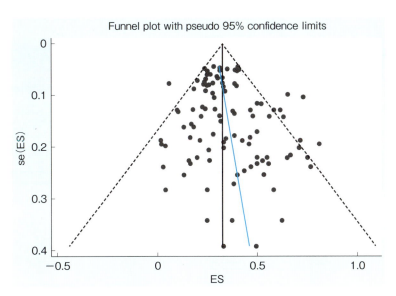

図 3.3-3　ベースラインリスクのファンネルプロット（ARDS）

ARDS 患者における短期死亡のベースラインリスクに関するファンネルプロットを示す。
有病率（割合）としての効果サイズ（effect size: ES）には、非対称性はみられない。青色の斜めの線は、Egger 検定による回帰直線で、これが垂直な直線となっている場合は出版バイアスがないものと考えられる。se：標準誤差

3.3-3　エビデンスの確実性のグレードを上げる3要因

治療に関するエビデンスの確実性の**グレードを上げる3要因**には、大きな効果、用量反応勾配、交絡因子による明らかな治療効果の減弱、が含まれる（1.2-13.4章「エビデンスの確実性のグレードを上げる3要因」）。しかし、予後のシステマティックレビューにおいては、最初の2つの要因については類似の状況が存在する可能性があるが、第3の交絡因子によるグレードを上げる具体的な例はない。

3.3-4　エビデンスの確実性評価における注意

治療介入の場合と同じく、ベースラインリスクに関するエビデンスの確実性の評価においても、単純な定量的加算を行ってはいけない。つまり、複数の要因において深刻な限界（−1）が2つ存在したから、必ず2段階グレードを下げるということでない。エビデンスの確実性に影響する要因は相互に関連しており、たとえば、メタアナリシスに組み込まれたいくつかの研究において追跡からの脱落が数％〜30％とばらついているためRoBが高く（−1）、結果の非一貫性（−1）があり、利益と害のバランス評

価において不精確さ（−1）がある場合、これらの GRADE の 3 要因に関するグレードダウンが共通した理由（追跡からの脱落）に基づく重複判断の可能性がある。このような場合に、エビデンスの確実性のグレードを 3 段階下げる［＝（−1）＋（−1）＋（−1）］ことは不適切であろう。つまり、GRADE システムは、単なる評点付けシステムではないことに注意すべきである。

3.4　予後研究（ベースラインリスク）に関するエビデンスプロファイル

予後の研究に関するエビデンスの確実性を評価するために、治療介入と同じく、**GRADEpro guideline development tool**（**GRADEpro GDT**）[91]を利用できる（追加資料-⑥「GRADEpro GDTの利用法」を参照）。GRADEpro GDTを使って作成される予後研究の**エビデンスプロファイル**（evidence profile）の様式は、標準様式のみである。ARDS診療ガイドライン2016において採用されたエビデンスを使って、短期死亡のベースラインリスクに関するエビデンスプロファイル[v]を作成したものが表3.4-1である。

---

[v]　公表されているデータを使って、著者が解析したものである。

3.4 予後研究（ベースラインリスク）に関するエビデンスプロファイル

表3.4-1 予後に関するGRADEエビデンスプロファイル（ARDS）

疑問：ARDS患者の予後（ベースラインリスク）はどうか
参考文献：ARDS診療ガイドライン2016
著者：M. Aihara（作成日：2016/12/08）

研究数	確実性評価（Certainty assessment）						効果			確実性	重要性
	研究デザイン	バイアスのリスク	非一貫性	非直接性	不精確さ	その他	イベント数	患者数	率（95%CI）		
死亡（フォローアップ：7日〜28日）											
108	RCTの対照群	深刻でない[a]	非常に深刻[b]	深刻でない[c]	深刻でない	なし[d]	3,334	10,264	イベント発生率 34/100 (31〜37)	⊕⊕○○ 低	重大

（注．個人的に作成したものであり、複数のレビュアによる評価ではない）

[a] 研究は1980年代から2015年代のものまで、患者は代表的でない可能性がある。地域別のイベント率の相違があり（アジア対欧州）、非一貫性の原因の1つである。バイアスのリスクと非一貫性を合わせて2段階グレードを下げた。
[b] 個々の研究のイベント率は大きくばらつきがある（0〜80%）。年代や地域による解析では説明ができない異質性（$I^2=86\%$）がある。
[c] 他の地域に比較してアジアの死亡率は有意に低いことから、国内のARDS患者に関しては統計的に異なる推定値を利用すべきかもしれないが、非直接性のためのさらなるグレードダウンとはしない。
[d] ファンネルプロットでは小規模研究でやや大きなリスク推定値の傾向があるが、統計的な非対称性検定では有意差はない（Beggs $p=0.55$）。

Part 4 ● 質的研究統合への GRADE システムの適用：CERQual

4.1 質的研究と診療ガイドライン ……………………… 180
4.2 質的メタ統合とそのステップ ……………………… 182
4.3 質的エビデンス統合をいつ使えるのか …………… 183
4.4 CERQual アプローチ ………………………………… 185
4.5 質的研究および CERQual における用語の定義 …… 201

4.1 質的研究と診療ガイドライン

　診療ガイドライン（clinical practice guideline）における推奨作成に必要な情報を得るためには、介入の**有効性**（efficacy）に関するシステマティックレビュー（**量的統合**[quantitative synthesis]であるメタアナリシス[meta-analysis]）が使用される（Part 1『診療ガイドラインとGRADEシステム』を参照）。しかし、有効性に関する量的エビデンスだけでは、医療介入に関する決断の情報源としては不十分であり、介入の実施に影響する要因についての理解を深めるには、異なる利害関係者や集団の異なるアウトカムにおく価値観（values）、設定した臨床上の疑問と推奨事項との関連性、介入の許容可能性（acceptability）や実行可能性（feasibility）に関する情報などが必要となる[165, 166, 187-193]。すなわち、求めている現象が**ランダム化試験**（randomized trial）では表されない場合には、量的研究ではなく**質的研究**（qualitative study）[i]が適切である。さらに、複数の良質な質的1次研究の結果をまとめた質的システマティックレビューは、エビデンスに基づく医療において重要な役割を担っている。この質的システマティックレビューは、**質的メタ統合**（qualitative meta-synthesis）あるいは単にメタ統合、または**質的エビデンス統合**（qualitative evidence synthesis: QES）ともよばれる。

　質的システマティックレビューは、定量的に測定できない幅広い医療問題の理解を最大限にすることを目指している。たとえば、個人や地域社会がどのように健康を認識し、自分の健康を管理し、医療サービスの利用に関連して意思決定を行っているかを理解することができる。質的研究を統合するシステマティックレビュー方法としては、ナラティブ研究（narrative research）、現象学（phenomenology）、エスノグラフィー（ethnography）、グラウンデッド・セオリー（grounded theory）、症例研究（case study）、談話分析（discourse analysis）、内容分析（content analysis）、などさまざまな方法論がある[173, 174]。

　Part 1で述べたように、診療ガイドラインを作成する上では、既存のシステマティックレビューをそのまま採用（adoption）できる場合もあれば、異なる研究を組み合わせて適用（adaptation）する場合もある（1.2-11.2.1章「GRADE ADOLOPMENT」）を参照）。しかし、質的システマティックレビューにおけるエビデンスの質（**確信性**[confidence][ii]）を評価するための確立した手法はなく、介入の有効性に関する量的システマティックレビューから得られる結果の確実性を評価するための、**Grading of Recommendations Assessment, Development and Recommendations (GRADE)** システムは質的エビデンスへの使用には適していない。ある研究では混合モデル統合法（mixed-methods synthesis）で実施した質的レビュー所見にGRADEシステムを適用しており[168]、別の研究ではメタアグリゲーション（meta-aggregation）による質的統合結果の確信性評価のためにGRADEを参考として開発されたツール（**Confidence of Synthesised Qualitative Findings: ConQual**）[iii]が発表されている[169, 170]。しかし、さまざまな手法による質的統合結果の評価に関して確立されたアプローチがないことが、GRADE/DECICE groupの **evidence to decision (EtD)** フレームワーク[106, 130, 131]を含めた意

---

[i] 質的研究には、ヘルスケアにおける従来の量的研究とは異なる2つの性質がある。(1) 定量化可能な現象ではなく、社会現象や解釈された現象に焦点をおいている、(2) 検証と評価ではなく、むしろ発見、説明、理解を目的としている。質的研究と量的研究は根本的に異なる疑問を取り上げることから、目標や手法の観点から両者を置き換えることはできない[167]。

[ii] 現時点では、CERQual groupは、エビデンスの質として、確実性（certainty）ではなく、確信性（confidence）を利用しているため本章においても後者の用語を使用した。

4.1 質的研究と診療ガイドライン

思決定支援ツールに、医療介入の許容可能性と実行可能性に関する質的エビデンスを組み込む上で重大な制約となっていた。このような背景から、GRADEのサブグループである**Confidence in the Evidence from Reviews of Qualitative research（CERQual）group**は、質的統合エビデンスから得られる結果の確信性の程度を評価するための新たなGRADE-CERQual（以下CERQual）アプローチ[iv]を開発した[175, 176, 187-193]。

本書Part 4では、診療ガイドラインに関連する質的システマティックレビューを扱い、統合エビデンスの確信性評価と質的エビデンステーブル作成についてCERQualアプローチを主体として解説する。

[iii] ConQual: Joanna Briggs Instituteのグループが開発したツールで、メタアグリゲーション（meta-aggregation）による質的1次研究や統合所見を、信頼性（dependability）と信用性（credibility）について評価し、得られたConQualスコアをGRADEに準じて確実性を評価し、SoFテーブルを使って提示するというものである。しかし、GRADEシステムの5要因に対応したものではない。

[iv] https://www.cerqual.org/

4.2 質的メタ統合とそのステップ

質的メタ統合の定義と目的は以下である。

> **定義**：本質的要素を発見し、個々の研究結果から最終的な結論を得る（個々の研究結果を新しい概念に変化させる）目的のために、一群の研究を統合すること[171]。
>
> **目的**：目標となる経験を取り巻く言語、概念、イメージおよびその他の考えにおけるすべての重要な類似点や相違点を説明することであり、量的メタアナリシスとは対照的に、研究成果を共通の測定基準に合わせるために平均化したり縮小したりするようなものではなく、むしろ研究成果の解釈の可能性を拡大したり、より大きな物語や一般理論を構築することである[172]。

質的メタ統合の手法にはさまざまなものがあるが[179, 180]、Nobilit & Hare の**メタエスノグラフィー**（**meta-ethnography**）[178]における7ステップを表4.2-1に示す[181, 182]。

表4.2-1 質的メタ統合の7段階のステップ

第1段階	Getting started：研究の成果に対する研究者の関心の明確化
第2段階	Deciding what is relevant to the initial interest：メタ統合の対象とする論文の選定
第3段階	Reading the studies：対象論文の精読
第4段階	Determining how the studies are related：対象論文相互の関連の検討
第5段階	Translating the studies into one another：各対象の成果に照らした他の対象論文の成果の解釈
第6段階	Synthesising translations：解釈した結果の統合
第7段階	Expressing the synthesis：統合結果の表現

Brittenら[179]、島田ら[180]より引用

4.3 質的エビデンス統合をいつ使えるのか

診療ガイドライン作成において、パネルが質的エビデンス統合を使うのは以下の場合である[175, 176, 183-186]。

1. 診療ガイドラインのスコープを定義する場合
2. 異なるアウトカムにおく患者/集団または利害関係者の価値観や意向がどれほど異なるかを評価する場合
3. 当該介入の許容可能性と実行可能性を評価する場合
4. 実施に関わる検討事項を特定する場合

4.3-1 ガイドラインスコープの定義

　診療ガイドラインの目的は、可能な限り推奨に影響される人々に関連したものであることを目的としている。重要な各疑問が焦点をあてる患者/集団、介入、比較対照、アウトカムについて情報をもたらす。したがって、診療ガイドラインの**スコープ（scope）**は、患者、政策決定者、他の利害関係者のニーズを反映すべきであり、質的研究は最も関連性が高い患者や集団の特定に役立つ。すなわち、診療ガイドラインは当該患者の健康だけに焦点をあてる傾向があるが、質的研究により家族や介護者などの他の人々への健康への悪影響を強調できる。また、質的研究は最も関連性が高い介入の特定に役立つ。たとえば、妊婦のアウトカムを改善する介入に関する診療ガイドラインは、しばしば臨床的介入に焦点をあてるが、質的研究では健康アウトカムに関する社会福祉システムまたは健康システムに焦点をあてるかもしれない。

　質的研究は、最も関連性が高い比較対照の特定にも役立つ。たとえば、慢性腰痛ガイドラインでは、技術チームは、ある特定の介入を、無治療あるいは他の治療のいずれと比較すべきかについて確信がもてないことがある。質的研究によれば、患者は一般的になんらかの治療を受けており、医療提供者は当該介入と他の特定治療を選ぶのが通常である。したがって、最も関連する比較対照については、これらの2つの治療の利益に関する比較となる。

4.3-2 アウトカムの価値観や意向

　質的研究は重要なアウトカムの特定に役立ち、異なるグループが異なるアウトカムにおく**価値観や意向（values and preferences）**の違いを示すことができる。たとえば、終末期治療に関する質的研究では、患者は治療継続と良好なコミュニケーションを重視するものの臨床医は疼痛管理や水分補給を重要なアウトカムと判断する。

4.3-3　許容可能性と実行可能性

　許容可能性（acceptability） とは、関連する利害関係者にとって介入が妥当で満足でき、適切であると考えられる程度である。許容可能性の要素は**有効性研究（effective research）** において含まれることがあるが、試験において時々測定される介入の満足度（satisfaction）は特定のアウトカムを測定するために定量的方法を使う。しかし、質的研究では、「how」や「why」の疑問を探索する。**実行可能性（feasibility）** とは、介入が達成または実施されることができる程度である。実行可能性の障壁となりうるものには、人材の問題、薬品や備品へのアクセス、社会的、法的、政治的要因、資金調達や必要資源量などがある。

　診療ガイドライン作成において、これらの許容可能性や実行可能性は、**GRADEpro guideline development tool（GRADEpro GDT）** [91] におけるEvidence to Decision（EtD）フレームワークの基準項目となっているが、介入試験による通常の量的システマティックレビューでは対処できず、一般に質的研究を統合したエビデンスが必要である。具体的な例として、WHOのOptimize Maternal and Newborn Health（MNH）ガイドラインの推奨では、質的研究を使って許容可能性と実行可能性が考慮されている[177]。

4.3-4　実行

　診療ガイドラインの推奨は、国際的または全国的な適用可能性をもつことを意図している場合があるが、各地域の意思決定者や他のユーザーは、これらの推奨をそれぞれの特定の状況に適応させる必要がある。ある推奨を各地域の診療に変換することは困難なことがあり、しばしば非系統的な方法で行われている。したがって、診療ガイドラインにおける各推奨の**実行（implementation）** において、各地域の意思決定者が考慮すべき特定の要因を強調することが有用な場合がある。診療ガイドラインの文脈では、介入の実行に影響を与える可能性がある要因として、（1）介入に関するコミュニティや市民、サービス利用者、医療提供者、医療管理者、その他の利害関係者の意見や行動、（2）介入の提供のためのサービス組織、（3）介入の管理や財政的手配、などがある。また、介入の実行に関して検討する際に、前述の許容可能性や実行可能性のエビデンスを利用することもできる。

4.4 CERQual アプローチ

近年、質的1次研究のシステマティックレビューに対する関心が高まりつつあり、そのエビデンスの確信性評価ツールの1つが、**CERQual (Confidence in the Evidence from Reviews of Qualitative research) アプローチである**[175, 176, 187-193]。CERQualアプローチは、GRADE working groupのサブグループ (GRADE-CERQual group) により開発されたもので、GRADEの標準的要因（ドメイン）に対応した評価基準が使われている。質的研究の統合エビデンスから推奨へのプロセスにCERQualを適用したものが図4.4-1である。

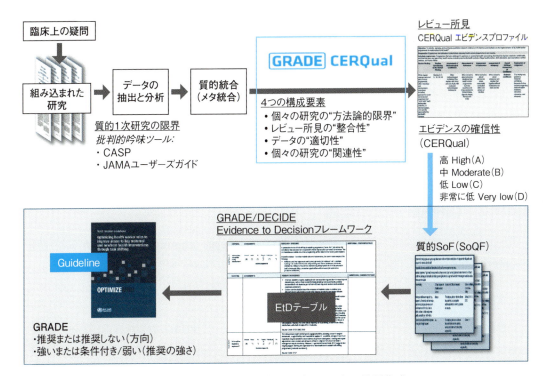

図4.4-1　CERQualを使った質的エビデンス統合のエビデンスから推奨作成

設定した臨床上の疑問（例：許容可能性、実行可能性、患者または集団の価値観や経験）について収集、組み込まれた質的1次研究について方法論的限界を批判的吟味ツール（例：CASPやJAMAユーザーズガイド）により評価する。質的エビデンス統合の各レビュー所見について、CERQualの4つの構成要素（方法論的限界、結果の整合性、データの適切性、研究の関連性）を使って、エビデンスの確信性のグレード（高、中、低、非常に低）を判定し、さらに質的エビデンスプロファイルとして要約する。推奨作成のために、質的所見の要約（Summary of Qualitative Findings: SoQF）の必要部分をEvidence to Decisionテーブルに記載し、GRADEシステムによる推奨の強さの判定に利用する。Glenton[186]を改変

CASP: critical appraisal skills programme

4.4-1 CERQualアプローチの目的と使用理由

4.4-1.1 CERQualアプローチの目的

　CERQualアプローチ（以下、**CerQual**）は、質的エビデンスの統合から得られる個々のレビュー所見（review finding）に対し、意思決定者やその他のユーザーがどの程度の確信をもてるのかを透明性の高い形で評価し、説明することを目的としている[175, 176, 183, 184, 187]。CERQualの適用には、レビュー所見とはなにかを理解することが必要不可欠である。CERQualにおける**レビュー所見（review finding）**は、質的1次研究から得られるデータを統合することで得られる解析アウトプットで、ある現象（phenomenon）または現象の側面を説明するもの、と定義される。

　現象（phenomenon）とは、質的調査の焦点を意味している。関心のある現象は、医療介入または社会福祉介入であるかもしれない（4.5章「質的研究およびCERQualにおける用語の定義」を参照）。レビュー所見がどのように定義および提示されるかは、レビューの疑問、使われる統合方法、統合の目的または対象読者、ならびに入手可能なデータの充実度を含めた多くの要因によって決まる。目的に関していえば、質的統合のための数多くのアプローチには、主要なテーマを特定し記述することを目的としたものもあれば、理論を打ち立てる際の参考となる一般化可能な、または解釈可能な説明を模索することを目的としたものもある。

4.4-1.2 CERQualの使用理由

　質的エビデンス統合として、**記述的（descriptive）**または**集約的（aggregative）**なものからより**解釈的（interpretive）**なもの、あるいは、より狭いもの（例：特定の医療の場面に関連する）からより広いもの（例：いくつかの異なる種類の社会医療セッティングを横断したもの）まで、CERQualはあらゆる種類のレビュー所見に適用できることが特徴である。

　できるだけ多くのレビュー所見にCERQualを適用することが有用である重要な理由がある。第1に、必要なデータに簡単にアクセスできるようになった場合、レビュー所見を作成するプロセスの一環として、CERQual評価を実施する方が簡単である。第2に、どの結果が決断にとって役立つかを予測することは必ずしも可能ではないことがあるが、すべてのレビュー所見にCERQualを適用すると、個々のレビュー所見を意思決定プロセスに迅速に統合できるようになる。

4.4-2 CERQualの構成要素

　質的エビデンス統合の確信性の評価に寄与するCERQualには、（1）方法論的限界（methodological limitations）、（2）レビュー所見の整合性（coherence）、（3）データの適切性（adequacy of data）、（4）個々の研究の関連性（relevance）、の4つの**構成要素（component）**[v]がある（図4.4-

---

[v] CERQual groupは、質的エビデンスの確実性の評価に影響する4つの因子について、要因（domain）ではなく、構成要素（component）の用語をあてている。

4.4 CERQual アプローチ

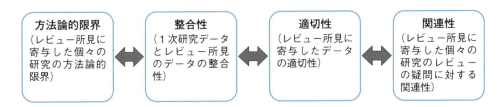

図 4.4-2 CERQual 構成要素

質的エビデンス統合によるレビュー所見について、個々の構成要素をそれぞれ評価した後、各レビュー所見の確信性のグレードを判定する。確信性のグレードは4段階（高、中、低、非常に低）のいずれかである。

2）。これらの構成要素のいずれかに懸念がある場合、レビュー所見の確信性のグレードを下げる可能性がある。CERQual 構成要素は、介入の有効性に関する**エビデンスの確実性**を評価するためのGRADEシステムに含まれる要因（domain）に類似した**懸念（concern）**を反映したものである[187-193]（表4.4-1）。以下にCERQualの各構成要素を述べるが、各構成要素の判断の詳細や評価の具体例に関しては、GRADE-CERQual論文シリーズを参照していただきたい[175, 176, 187-193]。

表 4.4-1 CERQualの構成要素とその定義およびGRADE要因（ドメイン）との比較

CERQual構成要素	定義	GRADEドメイン
方法論的限界 (Methodological limitations)	個別のあるレビュー所見に対してエビデンスを寄与した1次研究のデザインまたは実施に関する問題の程度を表すもの	研究デザイン/バイアスのリスク (risk of bias)
整合性 (Coherence)	1次研究データとレビューデータとの間の適合性がどれほど明確かつ説得力があるかの評価	非一貫性 (inconsistency)
データの適切性 (Adequacy of data)	あるレビュー所見を支持するデータの豊富さと量の総合的判断によって表されるもの	不精確さ (imprecision)
関連性 (Relevance)	関連性とは、あるレビュー所見を支持する1次研究からのデータ総体が、レビューの疑問の中で明記されている文脈にどの程度当てはまるかを表すもの	非直接性 (indirectness)
普及バイアス (Dissemination bias)[a]	質的研究または質的研究結果の選択的普及による関心のある現象の系統的な歪みを表すもの	出版バイアス (publication bias)

[a] 普及バイアスに関して具体的な例が極めて少なく、GRADE/CERQual groupは、ドメインとしての意義を検討中である。

4.4-2.1 方法論的限界 (methodological limitations)

方法論的限界 (methodological limitations) とは、あるレビュー所見に対してエビデンスを寄与した1次研究のデザインまたは実施に関する問題の程度と定義される[187-193]（表4.4-1）。質的研究には研究デザインによる階層はないため、方法論的限界の評価は、各研究の方法論的な強弱に基づくべきである。あるレビュー所見の根拠となる質的1次研究に重大な方法論的限界が認められる場合、当該レビュー所見が関心のある現象を反映しているという確信性は低くなる。質的研究の方法論的な質を評価する批判的吟味ツールが数多く開発されているが、現時点では広く合意されているツールはない。これらのツールには、**Critical Appraisal Skills Programme (CASP)** ツール[194, 195]やその改変基

準、EBM working groupによる**Users' Guides to the Medical Literature**の基準[167]（表4.4-2）などがある。しかし、GRADE-CERQual groupは、批判的吟味ツールのうちのどの要素が質的エビデンス統合の文脈における研究の質評価、あるいはCERQualアプローチにおいて重要であるかをさらに調査検討中である。CERQualにおける方法論的限界の概念は、GRADEシステムの**バイアスのリスク**（**risk of bias**）の要因に類似している。

表4.4-2 質的研究の方法論的限界に関する批判的吟味[167]

結果は信用できるか
- 具体的な質的手法に言及しているか
- 参加者や観察の選択は明確かつ包括的だったか
- 研究倫理は承認を得たか
- データ収集は十分に包括的かつ詳細か
- データを適切に解析し、結果を十分に裏付けしたか

4.4-2.1.1　CERQualを使った方法論的限界の評価

CERQualを使って、質的エビデンス統合の方法論的限界を評価する際には以下の3つのステップを実施する[189]。

1. 方法論的限界に関連する必要な情報を収集し検討する。
2. 各レビュー所見に寄与するデータ総体（body of data）を評価し、方法論的限界について懸念があるかどうかを判断する。
3. 自身の懸念の深刻さについて判断を下し、この判断を正当化する。

ステップ1．方法論的限界に関連する必要な情報を収集し検討する

レビュー結果に寄与するデータ総体の方法論的限界を評価するには、最初に、レビュー結果にデータを寄与する1次研究の方法論的な強さと限界を評価するための適切な批判的吟味ツール（CASP、JAMAユーザーズガイド基準など）を選択する必要がある。含まれた研究の実施状況に関して報告された詳細のレベルは、研究デザイン、トピック/分野、出版のタイプやジャーナルの仕様によって大きく異なる場合がある。自らが実施したレビューにCERQualを適用する場合、通常、これはレビュープロセスの標準的部分であるため、データ抽出中にこれらの情報を収集できるだろう。しかし、CERQualを他の人のレビュー結果に適用する場合は、レビューの一部として含まれている研究の批判的吟味評価にアクセスする必要がある。これらの評価が利用できない場合は、含まれている1次研究に直接進み、含まれた各研究そのものについて方法論的な強みと限界を評価する必要がある。

ステップ2．各レビュー所見に寄与するデータ総体を評価し、方法論的限界について懸念があるかどうかを判断する

含まれた研究の批判的吟味を実行したならば、各レビュー所見を支持するデータ総体の方法論的限界に関する懸念があるかどうかを評価する。あるレビュー所見の根拠となるエビデンスの方法論的限界の評価に際し、レビュー著者らは当該結果に寄与する全ての1次研究データに基づき、総合的な

判断を下さなければならない。すなわち、この判断には、当該エビデンスに対する各研究の**相対的寄与度 (relative contribution)**、特定された方法論的な限界の種類、ならびにこれらの方法論的限界が特定の結果に影響を考慮する必要がある。

いくつかの方法論的な強みと弱みが、あるレビュー所見では重要であるが、他のレビュー所見では重要ではない可能性がある。たとえば、多くの批判的吟味ツールでは、データ収集の方法が適切かどうかを評価するよう求められるが、フォーカスグループなどの方法は一部の慎重に扱うべきトピックのデータを収集する方法として不適切な場合がある。レビュー所見に対する各研究の相対的寄与度を考慮する。たとえば、深刻な方法論的限界をもつ1つの研究がレビュー所見に大部分のデータを寄与している場合、他の寄与研究の方法論的限界にかかわらず、方法論的限界に関する深刻な懸念を示すと考える可能性がある。

また、批判的吟味ツールがCERQualの他の3つの構成要素の1つに関連する問題に対処しているかどうかに注意すべきである。たとえば、批判的吟味ツールは、提示されたデータの豊富さ（CERQualの「適切性 (adequacy)」と重複する）、または研究結果のレビュー内容への適用可能性（CERQualの「関連性 (relevance)」と重複する）を確認するよう促す場合がある。これらの問題が自身の方法論的限界の評価に含まれていることを示し、他の要素を評価する際にこれを考慮する必要がある。あるいは、CERQualの他の構成要素を評価するためにツールの中のある質問を保留にすることもできる。

ステップ3．自身の懸念の深刻さについて判断を下し、この判断を正当化する

各レビュー所見の方法論的限界を評価した後は、自身が特定した懸念事項を以下の4段階のいずれかに分類する。

- 懸念がないか非常に小さい懸念 (no or very minor concerns)
- 小さな懸念 (minor concerns)
- 中程度の懸念 (moderate concerns)
- 深刻な懸念 (serious concerns)

深刻さの判断の実際としては、非常に小さいまたは小さな懸念がある場合はレビュー所見の確信性を下げないが、深刻な懸念がある場合は確信性を下げる。中程度の懸念がある場合、4つのCERQual構成要素に関する最終評価の一環として、確信性を下げる可能性がある。方法論的限界について懸念がある場合は、CERQual エビデンスプロファイルにこれらの懸念事項を記述して、レビュー所見の評価理由を明示する必要がある。

4.4-2.2 整合性 (coherence)

整合性 (coherence) とは、1次研究データとレビューデータとの間の適合性がどれほど明確かつ説得力があるかを評価するものである（表4.4-1）。質的レビュー所見は統合エビデンスに組み込まれた1次研究間でのデータのパターンを特定することによって作成される。レビュー所見の整合性評価においては、当該結果が一連の1次研究のデータによって十分に裏付けられているかという疑問が取り

上げられ、そのデータにおいてみられるパターン（状況的なものとして、研究間における、集団、介入、またはセッティングなどの類似パターン）について確信できる説明が提供される。個々の研究から得られたデータ間でばらつきや例外が認められ、なおかつそれらについて納得がいく説明ができない場合、当該レビュー所見が関心のある現象を反映しているという確信性は低くなる。

類似性やばらつきを説明するのに理論や解説を使用する場合、レビュー著者らはその理論や解説が内部で提起されたものなのか（すなわちその理論または解説がレビュー所見の根拠となっている1つあるいは複数の研究に由来するものなのか）、外部で提起されたものなのか（すなわちその理論または解説が実証された概念のような外部情報源に由来するものなのか）、それとも独自のものなのか（すなわちその理論または解説がレビュー著者らにより打ち立てられたものなのか）を明記すべきである。

結果に寄与する個々の研究間のデータのばらつきに説明をつけるのが困難かもしれない理由としては、入手可能なデータがあまりにも希薄である、外れ値的である、あるいは反証したケースが十分に調査されていない、レビュー著者らが当該分野について十分な知識がなく解説を提起できない、レビューの情報源として採用された理論に不完全または不備な点がある、レビューのための研究サンプリングに限界がある、などがあげられる。研究のサンプリングや外れ値的なケースの探索の程度については、CERQualの構成要素である 方法論的限界の一部としても取り上げられるかもしれない。CERQualにおける整合性の概念は、GRADEシステムの**非一貫性（inconsistency）**の要因に類似している。

4.4-2.2.1　CERQualを使った整合性の評価

CERQualを使って、質的エビデンス統合の整合性を評価する際には以下の3つのステップを実施する[190]。

1. 整合性に関連する必要な情報を収集し検討する。
2. 各レビュー所見に寄与するデータ総体を評価し、整合性について懸念があるかどうかを判断する。
3. 自身の懸念の深刻さについて判断を下し、この判断を正当化する。

ステップ1．整合性に関連する必要な情報を収集し検討する

レビュー所見の整合性を評価するには、レビュー所見に寄与する基礎データにアクセスする必要がある。レビュー所見のトピックに関連するデータを含む、レビュー所見に関連するすべてのデータが抽出されたと仮定する。そうでなければ、整合性を評価する際には、1次研究自体に戻る必要があるかもしれない。

ステップ2．各レビュー所見に寄与するデータ総体を評価し、整合性について懸念があるかどうかを判断する

必要とする情報を収集したら、レビュー所見とそのレビュー所見に関連するデータとの間の適合性がどの程度明確で合理的であるかの整合性を評価する。根底にあるデータ全体にわたってレビュー

所見を明確かつ合理的に支持できる場合、その結果の整合性について深刻な懸念をもつべきではない。次のような場合には、整合性の懸念がある。(1) 含まれている研究データの一部が、レビュー所見と矛盾する、(2) 根底にあるデータの一部がレビュー所見を裏付けているかどうかは不明である、(3) 根底にあるデータを統合するために、考えられる代替の記述 (description)、解釈 (interpretation)、または説明 (explanation) を用いることができる。

ステップ3. 自身の懸念の深刻さについて判断を下し、この判断を正当化する

各レビュー所見の整合性を評価した後は、自身が特定した懸念事項を以下の4つのいずれかに分類する。

- 懸念がないか非常に小さい懸念 (no or very minor concerns)
- 小さな懸念 (minor concerns)
- 中程度の懸念 (moderate concerns)
- 深刻な懸念 (serious concerns)

深刻さの判断の実際としては、非常に小さいまたは小さな懸念がある場合は、レビュー所見の確信性を下げないが、深刻な懸念の場合は確信性を下げる。中程度の懸念がある場合、4つのCERQual構成要素に関する最終評価の一環として、確信性を下げる可能性がある。関連性について懸念がある場合は、CERQualエビデンスプロファイルにこれらの懸念事項を記述して、レビュー所見の評価理由を明示する必要がある。

4.4-2.3　データの適切性 (adequacy of data)

データの適切性 (adequacy of data) とは、レビュー所見を支持するデータの豊富さと量の総合的判断によって表されるものと定義される[191] (表4.4-1)。**データの豊富さ (richness)** とは、個々の研究著者が提供した情報が、調査対象となっているものの意味と文脈をレビュー著者が理解できるほど詳細に記載されている範囲のことである。なにが十分に豊富なデータまたは十分な量のデータを構成するのかに関する一定の規則はないが、データの適切性を評価する上で、たとえば、関心のある課題に対する参加者の認識や経験に関する理解のような、調査している当該現象について十分な詳細を提供できるようなデータを「十分に豊富 (sufficiently rich)」と定義している。すなわち、希薄なデータならば、関心のある現象を理解するには十分なものとはならない。

データの豊富さに加えて、データの量もまた重要である。**データの量 (quantity)** とは、データが由来する研究と参加者の数である。レビュー所見が、たった1つあるいは少数の1次研究、参加者、観察からのデータで支持されている場合、レビュー所見が関心のある現象を反映しているだろうとする確信性は低くなる。データの適切性またはデータの適切な量を制定するものについての決まった規則はないが、レビュー著者はデータが十分かどうかの検討に際しては、追加データによって当該結果が変わる可能性がどの程度あるかが参考になる。また、**データの飽和 (saturation of data)** の原則が参考になるかもしれないが、データの飽和の概念は、データの適切性の概念と同じではないことに注意

すべきである[191]。また、データの飽和のプロセスは潜在的に無限であるため、飽和が起こった時点を決定することは、不可能ではないにしても困難である。CERQualにおけるデータの適切性に関する概念は、GRADEシステムの**不精確さ（imprecision）**の要因に類似している。

4.4-2.3.1　CERQualを使ったデータの適切性の評価

CERQualを使って、質的エビデンス統合のデータの適切性を評価する際には以下の3つのステップを実施する[191]。

1. データの適切性に関連する必要な情報を収集し検討する。
2. 各レビュー所見に寄与するデータ総体を評価し、データの適切性について懸念があるかどうかを判断する。
3. 自身の懸念の深刻さについて判断を下し、この判断を正当化する。

ステップ1．データの適切性に関連する必要な情報を収集し検討する

データの適切性の評価を実施するには、各レビュー所見についてデータの概要や、研究数、参加者または観察の数などの情報を収集し、たとえばテーブルに表示する。

ステップ2．各レビュー所見に寄与するデータ総体を評価し、データの適切性について懸念があるかどうかを判断する

必要な情報を収集したら、それぞれのレビュー所見を支持するデータの豊富さとデータ量に懸念があるかどうかを評価できる。

レビュー所見に記載されている現象を理解するのに十分な詳細が得られない場合は、データの豊富さについて懸念を抱く可能性がある。経験則として、簡単で主に記述的（descriptive）なレビュー所見の場合、比較的表面的なデータで十分である可能性がある。しかし、レビュー所見が複雑で説明的（explanatory）なものである場合、たとえば、異なる要因間の関連性を示唆している場合、現象の十分な探索を可能にするにはあまりにも表面的なデータに基づいている場合、レビュー所見に対する確信は低くなる。

データの豊富さの評価に加えて、データの基礎となる研究、参加者、または観察の数も考慮する必要がある。それぞれの特定の結果に貢献した参加者や観察の数についての情報を得ることは難しいことが多く、研究数に焦点をあてる必要があるかもしれない。十分な数を規定する決まった規則はないが、1つまたは非常に数の少ない研究、参加者または観察からのデータによって裏付けられたレビュー所見の場合は、確信性が低い可能性がある。少数の研究や小規模な研究しか存在しない場合、またはサンプリングされた場合、他のセッティングやグループで行われた研究が似た結果を報告しているとは思われない。いくつかのレビュー所見は、現象の特定の側面または非常に特定のグループの人々またはセッティングの種類について主張する可能性があり、必要な研究は少なくなる可能性がある。しかし、レビュー所見が幅広い現象や多種多様な人々に関して主張している場合、少数の研究に基づいていれば、その結果には確信がもてない可能性がある

ステップ3. 自身の懸念の深刻さについて判断を下し、この判断を正当化する

各レビュー所見のデータの適切性を評価した後は、自身が特定した懸念事項を以下の4つのいずれかに分類する。

- 懸念がないか非常に小さい懸念（no or very minor concerns）
- 小さな懸念（minor concerns）
- 中程度の懸念（moderate concerns）
- 深刻な懸念（serious concerns）

深刻さの判断の実際としては、非常に小さいまたは小さな懸念がある場合は、レビュー所見の確信性を下げないが、深刻な懸念は確信性を下げる。中程度の懸念がある場合、4つのCERQual構成要素に関する最終評価の一環として、確信性を下げる可能性がある。データの適切性について懸念がある場合は、CERQual エビデンスプロファイルにこれらの懸念事項を記述して、レビュー所見の評価理由を明示する必要がある。

4.4-2.4 関連性（relevance）

CERQualにおける**関連性（relevance）**とは、あるレビュー所見を支持する質的1次研究からのデータ総体が、レビューの疑問の中で明記されている**文脈（context）**（たとえば、視点または研究の集団、関心のある現象、セッティング）にどの程度当てはまるかを表すものと定義される[192]。つまり、関連性の評価は、疑問で指定された文脈との関連で、レビュー所見に寄与するデータの**内的関連性（internal relevance）**を評価するものであり、これは量的研究の**内的妥当性（internal validity）**に相当している。たとえば、内的評価において、組み込まれた1次研究からのデータ総体は、レビューの疑問によって特定された文脈に部分的にしか対応していないかもしれない。これは、含まれている研究のデータ総体が集団のサブグループまたは介入のサブタイプのみを扱っている場合に発生する。**移行可能性（transferability）**、**一般化可能性（generalizability）**、または**適用可能性（applicability）**などの用語が使用される量的研究の**外的妥当性（external validity）**に相当する質的エビデンス統合の**外的関連性（external relevance）**は、全体的CERQual評価（overall CERQual assessment）によって部分的に取り組まれる。CERQualの4つの構成要素すべての判断に基づくこの全体的な評価は、統合結果が関心のある現象の合理的表現であることの程度を確立することを目指している。

CERQualにおける関連性を評価する際には、関連性の絶対基準が達成されているかどうかを判断するのではなく、関連性に関する懸念に根拠があるかどうかを判断することである。レビュー所見の根拠となる1次研究が、レビューの疑問の中で定義される文脈と大きく異なる場合（不確かな関連性）、当該レビュー所見が関心のある現象を反映していることの確信性は低くなる。CERQualにおける関連性の概念は、GRADEシステムの**非直接性（indirectness）**の要因に類似している。

4.4-2.4.1　CERQualを使ったデータの関連性の評価

CERQualを使って、質的エビデンス統合のデータの関連性を評価する際には以下の5つのステップを実施する[192]。

1. レビューの疑問と文脈を明確にする。
2. サンプリング戦略の適切性（appropriateness）と意味合いを決定する。
3. 組み込まれた研究の関連性について情報を収集する。
4. 各レビュー所見に寄与するデータ総体を評価し、関連性について懸念があるかどうかを判断する。
5. 自身の懸念の深刻さについて判断を下し、この判断を正当化する。

ステップ1．レビューの疑問と文脈を明確にする

視点、集団、関心のある現象、およびセッティングなどの、レビューの疑問にとって重要な文脈要因について検討する。CERQualでは、レビューの疑問の文脈を、次の4つに分類している（表4.4-3）。

表4.4-3　レビューのスコープを絞り込み、疑問を特定する際に考慮すべき文脈的要因

マイクロコンテキスト（micro-context）
集団の特性
● レビューの質問で指定された集団（年齢、性別、社会経済的地位など）に関連する特定の特性は、レビュー所見の関連性に関する懸念を引き起こすか。 ● 報告された集団は、比較できるほど十分詳細か。
セッティングと場所の特性
● レビューの疑問に明記されているようなセッティングや場所に関する具体的な特性は、レビュー所見の関連性について懸念があるか（都市部と地方、個人と公衆、低所得と高所得など）。 ● セッティングと場所は、比較が容易なほど十分詳細に報告されているか。
時間的な特性
● これらのデータが収集された時期のため、レビューの疑問で指定された文脈とデータが大きく異なる可能性があるか。
中間コンテキスト（meso-context）
介入の特性
● 実施者や実施方法のような、介入に関係する独自の特性は、レビュー所見とレビュー疑問との関連性に関する懸念を提起するか。 ● 報告された介入は、比較できるほど十分に詳細か。
マクロコンテキスト（macro-context）
政策または政治問題、社会的風土、法律
● 政府の種類、介入の合法性、社会的および文化的価値などの研究環境における特定の社会政治的特徴は、レビュー所見とレビュー疑問との関連性に関する懸念を提起するか。
分野横断的（cross cutting）
関心のある現象
● 関心のある現象に関する独自の特性、または明瞭さの欠如、または報告の欠如は、レビュー所見の疑問との関連性について懸念を提起するか。

(1) マイクロコンテキスト（micro-context）：集団、セッティング、場所
(2) 中間コンテキスト（meso-conterxt）：介入
(3) マクロコンテキスト（macro-context）：政策、政治問題、社会情勢または法律
(4) 分野横断的（cross cutting）：関心の現象

ステップ2．サンプリング戦略の適切性（appropriateness）と意味合いを決定する

　レビューの疑問に関連して、1次研究を選択した方法と理由を情報に基づいて判断する必要がある。いくつかの統合では、たとえば、質的統合が有効性レビューと同調している場合など、対象となるすべての主要研究を含めることができる。一方、探索的（exploratory）または解釈的（interpretive）統合のためには、適格な研究サンプルだけを含めることができる。

　サンプリング戦略は、組み入れ基準を満たす利用可能な研究の数と研究を統合のために利用可能な時間との間のトレードオフを最適化することを目指している。重要な考慮事項は、差し迫った決定を通知するためにレビューが必要かどうかに関係する。これが当てはまる場合、意思決定者は、最も関連性のある利用可能なエビデンスを引き出す必要があり、研究はそれに基づいてサンプリングされることがある。

ステップ3．組み込まれた研究の関連性について情報を収集する

　次に、各レビュー所見を支持する研究の文脈と、レビューの疑問で特定された文脈との間の類似点を同定するのに役立つ1次研究から情報を収集する必要がある。レビュー計画書における関心のある文脈に対応する1次研究の関連文脈を、検索、発見、抽出する。すなわち、このプロセスは、スクリーニングやデータ抽出プロセスに相当している。

ステップ4．各レビュー所見に寄与するデータ総体を評価し、関連性について懸念があるかどうかを判断する

　データの関連性を評価するには、各レビュー所見を支持する研究の文脈とレビューの疑問で指定さ

表4.4-4　レビュー所見の文脈における個別研究の関連性の等級付け[192]

関連性の評価	意味
直接的関連性 （direct relevance）	この評価は、あるレビュー所見を支持する質的1次研究からのデータ総体が、レビューの文脈（例：研究の集団、関心のある現象、セッティング）に完全に当てはまる場合に下される。
間接的関連性 （indirect relevance）	この評価は、レビューチームがレビューの文脈を完全に表す研究を特定できない場合に下され、レビューの疑問の文脈からいくつかの要因に対応する研究を特定することができるものの、他の要因については対応する研究を特定できない場合に下される。
部分的関連性 （partial relevance）	この評価は、より大きなレビューの疑問（たとえば、ある集団のサブグループ）の文脈の一部がレビュー結果によって直接扱われるが、レビュー疑問において指定された完全な文脈についてはエビデンスが欠如している場合に割り当てられる。
不確かな関連性 （unclear relevance）	この評価は、一般に事前に設定したレビュー結果の解釈に影響を与える重要な要素を同定しているが、組み込まれた研究からはそれらの要因を同定できない場合に備えておくべきである。

れた文脈との類似点と相違点を特定する必要がある。この際には、レビュー所見に寄与している研究それぞれについて、**関連性の等級付け（relevance rating）** をすることが判断に役立つ。すなわち、直接的な関連性（direct relevance）、または関連性に関する脅威として、間接的な関連性（indirect relevance）、部分的な関連性（partial relevance）、不確かな関連性（unclear relevance）の4種類のいずれかに等級付けする（表4.4-4）[192]。直接的関連性より間接的関連性、間接的関連性より部分的な関連性、部分的関連性より不確かな関連性の研究が多くなるほど、関連性に関する確信性が低下する。

ステップ5．自身の懸念の深刻さについて判断を下し、この判断を正当化する

上記のプロセスを完了したら、特定した懸念事項を以下の4つのいずれかに分類する。
- 懸念がないか非常に小さい懸念（no or very minor concerns）
- 小さな懸念（minor concerns）
- 中程度の懸念（moderate concerns）
- 深刻な懸念（serious concerns）

深刻さの判断の実際としては、非常に小さいまたは小さな懸念がある場合は、レビュー所見の確信性を下げないが、深刻な懸念がある場合は確信性を下げる。中程度の懸念がある場合、4つのCERQual構成要素に関する最終評価の一環として、確信性を下げる可能性がある。関連性について懸念がある場合は、CERQualエビデンスプロファイルにこれらの懸念事項を記述して、レビュー所見の評価理由を明示する必要がある。

4.4-2.5　普及バイアス（dissemination bias）の潜在的影響

GRADE-CERQual groupは、質的研究の文脈における普及バイアスを、「質的研究または質的研究結果の選択的普及による関心のある現象の系統的な歪み」と定義している[193]。索引付けされた雑誌での出版以上に質的研究の結果を普及させるための幅広い方法を認めるため、**出版バイアス（publication bias）** ではなく**普及バイアス（dissemination bias）** という用語を使用している。したがって、正式に出版されたかどうかだけでなく、質的研究結果の非利用可能性または非アクセス可能性により関心を寄せている。

質的研究における普及バイアスについての経験的なエビデンスは非常に限られており、質的研究の非普及の程度を経験的に探求している研究が1件のみである。この研究によると、会議で発表された224件の抄録のうち、最終的な出版に至ったのは44.2％だけであった[193]。

現時点では、質的エビデンス統合の文脈における普及バイアスの可能性と影響の評価方法に関する方法論的指針はない。質的研究における普及バイアスの程度と性質を探索し、このようなバイアスがどのようにして質的エビデンス統合の結果に影響を及ぼすかを探索するための方法論的な調査プログラムをGRADE-CERQual groupが研究中である。

性、データの適切性、関連性）のそれぞれについて行われた判断に基づいて実施する。この全体的CERQual評価のためのいくつかの実践的指針がCERQual groupにより提案されている（表4.4-6）[188]。

表4.4-6　レビュー所見の全体的CERQual評価を下すための実践的指針[a]

- 全体的CERQual評価は、理想的にはレビュー著者ら（最低2人）の間の議論を通じて行われるべきである。このプロセスは、統合のために専門家グループと相談することも含む。
- CERQualエビデンスプロファイルを使用して、各CERQual構成要素に対して行った評価を見渡す。特に重大な問題がある構成要素に注意する。
- 特定された懸念事項について、「レベルを下げる（rate down）」（すなわち、レビュー所見の確信性のレベルを下げる）かどうかを決定し、そうであれば、1段階または2段階でレベルを下げるかどうかを決める。この総合的な評価を行う際は、次の点を考慮する。
  - 一般に、確信性の全体的な評価は、深刻な懸念があると特定した各構成要素につき少なくとも1段階レベルを下げるべきである。
  - ある構成要素に関する懸念が軽度または中程度の場合、評価を下げる必要はない場合がある。しかし、そのような懸念がいくつかある場合、2つ以上の懸念があることを表すために1段階下げることが適切かもしれない。
- 「レベルを下げる（rate down）」かどうかを判断するときは、次の点も考慮する。
  - CERQual構成要素に関する懸念の重要性（importance）は、ある程度レビュー所見との関連で判断される必要がある。たとえば、ある現象に関する結果が「中間レベル（mid-level）」の理論を表す場合、これが相当なデータによって裏付けされ、1次研究データとレビュー結果との適合がはっきりしていることが重要である。したがって、データの適切性と整合性に関する懸念が、この結果に関する全体的CERQual評価を行う上で特に重要となる可能性がある。
  - レビュー所見に寄与するデータが、CERQual構成要素について異なるレベルの懸念があると評価される場合がある。このばらつきは、次の3つの方法で取り込むことができる。(1) 構成要素に対する懸念の最大レベルを捉える判断を下す。(2) 構成要素に対する懸念の最低レベルを捉える判断を下す、または(3) 構成要素の「中間的見地（middle ground）」を捉える判断を下す。

[a] CERQualの各構成要素や全体的CERQual評価を記述する標準的な文言については、Lewin Sら[188]を参照。

4.4-4　CERQualエビデンステーブル

　質的エビデンス統合の確信性については、CERQualの4つの構成要素のそれぞれに関する判断および全体的評価を、CERQualエビデンスプロファイル、または **summary of qualitative findings (SoQF)** テーブルに要約できる（表4.4-6）。各構成要素に関する懸念事項は、**CERQual エビデンステーブル**に、レビュー所見の利用者（ガイドラインパネルなど）が評価理由を理解できるように十分詳細に記述しなければならない。

　各レビュー所見についての簡潔な要約、ならびに各所見のCERQual評価に関する説明を提示することにはいくつかの利点がある。第1に、これにより、レビュー著者は自身のレビューに照らしてなにが結果とみなせるかを慎重に考慮し、これらの結果を明確に表現できるようになる。第2に、これらの表を使用することにより、質的統合エビデンスの所見を、たとえばEtDフレームワークのような意思決定プロセスに取り込みやすくなる。第3に、これらの表は、CERQual評価の根底にある判断をできるだけ透明性の高いものにするのに役立つ。なお、CERQualエビデンステーブルは、現時点ではGDTを使って作成することはできない。

4.4-4.1　CERQualエビデンスプロファイル

CERQual エビデンスプロファイルは、各レビュー所見の全体的CERQual評価に寄与するすべての構成要素の評価に関する情報を提供するために使用される。CERQualエビデンスプロファイルには、5つの要素、すなわち、(1) 各レビュー所見の要約、(2) 各レビュー所見のためにCERQual構成要素のそれぞれに対して下した評価の説明、(3) 個々のレビュー所見の全体的CERQual評価、(4) 全体的CERQual評価の説明、(5) 研究が行われた状況の明確化を含む、レビュー所見にデータを寄与する研究への言及が含まれる。

CERQualエビデンスプロファイルの例を表4.4-7に示す。

4.4-4.2　Summary of qualitative findings（SoQF）テーブル

SoQFテーブルは、統合の重要な結果を要約し、レビュー所見の理解と使用を容易にするために使用される。SoQFテーブルは、CERQual評価プロセスの最終出力であり、3つの要素、すなわち、(1) 各レビュー所見の要約、(2) 各レビュー所見の全体的CERQual評価、(3) 研究が行われた状況の明確化を含む、レビュー所見にデータを寄与する研究への言及が含まれる。SoQFテーブルには、全体的CERQual評価の説明も含まれている。可能な限り、SoQFテーブルには、解析から得られた結果のみが含まれていなければならず、たとえば統合で使用された方法など、関連する背景情報を含めるべきではない。

表 4.4-7 CERQual 質的エビデンスプロファイル（CERQual エビデンスプロファイル）の例[176,188] *#

統合の目的：妊産婦・小児医療に関わる非専門の医療従事者向けプログラムの実行の障壁と推進因子に関わる質的研究エビデンスの特定、評価、統合を行うこと#

観点：あらゆる国々における非専門の医療従事者向けプログラムに関わる、関係者の経験と見解

組み入れ対象のプログラム：妊産婦または小児の健康改善を目的とし、地域や村落の医療従事者、助産婦、ピアカウンセラー、栄養士、訪問介護員などのなんらかのタイプの非専門の医療従事者を採用した。プライマリケアまたは地域医療セッティングで提供されたプログラムを対象とした研究

レビュー所見	レビュー所見に寄与した1次研究	方法論的限界 (methodological limitations)	整合性 (coherence)	適切性 (adequacy)	関連性[a] (relevance)	全体的 CERQual の確信性評価	CERQual 評価の説明
多くのプログラムで基本給の支払いはなかったが、実費の払い戻し、ならびに自転車、ユニフォーム、名札等の金銭的・非金銭的支給を含む金銭的な支給および非専門の医療従事者に高く評価されていた	研究 2, 5, 11, 12, 22, 29	小さな方法論的限界（5 研究＝小さな方法論的限界、1 研究＝中等度の限界）（不明確な募集とサンプリング戦略、再帰性なし）	整合性に関する小さな懸念（1次研究のデータとレビュー所見の適合性にいくらかの懸念がある）	適切性に関する小さな懸念（適切度に豊富なデータを提供する6つの研究）	関連性に関する小さな懸念（3大陸からの非専門の医療従事者のプログラムで、かなり幅広い異なるクライアントおよび健康問題を含む）	確信性：[中]	方法論的限界、関連性、整合性、データの適切性に小さな懸念がある
無休で働く非専門の医療従事者の一部は、基本給の支払いを強く希望していた	研究 5, 13	小さな方法論的限界（2つの研究の方法論的限界はいずれも小さい）（不明確なサンプリング戦略、再帰性なし）	整合性に関する小さな懸念（1次研究のデータとレビュー所見の適合性にいくらかの懸念がある）	適切性に関する深刻な懸念（たったの2件の研究で、いずれもデータが希薄）	関連性に関する中等度の懸念（研究はたった2つのセッティングで、いずれもアフリカで実施されたもので、部分的な関連性）	確信性：[低]	関連性に関する中等度の懸念とデータの適切性に関する深刻な懸念がある
特に都市部で働く医療従事者、危険な環境や夜間の作業では、人の安全を有するのが困難であると報告した	研究 3, 15, 16, 25, 31	中程度の方法論的限界（軽度の方法論的限界を伴う2つの研究、中程度の方法論的限界を有する2つの研究）（不明瞭な倫理的考察および研究目的の不明瞭な記述）	整合性に関する小さな懸念（1次研究のデータとレビュー所見の適合性にいくらかの懸念がある）	適切性に関する小さな中程度の懸念（データが非常に希薄）	関連性に関する小さな懸念（3大陸からの非専門の医療従事者のプログラムで、限られた範囲の健康問題を含む）	確信性：[中]	方法論的限界に関する中等度の懸念とデータの適切性に関する中等度の懸念がある

* 所見は、文献（Bohren MA, et al. The mistreatment of women during childbirth in health facilities globally: a mixed-methods systematic review. PLoS Med. 2015; 12(6): e1001847. discussion e1001847）からのそのままで本論文状況に合わせて調整した。

ここで提示するレビュー所見は、本レビューのために実施されたより広い主題による統合から導き出されたものである。本テーブルで解説されたように、特定された主題はレビュー所見の要約としてまとめられた。手法の詳細は、文献（Bohren）を参照のこと。

[a] 関連性の判断を記述する際には、[部分的］または[不明瞭］な関連性を解明するために、次の項目を検討する：関心のある現象、集団（サブグループを含む）、セッティング、場所、介入、所見。Lewin ら[188] より翻訳転載（1次研究の番号は原著論文を参照のこと）

4.5 質的研究およびCERQualにおける用語の定義

質的研究およびCERQualに特化した用語とその定義を、表4.5-1に記す。

表4.5-1 質的研究およびCERQual質的統合エビデンスに関連する重要な定義

用語	定義
CERQual 構成要素 (CERQual components)	4つの構成要素は、質的エビデンスの統合からの結果にどれほどの確信性をおくかを評価する際に考慮する項目を表している。4つの構成要素とは、方法論的限界、関連性、整合性、およびデータの適切性である。それぞれの構成要素は、個々のレビュー所見、レビュー所見を支持するエビデンス、当該レビューの所見がより広範なレビューの疑問にどれほど関連しているかについて評価される。
確信性または確実性 (Confidence or certainty)	エビデンスの確信性（確実性）とは、レビュー所見が関心のある現象をどの程度妥当に反映したものかの評価である。言い換えると、確信性は、関心のある現象が研究結果とかなり異なりそうである可能性を示す指標である。かなりの差とは、当該結果が医療介入や社会福祉介入や他の介入に関わる実務的または政策的な決断にもたらす影響を左右しかねないほどのかなり大きな差を意味する。
データ (Data)	個々の質的研究から得られた情報には、参加者や研究者の値、概念、解釈が含まれる。
エスノグラフィー (Ethnography)	質的研究において、研究対象となっている人々の世界観を把握することを目的とした、単一集団の文化または下位文化に注目した調査アプローチ。
グラウンデッド・セオリー (Grounded theory)	質的研究における、現実世界の観察に基づいた理論を構築することを目的としたデータ収集、解析アプローチ。
情報の冗長性 (Informational redundancy)	質的研究の解析において、新たなデータから新たなテーマや情報を生成できなくなる時点。これは、ほとんどの手法におけるデータ収集の適切な終了時点、そして手法によっては、解析の適切な終了時点とみなされる。
面接 (Interview)	質的研究における3つの基本的データ収集方法の1つである。面接者が質問を行い、対話を通じて参加者が自身の言葉で経験やイベントを解釈するように促す。最も一般的な2つの面接形式として、半構造的かつ詳細な個人面接、またはフォーカスグループと称されるディスカッションに基づいた集団面接があげられる。定量的研究においては、面接者が会話を通じて参加者から情報を得るデータ収集手法であると定義される。
関心のある現象 (Phenomenon of interest)	質的調査の焦点となる問題。しばしばレビューの疑問に含められる。関心のある現象は、新規のワクチンまたは高齢者のための昼食クラブのような医療介入または社会福祉介入のこともあれば、HIV/AIDSとともに生きるとか生活保護を受けるといった医療や社会福祉の問題のこともある。
質的研究 (Qualitative research)	質的研究は、定量化が可能な現象よりもむしろ社会的かつ解釈に基づく現象に注目し、検証や評価よりもむしろ発見、解釈、説明を目的とする。量的研究では集団間の因果関係や相互関係を推測するのに対し、質的研究は社会経験やセッティングに関わる理論についての帰納的、記述的推論を立てる。質的研究は単一の手法ではなく、質的データの説明と解釈に依存する一連の解析的手法である。具体的な手法としては、グラウンデッド・セオリー、エスノグラフィー、現象学、ケーススタディ、批判理論、歴史記述方法などがあげられる。
質的エビデンスの統合 (Qualitative evidence synthesis)	質的1次研究のシステマティックレビュー。

（次頁につづく）

用語	定義
レビュー所見 (Review finding)	関心のある現象または現象の側面を記述した質的エビデンスの統合からの解析アウトプット。レビューの所見は、組み込まれた質的研究のデータに基づいている。質的エビデンスの統合には典型的には、数多くのレビュー所見が含まれる。
レビューの疑問 (Review question)	質的統合エビデンスによって対処される全体的な疑問。典型的には、レビューの疑問において、視点または集団、関心のある現象または介入、および当該の統合において調べられるセッティングが特定される。
理論的飽和 (Theoretical saturation)	データ収集、解析、理論構築の作業は、概念的枠組みが十分に発達し、これ以上の観察を行っても有用な情報が得られなくなる時点まで繰り返される。この時点を理論的飽和という。情報の冗長性 (informational redundancy) ともよぶ。
トライアンギュレーション (Triangulation)	質的研究における解析アプローチの1つ。複数のエビデンス情報源を検索、使用して、主な結果の裏付けを行うプロセス。トライアンギュレーションにはいくつか種類がある。研究者トライアンギュレーションでは、研究者チームの合意に基づく結果を示すために、複数の研究者が生データを収集、解析する必要がある。理論トライアンギュレーションとは、既存の社会学理論によって新たに浮上した結果の裏付けを行うプロセスである。

HIV: human immunodeficiency virus, AIDS: acquired immunodeficiency syndrome

Part 5 ● ネットワークメタアナリシスへの GRADE システムの適用

- 5.1 ネットワークにおける直接比較と間接比較、およびループ ……………… 205
- 5.2 ネットワークエビデンスへの GRADE システム適用の進歩 207
- 5.3 ネットワーク推定値の GRADE 評価プロセスの手順 …… 214
- 5.4 NMA の各推定値の GRADE 評価例 ……………………… 223
- 5.5 ランキング（ranking）の評価………………………………… 228
- 5.6 NMA の解析法 …………………………………………… 229
- 5.7 NMA で使用される専門用語 ……………………………… 231

直接比較（direct comparison）と間接比較（indirect comparison）を統合することによって、複数の介入の有効性や安全性の比較について同時に対処する**ネットワークメタアナリシス（network meta-analysis: NMA）**[i]が急速に普及し、その影響力が高まっている。NMAのアプローチは魅力的ではあるが、その比較の複雑さから、NMAのエビデンス（**ネットワークエビデンス**）の確実性（効果推定値におく確信性）を評価する作業も複雑である。すなわち、NMAにおいて比較する治療の種類が多くなると、確実性評価の反復作業が必要となり、しかも複雑となる。たとえば、3つの治療（A、B、C）の**単一閉ループ（closed loop）**の場合は、確実性の評価は3回実施することになるが、7個の治療を検討した複合ネットワークの場合は21回の評価が必要となる[ii]。

ネットワークエビデンスの確実性（certainty of network evidence）の評価法はわずかに報告されているだけであるが[196-198, 200, 201]、いずれも **Grading of Recommendations Assessment, Development and Recommendations（GRADE）** システムを利用したものである。

本書 Part 5 では、GRADE working group の手法[196, 210]を主に解説し、補足的にランキングに関するエビデンスの確実性評価の Salanti らの手法[199-202]、web 版ツールの Confidence In Network Meta-Analysis（CINeMA）を解説する。

---

[i] NMAは、複数の治療薬のネットワークが作成されることから、**混合治療比較（mixed treatment comparison: MTC）** や **多重治療比較（multiple treatment comparison: MTC）** メタアナリシスともよばれる。
[ii] 治療ネットワークにK個の介入が含まれる場合、$K \times (K-1)/2$ とおりの一対比較が可能となる。たとえば、介入が7個ある場合には $21 = [7 \times (7-1)/2]$ とおりの一対比較が可能である。

5.1 ネットワークにおける直接比較と間接比較、およびループ

一般的な治療ネットワークでは、直接比較または間接比較のいずれか、あるいは双方に対する**効果推定値**（esimate of effect）とエビデンスの確実性の評価が必要となる。図5.1-1は5つの介入（A〜E）のそれぞれに関する直接比較を示す複合ネットワークである。各介入間の直線は、1つまたは複数の試験（一般に、研究デザインはランダム化比較試験または観察研究）における直接比較を示している。間接比較による推定値に寄与する複数の直接比較には、**1次ループ**（first-order loop）や**2次ループ**（second-order loop）などがある。1次ループとは、追加的介入を1つのみ含むループのことである。たとえば、関心のある比較がA対Bである場合は、A対CとB対Cの直接比較が1次ループとなる（図5.1-1の青点線）。2次ループには、追加的介入が2つ含まれる（B対C、C対D、D対Aなど。図5.1-1の黒点線）。さらに高次元のループには、3つ以上の追加的介入が含まれる場合もある。いずれにしても、図5.1-1の場合、A対Bに関しては、A対Bの直接推定値と、A対CとB対Cから得られる間接推定値が得られ、さらに両者を統合したネットワーク推定値の3種類が得られる。

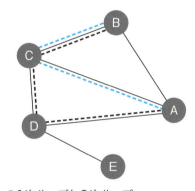

図5.1-1　ネットワークプロットの1次ループと2次ループ
A〜Eの介入に関して、A対B比較においては、青点線（B対C、A対C）が1次ループで、黒点線（B対C、C対D、A対D）が2次ループである。

5.1-1　なぜネットワーク推定値のグレードを評価する必要があるのか

レビュアや臨床医は、直接比較のエビデンス（**直接エビデンス** [direct evidence]）の確実性が高い場合に、なぜネットワークエビデンスのグレードを等級付け（rating）[iii]する必要があるのか不思議に思うかもしれない。われわれがNMAに着手するとき、当該ネットワーク推定値を使用することが望ましいという前提で進める。さらに、高い確実性の直接エビデンスが得られたとしても、間接比較のエビデンス（**間接エビデンス** [indirect evidence]）は、それが直接エビデンスと**整合性**（coherence）がある場合、**信頼区間**（confidence interval: CI）をさらに狭めることによって、または**エビデンス総体**（body of evidence）の適用性（すなわち直接性）を高めることによって、ネットワーク推定値の確実性

[iii] Part 1で述べたように、直接エビデンス、間接エビデンス、ネットワークエビデンスの確実性の評価に関する"rate/rating"の用語に、「等級／等級付け」の対訳を使用した。「グレーディング」や「評価付け」も、同じ意味である。

を高める可能性がある。これはエビデンスの確実性が連続体であり、確実性のグレードを「高（High）」、「中（Moderate）」、「低（Low）」、「非常に低（Very low）」、の4つのカテゴリに分けるのは単に利便性の問題であるからである。さらに、直接推定値と間接推定値に整合性がある場合、全体的な確実性を損なうことなく、確実性の低い間接エビデンスとより高い確実性の直接エビデンスを統合できる。

　たとえば、数字が大きいほど高い確実性を表す、0～100の視覚的アナログスケール（visual analogue scale: VAS）を考えてみよう。レビュアは、VASの評点が80の場合、その評価は高い確実性であることがわかる。確かにこれは高い確実性を意味するが、レビュアは依然としてさらに高い確実性を達成することを望むかもしれない。NMAにおいて、直接エビデンスに間接エビデンスを追加することで信頼区間が狭くなり、したがって確実性がさらに高まる場合（たとえば、VASの90％の確実性）、2種類のエビデンスを統合することが望ましいだろう。

5.1-2　ネットワークメタアナリシスとPRISMA拡張声明（PRISMA for Network Meta-Analyses: PRISMA-NMA）

　NMAのシステマティックレビューを実施報告する際は、**PRISMA拡張声明（PRISMA for Network Meta-Analyses: PRISMA-NMA）**[iv]を遵守すべきである[271]。2015年に発表されたPRISMA-NMAは、NMAにおける直接エビデンスと間接エビデンスを使用して多重治療比較を実施するシステマティックレビューを報告する27項目からなるガイドを提供する。また、ガイドの提供に加えて、ネットワークメタアナリシスの実践における重要な考慮事項に関連する教育情報も強調している。

[iv] http://www.prisma-statement.org/Extensions/NetworkMetaAnalysis.aspx

5.2 ネットワークエビデンスへのGRADEシステム適用の進歩

ネットワークエビデンスの確実性のグレードを評価するには、貢献するすべてのエビデンスを考慮する必要がある。すなわち、複数の治療戦略における**一対比較（pairwise comparison）**のそれぞれについて、直接エビデンスの効果推定値（**直接推定値[direct estimate]**）と間接エビデンスの効果推定値（**間接推定値[indirect estimate]**）、および双方のエビデンスの確実性のグレードに加えて、直接エビデンスと間接エビデンスを統合したネットワークエビデンスの効果推定値（**ネットワーク推定値[network estimate]**）が必要となる。

最近、GRADE working groupは、ネットワークエビデンスの確実性のグレードを"効率的"に評価するための手順を発表した[210]（図5.2-1）。すなわち、従来の評価プロセス[196]に関して以下の概念的進歩を反映したGRADE評価である。

1. ネットワーク推定値のグレードを評価するために直接推定値および間接推定値のグレードを評価する際に、不精確さ（imprecision）に対処する必要はない。
2. 直接エビデンスの確実性が「高」で、直接エビデンスのネットワーク推定値への寄与が少なくとも間接エビデンスの寄与と同じくらい大きい場合は、間接エビデンスのグレードを評価する必要はない。
3. 一対比較レベルでの非整合性（incoherence）を評価するためにネットワークの全体的非整合性検定（global test for incoherence）を信頼すべきではない。
4. 直接エビデンスと間接エビデンスとの間に非整合性がある場合、各推定値のエビデンスの確実性が、いずれの推定値を信じるかを決定するのに役立つ。

5.2-1 ネットワーク推定値のグレードを評価するために直接推定値および間接推定値のグレードを評価する際に、不精確さ（imprecision）に対処する必要はない

GRADEシステムでは、**不精確さ（imprecision）**は、エビデンスの確実性を評価する際に考慮される5つの要因（domain）の1つである。診療ガイドラインの文脈では、不精確さを評価するには、ある効果推定値の信頼区間（CI、または、**信用区間[credible interval: CrI]**）の上限と下限が同じ臨床行動につながるかどうかを判断する必要がある。臨床行動が変わらないならば、不精確さについてグレードを下げる必要はないが、臨床行動が異なるならば、不精確さのためにグレードを下げる必要がある（1.2-13.3.4章「データの不精確さ」を参照）。

ネットワーク推定値の精確さ（precision）を評価する際は、直接比較や間接比較の不精確さとは別に、ネットワーク推定値そのものに関連したCIに基づくべきである。たとえば、もし直接エビデンスと間接エビデンスのいずれもが、CIが広いことを理由に不精確であるとしてグレードダウンとなっている場合でも、その両方のエビデンスを使用することによってネットワーク推定値の精確さが増す場合がある（すなわち、CIが大幅に狭くなる場合がある）。このような場合、不精確さを理由にネットワーク

推定値の確実性のグレードを下げることはなく、ネットワーク推定値の確実性の方が直接推定値や間接推定値のいずれの確実性よりも高いと判断できるかもしれない。逆に、ネットワーク推定値のCIが直接推定値や間接推定値のそれよりも広い場合は、その不精確な推定値を利用することは意味がない。

たとえば、Brignardello-Petersenら[210]、人工呼吸器を装着された重症患者におけるストレス潰瘍を予防するための薬剤を比較したネットワーク推定値の不精確さについて説明している。肺炎のアウトカムについてヒスタミン２受容体拮抗薬（histamine-2 receptors antagonist: H_2RA）とスクラルファートを比較した直接エビデンスは**オッズ比（OR）**1.32、95%CI: 0.98～1.77であり、不精確さに対してグレードダウンとするのが妥当だろう（図5.2-1、表5.2-1）。レビュアはバイアスのリスク（risk of bias: RoB）のためにこの直接エビデンスをグレードダウンとしたが、非一貫性、非直接性、出版バイアスについてはグレードを下げなかった。したがって、直接エビデンスの確実性を、RoBと不精確のために「低」のグレードと評価した。ネットワークエビデンスの推定値は、OR 1.30（95%CI: 1.08～1.58）であった。この狭いCIでは、不精確さの問題のみを考慮すると、H_2RAが肺炎の発生率を高めると確信できるだろう。したがって、レビュアは、不精確さについてネットワーク推定値のグレードを下げる必要がないと合理的に結論づけし、結果として、全体的なエビデンスの確実性を「中」のグレードと評価した。つまり、直接推定値と間接推定値の不精確さの評価は、一般に、ネットワーク推定値の確実性を知るために必要ではないと結論できる。むしろ、レビュアは、ネットワーク推定値そのものの信頼区間に関する不精確の評価に基づくことができる。

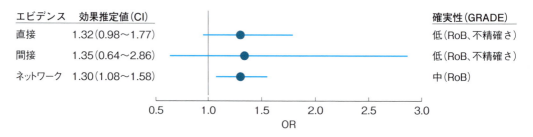

図5.2-1　直接推定値、間接推定値、ネットワーク推定値（H_2RA対スクラルファート）

直接エビデンスと間接エビデンスの確実性はいずれも「低」（RoBと不精確さのため）である。ネットワーク推定値のCIは狭くなり、効果なしのライン（OR＝1.0）をまたいでおらず精確であり、ネットワークエビデンスの確実性を、「中（RoBのため）」のグレードと評価した。

CI：信頼区間、OR：オッズ比、RoB：バイアスのリスク、H_2RA：ヒスタミン２受容体拮抗薬

5.2 ネットワークエビデンスへの GRADE システム適用の進歩

表 5.2-1 ネットワーク推定値の確実性のグレードを評価するための概念的進歩の例と論拠

概念的進歩	例	直接推定値	直接推定値の確実性	間接推定値	間接推定値の確実性	ネットワーク推定値	ネットワーク推定値の確実性	ガイド	説明
ネットワーク推定値の等級の情報を得るために直接推定値と間接推定値を評価する場合,不精確さを考慮する必要はない	人工呼吸器を装着された重症患者におけるストレス潰瘍を予防するためのH₂RA対スクラルファート(アウトカム:肺炎)	1.32 (0.98～1.77)	[低] (RoBと不精確さ)	1.35 (0.64～2.86)	[低] (RoBと不精確さ)	1.30 (1.08～1.58)	[中] (RoB)	直接推定値と間接推定値の不精確さを考慮しない	ネットワーク推定値は[中]から開始する(直接推定値と間接推定値はRoBのため[中]である).非整合性や不精確さには深刻な懸念はない.
直接的エビデンスの確実性が高く,ネットワークへの直接エビデンスの寄与がある場合に間接エビデンスを評価する必要はない	スターチ対バランスクリスタロイド(死に対する蘇生輸液の影響)	1.14 (0.99～1.30)	[高]	0.81 (0.13～5.14)	必要なし	1.13 (0.99～1.30)	[高]	ネットワーク推定値のグレードを評価するために間接エビデンスの確実性を考慮する必要はない	直接エビデンスに深刻な懸念はなく,その確実性は[高]である.さらに,間接エビデンスは,直接エビデンスよりもネットワーク推定値に寄与している.
直接的エビデンスの確実性が高く,ネットワーク推定値への直接エビデンスの寄与がなくとも間接エビデンスの寄与と同じくらい大きい場合,間接エビデンスを等級付けする必要はない	アレンドロネート対ラロキシフェン(脆弱性骨折)	0.49 (0.04～5.45)	[高] (不精確さを考慮しない)	0.53 (0.30～0.90)	[中] (RoBのため)	0.51 (0.29～0.87)	[中] (RoB)	ネットワーク推定値のグレードを評価するための間接エビデンスの確実性を考慮する(最も貢献するエビデンスのグレードを持つ)	直接エビデンス推定値には高い確実性があるが,間接エビデンスはネットワーク推定値より多く寄与している.したがって,ネットワーク推定値の等級は,間接エビデンスに基づく必要がある.
対比較レベルでの非整合性を評価するために,ネットワークの全体的非整合性の統計的検定を信頼すべきではない	シタロプラム対エスシタロプラム(うつ病治療)	1.48 (1.16～1.89)	[中]ª (RoB)	0.96 (0.75～1.23)	[非常に低] (RoB, 非直接性, 非推移性)	1.20 (1.00～1.43)	[非常に低] (非整合性, 不精確さ)ᵇ	全体的非整合性検定の統計的有意差などを示唆しないことが示唆されたが,直接推定値と間接推定値を比較すると,非整合性に関する懸念があることが示唆される.	ネットワーク内の非整合性検定では,ネットワーク内に依然を超える非整合性はないことが示唆されたが,直接推定値と間接推定値を比較すると,非整合性に関する懸念があることが示唆される.
直接エビデンスと間接エビデンスの間に非整合性がある場合,それぞれの推定値に関するエビデンスの確実性は,ユーザーがいずれの推定を信じるかを決めるのに役立つ	シタロプラム対エスシタロプラム(うつ病治療)	1.48 (1.16～1.89)	[中]ª (RoB)	0.96 (0.75～1.23)	[非常に低] RoB, 非直接性, 非推移性	1.20 (1.00～1.43)	[非常に低] (非整合性, 不精確さ)ᵇ	確実性の高いエビデンスを信じる.言い換えると,臨床診療のための情報を得るために高い推定値を用いる	ネットワークエビデンスの限界は認められなければならない.たとえネットワーク推定値でなくても,より確実性の高いエビデンスを用いることがより適切である.

ª 原著論文の表2における[高]の記載は誤記で,本文内に記載されている[中]が正しく,スポンサーシップバイアスによる1段階グレードダウンである(著者に確認).
ᵇ 原著論文の表2における[低]の記載は[非常に低]の誤記である.
RoB:バイアスのリスク

出版社の許可を得て,Brignardello-Petersen ら²¹⁰ より翻訳転載

5.2-2 直接エビデンスの確実性が「高」で、直接エビデンスのネットワーク推定値への寄与が少なくとも間接エビデンスの寄与と同じくらい大きい場合は、間接エビデンスのグレードを評価する必要はない

　GRADE指針では、直接エビデンスのグレードと間接エビデンスのグレードのどちらか"高い方"を、ネットワークエビデンスのグレードとするよう規定している。たとえば、直接推定値が「高」の確実性を有し、間接推定値が「中」の確実性を有する場合、ネットワーク推定値の確実性のグレードは「高」となる。その理由は、直接推定値と間接推定値に整合性がある（すなわち、実質的に異ならない）場合、より確実性の高い推定値に比べて、より確実性の低い推定値はバイアスをもたらさないからである。したがって、高い確実性の推定値と低い確実性の推定値からの**統合推定値**（pooled estimate）は、低い確実性の推定値が高い確実性の推定値を損なうのではなく、補完しているという考えに基づいている[210]。

　直接エビデンスの確実性が「高」の場合に間接エビデンスの確実性を評価しないという論理は、直接エビデンスが少なくとも間接エビデンスと同じくらいネットワーク推定値に寄与していなければならない。**寄与率**は、直接推定値と間接推定値のCIの幅を比較することによって確認できる。すなわち、CIがより狭い推定値が、ネットワーク推定値に最も寄与する推定値である[v]。たとえば、あるシステマティックレビューでは、敗血症患者における蘇生輸液の死亡への影響を評価した。高分子量ヒドロキシエチルスターチとバランスクリスタロイドの比較の直接エビデンスの確実性を評価すると、直接推定値にバイアスのリスク、非一貫性、非直接性、出版バイアスに限界はなかった（したがって、この直接推定値の確実性は「高」である）。さらに、CIの幅の評価に基づくと、直接エビデンスは間接エビデンスよりもネットワーク推定値に大きく寄与していた（直接推定値のCIは0.99〜1.30で、間接推定値のCIは0.13〜5.14）。直接推定値に高い確信性があり、間接推定値よりもネットワーク推定値への

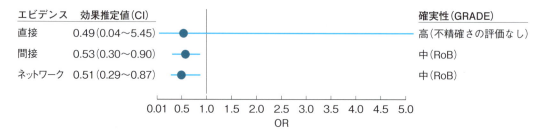

図5.2-2　直接推定値、間接推定値、ネットワーク推定値（アレンドロネート対ラロキシフェン）
不精確さの評価をスキップすると、直接エビデンスと間接エビデンスの確実性はそれぞれ、「高」、「中」（RoBのため）である。ネットワーク推定値には間接エビデンスが大きく寄与しており、そのCIから不精確さはなく、ネットワークエビデンスの確実性を、「中」（RoBのため）のグレードと評価した。
CI：信頼区間、OR：オッズ比、RoB：バイアスのリスク

---

[v] 信頼区間の幅を比較することによって直接エビデンスが間接エビデンスと同様にネットワーク推定値に寄与するかどうかを判断するときはいつでも、直接推定値と間接推定値のそれぞれの異質性の推定値を比較しなくてはならない。

4.4-3 質的エビデンス統合の確信性の全体的CERQual評価(overall CERQual assessment)

レビュー所見の確信性、すなわち、全体的な確信性のレベルは、レビュー所見が関心のある現象をどの程度合理的に反映したものかの程度と定義される[176, 188]。つまり、確信性は、研究結果が関心のある現象と大きく異なる(substantially different)可能性の程度を伝達するものである。大きな差異とは、当該結果が医療介入や社会福祉介入や他の介入に関わる実務的または政策的な決断にもたらす影響を左右しかねないほどのかなり大きな差を意味する[176]。

4.4-3.1 質的エビデンス統合の確信性のレベルと定義

CERQualによる質的エビデンス統合の**全体的な確信性**(overall CERQual assessment)のレベルは、GRADEシステムと同じく、「高」、「中」、「低」、「非常に低」の4段階であり、それらの定義を表4.4-5に示す。

表4.4-5 CERQualにおけるレビュー所見の確信性のレベルと定義

レベル	定義
高(High)	レビュー所見が関心のある現象を合理的に反映したものである可能性が非常に高い
中(Moderate)	レビュー所見が関心のある現象を合理的に反映したものである可能性が高い
低(Low)	レビュー所見が関心のある現象を合理的に反映したものである可能性がある
非常に低(Very low)	レビュー所見が関心のある現象を合理的に反映したものかどうかを判断できない

4.4-3.2 全体的CERQual評価の実際

すべてのレビュー所見は、まず「高い確信性(high confidence)」の初期値として開始され、CERQual構成要素のいずれかに関する懸念がある場合、1つ以上レベルを下げる(rate down)[vi](たとえば、高い確信性から中等度の確信性)。この「高い信頼性」の出発点は、この仮説を弱める要因がない限り、どのレビュー所見も関心のある現象を合理的に反映したものであるとする見解を反映している。CERQualの各構成要素については、最初は個別に評価されるべきであるが、各構成要素はそれぞれ相互に関連していることがありえるため、同じ問題について"重複ダウングレーディング(double downgrading)"を避けるためには構成要素を反復して見渡すべきである。また、全体的CERQual評価においては、それぞれのレビュー所見を個別に評価すべきで、レビュー全体を評価すべきではない。これらの注意点はGRADEアプローチと同様である。

質的エビデンス統合の確信性の全体的評価は、CERQualの4つの構成要素(方法論的限界、整合

[vi] "rate down": CERQual groupは、この用語を、"レビュー所見の確信性のレベルを下げること(lower the lebel of confidence)"と定義しているため、本書Part 4では、「レベルを下げる」の対訳とした。CERqual groupは、同時に同じ意味として、"downgrading"の用語も使用している。「ダウングレーディング」、「グレードを下げる」、「グレードダウン」と同義である。

に関する通常の基準を満たしていなくても p 値が低くなるなどの問題が指摘さ
対比較レベルの非整合性の評価に際しては、ネットワーク全体の非整合性評
いだろう。

　たとえば、抗うつ薬の有効性を評価するNMAにおいて、global testの p 値
らは、70件の比較のうち3件で統計的な非整合性を検出したが、これは偶然
すべきではないと説明した。しかし、ネットワークをよく調べた結果、少なく
ロプラム対エスシタロプラムにおいて、非整合性の説得力のあるエビデン
（図5.2-3、表5.2-1）。

5.2-4　直接エビデンスと間接エビデンスとの間に
　　　　　場合、各推定値のエビデンスの確実性が、
　　　　　信じるかを決定するのに役立つ

　ある特定の対比較において非整合性に遭遇するNMAを実施しているレビュアには次の2つの選択肢がある。（1）非整合性によりネットワーク推定値のグレードを下げて、その限界を認めながら当該ネットワーク推定値を使用する、（2）直接推定値または間接推定値のどちらが高い確実性であるかに焦点をあてる。

　たとえば、シタロプラムとエスシタロプラムの例（図5.2-3、表5.2-1）では、ネットワークエビデンスは「中」（直接エビデンスのグレードと間接エビデンスのグレードのうち"高い"もの）としてグレード評価を開始するが、非整合性のために「低」にグレードを下げる必要があるだろう。さらに、ネットワーク推定値周辺のCIには効果なしを含むため、不精確さのためのさらなるグレードダウンも適切かもしれない（この場合は、「非常に低」のグレード）。レビュー著者やユーザーは、確実性が「低」または「非常に低」のネットワーク推定値、または確実性が「中」の直接推定値のいずれかを選択できるが、一般に確実性が「中」の直接推定値を信じる傾向がある。

　以上のネットワークエビデンスに関する概念の進歩の例と理論的根拠をまとめたものが表5.2-1である。これらの進歩に基づくと、GRADEシステムを使ったネットワーク推定値の確実性評価を3段階プロセスとして考えることができる（図5.2-4）。

ネットワーク推定値の不精確さの評価におけるCIの考え方は、システマティックレビューと診療ガイドラインでは異なっており、これは従来のGRADEシステムと同じである。たとえば、システマティックレビューにおいて、効果推定値のCIが1を含み、さらに相当な利益または害を含む場合には、当該データは不精確である（以下の例を参照）。しかし、診療ガイドラインにおいては、ネットワークエビデンスの利益と害のバランスを比較するため、アウトカムの**ベースラインリスク**や価値観を考慮したそれぞれの**絶対効果**を検討する必要がある。このため、GRADEエビデンスプロファイル、またはSoFテーブルを作成することが望ましい（5.4章「NMAの各推定値のGRADE評価例」を参照）。

例	● 信頼区間（CI）が1を除外している場合、1つの治療がより良いことに確信できるため、"精確である"。 ● CIが1を含み、CIの下限が0.8を超え、CIの上限が1.3未満の場合、当該治療は似ているという理由から、"精確である"[a]。 ● CIが1を含み、なおかつ0.8未満または1.3を超える値（または双方の値）を含む場合、当該効果については確信をもてないほどCIが広く、相当な利益と相当な害のいずれかを示唆していることになり、"不精確である"[a]。

[a] これらの閾値は絶対的なものではなく、システマティックレビューチームまたはパネルの判断次第である。

D-4　最終グレード

開始時のグレードと、整合性と精確さの評価に基づいてグレードを下げるべきか否かの決断を参考にして、ネットワークエビデンスの確実性の最終グレードを提示する。

E　推定値の選択

ネットワーク推定値ではなく、直接推定値または間接推定値のいずれかの採用を選択したならば、それぞれの精確さを再評価する必要があるかもしれない。

例	● 直接推定値と間接推定値に整合性があるならば、ネットワーク推定値とそのグレードを選択する。 ● 直接推定値と間接推定値に非整合性があり、ネットワーク推定値の代わりに直接推定値または間接推定値のいずれかを選択すべきか否かを考える場合： 　－直接推定値と間接推定値に従来のグレード評価をする。
	注： 上記の過程に従って、直接推定値と間接推定値についてグレード評価のための不精確さのドメインを単純に適用する。 　－直接推定値と間接推定値において従来のグレード評価で最大でも1段階の違いがある場合（つまり、小さい差、または差なし）、ネットワーク推定値を選択し、そのグレードを選択する（つまり、非整合性のためにグレードを下げて統合）。 　－直接推定値と間接推定値において従来のグレード評価で少なくとも2段階の違いがある場合（つまり、大きな差）、最も高いグレードの推定値を選択する。

5.4-2　SoFテーブルにおけるネットワーク推定値の提示

ある特定の比較に関するネットワーク推定値の確実性を提示する**エビデンステーブル**は、通常の**GRADEpro Guideline Development Tool（GRADEpro GDT）**[91][viii]を使って作成できる。たとえば、大腸がん切除患者における異所性進行性新生物のRCTのシステマティックレビューでは、低/高用量アスピリン、非アスピリンNSAIDs、カルシウム、葉酸、ビタミンDなどの薬剤の化学的予防効果が調査された[197]。一対比較のネットワーク推定値とエビデンスの確実性、および絶対効果を示した**summary of findings（SoF）テーブル**が、表5.4-3である。

表5.4-3　ネットワークエビデンスのSoFテーブル

大腸がん切除患者における、異所性進行性新生物の化学的予防					
アウトカム追跡	参加者数（研究）	エビデンスの確実性（GRADE）	オッズ比（OR）（95%CrI）	予期される絶対効果	
				プラセボによるリスク	科学的予防によるリスク差
非アスピリンNSAIDs 対 プラセボ					
異所性進行性新生物 追跡：3年	3,486（4 RCTs）	⊕⊕⊕⊕ 高	OR 0.37（0.24〜0.53）	低	
				74/1000	47 少ない/1000（56 少ない〜36 少ない）
				中	
				163/1000	103 少ない/1000（124 少ない〜77 少ない）
低用量アスピリン 対 プラセボ					
異所性進行性新生物 追跡：3年	823（3 RCTs）	⊕⊕○○[a] 低	OR 0.71（0.41〜1.23）	低	
				74/1000	14 少ない/1000（37 少ない〜21 多い）
				中	
				163/1000	31 少ない/1000（82 少ない〜46 多い）
高用量アスピリン 対 プラセボ					
異所性進行性新生物 追跡：3年	917（3 RCTs）	⊕⊕○○[a] 低	OR 0.81（0.50〜1.28）	低	
				74/1000	14 少ない/1000（37 少ない〜21 多い）
				中	
				163/1000	31 少ない/1000（82 少ない〜46 多い）

（次頁につづく）

[viii] 従来、GRADEpro guideline development tool（GDT）は、一対比較のエビデンスの確実性を評価するものであったが、2018年2月、多重比較（multiple comparison）にも対応できるようになった（追加資料-⑥「GRADEpro GDTの利用法」を参照）。

アウトカム追跡	参加者数（研究）	エビデンスの確実性（GRADE）	オッズ比 (OR)（95%CrI）	予期される絶対効果	
				プラセボによるリスク	科学的予防によるリスク差
アスピリン＋葉酸 対 プラセボ					
異所性進行性新生物 追跡：3年	916 (2 RCTs)	⊕⊕〇〇^a 低	OR 0.73 (0.49〜1.19)	低 74 /1000	20 少ない/1000 (42 少ない〜14 多い)
				中 163 /1000	44 少ない/1000 (93 少ない〜31 多い)
カルシウム＋ビタミンD 対 プラセボ					
異所性進行性新生物 追跡：3年	1,028 (1 RCT)	⊕⊕〇〇^a 低	OR 0.91 (0.52〜1.63)	低 74/1000	7 少ない/1000 (36 少ない〜47 多い)
				中 163 /1000	15 少ない/1000 (78 少ない〜103 多い)
アスピリン＋カルシウム＋ビタミンD 対 プラセボ					
異所性進行性新生物 追跡：3年	427 (1 RCT)	⊕⊕〇〇^a 低	OR 0.71 (0.18〜2.49)	低 74 /1000	20 少ない/1000 (42 少ない〜14 多い)
				中 163 /1000	44 少ない/1000 (93 少ない〜31 多い)
カルシウム 対 プラセボ					
異所性進行性新生物 追跡：3年	2,503 (3 RCTs)	⊕⊕〇〇^b 低	OR 1.00 (0.66〜1.52)	低 74/1000	0 少ない/1000 (25 少ない〜38 多い)
				中 163 /1000	0 少ない/1000 (55 少ない〜85 多い)
ビタミンD 対 プラセボ					
異所性進行性新生物 追跡：3年	764 (1 RCT)	⊕⊕〇〇^c 低	OR 1.19 (0.65〜2.15)	低 74 /1000	14 多い/1000 (26 少ない〜85 多い)
				中 163 /1000	31 多い/1000 (57 少ない〜187 多い)

（次頁につづく）

*介入群におけるリスク（対応リスク）（および95%CrI）は対照群における想定リスクと、介入の相対リスク（および95%CrI）に基づいている。

プラセボ群におけるベースライン低リスクは、低リスク腺腫の患者（1〜2個の小さな[1cm]未満で、軽度異形成を伴う管状腺腫の患者）における進行性結腸直腸新生物のリスク集団推定値に対応し、プラセボ群のベースライン中リスクは、高リスク新生物の患者（少なくとも3個の腺腫、1cm以上の腺腫、25%以上の絨毛特徴、または高度異形成の腺腫を有する患者）における進行性結腸直腸新生物のリスク集団推定値に対応している。

CrI：信用区間、RR：リスク比

GRADE working groupによるエビデンスのグレード（grades of evidence）
- 「高」＝真の効果が効果推定値に近いことに大きな確信がある。
- 「中」＝効果推定値に対し中等度の確信がある。つまり，真の効果は効果推定値に近いと考えられるが，大きく異なる可能性も否めない。
- 「低」＝効果推定値に対する確信性には限界がある。真の効果は効果推定値とは大きく異なるかもしれない。
- 「非常に低」＝効果推定値に対し，ほとんど確信がもてない。真の効果は，効果推定値とは大きく異なるものと考えられる。

[a] 95%信用区間（credible interval: CrI）が1をまたぎ、広いCrIは害の高い可能性を示唆しているため、非常に深刻な不精確さがある。

[b] ORは1（利益のエビデンスなしを示唆している）で、CrIは広く害の確率が高いことを示唆していることから非常に深刻な不精確さがある。

[c] OR＞1（利益よりも害の可能性が高いことを示唆している）で、CrIは広い。

RCT：ランダム化比較試験

出版社の許可を得てDulaiら[197]より翻訳転載

5.5 ランキング (ranking) の評価

　NMAの利点の1つが、関心のあるアウトカムに関する全ての治療の**ランキング** (ranking)である。特定の治療のランキングは、全体の介入治療数におけるランキングの確率と不確実性として、いわゆる**ランコグラム** (rankogram)や**累積ランキング確率プロット** (cumulative ranking probability plot)を使って評価される。治療の階層を提示し、全ての相対的な治療効果の位置づけとばらつきを説明するために、平均ランキングとして数値化したものが、**surface under the cumulative ranking curve (SUCRA)**である。SUCRAの値は、1（すなわち100%）は当該治療が最良で、0は最悪を意味する。

　治療のランキングにおける不精確さは、特定のアウトカムに関する治療の相対的なランキングに関する不確実性として評価される。すなわち、SUCRAを使ったランキング表示が似たパターンの場合には、ランキングが不確実であること示す。しかし、ランキングにおける脆弱性、ランク間の差があまりにも小さくて重要でない可能性、または当該NMAにおけるバイアスがランキングに重要な影響を与えている可能性があることから、分析が過度に単純化されてしまう可能性があり、その利用には注意が必要である[203]。

　また、単に有効性のランキングではなく、有効性と害に関する2つのSUCRAを使った**クラスターランキング** (cluster ranking)が、望ましい効果と望ましくない効果のバランス評価に役立つ。すなわち、NMAを実施する場合、競合する治療は、複数のアウトカム（たとえば、有効性と安全性）に関する影響に従ってランク付けできる。しかし、比較している複数の治療の相対ランキングはアウトカムによって異なる可能性があり、これにより「ベスト (best)」の治療の選択が困難になる。2つのアウトカムに基づいて推論を行うクラスターランキングにおいては、両方のアウトカムによるSUCRA (%) の2次元プロットを使用し、有効性と安全性を比較する。すなわち、望ましいアウトカムと望ましくないアウトカムの双方に関して、SUCRA値がより高いものが当該比較における最良の介入と判断される（図5.5-1）。

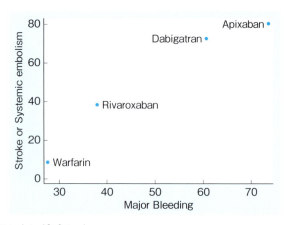

図5.5-1　クラスターランキングプロット

非弁膜性心房細動患者に対する新規経口抗凝固薬の効果に関するNMAによる虚血性塞栓症と大出血のSUCRA値。いずれのアウトカムに関しても右上に表示される治療が優れていると考えられる。この図からは、4種類の薬剤のうちApixabanが優れていると判断できる。Katsanosら[212]より引用

5.6 NMAの解析法

NMAのツールにはさまざまなものが報告されているが[199, 200, 203, 206-209, 211]、NMA実施のための汎用パッケージまたはNMAに特化した専用パッケージを利用できる（表5.6-1）。これらのツールや統計学的特徴に関しては、関連論文や参考書を参照していただきたい[203, 206-209, 211]。また、本書前版のオンライン資料としてで紹介した以下の3つのNMAアプローチに関する解説は、NMAの実施のみならず、ネットワーク推定値の確信性の評価、さらにはNMAを利用した診療ガイドラインの作成・評価において有用だろう[ix]。

- GeMTC/R[206]: GeMTC-antithrombotics.docx
- STATA[199, 200]: STATA_for_NMA_antithrombotics.docx
- NetMetaXL[208]: NetMetaXL_for_NMA_antithrombotics.docx

表5.6-1　ネットワークメタアナリシスの手法とツール

統計パッケージ	構成
GeMTC（R）	ベイズ統計
JAGS	ベイズ統計
NetMetaXL	ベイズ統計
Open Meta-Analyst	ベイズ統計
R（pcnetmeta, netmeta）	ベイズ統計と頻度論的統計
SAS	ベイズ統計と頻度論的統計
S-PLUS	ベイズ統計と頻度論的統計
STATA	ベイズ統計と頻度論的統計
WinBUGS/OpenBUGS	ベイズ統計

5.6-1　CINeMA

Salantiらのグループは、GRADEドメインを使ったネットワーク推定値の確信性を判断するためのフレームワークを報告している[199-201]。このフレームワークでは、直接エビデンスの判定をNMA結果への統計的な寄与率と組み合わせ、NMAの治療効果と治療ランキングの信用性の評価を可能にする。しかし、同グループは、一連のプロセスは大規模なネットワークでは面倒で時間がかかることから、Webアプリケーションとしての、**Confidence In Network Meta-Analysis（CINeMA）**[x]を開発した[213, 214]。CINeMAでは、ユーザーがアップロードしたデータセット（.csv形式）は、NMAやGRADE評価の一部

[ix] http://chugaiigaku.jp/movie_system/video/m_list.html（ダウンロード方法はxviページ参照）
「ネットワークメタアナリシス（NMA）のガイド」：心房細動の患者に対する脳卒中予防としての抗血栓治療（プラセボ、用量調整ワルファリン、アスピリン、低用量ワルファリン、ワルファリン・アスピリン併用）を比較したランダム化比較試験を用いたNMAである。使用するデータの一部は仮想のものであることに注意していただきたい。

[x] http://cinema.ispm.ch/

が半自動化で処理され、さらに標準的なNMA出力（ネットワークプロットやネットワーク推定値など）も作成可能である。今後、本ツールを活用することで、ネットワーク推定値の確実性評価が大幅に簡素化され、透明性と再現性が向上すると期待されている。

5.7 NMAで使用される専門用語

NMAにおいて使用される専門用語が表5.7-1である。特に、"inconsistency"、"heterogeneity"、"incoherence"は研究者によって使い方が異なるため注意する必要がある。

表5.7-1 NMAで使用される専門用語の解説

用語	意味
調整間接比較 (adjusted indirect comparison)	一対一(head-to-head)比較はされていないが、同一の第3の比較対象と比較された2つの介入の比較を可能にする統計学的手法。この方法により、ランダム割り付けの原則が守られる。
ベイズ分析 (Bayesian analysis)	ベイズの定理に基づき、事前分布をデータと組み合わせて使用する統計学的方法(頻度論的分析アプローチとは対照的である)。
信用区間 (credible interval)	ベイズ分析でいう信頼区間。
整合性(非整合性) ([in] coherence)	直接エビデンスと間接エビデンスとの間で、治療の効果推定値が一致している(していない)こと("local inconsistency"ともいう)。
一致性(不一致性) ([in] consistency)	整合性(coherence)、非整合性(incoherence)と同義で使用される用語。
直接推定値 (direct estimate)	直接比較(関心のある比較がA対Bである場合のA対Bの試験など)から得られる効果推定値。
直接(一対一)エビデンス (direct [head-to-head] evidence)	複数の介入を一対一で直接比較したRCTから得られたデータ。
ネットワークの多様性 (diversity of a network)	入手可能な治療の数、ならびにネットワーク全体において各治療が均一に取り上げられているかどうかを示す指標。
固定効果分析 (fixed effects analysis)	全ての組み込まれた試験において治療効果が同じであると想定する分析方法。
頻度論分析 (frequentist analysis)	入手可能なデータを重視する統計学的アプローチ(ベイズ分析とは対照的な、従来の統計学的分析アプローチ)。
ネットワーク形状 (geometry of a network)	ネットワーク全体での治療、ならびに治療間の比較の分布をグラフ化したもの。
異質性 (heterogeneity)	一対比較メタアナリシス(pairwise meta-analysis)における各治療効果の非一貫性の程度。
同質性 (homogeneity)	異質性の反意語。
間接エビデンス (indirect evidence)	直接には比較されていないが、共通の比較対象をもつ、複数の治療の相対的効果に関係するエビデンス。間接エビデンスは、調整間接比較や多重治療比較(multiple treatment comparison: MTC)を含む、許容された統計的アプローチを使用し、評価できる場合がある。
間接推定値 (indirect estimate)	共通の比較対照を共有する複数の直接比較(関心のある比較がA対Bである場合のA対Cの試験とB対Cの試験など)から得られる効果推定値。
対比一覧表 (league table)	NMAにより推定された、ありうる全ての対比較に関する相対的な治療効果を非対角セルとして示す表。非対角セルにはネットワーク内の比較治療名が含まれ、あらかじめ特定された順番に従って並び替えられている。

(次頁につづく)

用語	意味
ループ (loop)	間接推定値に寄与する複数の直接比較で、1次ループや2次ループなどがある。1次ループとは、追加的介入を1つのみ含むループのことである。たとえば、関心のある比較がA対Bである場合は、A対CとB対Cの直接比較が1次ループとなる。2次ループには、追加的介入が2つ含まれる（A対C、C対D、D対Bなど。さらに高次元のループには、3つ以上の追加的介入が含まれる（図5.1-1参照）。
メタ回帰 (meta-regression)	各研究における治療効果の大きさを従属変数とし、研究の特徴を独立変数とする回帰分析。一連の研究における治療効果の大きさの違いが研究の特徴によって説明されるかを確認するために使用される。
混合エビデンス (mixed evidence)	直接エビデンスと間接エビデンスの双方を利用するエビデンス。
ネットワーク (network)	直接比較と間接比較を通じて、ある特定のアウトカムに対するあらゆる治療対プラセボ/標準的治療、ならびに治療対治療の相対効果の算出を可能にする、ある臨床状態に対する複数の治療選択肢に関する試験の寄せ集め。
事後分布 (posterior distribution)	ベイズ分析における、事前分布とデータを組み合わせることによって得られる確率分布。
事前分布（情報あり） (priors [informed])	ベイズ分析で考慮される介入効果または異質性の程度に関する外的（事前）情報を表す表現。
事前分布（情報なし） (priors [non-informative])	ベイズ分析において、入手可能なデータを確認するまでは介入効果や異質性の程度に関する情報は皆無であるとする想定。
ランダム効果分析 (random effects analysis)	複数の試験間のばらつきを考慮し、組み込まれた一連の試験における治療効果のばらつきに対処できる分析方法。
ランコグラム (rankogram)	横軸に当該治療が属しうる一連のランクを示し、縦軸にある特定のアウトカムに基づき、これらのランクのそれぞれに当該治療が属しうる確率を示した、治療別の2次元グラフ。累積ランコグラム（cumulative rankogram）では、縦軸に当該治療が各ランクに属しうる累積確率を示す。累積ランコグラムは階段関数だが、セグメント化された線（各ステップの平均値での補完を伴う）として等価的に示されることが多い（本書関連のオンライン資料「ネットワークメタアナリシス（NMA）のガイド」を参照）[a]。
類似性 (similarity)	直接エビデンスまたは間接エビデンスの各種情報源が介入効果の修飾因子（moderator）において類似している状況について説明するときに使用される用語。修飾因子には2つの種類がある。(a) 臨床的類似性とは、患者の特徴、介入、セッティング、追跡期間、測定されたアウトカムにおける類似性のことをいう。(b) 方法論的類似性とは、試験におけるバイアスのリスクに関わる側面のことをいう。 直接比較では、類似性は研究の臨床的、方法論的同質性を意味し、介入効果の修飾因子において一連の研究が類似している場合には有意義な要約推定値が得られる。間接比較や混合比較（mixed comparison）では、類似性は比較対照別にグループ化された一連の研究群における効果修飾因子の分布を意味する。試験ネットワークにおける類似性は、標準的なメタアナリシスにおける臨床的、方法論的同質性の概念の延長線として捉えることができる。非推移性についても参照すること。
累積ランキング曲線下面積 (SUCRA [surface under the cumulative ranking curve])	累積ランコグラムの下の面積は0～1の値を取り、割合として表すことも可能である。SUCRAが大きいほど、アウトカムに基づく治療の序列は高くなる。

（次頁につづく）

用語	意味
推移性（非推移性） （[in] transitivity）	関心のある比較（A対B）の間接推定値の根拠となる直接比較（A対CおよびB対Cなど）における治療効果を変化させると考えられ、それによってA対Bの間接評価にバイアスを生じさせるような研究間の特徴の違いを非推移性という。治療効果を変化させる要因としては、患者の特徴の違い、共介入の違い、関心のある介入の最適な実施の程度の違い、比較対照の違い、アウトカムの測定方法の違いがあげられる。NMAに特化した第2の非直接性（indirectness）の概念。
治療のランキング （treatment ranking）	各治療が他の競合する介入よりも優れたアウトカムをもたらす確率に基づき、治療を降順に並べたもの。ランコグラムも参照。

[a] http://chugaiigaku.jp/movie_system/video/m_list.html（ダウンロード方法はxviページ参照）

Part 6 ● 診断検査精度への GRADE システムの適用

6.1　診断検査に関する推奨の作成と GRADE システム ……… 236
6.2　診断検査・戦略の目的と役割 …………………………… 238
6.3　診断検査精度の評価方法とアウトカム ………………… 240
6.4　診断検査・戦略に関する疑問の定式化 ………………… 242
6.5　診断検査精度のエビデンス ……………………………… 243
6.6　診断検査精度のエビデンステーブル …………………… 254
6.7　診断検査精度のエビデンスから推奨作成 ……………… 257
6.8　診断検査・戦略に関する推奨作成例 …………………… 261

6.1　診断検査に関する推奨の作成とGRADEシステム

　医療に関連する検査は、診断の確立、集団のスクリーニング、疾患や状態の予後判定やモニタリングなど数多くの目的のために使用される[53, 215-219]。診断検査は疾患の有無を知ることを超えた**正味の利益**につながるものでなくてはならない。この正味の利益は、臨床診療のセッティングにおいては、患者の**価値観や意向**（values and preferences）を考慮した**患者にとって重要なアウトカム**（patient-important outcome）の改善として期待されるが、公衆衛生または健康政策のセッティングでは、集団レベルで期待されるスクリーニングプログラムを介して行われる。Grading of Recommendations Assessment, Development and Evaluation（GRADE）working groupは、医療の推奨における診断検査の使用に高い確信をおくためには、患者または集団にとっての重要な利益の評価と証明が必要であると強調している。具体的には、検査精度の情報が患者や集団のアウトカムに関するエビデンスと結びついている場合、その**エビデンスの確実性**（certainty of evidence: CoE）（エビデンスの強さ［strength of evidence］、エビデンスの質［quality of evidence］、または効果推定値の確信性［confidence］としても知られている）の程度がどれほどかを問うものである。治療介入において確立されたGRADEシステムやevidence to decision（EtD）フレームワークは、診断検査に関わるエビデンスの確実性と推奨の強さにおいても包括的かつ透明性の高いアプローチを提供することが報告されている[35, 53, 154, 216-228]。

　本書Part 6では、GRADEシステムを、診断検査精度（diagnostic test accuracy: DTA）に適用させてエビデンスに基づく推奨を作成するための方法について述べる。具体的には、診断検査・戦略の特徴、診断に関する臨床上の疑問、代理アウトカムとしてのDTAと患者にとって重要なアウトカムとの関連、相対効果（**感度**［sensitivity］と**特異度**［specificity］）から絶対効果（**真陽性**［true positive: TP］、**偽陽性**［false positive: FP］、**真陰性**［true negative: TN］、**偽陰性**［false negative: FN］）への変換、DTAエビデンスの絶対効果の確実性評価、DTAエビデンスから推奨の決定である。一連のGRADE評価プロセスの解説において、深部静脈血栓症（deep vein thrombosis: DVT）の診断におけるDダイマーおよび圧迫超音波検査に関する診療ガイドライン例[53]を参考とする。

　診断検査に関する診療ガイドライン作成プロセスにおいて、GRADEシステムを適用する際の主要ステップを図6.1-1に示す。

6.1 診断検査に関する推奨の作成とGRADEシステム

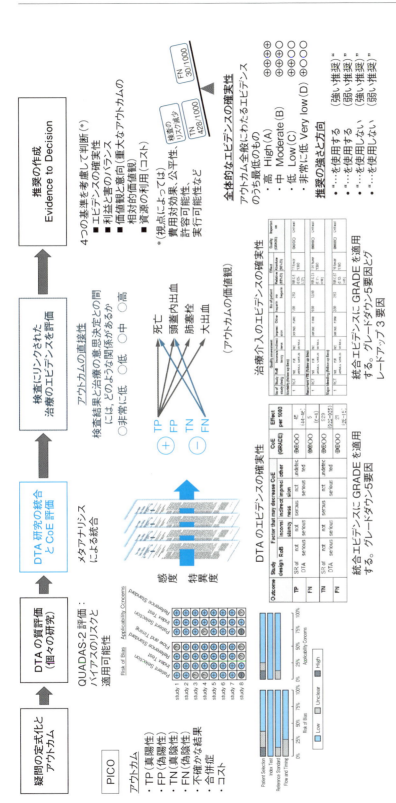

図6.1-1 診断検査精度のエビデンスから推奨作成のプロセス

疑問を定式化し（PICO）、アウトカム（TP, FP, TN, FN, 不確かな結果、合併症、コスト）の重要性を評価する。関心のある疑問に関して収集した、感度や特異度を報告した研究についてQUADAS（もしくはQUADAS-2）を使ってrisk of biasを評価し統合する。診断検査精度（TP, FP, TN, FN）に関する統合エビデンスについて、GRADEシステムのグレードを下げる5要因を適用し、エビデンスの確実性のグレードを4段階（高、中、低、非常に低）のいずれかに評価する。診断検査精度の各要素について、患者にとって重要なアウトカムとの関連性・直接性を評価した上で、検査結果にリンクづけされた治療に関するエビデンスの確実性のグレードをGRADEの4段階のいずれかに評価する。アウトカム全般にわたる全体的なエビデンスの確実性は、重大なアウトカムに関するエビデンスの確実性の中で、"最も低いグレード"を採用する。つまり、診断検査精度と望ましい効果と望ましくない効果のバランス、資源の利用・コストを勘案して、推奨の強さを決定する。全体的なエビデンスの確実性が「低」ならば、診療ガイドラインの推奨は、アウトカムの価値観や意向、望ましい効果と望ましくない効果のバランス、資源の利用、CoE：エビデンスの確実性。QUADAS: Quality Assessment tool for Diagnostic Accuracy Studies

6.2　診断検査・戦略の目的と役割

　診断検査・戦略は、スクリーニングまたはサーベイランス、リスクの評価と分類、診断の確定、診断の除外、治療の選別、治療のモニタリング、病期診断や予後の決定といった多くの異なるシナリオに適用される。関心のある**新しい検査**（new test）の役割としては、**参照基準**（reference standard）の置換、既存の検査との比較に大別され、後者には、既存の検査の前に実施される**選別**（triage）、既存の検査の後に実施される**追加**（add-on）、既存の検査の代わりに実施される**置換**（replacement）、既存の検査と同時に実施される**並行・併用**（parallel or combine）の役割がある[53, 215–219, 225, 228, 229]（表6.2-1）。「新しい検査」とは、意図された役割または意図された目的で以前に使用されていない検査のことをいう。

6.2 診断検査・戦略の目的と役割

表6.2-1 診断検査の役割

役割		定義	例
参照基準の置換		「新しい検査 (new test)」[a]の精度 (accuracy) は、参照基準に対して決定される。新しい検査が少なくとも参照基準と同様に実施される場合、それはより適切なセッティング/集団での使用とみなすことができ、参照基準に取って代わることも、新しい参照基準になることもありうる。	ポリメラーゼ連鎖反応法を用いて、通常の培養の代わりに培養が困難な細菌を同定する。
既存の検査または検査戦略との比較	選別 (Triage)	既存の検査または検査パスの前に位置する「新しい検査」。特定の結果を有する患者だけが検査パスを継続する。検査戦略の結果は、参照基準または代替戦略(既存の検査単独でもよい)と比較される。選別検査は、その結果によって、既存検査が資源の影響や副作用を有しているために、疑いの状態をもつ全ての者についてさらなる検査の実施回避できる理由で実施されるのが一般である。選別検査のみに基づいて診断が下されることはない。	ヒト乳頭腫ウイルス (human papillomavirus: HPV) 検査を伴う前がん性子宮頸部病変である子宮頸部上皮内腫瘍 (cervical intraepithelial neoplasia: CIN) の全ての女性をスクリーニングし、HPV検査陽性の患者のみに、CIN診断確認の生検の可能性がある肉眼検査を受ける。HPV検査が陰性の女性は、目視検査や侵襲的生検を受ける必要はない。
	置換 (Replacement)	既存の検査を置換するための「新しい検査」は、既存の検査と比較され、結果は同じ参照基準に対して検証される。単一の検査の結果が参照基準と比較される場合、それらは「参照基準との単一比較」とみなされる。	脊髄損傷が疑われる患者の場合、磁気共鳴イメージング (magnetic resonance imaging: MRI) は、ほとんどの施設で脊髄造影に取って代わっている。これは、MRIがより簡単で、より安全で、放射線への暴露を必要としないためである。この場合の参照基準は、経過観察の臨床所見である。
	追加 (Add-on)	既存の検査または検査戦略の後、またはそれらに追加して、「新しい検査」が配置される。結果は、参照基準または代替戦略と比較される必要がある。つまり、既存の検査結果が陽性または陰性のいずれかの人だけが「追加 (add-on)」検査を受けることになる。	がん患者を病期分類するため、転移に関してコンピュータ断層撮影 (computed tomography: CT) スキャンが陰性の患者のみが陽電子放射断層撮影法 (positron emission tomography: PET) を受ける。これは、PETスキャンが高価であり、すべてのセンターで広く利用できないため、リソースを節約することになる。
	並行または併用 (Parallel or Combine)	既存の検査と同時に使用することを意図した「新しい検査」。既存の検査と並行検査の結果のいずれもが、診断を行い、治療を決定するために利用される。	心筋梗塞を示唆する胸痛を有する患者は、各検査の結果にかかわらず、心電図 (electrocardiogram: ECG) およびトロポニン検査を受ける。両方の検査 (ECGとトロポニン) の結果は、胸痛の原因を解明し、2つの検査のアウトカムの可能な組み合わせに基づいて、治療における次のステップを決定するために考慮され、必要とされる。

[a] 「新しい検査」または戦略とは、意図された役割または意図された目的で以前に使用されていない検査で、必ずしも市場における新しい検査ではない。

出版社より許可を得て、Mustafa[216]より翻訳転載

6.3 診断検査精度の評価方法とアウトカム

6.3-1 診断検査精度の評価方法

　診断検査精度は患者にとっては**代理アウトカム**（surrogate outcome）であり、検査結果が陽性となった場合の重要な臨床アウトカムへの過程としての検査後の治療戦略、あるいは検査結果が陰性となった場合の未発見に終わった疾患の合併症発症もしくは疾患の**自然歴**（natural history）を考慮する必要がある。もし患者にとって重要なアウトカムが診断検査によって改善されないならば、検査精度に関係なく当該検査を実施する理由はない。診断検査・戦略を評価する方法や**研究デザイン**は、検査の目的と役割によって異なる[215, 216]。たとえば、診断検査・戦略を評価する最善の方法は、研究者が患者を「新しい検査群」と「対照検査群」にランダム割り付けし、患者にとって重要なアウトカム（たとえば、死亡、罹患、症状、生活の質）を評価する**検査−治療ランダム化比較試験**（test-treat randomized controlled trial）である。これは、**1ステップ推論アプローチ**（one step inference approach）とよばれる。

　もし、患者または集団にとって重要なアウトカムに与える検査の影響を評価している研究が利用できないなら、ガイドラインパネルは**2ステップ推論アプローチ**（two step inference approach）を選択しなければならない。このアプローチでは、患者は新しい検査と参照検査の"両方"を受ける。次に、研究者らは参照検査と比べた場合の新しい検査の診断精度（真陽性［TP］、偽陽性［FP］、真陰性［TN］、偽陰性［FN］）を算定する（第1ステップ）。新しい検査の陽性者は、治療あり、または治療なしに割り付けられる（または、過去の研究で割り付け済みである）。次に、研究者らは両群について患者にとって重要なアウトカムを評価し比較する（第2ステップ）[30, 216]。この際に重要となってくる問題は、参照検査と比較して、（i）偽陰性率（見逃された症例の割合）または偽陽性率（誤って疾患があると判定されてしまった症例の割合）が減少するか、（ii）これらの偽陰性の患者や偽陽性の患者がどれほど類似または相違しているか、（iii）症例であると判定された患者（真陽性）および病気ではないと判定された患者（真陰性）がどのようなアウトカムを経験するのか、といった点である。したがって、この場合、診断検査精度は患者にとって重要な利益や害の代理アウトカムである。

6.3-2 診断検査精度のアウトカム

　診断検査の疑問に関わる推奨は、診断検査・戦略の望ましい帰結と望ましくない帰結のバランスの評価に基づいて判断し、関心のある疑問および検査の適用後の治療に関する情報を取り上げたシステマティックレビューに基づくべきである。診断検査精度のデータに基づき、診断検査・戦略が患者にとって重要なアウトカムを改善することを推論するには、通常は効果的な治療パスへのアクセスが必要となる。あるいは、効果的な治療がない場合でも、有害作用やコストが減少し、あるいは不穏な診断検査の除外によって不安が軽減される場合、または診断の確定によって予後の情報が得られることで患者の精神衛生が改善される場合、精度の高い検査の使用には利益があるかもしれない。

6.3 診断検査精度の評価方法とアウトカム

　GRADEシステムでは、診断検査精度研究のアウトカムとして、真陽性、偽陽性、真陰性、偽陰性、不確かな結果、検査の合併症、コストについてその重要性を判定する。各アウトカムによりもたらされる帰結に基づいて、全てのアウトカムの**相対的重要性**を3つのカテゴリのいずれかに等級付けする（意思決定にとって、7〜9点＝重大、4〜6点＝重要、1〜3点＝重要でない）。

- 真陽性（TP）：疾患があると正しく分類された患者
- 偽陽性（FP）：疾患があると誤って分類された患者
- 真陰性（TN）：疾患がないと正しく分類された患者
- 偽陰性（FN）：疾患がないと誤って分類された患者
- 不確かな結果（inconclusive results）[i]
- 合併症
- コスト

---

[i] 不確かな結果（inconclusive results）とは、解釈不能、不確定、あるいは中間的な検査結果のことを指す。

6.4　診断検査・戦略に関する疑問の定式化

　システマティックレビュー著者やガイドライン作成者が提起する診断検査に関する疑問の形式は、原則的に治療に関わる疑問の形式と同じである。すなわち、診断検査・戦略に関する疑問を定式化するには、背景にある問題、検査の種類・目的・役割、関連付けられている治療選択肢、主要アウトカム、セッティング、ならびに観点を明らかにする必要がある。また、診断検査・戦略に関する疑問をPICO（P＝患者・集団、I＝介入、C＝比較対照、O＝アウトカム）形式で定式化する場合は、重要なアウトカムへの過程としての検査およびその後の治療戦略についての記述、ならびに異なる推奨や選択肢が必要となるかもしれないサブグループに関する記述を含めるべきである[53, 58, 212]。疑問の定式化においては、**分析的枠組み（analytic framework）**を利用することが効率的である（6.8章「診断検査・戦略に関する推奨作成例」、図6.8-1参照）。

　診断検査に関わる臨床上の疑問は、患者・集団、検査介入（または戦略）、比較対照となる検査介入（または戦略）、関心のあるアウトカムの4つの構成要素、セッティング、視点、関連付けられた治療などについて、**GRADEpro Guideline Development Tool（GRADEpro GDT）**[91]を使って作成できる（表6.4-1）。

表6.4-1　検査に関する疑問とGRADEpro GDTの入力様式

●［医療問題または患者・集団（health problem/patient、or population）］において、［標的状態（target condition）[a]］を診断するためには、［指標検査（index test）］と［比較検査（comparator test）］のいずれを使用すべきか。
例 深部静脈血栓症（DVT）が疑われるが、下肢DVTの初回エピソードの検査前確率が低い患者において、Dダイマー測定および圧迫超音波検査を使用すべきか。

[a] 標的状態：診断検査研究において、研究者や臨床医が特に診断したいと考えている状態（HIV感染、肺がん、糖尿病など）

6.5 診断検査精度のエビデンス

6.5-1 診断検査精度のエビデンスの確実性

　診断検査精度に関するエビデンスの確実性のグレード評価は、検査精度研究のシステマティックレビューに基づくべきである。GRADEシステムによる検査精度研究の**エビデンス総体（body of evidence）**の確実性の分類は、治療介入のそれと同じで、「高（High）」、「中（Moderate）」、「低（Low）」、「非常に低（Very low）」の4段階である（表6.5-1）[58, 91]。

表6.5-1　診断検査精度に関するエビデンスの確実性のグレードと定義（GRADE）

エビデンスの確実性	定義
高（High）	今後の研究によって効果推定値（または精度［accuracy］）に対する確信が変わる可能性は非常に低い。
中（Moderate）	今後の研究によって効果推定値（または精度［accuracy］）に対する確信に重要な影響が及ぶ可能性があり、その推定値が変わる可能性がある。
低（Low）	今後の研究によって、効果推定値（または精度［accuracy］）に対する確信に重要な影響が及ぶ可能性が非常に高く、推定値が変わる可能性がある。
非常に低（Very low）	効果推定値（または精度［accuracy］）のあらゆる推定値が非常に不確実である。

6.5-1.1 診断検査精度のシステマティックレビューとPRISMA拡張声明（PRISMA for Diagnostic Test Accuracy: PRISMA-DTA）

　診断検査精度のシステマティックレビューを実施報告する際は、**PRISMA声明**を遵守すべきである。システマティックレビューとメタアナリシスの報告のためのPRISMA声明に関して、診断検査精度研究のための**PRISMA拡張声明（PRISMA for Diagnostic Test Accuracy）**が2018年に発表された[272]。27項目のPRISMA診断検査精度チェックリスト[ii]を活用することで、システマティックレビューの透明性の高い報告が容易になり、妥当性と適用可能性を評価でき、レビューの再現性を高め、診断検査精度検査のシステマティックレビューの結果をより有用なものにできる。

6.5-2 研究デザイン

　診断検査精度に関する研究のデザインとしては、**ランダム化比較試験（randomized controlled trial: RCT）**、**コホート研究（cohort study）**、**横断研究（cross-sectional study）**など、さまざまなものがある[154, 215-219]。検査–治療ランダム化比較試験の実施が極めてまれな現状においては、診断が不確かな患者について、検査結果を適切な参照基準と直接的に比較した、妥当な**診断精度研究**（コホート

---

ii http://www.prisma-statement.org/Extensions/DTA.aspx

研究、または横断研究）のエビデンスは、まずは「高」の確実性のグレードと評価される（表6.5-2参照）。しかし、このような研究はまれである。診断精度研究には限界が生じやすく、検査精度は患者にとって重要なアウトカムの代理にすぎないことから、大抵はエビデンスが非直接的であるという理由で、診療ガイドラインにおける推奨を支持するエビデンス総体として確実性が低いと判断されることが多い。

6.5-3　エビデンスの確実性を決定し、グレードを下げるGRADE要因

　診断検査精度のエビデンスの確実性のグレードを下げる、または上げる要因（ドメイン）としては、治療介入の場合と同様に**GRADEの8要因（グレードを下げる5要因とグレードを上げる3要因）**がある[30, 58, 223, 273]。しかし、グレーを上げる3要因（大きい効果、用量反応、交絡因子）については、特定の基準が満たされているかどうかを判断するための方法が治療介入に関するエビデンスの場合ほどには確立されていない。このため、現状では診断検査精度のエビデンスの確実性は、グレードを下げる5要因による評価が主体となっている（表6.5-2）。

表6.5-2　エビデンスの確実性を決定し、グレードを下げるGRADE要因（ドメイン）[58]

要因（ドメイン）	各要因（ドメイン）の説明、ならびに治療介入におけるエビデンスの確実性評価との違い
研究デザイン (Study design)	異なる基準（治療試験とは異なる基準が診断検査精度に適用される） 診断がはっきりしない患者を対象とした横断的研究またはコホート研究、ならびに検査結果が適切な参照基準と直接比較されている場合、エビデンスの確実性のグレードは「高」と考えられるが、他の要因によっては「中」、「低」、あるいは「非常に低」にグレードを下げる可能性がある。
研究の限界 (Risk of bias)	異なる基準（治療試験とは異なる基準が診断検査精度に適用される） ●抽出しようとしていた集団の代表性 ●最良の代替検査戦略との単独比較 ●組み入れられた全患者に新しい検査と最良の代替検査戦略を実施すべきである。 ●診断の不確実性が示されているべきである。 ●参照基準によって標的状態が正しく分類されていると考えられるか。
エビデンスの非直接性 (Indirectness) ●患者集団、診断検査、比較検査、検査の間接比較 （Indirect comparison）	同様の基準（精度研究と治療研究とで類似した基準が適用される） 以下の場合、エビデンスの確実性のグレードを下げる可能性がある。 1) 研究の集団と、推奨の対象集団との間に重要な違いがある場合（事前検査、疾患の範囲、併存症など） 2) 研究の検査、および研究検査を適用した担当者の専門知識が、推奨の対象状況との間に重要な違いがある場合。 3) 比較されている検査が、それぞれ異なる研究の中で参照基準（ゴールドスタンダード）と比較されており、同一の研究内で直接比較されていない場合。
●アウトカム	同様の基準（精度研究と治療研究とで類似した基準が適用される） 診断検査を評価するパネルは、患者にとって重要なアウトカムへの影響に関する直接エビデンスが存在しない状況に直面することが多い。この場合、診断検査の研究に基づき、真陽性、真陰性、偽陽性、偽陰性の違いが患者にとって重要なアウトカムに与えると想定される影響のバランスについて、検査の合併症とコストと照らし合わせながら、推論しなければならない。そのため、検査精度は一般に、治療の代理アウトカムの場合と同様、アウトカムの非直接性が理由で、推奨作成のためのエビデンスとしては確実性が低い。
結果の非一貫性 (Inconsistency)	同様の基準（精度研究と治療研究とで類似した基準が適用される） 診断検査精度については、（相対リスクや平均差ではなく）感度、特異度、または尤度比における説明のつかない非一貫性（異質性）により、エビデンスの確実性のグレードを下げることがある。
結果の不精確さ (Imprecision)	同様の基準（精度研究と治療研究とで類似した基準が適用される） 診断検査精度については、検査精度または真陽性・真陰性・偽陽性・偽陰性の推定値における信頼区間が広い場合、エビデンスの確実性のグレードを下げることがある。
出版バイアス (Publication bias)	同様の基準（精度研究と治療研究とで類似した基準が適用される） 出版バイアスのリスクが高い場合（例：新しい介入や検査に関する小規模研究からのエビデンス、またはファンネルプロットの非対称性）、エビデンスの確実性のグレードを下げることがある。
用量効果、大きな効果、ありそうな残余バイアスや交絡については、等級を上げる	同様の基準（精度研究と治療研究とで類似した基準が適用される） これらの要因のすべてに関しては、評価方法が適切には確立していない。しかし、用量効果（例：INRによる抗凝固測定値の上昇はビタミンK欠乏またはビタミンK拮抗薬の効果の可能性が高くなる）や、検査結果により（患者にとって重要なアウトカムではなく）疾患の可能性がきわめて高いと判断される場合は、エビデンスの確実性のグレードを上げる場合がある。しかし、診断精度研究におけるエビデンスの確実性の評価に用量反応が関与しているのか、あるいはどのように関与しているのかについては、見解の相違がある。

INR：国際標準比（International Normalized Ratio）

6.5-3.1 研究の限界・バイアスのリスク（risk of bias）

検査精度研究における限界、またはバイアスのリスク（risk of bias: RoB）を評価する際には、Quality Assessment tool for Diagnostic Accuracy Studies（QUADAS）ツールやその改変であるQUADAS-2ツールを利用できる[230-233]。システマティックレビュー著者やガイドラインパネルはこれらの基準を利用して、診断検査精度に関する研究内および研究間のRoBや適用可能性を評価できる。

表6.5-3　QUADAS-2のバイアスのリスクと利用可能性の評価基準

ドメイン (Domain)	患者選択 (Patient selection)	指標検査 (Index test)	参照基準 (Reference standard)	フローとタイミング (Flow and timing)
A. バイアスのリスク				
説明	・患者の選択方法について説明する。 ・組み込まれた患者について説明する（事前検査、提示されているデータ、指標検査の用途、セッティング）。	・指標検査と、その実施方法と解釈について説明する。	・参照基準と、その実施方法と解釈について説明する。	・指標検査または参照基準を受けなかった患者、または2×2テーブルから除外された患者について説明する。 ・指標検査から参照基準までの期間と、この期間に行われた介入について説明する。
シグナリングクエスチョン （はい、いいえ、不明）	・連続した患者かランダムな患者サンプルを組み入れたか。 ・症例対照デザインを回避したか。 ・研究において、不適切な除外を行っていないか。	・指標検査の結果は、参照基準の結果を知らない状況で解釈されているか。 ・閾値が使用されている場合、それは事前に指定されたものか。	・参照基準は標的状態を正しく分類していると考えられるか。 ・参照基準の結果は、指標検査の結果を知らない状況で解釈されているか。	・指標検査と参照基準との間に適切な時間的間隔があったか。 ・全ての患者に参照基準を実施しているか。 ・分析では全ての患者を対象としているか。
バイアスのリスク （高、低、不明）	・患者の選択によってバイアスが生じている可能性はあるか。	・指標検査の実施や解釈によってバイアスが生じている可能性はあるか。	・参照基準の実施、または解釈が、バイアスを生じた可能性はあるか。	・患者のフローがバイアスを生じた可能性はあるか。
B. 適用可能性				
適用可能性に関する懸念 （高、低、不明）	・組み入れられた患者がレビューの疑問に合致していない懸念があるか。	・指標検査の実施や解釈がレビューの疑問と異なる懸念があるか。	・参照基準により定義された標的状態がレビューの疑問に合致しない懸念があるか。	―

GRADE handbookより改変[58]

6.5-3.1.1　QUADASとQUADAS-2

　QUADAS groupは、従来のQUADAS[230]を、RevManのバージョンアップ（2010年）に伴ってQUADAS-2[231-233]に改訂した（表6.5-3）。

　QUADAS-2は4つのフェーズからなり、フェーズ1ではレビューの疑問を明記し、フェーズ2ではQUADAS-2を当該レビューに合わせた指針にし、フェーズ3では1次研究のフローチャートを作り、フェーズ4ではバイアスと適用可能性を評価する。フェーズ4は、（1）患者選択、（2）指標検査、（3）参照基準、（4）フローとタイミングの4つの重要なドメインで構成され、最初の3つのドメインに関しては、RoBの評価のポイントとなるシグナリングクエスチョンが、「はい」、「いいえ」、「不明」で回答するようになっている。なお、適用可能性の判定にはシグナリングクエスチョンは含まれず、研究がレビューの疑問に合致しない懸念について、「低」、「高」、「不明」のいずれかに評価する[231][iii]。

6.5-3.1.2　QUADAS-2を使ったRoB評価

　診断精度研究のエビデンス総体において組み入れた研究のそれぞれについてRoBを評価する際には、QUADAS-2のRoBドメインを使用する。この評価はRevManを利用すると便利である。個々の研究のRoBや適用可能性の懸念を項目別に図示したものを、"risk of bias and applicability concerns"要約とよび（図6.5-1）、縦横の表示を変えて、RoBの項目別に複数の研究の評価を％で図示したものを、"risk of bias and applicability concerns"グラフとよぶ（図6.5-2）。コクランのRevManを使うことで、各研究のRoBデータから、アウトカム別の要約とグラフを簡単に作成することができる。治療介入データの場合と同様に、"risk of bias and applicability concerns"要約や"risk of bias and applicability concerns"グラフにおいても、RoBを3種類の色を使って、Low、Unclear、Highを表示できる（1.2-13.3.1章「研究のバイアスのリスク（risk of bias）」を参照）。

　治療介入におけるエビデンスの確実性評価と同様に、診断検査精度のエビデンス総体のRoBに関して深刻な限界がある場合は、エビデンスの確実性のグレードを1段階または2段階下げる。

例1．糖尿病性黄斑浮腫の診断に関する光干渉断層撮影法

　当該検査を実施または解釈する担当者が参照基準またはゴールドスタンダードの検査結果を把握している場合、あるいは参照基準またはゴールドスタンダードの検査を実施または解釈する担当者が当該検査結果を把握している場合、RoBはさらに高まる。たとえば、糖尿病性黄斑浮腫の診断に関する光干渉断層撮影法の特性を評価するためのシステマティックレビューでは、断層撮影法はゴールドスタンダード検査と比較すると性能がよかった。しかし、ほとんどの研究において、検査者の盲検化についての報告はなく、研究者が脱落者や不確定な結果をどのように扱ったかについてのコメントもなかった。さらに、7件の研究においては健常対照者が含まれており、光干渉断層撮影法の診断能を人為的に高めている可能性がある[235]。これらの限界は、研究の質に関する他の基準が検討される前に、エビデンスの確実性のグレードを「高」から「中」へ下げるかもしれない。

[iii] Mindsウェブサイト（http://www.bris.ac.uk/quadas/resources/quadas2.pdf）に日本語版が公開されている[232,233]。

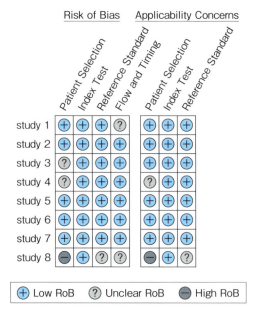

図6.5-1 Risk of bias and applicability concerns要約
RoBと利用可能性に関する表示データは全て仮想のものである。

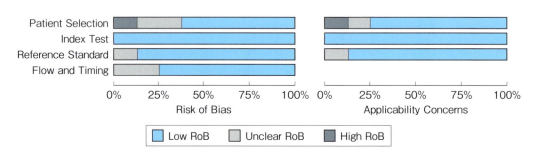

図6.5-2 Risk of bias and applicability concernsグラフ
RoBと利用可能性に関する表示データは全て仮想のものである。

例2．作業関連喘息（work-related asthma）の診断のための皮膚プリックテスト

作業関連喘息（work-related asthma）の診断のための吸入チャレンジテストの代わりに特定の皮膚プリックテストを使用したシステマティックレビューでは、16件の研究のうち9件において患者が連続して選択されず、13件の試験において独立した試験の評価が不明であり、8件の研究では鑑別的検証バイアスの可能性があり、9件の研究では、参照基準を行う決定は、検討中の試験の結果に基づいている可能性が高い。したがって、診断検査精度に関する多くの研究は非常に深刻な方法論的限界があり、エビデンスの確実のグレードを「高」から「低」に2段階下げた[35, 234]。

例3．IgE依存性牛乳アレルギーの診断のための皮膚プリックテスト

世界アレルギー機構（World Allergy Organization: WAO）のDiagnosis and Rationale for Action against Cow's Milk Allergy（DRACMA）ガイドラインパネルは、IgE依存性牛乳アレルギーの診断のために、皮膚プリックテストを使うべきかどうかの疑問を取り扱った[227]。しかし、ほとんどの研究においてアトピー性湿疹または消化管症状のある厳選された患者が組み込まれ、指標検査または標準検査の解釈は他の検査結果がわからない状態で行われたかどうかについて報告したものはなく、ある検査結果を解釈する人がもう一方の検査結果を知っていた可能性が非常に高い。さらには、1つの研究を除いて、患者の脱落理由について説明した研究はなかった。これらの限界によって、ガイドラインパネルはエビデンスの確実性のグレードを下げた[227]。

6.5-3.2　非直接性（indirectness）

　検査精度のシステマティックレビュー著者や検査に関する推奨を策定するガイドラインパネルにとって、エビデンスの**非直接性（indirectness）**を判断することは困難な課題となる。

　第1に、治療介入の場合と同様、集団、セッティング、介入（新しい検査または指標検査）、ならびに比較対照（調査対象となっているもう1つの検査、または参照基準）との関連で非直接性を評価しなければならない。たとえば、救急科で診察された患者は一般開業医の診療所で診察された患者とは異なるかもしれない場合や、関心のある患者が研究に組み入れられた患者と異なるかもしれない場合や、異なる検査セッティングが使用されている場合に、集団が非直接的であると判断されるかもしれない。

　第2に、いずれも参照基準ではない2つの検査の精度を比較する場合、単独研究において2つの検査が直接比較されていたか、あるいは別々の研究においてそれぞれの検査が参照基準と比較されていたかを評価する必要がある（例1）。

　第3に、アウトカムに関する直接性の評価は、代理アウトカムとしてのTP、FP、TN、FNへの分類が患者にとって重要なアウトカムとどのように関連しているかという追加的判断が必要である。システマティックレビュー著者は、検査精度データとそれらの質についてのみに関心があるため、しばしばこの評価を省略することがあるが、ガイドラインパネルは明示的かつ透明性の高い判断を下さなければならない。新しい検査法によって偽陽性や偽陰性が減少するとすれば、その減少により、患者にとって重要なアウトカムにどの程度の改善が見込まれるのだろうか。一方、新しい検査法は、実施が容易でリスクやコストも低い代わりに、偽陽性や偽陰性の結果が多くなるかもしれない（例2）。これらの非直接性を判断する際に、QUADAS-2ツールにおける適用可能性の懸念（applicability concerns）を利用できる（表6.5-3）。

例1．大腸がん死亡に関するS状結腸鏡検査と便潜血検査

　大腸がん死亡に関するS状結腸鏡検査と便潜血検査化学法を比較したシステマティックレビューでは、双方の検査はいずれも結腸直腸がんによる死亡の低下を示す質の高いエビデンスがあった（S状結腸鏡検査のRR 0.72、95%CI：0.65〜0.79；便潜血検査化学法のRR 0.86、95%CI：0.80〜0.92、GRADEエビデンスの確実性＝「高」）。しかし、両者を直接比較したエビデンスはなく、ネットワークメタアナリシスによる2つの検査法の間接比較では大腸がん死亡に関するエビデンス（RR 0.85、95%

信用区間 [CrI]：0.72 〜 1.01) の確実性のグレードを「低」に下げた[236]。

例2. 深部静脈血栓症ガイドラインにおける下肢 DVT リスク

DVT ガイドライン（深部静脈血栓症が疑われるが、下肢 DVT の初回エピソードの検査前確率が低い患者における D ダイマー測定および圧迫超音波検査に関する推奨）を作成したパネルは、DVT の有病率中央値が 48％であり、結果は高リスクグループに適用される傾向があることから、低リスクグループにおけるエビデンスの確実性のグレードを下げた[228]。

例3. 牛乳アレルギーの患者における皮膚プリックテスト

牛乳アレルギーの患者における血清検査に関する推奨を作成したガイドラインパネルは、当該疾患の確率が比較的低い（約10％）患者についての皮膚プリックテストは、不要に不安や追加的検査につながる数多くの偽陽性（1,000人あたり234人、95％CI：252 〜 207人）をもたらすと決定した[227]。これらの偽陽性患者の帰結に関しては不確実性があり、ある患者では他の潜在的な重症状態の診断が遅れるかもしれないということから深刻な非直接性ありと判断された。

6.5-3.3 非一貫性（inconsistency）

感度、特異度、または尤度比などにおける説明のつかない**非一貫性（inconsistency）**、または研究間の**異質性（heterogeneity）**により、エビデンスの確実性を下げることがある。異質性の要因としては、患者層（疾患の重症度、併存症などの相違）、指標検査（検査技術やアッセイ、術者の相違）、参照基準の相違、研究デザインの相違の他に、検査陽性閾値の相違に起因する**閾値効果（threshold effect）**がある。すなわち、非一貫性の評価基準には、点推定値の類似性や信頼区間の重なり、統計的検定といった、治療介入における非一貫性の基準（1.2-13.3.2 章「結果の非一貫性（inconsistency）」を参照）の他に、閾値効果を評価するための感度と特異度の**相関**や **summary receiver operating characteristic（SROC）**曲線を使った診断検査精度特有の基準がある。非一貫性（異質性）がある場合にはその原因を**感度分析（sensitivity analysis）**や**メタ回帰分析（meta-regression）**などを使って調べることが重要である。

RevMan を利用した解析では、感度と特異度の統合結果は示されず、**フォレストプロット（forest plot）**における各研究の重みや、異質性についての値が提示されないため、治療介入と異なり診断検査精度における非一貫性の評価には RevMan を使うことはできない。そのため診断検査精度に関するメタアナリシスの場合には、Meta-DiSc、STATA、R など、他の解析ツールを使って異質性を評価する必要がある[237-244]。

例1. IgE 依存性牛乳アレルギーの診断のために皮膚プリックテスト

DRACMA ガイドラインでは、IgE 依存性牛乳アレルギーの診断のために皮膚プリックテストを使うべきかという疑問に関するシステマティックレビューにおいて、"感度の推定値は 10 〜 100％の範囲で、特異度の推定値は 14 〜 100％の範囲であった。ガイドラインパネルは、研究の質、使われた検査、ま

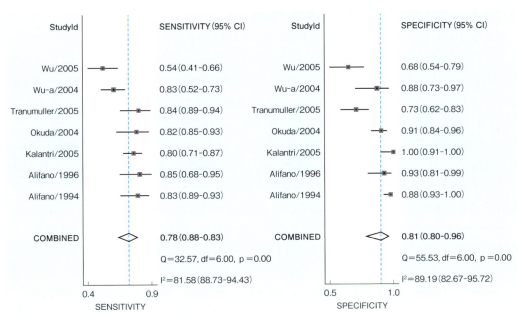

図6.5-3 感度と特異度のフォレストプロット

感度の異質性$p=0.00$、$I^2=81.58\%$、特異度の異質性は$p=0.00$、$I^2=89.19\%$である。縦の線(青)は統合感度と統合特異度を示す。

たは組み込まれた集団によってこの異質性を説明できなかった"としてエビデンスの確実性に深刻な非一貫性ありと判断した[227]。

例2. 大腸がん診断の生物学的マーカー検査

大腸がん診断の生物学的マーカー検査に関するメタアナリシスでは、Meta-DiSc[237]を使って7つの研究が統合された。感度、特異度、**診断オッズ比 (diagnostic OR: DOR)** のいずれの効果指標においても、点推定値が研究間で異なり、各研究の信頼区間も一部では重なりがなく、異質性検定のp値は<0.05で、研究間のばらつきの割合としてのI^2値は、感度82%、特異度89%と、非常に大きな異質性があった[240](図6.8-3)。閾値効果は認められなかった。この異質性の原因が説明のつかないものならばエビデンスの確実性のグレードを下げるだろう。

6.5-3.4 不精確さ (imprecision)

現時点では、診断検査精度の**不精確さ (imprecision)** を評価するための正式な基準はないが、感度や特異度、またはTP、FP、TN、FNの推定値の**信頼区間 (confidence interval: CI)** が広い場合、エビデンスの確実性を下げる可能性がある。少ないイベントや広い信頼区間を利用した不精確さの評価は、治療介入における評価の場合と同じである(1.2-13.3.4章「データの不精確さ」参照)。

6.5-3.4.1　サンプルサイズを使った不精確さ

　検査精度研究においても、治療介入研究と同じく**サンプルサイズ**が問題となり、小さなサンプルサイズは不精確な推定値をもたらすことになる。たとえば、60歳以上の男性における前立腺がんに対するコンピュータ断層撮影（computer tomography: CT）検査の診断精度を決定するための症例対照研究におけるサンプルサイズを考えてみよう。既存の文献によれば、病理組織検査をゴールドスタンダードとしたCT検査の感度は85％、特異度90％である。感度と特異度のいずれも等しく重要であり、それらの絶対精度差として5％を検出するためのサンプルサイズを計算すると、感度については196人、特異度については139人で、感度と特異度を推定するための総数としては335人が必要となる[iv]。

6.5-3.4.2　信頼区間を使った不精確さ

　感度や特異度を取り巻く信頼区間がどの程度広いと不精確と判断すべきかは難しい課題である。たとえば、感度の信頼区間が50～90％の検査を考えてみよう。もし有病率が1％ならば、疾患があると診断される患者（真陽性：TP）の絶対数は、1,000あたり5～9人である。誤って疾患がないと診断される患者（偽陰性：FN）の絶対数は、1,000人あたり1～5人である。この特定の事前確率においては、TPとFNの信頼区間の幅は非常に広いとは思えず不精確であるとは考えないだろう。一方、同じ検査を、有病率が20％の患者集団に実施した場合には解釈はやや異なってくる。正確に疾患ありと診断される患者（TP）の絶対数は1,000人あたり100～180人で、疾患がないと誤って診断される患者（FN）の絶対数は20～100人である。この場合には、不精確さありと判断する可能性が高い。

　真陽性、偽陽性、真陰性、偽陰性のアウトカムに関する下流の帰結を考慮して、パネルが不精確さの判断のための**閾値（threshold）**を設定することも可能である。たとえば、1つの方法は、標的状態が定義された罹患率に基づいて偽陰性と偽陽性となる患者の予測数を計算し、それらの結果から感度と特異度の許容値を算出できる。なお、現在GRADE working groupは、治療介入において開発した**完全コンテキスト化アプローチ（fully contextualized approach）**の診断検査精度への適用について検討中である（1.2-13.3.4-(2)章「不精確さの評価のための完全コンテキスト化アプローチ」、および2.4章「エビデンスから推奨へ（完全コンテキスト化アプローチ）」を参照）。

例1. 深部静脈血栓症の診断に対する血管造影検査と磁気共鳴血管造影

　Antithrombotic Therapy and Prevention of Thrombosis, 9th ed (AT9) ガイドラインの深部静脈血栓症予防ガイドラインでは、血管造影検査を参照基準とした磁気共鳴血管造影（magnetic resonance venography）のシステマティックレビューで、下肢DVTの診断に関する統合感度は0～100％、統合特異度は43％～100％の範囲であった。この広い信頼区間により、深刻な不精確さのためにエビデンスの確実性はグレードダウンとなるだろう[222]。

[iv] **正規近似法**による計算[245]：Sn＝感度、Sp＝特異度、L（精度差）
疾患ありの患者数（nD）＝ $[Z^2_{1-\alpha/2} \times Sn(1-Sn)]/L^2 = [1.96^2 \times 0.85 \times (1-0.85)]/0.05^2 = 196$
疾患なしの患者数（nND）＝ $[Z^2_{1-\alpha/2} \times Sp(1-Sp)]/L^2 = [1.96^2 \times 0.90 \times (1-0.90)]/0.05^2 = 139$
直接確率法による計算はエクセルの**ゴールシーク**（最適化分析ツール）を使うことができる。
前向き研究の場合のサンプルサイズは異なる計算が必要である。

6.5-3.5 出版バイアス（publication bias）

　出版バイアス（publication bias）のリスクが高い場合、エビデンスの確実性を下げることがある。ファンネルプロットは、出版バイアスを検討する上でよく使われる探索的ツールであり、**効果サイズ（effect size）**の値と研究の**精度**をプロットすることにより、バイアスがない場合は左右対称的なプロットとなる。しかし、ファンネルプロットの評価はかなり主観的であり、また、非対称性があっても出版バイアス以外の原因（例：方法論的に劣った質、他の報告バイアス、偶然、真の異質性など）による場合もある。ファンネルプロットの非対称性検定のための統計的手法（例：Begg、Egger、Macaskillなど）や、診断オッズ比のサンプルサイズに対する回帰分析（Deeks）[243]があるが（図6.5-4）、いずれも統計的検出力は低い。

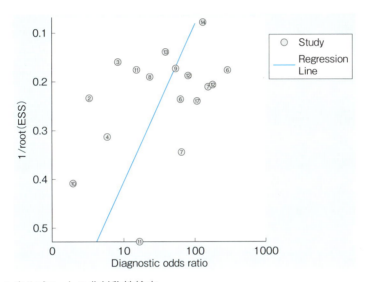

図6.5-4　ファンネルプロットの非対称性検定
肝臓の鉄沈着のMRI診断に関するシステマティックレビューのデータを使ったファンネルプロット。Deeksファンネルプロットの非対称性検定では$p=0.07$であり、統計的に非対称性がある（$p<0.10$）[244]。
MRI：磁気共鳴画像

6.6　診断検査精度のエビデンステーブル

　診断検査精度のエビデンステーブルには、2種類の**GRADEエビデンスプロファイル**（layer one、layer two）と3種類の**summary of findings（SoF）テーブル**（layer one-SoF、layer two-SoF、interactive SoF）がある。完全版エビデンスプロファイル（layer two）は、真陽性、偽陽性、真陰性、偽陰性の4つの診断検査精度の他に、不確かな結果、コスト、合併症のアウトカムを含めたテーブルであり、診断精度のエビデンスの確実性に関する判断の詳細情報を示す完全エビデンスプロファイルである。すなわち、このエビデンスプロファイル（layer two）は、パネルメンバーが十分な情報に基づく意思決定を行えるよう支援するための効果推定値や根拠となるエビデンスの確実性評価を簡潔に要約したものである。エビデンスプロファイル（layer one）は、4つの診断検査精度のみに関するエビデンステーブルで、システマティックレビューに限定したものである。**対話式SoF（interactive SoF: iSoF）** は、異なる事前確率について、感度や特異度、真陽性や真陰性を図表形式でわかりやすく提示するものであり、それぞれのエビデンスの確信性や、plain language summaryも付記されている。

　診断精検査精度（DTA）について、GRADEpro GDTを使った完全版エビデンスプロファイル（layer two）と、layer one-SoF、interactive SoFの例を紹介する。

6.6 診断検査精度のエビデンステーブル

表6.6-1 GRADEエビデンスプロファイル（layer two）

疑問：牛乳アレルギー（CMA）の疑い患者において、IgE依存性CMAの診断のために皮膚プリックテストを使うべきか

| アウトカム | 研究数 | 研究デザイン | エビデンスの質を下げるかもしれない要因 ||||| 1,000人あたりの効果[1] ||| DTA CoE* | 重要性 |
			バイアスのリスク (Risk of bias)	非直接性 (Indirectness)	非一貫性 (Inconsistency)	不精確さ (Imprecision)	出版バイアス (Publication bias)	有病率 80%	有病率 40%	有病率 10%		
真陽性（CMAの患者）	23件 (2,302人)	連続的または非連続的なシリーズ	深刻[2]	なし	深刻[3]	なし	なさそう	536 (512〜560)	268 (256〜280)	67 (64〜70)	⊕⊕◯◯ 低	重大
真陰性（CMAのない患者）	23件 (2,302人)	連続的または非連続的なシリーズ	深刻[2]	深刻[4]	深刻[3]	なし	なさそう	148 (144〜154)	444 (432〜462)	666 (648〜693)	⊕◯◯◯ 非常に低	重大
偽陽性（CMAがあると誤って分類される患者）	23件 (2,302人)	連続的または非連続的なシリーズ	深刻[2]	深刻[4]	深刻[3]	なし	なさそう	52 (56〜46)	156 (168〜138)	234 (252〜207)	⊕◯◯◯ 非常に低	重大
偽陰性（CMAがないと誤って分類される患者）	23件 (2,302人)	連続的または非連続的なシリーズ	深刻[2]	なし	深刻[3]	なし	なさそう	264 (288〜240)	132 (144〜120)	33 (36〜30)	⊕⊕◯◯ 低	重大
不確かな結果[5]	1件 (310人)	非連続的なシリーズ	—	—	—	—	—	—	—	—	—	重要
合併症	報告なし	—	—	—	—	—	—	—	—	—	—	重要でない
コスト	報告なし	—	—	—	—	—	—	—	—	—	—	重要でない

注：本エビデンスプロファイルはGRADEpro GDTにより、MS WORD様式で出力後、QoEの一部を修正したものである。* DTA: diagnostic test accuracy, CoE: certainty of evidence

[1] 統合された感度67%（95%CI: 64〜70）と特異度74%（95%CI: 72〜77）に基づく。
[2] ほとんどの研究において、アトピー性湿疹または消化管症状のある厳選された患者が組み込まれ、指標検査または標準検査の解釈は他の検査結果がわからない状態で行われていたかどうかについて報告した研究はなく、ある検査結果を解釈する人がもう一方の検査結果を知っていた可能性が非常に高い。1件の研究を除いて、患者の脱落理由について説明した研究はなかった。
[3] 感度の推定値は10〜100%で、特異度の推定値は14〜100%である。研究の質、使われた検査、または組み込まれた集団によってこの異質性を説明できなかった。
[4] これらの患者の帰結に関しては不確実性がある。ある患者では、他の潜在的な重症状態の診断が遅れるかもしれない。
[5] 12カ月未満の乳児を対象とした1つの研究において、8%の不確かなチャレンジテスト結果が報告されていたが、不確かな皮膚プリックテストの件数については報告がなかった。

表6.6-2 layer one-SoFテーブル

疑問：CMAの疑い患者において、IgE依存性CMAの診断のために皮膚プリックテストを使うべきか

統合された感度	0.67 (95% CI：0.64～0.70)	有病率	80%	40%	10%
統合された特異度	0.74 (95% CI：0.72～0.77)				

検査結果	検査を受けた患者1,000人あたりの結果（95%信頼区間）			患者数（研究数）	エビデンスの確実性（GRADE）	コメント
	有病率80%	有病率40%	有病率10%			
真陽性（CMAの患者）	536（512～560）	268（256～280）	67（64～70）	2302（23）	⊕⊕◯◯ 低[2,3]	
偽陰性（CMAがないと誤って分類される患者）	264（288～240）	132（144～120）	33（36～30）			
真陰性（CMAのない患者）	148（144～154）	444（432～462）	666（648～693）	2302（23）	⊕◯◯◯ 非常に低[2,3,4]	
偽陽性（CMAがあると誤って分類される患者）	52（56～46）	156（168～138）	234（252～207）			

[2,3,4]：エビデンスの確実性評価に関する脚注は表6.6-1を参照。

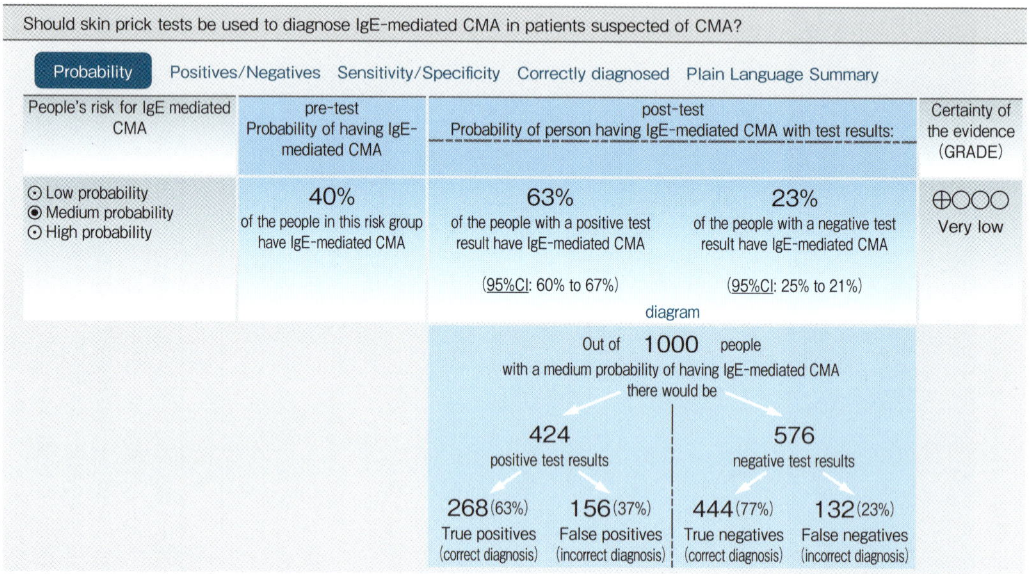

図6.6-1 対話式SoF

Should skin prick tests be used to diagnose IgE-mediated CMA in patients suspected of CMA?

Probability | Positives/Negatives | Sensitivity/Specificity | Correctly diagnosed | Plain Language Summary

People's risk for IgE mediated CMA	pre-test Probability of having IgE-mediated CMA	post-test Probability of person having IgE-mediated CMA with test results:		Certainty of the evidence (GRADE)
◉ Low probability ◉ Medium probability ◉ High probability	40% of the people in this risk group have IgE-mediated CMA	63% of the people with a positive test result have IgE-mediated CMA (95%CI: 60% to 67%)	23% of the people with a negative test result have IgE-mediated CMA (95%CI: 25% to 21%)	⊕◯◯◯ Very low

diagram

Out of **1000** people with a medium probability of having IgE-mediated CMA there would be

424 positive test results — **576** negative test results

- 268 (63%) True positives (correct diagnosis)
- 156 (37%) False positives (incorrect diagnosis)
- 444 (77%) True negatives (correct diagnosis)
- 132 (23%) False negatives (incorrect diagnosis)

6.7 診断検査精度のエビデンスから推奨作成

診断検査精度に関する推奨を作成する際は、治療介入の場合と同じく、以下の4つの主要基準（criteria）を考慮する必要がある。なお、診断検査精度の場合においても、特に集団を対象とした推奨作成においては、**費用対効果（cost effectiveness）**、**公平性（equity）**、**許容可能性（acceptability）**、**実行可能性（feasibility）**などを評価するが、この場合にも、関連づけられる治療介入を含めた検討が必要である。GRADEpro GDTを使って**evidence to decision（EtD）テーブル**を作成する際の評価では初期設定としての17項目があるが、これらの項目に関しては、ガイドラインの視点によって項目を変更することができる（追加資料-⑦「Evidence to Decisionフレームワーク」を参照）。

- 真陽性、偽陽性、真陰性、偽陰性から想定される患者にとって重要なアウトカム（望ましい効果と望ましくない効果）のバランス
- アウトカム全般にわたる全体的なエビデンスの確実性
- 想定される患者または集団にとって重要なアウトカムに対する価値観や意向
- 資源の利用

6.7-1 望ましい効果と望ましくない効果のバランス

診断検査精度の推定値は、健康アウトカムと関連付けて評価すべきである。いかなる検査でも必ず、正しく分類される患者（それらはさらに真陽性と真陰性に分類できる）と間違って分類される患者（偽陽性と偽陰性）が出てくる。通常、正しい分類は利益の増加（あるいは害の減少）と関連し、間違った分類は診断の遅れによる悪影響（害）増加と関連している。ガイドラインパネルは、正しい分類（真陽性と真陰性）による利益が、間違った分類（偽陽性と偽陰性）により起こりうる害を上回るかどうかを評価する必要がある。しかしながら、利益と害のバランスは、分類後の治療（治療の有効性を含む）の有無によって生じるものであり、さらにアウトカムの発生率と患者にとっての各アウトカムの重要性によって決まるものである。

たとえば、偽陰性の患者を考えてみよう。自然経過として、患者は診断されることがないまま病気に苦しむか、症状に苦しんで繰り返し検査を受けるか、一定の確率で発症するその他の疾患の検査を受けることになるだろう。診断検査により正しく（真陽性または真陰性として）分類されることの利益が、間違って（偽陽性または偽陰性として）分類されることによる害を十分に上回っていれば、当該検査の使用を推奨するガイドラインパネルは、その検査精度が比較的低い場合でも推奨したいと思うかもしれない。また、患者が**検査閾値（test threshold）**以下である、あるいは**治療閾値（treatment threshold）**以上である（ただし効果的な治療が存在する場合）と明確に特定できる診断検査・戦略は[v]、強い推奨につながることが多い。

---

[v] SnNOutとSpPIn：感度（Sn）が高い検査で陰性（Negative）ならば、疾患を除外（rule out）できる（SnNOut）。また、特異度（Sp）が高い検査で陽性（Positive）ならば、疾患を確定（rule in）できる（SpPIn）。

6.7-1.1　診断検査精度の相対効果から絶対効果の変換（2×2テーブル）

診療ガイドラインにおいては、診断検査精度の相対効果から絶対効果への変換が必須である。すなわち、統合エビデンスからの相対効果（感度、特異度）または絶対効果（特定の事前確率を使って得られる真陽性、偽陽性、真陰性、偽陰性の数）を使って、推奨の作成に役立てる。

メタアナリシスにより統合された感度・特異度および検査前確率（有病率）に基づいて、真陽性、偽陽性、真陰性、偽陰性の絶対数（1,000人あたりの）を計算する（図6.7-1）。4つのカテゴリに分類された患者の帰結、さらに、間違って分類された場合に生じる負担などを明確に判断することで、ガイドラインパネルは審査対象となっている各検査の臨床的影響をより容易に把握することができる。

新しい検査		参照基準		
		疾患あり	疾患なし	
	陽性	TP＝感度×200	FP＝（1−特異度）×800	
	陰性	FN＝（1−感度）×200	TN＝特異度×800	
有病率20%		200	800	1000

図6.7-1　有病率が20％の場合の真陽性、偽陽性、真陰性、偽陰性の計算

最初に、1000×有病率から、疾患ありの数を算出し（＝1000×0.2＝200）、疾患なし（＝1000−200＝800）を求める。次に、真陽性（TP）の数を疾患ありの総数（200）×感度から算出し、偽陰性（FN）の数を疾患ありの総数（200）から真陽性の数を引いて計算する。真陰性（TN）の数は疾患なしの総数（800）×特異度から算出し、偽陽性（FP）の数を疾患なしの総数（800）から引いて計算する。

6.7-2　アウトカム全般にわたる全体的なエビデンスの確実性

治療に関する推奨とは異なり、診断検査に関する推奨の強さを決定するためのアウトカム全般にわたる全体的なエビデンスの確実性の評価は複雑である。検査精度結果は患者にとって代理アウトカムであるという認識のもとで、GRADEシステムを適用するには、診断検査はその精度にかかわらず、患者や集団にとって重要なアウトカムを改善する場合にのみ価値があることを明確に認識する必要がある。すなわち、検査結果にリンク付けされた治療戦略の帰結としての、患者や集団にとって重要なアウトカムとの関連（直接性）が問題となる。

診断検査精度のためのDeveloping and Evaluating Communication Strategies to Support Informed Decisions and Practice Based on Evidence (DECIDE)のEtDフレームワークには、診断検査精度のエビデンスの確実性を判断するための5つの基準が初期値として設定されている[53]（表6.7-1）。

表6.7-1 診断検査精度のエビデンスの確実性を判断するための5基準（EtD）

1. 診断検査精度のエビデンスの確実性
この判断には、診断検査精度のエビデンスの確実性を詳細に判断した正式なGRADEエビデンスプロファイルを使用すべきである（例：表6.8-4参照）。

2. 診断検査に関わる重大または重要な直接的利益、有害作用、または検査の負担に関するエビデンスの確実性
診断検査には、直接的な害のリスクや、検査の実施による負担を伴う可能性があり、そのような影響に関するエビデンスの確実性の評価が検査の使用に影響する場合がある。このようなエビデンスは検査精度の研究から得られる場合が多いが、検査の使用について評価した他の研究から得られる場合もある（表6.8-2）。

3. 状態の自然経過や診断検査結果に基づいて行われる治療効果に関するエビデンスの確実性
診断検査の結果が偽陰性の場合、その後の検査や治療が実施されないことがあり、状態の自然経過（予後）のエビデンスが必要となる。この予後に関するエビデンスの確実性は、GRADEシステムを適用して評価できる。結果が真陽性の場合には、治療選択肢に関して、患者にとって重要な臨床アウトカムを評価したエビデンスが必要となる。治療に関するエビデンスの確実性は、標準的なGRADEシステムを使用できる（表6.8-4）。

4. 検査結果と治療の決定とのリンクの確実性
ある検査結果を有する人が、その結果に従った治療を受けられるのか、そして意思決定者がそのことをどの程度確実視し、予後研究から得られたエビデンスとの関連性にはどの程度の確実性があるのかについて、検討することが重要である。たとえば、後述のEtDテーブルに示す、DVTが疑われ、圧迫超音波の結果が陽性の患者は、ヘパリン療法またはその他の抗凝固療法を受けるものと想定されていた。この場合、介入の実施は比較的容易で、なおかつ検査が実施される医療システムにおいてはほとんどの患者が見逃されることはないことから、この想定には疑念の余地がほとんどない。したがってパネルは、この関連性（直接性）の確実性は高いと判断できる（表6.8-2）。

5. 検査の影響に関するエビデンスの全体的確実性
検査の影響およびその後の治療の決定が患者にとって重要なアウトカムに及ぼす影響に関するエビデンスの確実性の全体的な等級（overall rating of certainty）は、これらの影響を推定するのに使用された一連のエビデンスの中で最も弱いエビデンスの確実性に基づいて下されるべきである。たとえば、ガイドラインパネルは、診断検査による望ましい影響と望ましくない影響を推定するには、当該疾患の自然歴と関連付けられている治療介入の有効性の双方に関するエビデンスが必要であると判断するかもしれない。この場合、検査精度のエビデンスの確実性が高くても、疾患の自然歴や関連付けられている治療介入の有効性に関するエビデンスの確実性が低ければ、ガイドラインパネルの推奨に関するエビデンスの全体的な確実性のグレードは「低」となる（表6.8-2）。

6.7-3 想定される患者または集団にとって重要なアウトカムに対する価値観や意向

　診断検査に関するガイドラインパネルは、検査前確率に注意すべきである。患者が疾患をもつ可能性（有病率または検査前確率）は、しばしばその患者の真陽性または偽陽性結果の確率に影響する。そのため、**ベースラインリスク（baseline risk）** や疾患の可能性（有病率）が異なる患者集団に対しては、異なる推奨を行うのが適切かもしれない。特に、低リスク集団を対象としたスクリーニングの実施に関する推奨は、疾患が疑われる患者や集団の診断を目的とした検査の実施に関する推奨とは、ほぼ必ずといってよいほど異なったものとなる。

　個々の臨床医は、患者個人の価値観や意向に基づき、患者と共に検査閾値と治療閾値を確立することになる[53,225]。たとえば、偽陽性や偽陰性のリスクを嫌い、冠動脈疾患の有無を確認し事実を知ることに高い価値をおき、血管造影のリスクを許容してもかまわないと考える患者の大多数は、CTよりも血管造影を選択するかもしれない。一方、冠動脈造影のリスクを嫌う患者は、血管造影よりもCT

画像検査を選択するかもしれない。診断以外の推奨の場合と同じように、患者の価値観や意向（重大なアウトカムに関する相対的重要性）を調べ、可能であれば効用値を使った利益と害のバランスを評価することが、診断検査についての推奨の作成と実行に欠かせない。

6.7-4　必要資源量（コスト）

必要資源量（resource requirement）（**コスト**［cost］）に関する判断には、治療介入の場合と同じで、必要資源量（コスト）の大きさ、必要資源（コスト）に関するエビデンスの確実性、介入の**費用対効果**（**cost-effectiveness**）が含まれる（1.2-14.2.4章「必要資源量やコスト」および、表6.8-2参照）。ガイドラインパネルは、推奨の方向性や強さを判断する際に必要資源量（コスト）について検討する場合もあれば、検討しない場合もある。必要資源量（コスト）を検討しない理由としては、信頼できるデータがないこと、介入に有効性がないことから必要資源量を算出する手間をかける意味がないこと、望ましい効果が望ましくない効果を大幅に上回ることから必要資源量（コスト）の検討によって最終判断が変わることはないこと、があげられる。ガイドラインパネルは、必要資源量（コスト）を検討しない決断、ならびにその理由を明確に示すべきである。

6.8 診断検査・戦略に関する推奨作成例

GRADE EtDフレームワークを使ったガイドライン作成例として、下肢DVTに関する初期診断を扱った臨床上の疑問とanalytic framework、およびEtDテーブル、エビデンスプロファイルを以下に示す。

6.8-1 臨床上の疑問と分析的枠組み（analytic framework）

臨床上の疑問は、「深部静脈血栓症が疑われるが、下肢DVTの初回エピソードの検査前確率が低い患者においてDダイマー測定および圧迫超音波検査を使用すべきか」である[53]。診断検査に関する推奨を作成する際の疑問の定式化においても、治療介入と同様に、**分析的枠組み（analytic framework）**を利用するのが効果的である（図6.8-1参照）。

このシナリオでは、介入と対照の双方に診断検査と、その検査結果に基づく治療が含まれている。DVTが疑われるが、その確率が低い患者には、中〜高感度のDダイマー測定を行う。偽陽性結果が出ることも少なくないことから、陽性の患者に対してはさらに近位部の下肢静脈の圧迫超音波検査（CUS）を行い、Dダイマー所見を確定または反証する。CUS以外の選択肢としては、参照基準として

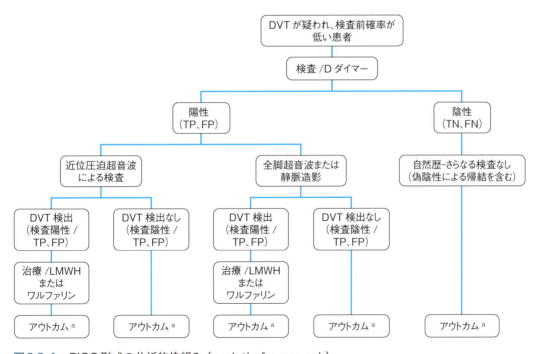

図6.8-1 PICO形式の分析的枠組み（analytic framework）

深部静脈血栓症が疑われる（検査前確率が低い）患者の検査と治療までの過程。PICO：集団、介入、対照、アウトカム。
DVT：深部静脈血栓症、LMWH：低分子ヘパリン

[a] 致死的および非致死的肺塞栓症、DVTの帰結（疼痛、腫脹）、治療の合併症（頭蓋内および非頭蓋内の大出血）、造影剤によるアレルギー反応や腎毒性（静脈造影を受けた場合）。

出版社より許可を得て、Schunemann[53]より翻訳転載

の静脈造影を使用できるが、侵襲性が高く高額であり、また下肢全体の超音波検査も高額となることから一般的に回避される。CUS検査結果が陽性の患者におけるDVTの確率は高く、治療を開始するに値する。Dダイマー測定結果が陰性の患者、ならびにDダイマー測定が陽性でその後のCUS検査結果が陰性の患者は経過観察の対象となるが、その間に治療は行われない。患者にとって重要な主要アウトカムは、検査精度ではなく、死亡、肺塞栓（pulmonary embolism: PE）、頭蓋内出血、またはその他の大出血である。診断検査精度に関する分析的枠組みには、診断検査のアウトカム（真陽性や偽陽性、または真陰性や偽陰性）とその後に実施される可能性のある治療や検査そのものによる臨床アウトカムをリストアップすべきである。

6.8-2　EtDテーブルを使った評価

　検査精度に関するエビデンスから推奨作成までを要約したものが、EtDテーブルである。

　治療介入の場合と同じく検査精度に関するEtDテーブルは、疑問、評価（判定の要約を含む）、結論の3つの主要セクションから構成されている。これらの各セクションを利用することで、問題の重要性、検査精度、エビデンスの確実性や望ましい効果と望ましくない効果のバランス、価値観や意向、必要資源量（コスト）などの判断を透明性の高いものにできる。EtDテーブルにおける疑問セクションでは、背景にある問題、検査の種類・目的・役割、関連付けられている介入選択肢、主要なアウトカム、セッティング、ならびに観点などを明示する（表6.8-1）。EtDテーブルの評価セクションや結論セクションは、治療介入のそれと同じである（表6.8-2、表6.8-3）。EtDテーブルに示す判断に寄与したリサーチエビデンスとしての診断検査精度のエビデンスプロファイルと治療介入のエビデンスプロファイルを、表6.8-4と表6.8-5に示す。

表6.8-1 EtDテーブル：疑問セクション[a]

深部静脈血栓症（DVT）が疑われるが、下肢DVTの初回エピソードの検査前確率が低い患者において、Dダイマー測定および圧迫超音波検査を使用すべきか	
患者	DVTが疑われるが検査前確率が低い患者
介入	Dダイマー測定後の圧迫超音波検査の実施
比較	Dダイマー測定後の下肢全体の超音波検査または静脈造影の実施
各検査の目的	DVTの診断
各検査の役割	選別（Dダイマー測定）および置換（圧迫超音波検査 対 下肢全体の超音波検査または静脈造影）
関連する治療	圧迫超音波検査によってDVTの診断が確定した患者に対する低分子ヘパリンやワルファリンによる抗凝固療法、または (a) Dダイマー検査陰性あるいは (b) Dダイマー検査陽性後の圧迫超音波検査陰性の患者に対する経過観察
主要なアウトカム	肺塞栓症による死亡、非致死的肺塞栓症、非致死的頭蓋内出血やその他の大出血、下肢疼痛（DVTによる）、下肢腫脹（DVTによる）、造影剤によるアレルギー反応や腎毒性（静脈造影を受けた場合）、治療の負担
セッティング	救急科外来セッティング
視点	集団の観点からの診療に関わる推奨
サブグループ	なし
背景 下肢の深部静脈血栓症（DVT）は、がんや術後の運動不足などの危険因子をもつ患者で有病率が高い、よくみられる問題である。DVTの合併症には、死亡、肺塞栓症、疼痛、局所反応がある。たとえば軽度の症状はあるがそれ以外の危険因子をもたない検査前確率の低い患者におけるDVTの診断アプローチとしてあげられるのが、Dダイマー測定後の下肢の圧迫超音波検査（CUS）である。Dダイマー測定が陽性の患者は通常CUSを受け、CUSの結果DVTが疑われる場合は低分子ヘパリンやワルファリンによる治療を受ける。Dダイマー測定陰性、またはDダイマー測定陽性後のCUS陰性の患者については、それ以上の検査や治療は行われないだろう。治療は、DVTの進展や肺塞栓症の予防に有効だが、出血のリスクやその他の有害アウトカムを伴う。DVTではないのにDVTであると間違って判断された患者は（偽陽性）、不要な治療を受け、不要な心配をすることになる。DVTではないと間違って判断された患者は（偽陰性）、DVTの合併症を発症するかもしれない。ガイドラインパネルは、「下肢DVTの初回エピソードの検査前確率が低い患者、すなわち、特定可能な危険因子をもたない患者において、Dダイマー測定とCUSの使用は、Dダイマー測定後の下肢全体の超音波検査または静脈造影と比較して、DVTの診断にどう影響するか」という疑問を取り上げた。	

[a] EtDフレームワークで使用する各テンプレートには、それぞれ適したタイプの決定がある。ここで示すテンプレートは、集団の観点からみた検査用である。

出版社より許可を得て、Schunemannら[53]より翻訳転載

表 6.8-2 EtD テーブル：評価セクション

疑問：深部静脈血栓症（DVT）が疑われるが、下肢 DVT の初回エピソードの検査前確率が低い患者において、D ダイマー測定および圧迫超音波検査を使用すべきか

評価（Assessment）

基準	判断	リサーチエビデンス	備考
問題（Problem）			
この問題は優先事項か	○いいえ ○おそらく いいえ ○わからない ○おそらく はい ●はい ---- ○さまざまである	深部静脈血栓症（DVT）は、年間で 1,000 人あたり約 1 人が発症する一般的な病気である。この全体的な発生率は低いが、DVT が疑われる患者で事前検査確率が低い場合の DVT の有病率（95%CI）は約 5%（4〜8%）である。	パネルは、Wells スコアなどの臨床予測規則を DVT の疑いを判定するために適切に使用し、これらの患者には高感度 D ダイマーを使用することを前提としていた。静脈造影（venography）は参照基準と見なされるが、多くの状況で利用可能ではなく、実施されたで検査の 20% に至るまでが有害な帰結や確定的でない検査結果につながる。
検査精度（Test accuracy）			
検査の精度はなにか	○非常に不正確 ○不正確 ○わからない ○正確 ○非常に正確 ---- ●さまざまである	高感度 D ダイマー：さまざまである。感受性と特異性は大きく異なり、結果のさらなる評価が必要である。高感度 D ダイマーの統合感度は 94%（95%CI：93〜95%）で、統合特異度は 45%（95%CI：44〜46%）である。 圧迫超音波検査：正確である。統合感度は 90.3%（95%CI：88.4〜92%）、統合特異度 97.8%（95%CI：97%〜98.4%）。しかし、この精度は非直接的で、DVT の再発に関する研究から得られたものである。 両者の併用：精度はさまざまである（D ダイマーと圧迫超音波検査の併用は、大きくばらついている）。	このシナリオで考慮される診断戦略では、高感度 D ダイマーと圧迫超音波の検査精度の両方が関連している。両方の試験の参照基準は、3 カ月にわたる静脈造影による静脈血栓症の発生または非直接的で、DVT の再発に関る観察であった。しかし、このエビデンスは、参照基準および研究集団に関する不確実性のために非直接的である。

6.8 診断検査・戦略に関する推奨作成例

DVTが疑われるが、下肢DVTの初回エピソードの検査前確率が低い患者において、Dダイマー検査および圧迫超音波検査を使用すべきか

セッティング：外来救急部
統合感度：0.94（95%CI：0.93〜0.95）｜統合特異度：0.45（95%CI：0.44〜0.46）

検査結果	検査された患者1,000人あたりの数（95%CI）		エビデンスの確実性（GRADE）
	有病率 5%	有病率 10%	
真陽性（DVTのある患者）	47（47〜48）	94（93〜95）	⊕⊕⊕◯ 中
偽陰性（DVTがないと誤って分類される患者）	3（2〜3）	6（5〜7）	⊕⊕◯◯ 低 非直接性のため[a]
真陰性（DVTのない患者）	428（418〜437）	405（396〜414）	⊕⊕⊕◯ 中
偽陽性（DVTがあると誤って分類される患者）	522（532〜513）	495（504〜486）	⊕⊕◯◯ 低 非直接性のため[a]

[a] 集団の非直接性によるグレードダウン（検査前確率がより高い患者を含む研究で事後検査前確率が低い集団には不確実性が伴う）。

DVTで3カ月間のフォローアップ中に再発性VTEを診断するために超音波検査を使用する必要があるか

セッティング：外来救急部
統合感度0.903（95%CI：0.884〜0.92）｜統合特異度：0.978（95%CI：0.97〜0.984）

検査結果	検査された患者1,000人あたりの数（95%CI）		エビデンスの確実性（GRADE）
	有病率 5%	有病率 10%	
真陽性（DVTのある患者）	45（44〜46）	90（88〜92）	⊕⊕⊕◯ 低 非直接性と非一貫性のため[b,c]
偽陰性（DVTがないと誤って分類される患者）	5（6〜4）	10（12〜8）	⊕⊕⊕◯ 低 非直接性と非一貫性のため[b,c]
真陰性（DVTのない患者）	929（922〜935）	880（873〜886）	⊕⊕⊕◯ 中
偽陽性（DVTがあると誤って分類される患者）	21（28〜15）	20（27〜14）	⊕⊕⊕◯ 中 非直接性と非一貫性のため[c]

[b] 有病率が高い研究（検査前確率の高い）患者を代表する）患者ではより高い感度が観察され、深刻な非一貫性につながる。
[c] DVTの有病率の中央値：48%。結果は高リスクの人に適用される傾向がある。したがって、われわれは、エビデンスの確実性のグレードを非直接性のために下げた。

注：iSoFテーブル
http://dbep.gradepro.org/profile/40B2BD1F-DE4F-322A-821E-51F02BC08A49

（次頁につづく）

基準	判断	リサーチエビデンス	備考
望ましい効果 (Desirable effects)			
予期される望ましい効果はどれほど大きいか	●大きい ○中等度 ○小さい ○わずか -------- ○さまざまである ○わからない	DVTの疑いが低い患者1,000人のうち431人が、追加検査なしに救急部からすぐに退院できることは有益である（検査陰性）。これらの431人のうち3人のみが偽陰性であるDVTの帰結を回避するのにパリンがDダイマーおよび圧迫超音波検査に対する下流治療の望ましい効果は大きく、脚全体の超音波または静脈造影によるより侵襲的な検査の回避も重要な利点をもたらすと考えられている。以下の、治療効果のためのSoFも参照していただきたい。	予想されるアウトカムは、肺塞栓症による死亡、非致死的肺塞栓症、非致死的頭蓋内出血やその他の大出血、下肢疼痛（DVTによる）、下肢腫脹（DVTによる）、造影剤によるアレルギー反応や腎毒性（静脈造影を受けた場合）、治療の負担である。
望ましくない効果 (Undesirable effects)			
予期される望ましくない効果はどれほど大きいか	○大きい ○中等度 ●小さい ○わずか -------- ○さまざまである ○わからない	Dダイマー偽陰性は1,000人中3人で、これらの患者は治療されないことによる帰結に苦しんでいるだろう（DVTによる肺塞栓症、脚の腫脹および痛み）。Dダイマー偽陽性とDダイマー陽性における圧迫超音波検査の望ましくない効果は、ヘパリンによる不必要な治療と、Dダイマー陽性で圧迫超音波検査を受ける患者における1,000件あたりDVTあたりが約10件であることから、中程度であると判断される。しかし、脚全体の超音波または静脈造影が参照基準とみなされているという事実にもかかわらず、それらはまた、偽陰性または偽陽性のリスクを負う。以下の、治療効果のためのSoFテーブルも参照していただきたい。	
検査精度のエビデンスの確実性 (Certainty of evidence of test accuracy)			
検査精度の全体的なエビデンスの確実性はなにか	○非常に低 ●低 ○中 ○高 -------- ○組み込まれた研究なし	Dダイマーの検査精度のエビデンスの確実性は、集団の非直接性のために [中] である（上記のSoFテーブルを参照）。近位圧迫超音波の検査精度のエビデンスの確実性のために、[低]～[中]である（上記のSoFテーブルを参照）。したがって、診断検査精度のエビデンスの全体的な確実性は [低] である（2つのうち"低い方"）。	

6.8 診断検査・戦略に関する推奨作成例 267

検査の影響に関するエビデンスの確実性 (Certainty of evidence of test's effects)		
重大または重要な直接的な利益、有害作用、または検査の負担についてのエビデンスの全体的な確実性はなにか	○非常に低 ○低 ○中 ○高 ―――――――― ●組み込まれた研究なし	直接的エビデンスは考慮していない。	パネルは、血液サンプリングと超音波の結果として検査による軽微な負担があると想定した。Dダイマー陰性の人における圧迫超音波を避けるという、予期される望ましい効果は、救急部で費やされる時間が短く、不快感を避けられると判断された。圧迫超音波を避けるために中等度であると判断された。副作用は起こりそうもなくまれであるが（例：血液サンプリング後の感染症または血腫）、全脚超音波は、必要な時間がより長くなるため近位圧迫超音波よりも不便であるが、この負担のエビデンスの確実性も [低] である。静脈造影検査にはアレルギー反応と腎毒性のリスクがあるだろう。

治療効果のエビデンスの確実性 (Certainty of evidence of management's effects)		
検査結果によって導かれる治療効果のエビデンスの全体的な確実性はなにか	○非常に低 ○低 ●中 ○高 ―――――――― ○組み込まれた研究なし	抗凝固療法ありと抗凝固療法なしを比較した1件のRCTに基づくVTEに対する相対リスク減少 (relative risk reduction: RRR) は大きい (死亡および再発性VTEのRRRはそれぞれ50％、67％)。ほぼ60年前に実施された1件の小規模試験では、肺塞栓症 (PE) の治療において、ヘパリンとヘパリンなしの比較に続いて経口抗凝固剤の使用が評価された。原著試験に基づいたヘパリンとヘパリンなしの比較に関するエビデンスの確実性は非常に低いものの、その後の、間接エビデンスでは、さまざまなリスク集団におけるDVT発生やその後のPE進展の確実性の低下が確認されている。利用可能なすべてのエビデンスの全体的な確実性は、不精確さと非直接性によって [中] である。大出血リスクの増加は重要ではない ([中] の確実性)。	その他の考慮事項なし。

(次頁につづく)

基準	判断	リサーチエビデンス						備考

経口抗凝固療法受けているDVT患者におけるヘパリンなしと比較したヘパリン治療

アウトカム	患者数 (研究数)	エビデンスの確実性 (GRADE)	相対効果 (95%CI)	予想される絶対効果（全ての患者が経口抗凝固治療を受けている）	
				ヘパリンなし 研究の集団	ヘパリンありのリスク差
死亡 フォローアップ：平均6カ月	120 (1 RCT)	⊕⊕⊕○ 中[a]	RR 0.50 (0.05〜5.37)	33/1000	17 少ない /1000 (32 少ない〜146 多い)
再発性VTE症状の延長または再発により評価，フォローアップ：平均6カ月	120 (1 RCT)	⊕⊕⊕○ 中[a]	RR 0.33 (0.11〜0.98)	200/1000	134 少ない /1000 (178 少ない〜4 少ない)
大出血 フォローアップ：平均6カ月	120 (1 RCT)	⊕⊕⊕○ 中[a]	RR 0.67 (0.12〜3.85)	50/1000	16 少ない /1000 (44 少ない〜143 多い)

[a] イベントや患者がなすぎるため信頼区間が広い。この推定値は、死亡と潜在的な害のみに基づいて決定するのには不適切である。

Kearon Cら[249]によるレビューからの要約データ

アウトカム	発症率（治療された場合）	発症率（未治療の場合）
致死性肺塞栓症	0.3%	1.9%
非致死性肺塞栓症	1.4%	9.3%
致死性出血	0.3%	—
非致死性頭蓋内出血	2.1%	—
非致死性頭蓋外出血	0.1%	—
静脈造影による死亡	0.03%	—
近接静脈への伝播	—	21.4%

検査結果/治療のエビデンスの確実性　(Certainty of evidence of test result / management)

検査結果と治療の意思決定との間には、どのような関係があるか	○非常に低 ○低 ○中 ●高 ―――――― ○組み込まれた研究なし	試験における患者は検査後に速やかに抗凝固療法を受け、試験外ではこのようなことはないという懸念はほとんどない。

検査の影響の確実性　(Certainty of effects)

検査の影響に関するエビデンスの全体的な確実性はなにか	○非常に低 ●低 ○中 ○高 ―――――― ○組み込まれた研究なし	主に検査精度の確実性が「低」と「中」であるため、選択肢の全体的な確実性は「低」である。この確実性は、リンク付けされたエビデンスによって下がらない。つまり、検査結果に応じて、患者は治療を受けるか、またはすぐに退院できるという観察のために、リンク付けされたエビデンスの確実性は「高」である。 治療効果に対するエビデンスの確実性は「中」であり、したがって全体的な確実性をさらに下げることはしない。	臨床診療からの観察によれば、治療から恩恵を受ける可能性のある患者への治療の実施は容易で単純である。

（次頁につづく）

基準	判断	リサーチエビデンス	備考
価値観 (Values) 人々が主要なアウトカムをどの程度重要視するかについて重要な不確実性はあるか	○ 重要な不確実性またはばらつきあり ○ 重要な不確実性またはばらつきの可能性あり ○ 重要な不確実性またはばらつきはおそらくない ● 重要な不確実性またはばらつきなし	いくつかのアウトカムの重要性と推定された効用値 (utility values) | アウトカム	効用値（範囲）	重要性
---	---	---
死亡	0	重大
非致死性頭蓋内出血（重症）	0.1〜0.51	重大
非致死性頭蓋内出血（中等症）	0.29〜0.77	重大
非致死性頭蓋内出血（軽症）	0.47〜0.94	重大
非致死性肺塞栓症	0.63	重大
大出血	0.44〜0.84	重大		パネルは、アウトカムについて以下の推定を下した。 ● 大出血は肺塞栓症に相当する。 ● 頭蓋内出血（全体）は、大出血または肺塞栓症よりも約2〜3倍悪い。 ● 治療による負担は重要ではあるが重大ではないと考えられた。
効果のバランス (Balance of effects) 望ましい効果と望ましくない効果のバランスは検査（診断介入）または比較を支持するか	○ 比較を支持する ○ おそらく比較を支持する ○ 介入も比較も支持しない ● おそらく介入を支持する ○ 介入を支持する ----- ○ さまざまである ○ わからない	望ましい効果は大きく、望ましくない効果は小さい。	
必要資源量 (Resources required) 必要資源量（コスト）はどれほど大きいか	○ 大きなコスト ● 中等度のコスト ○ 無視できるほどのコストや節約 ○ 中等度の節約 ○ 大きな節約 ----- ○ さまざまである ○ わからない	検査の費用は、患者1,000人あたり約120,000ドルである。治療コストおよび治療合併症は患者1,000人あたり約255,000ドルである。介入の総費用は、患者1,000人あたり約375,000ドルである。脚全体の超音波または静脈造影はより高価である。	その他の考慮事項なし。

6.8 診断検査・戦略に関する推奨作成例

			その他の考慮事項
必要資源量のエビデンス (Certainty of evidence of required resources)			
必要資源量 (コスト) のエビデンスの確実性はなにか	○非常に低 ○低 ○中 ○高 ―――――――― ●組み込まれた研究なし	特定または考慮された研究エビデンスはない。	その他の考慮事項なし。
費用対効果 (Cost-effectiveness)			
検査の費用対効果は検査または比較を支持するか	○比較を支持する ○おそらく比較を支持する ○介入も比較も支持しない ●おそらく介入を支持する ○介入を支持する ―――――――― ○さまざまである ○わからない	比較された介入戦略による1QALYを獲得するためには、およそ10,000ドルが必要である。	費用対効果は、質調整生存年(QALY)あたり約3万〜4万ドルの支払い意志(Willing to pay)に基づいている。
公平性 (Equity)			
医療上の公平性への影響はどうか	○公平性が減る ○おそらく公平性が減る ○おそらく影響ない ●おそらく公平性が増える ○公平性が増える ―――――――― ○さまざまである ○わからない	考慮された研究エビデンスはない。	選別(トリアージ)検査としての外来Dダイマー検査は、初期の戦略として圧迫超音波を使用するより多くの人が検査を受けることを可能にする。

(次頁につづく)

基準	判断	リサーチエビデンス	備考
許容可能性 (Acceptability)			
この介入は重要な利害関係者にとって許容できるか	○いいえ ○おそらくいいえ ○おそらくはい ●はい -------- ○さまざまである ○わからない	考慮された研究エビデンスはない。	Dダイマー、圧迫超音波およびDVT治療は、一般的にすべての利害関係者（患者、臨床医、技術者、管理者、支払人など）によりよく受け入れられていると考えられる。静脈造影は、足の静脈の穿刺注入を必要とするため、不快になりうる。
実行可能性 (Feasibility)			
この選択肢は実行可能か	○いいえ ○おそらくいいえ ○おそらくはい ●はい -------- ○さまざまである ○わからない	なし。	検査と治療の使用は実現可能であると判断される。検査は通常利用可能である。圧迫超音波をしうためには訓練が必要である。脚全体の超音波はより多くの訓練と要員を必要とする。

出版社より許可を得て、Schunemannら[53] より翻訳転載

表6.8-3 EtDテーブル：結論セクション

疑問：深部静脈血栓症（DVT）が疑われるが、下肢DVTの初回エピソードの検査前確率が低い患者において、Dダイマー測定および圧迫超音波検査を使用すべきか

結論 (Conclusions)					
推奨のタイプ (Type of recommendation)	介入に反対または比較を推奨する (Recommend) ○	介入に反対または比較を提案する (Suggest) ○	介入または比較のいずれかを提案する (Suggest) ○	介入を提案する (Suggest) ●	介入を推奨する (Recommend) ○
推奨事項 (Recommendation)	ガイドラインパネルは、高感度Dダイマー検査後、Dダイマー陽性の場合は下肢全体の超音波検査または静脈造影を実施し、陰性の場合は経過観察とするよりも、Dダイマー陽性の場合はCUSを実施し、陰性の場合は経過観察とすることを提案する（条件付きの推奨、エビデンスの確実性「低」）。GRADE 2C				
正当性 (Justification)	介入の望ましい帰結は、望ましくない帰結と比較して大きいと考えられた（すべての有益かつ有害な健康影響および基準に記載された情報）。選別検査とそれに続く圧迫超音波としてのDダイマーによる偽陰性と偽陽性の全体的な割合は小さいとみなされ、脚全体の超音波と静脈造影による直接的なコストや害を回避することによる全体的な影響が戦略の使用を正当化する。介入は、適度に費用効果が高いと考えられた。				
研究上の優先事項 (Research priorities)	すべての可能な戦略と患者にとって重要なアウトカムを評価するランダム化試験が行われるべきである。				

出版社より許可を得て、Schunemannら[53]より翻訳転載

表6.8-4 診断検査精度のエビデンスプロファイル

疑問：深部静脈血栓症（DVT）が疑われるが、下肢DVTの初回エピソードの検査前確率が低い患者において、Dダイマー測定および圧迫超音波検査を使用すべきか

統合感度：0.94（95%CI: 0.93～0.95）｜統合特異度：0.45（95%CI: 0.44～0.46）

アウトカム	研究デザイン	エビデンスの確実性を下げるかもしれない要因					エビデンスの確実性	患者1,000人あたりの効果（検査前確率）
		バイアスのリスク	非一貫性	非直接性	不精確さ	出版バイアス		5%
真陽性（DVTがあると正しく分類される患者）	診断精度研究のシステマティックレビュー	深刻でない	深刻でない	深刻[a]	なし	検出されない	⊕⊕⊕◯ 中	47 (47～48)
偽陰性（DVTがないと誤って分類される患者）								3 (3～4)
真陰性（DVTがないと正しく分類される患者）	診断精度研究のシステマティックレビュー	深刻でない	深刻でない	深刻[a]	なし	検出されない	⊕⊕⊕◯ 中	428 (418～437)
偽陽性（DVTがあると誤って分類される患者）								523 (513～532)

[a] 集団の非直接性のためにグレードダウン（研究には、より高い検査前確率を有する患者が含まれ、低い検査前確率への一般化には不確実性が伴う）。

出版社より許可を得て、Schunemannら[53]より翻訳転載

6.8 診断検査・戦略に関する推奨作成例

表6.8-5 治療介入のエビデンスプロファイル

DVT患者のヘパリンなしと比較したヘパリン

参考文献（システマティックレビュー）: Adopted from: Kearon C, Akl EA, Comerota AJ, Prandoni P, Bounameaux H, Goldhaber SZ, et al. Antithrombotic therapy for VTE disease: Antithrombotic Therapy and Prevention of Thrombosis, 9th ed: American College of Chest Physicians Evidence-Based Clinical Practice Guidelines. Chest. 2012; 141(2 Suppl): e419S-94S.

| 研究数 | 研究デザイン | 質評価 | | | | | 患者数 | | 効果 | | 質 | 重要性 |
		バイアスのリスク	非一貫性	非直接性	不精確さ	その他	ヘパリン	ヘパリンなし	相対(95%CI)	絶対(95%CI)		
死亡（フォローアップ：平均6カ月）												
1	RCT	深刻でない	深刻でない	深刻でない	深刻[a]	なし	1/60 (1.7%)	2/60 (3.3%)	RR 0.50 (0.05〜5.37)	17少ない/1000 (32少ない〜146多い)	⊕⊕⊕◯ 中	重大
再発性VTE（フォローアップ：平均6カ月，症状の延長または再発により評価）												
1	RCT	深刻でない	深刻でない	深刻でない	深刻[a]	なし	4/60 (6.7%)	12/60 (20.0%)	RR 0.33 (0.11〜0.98)	134少ない/1000 (4少ない〜178少ない)	⊕⊕⊕◯ 中	重大
大出血（フォローアップ：平均6カ月）												
1	RCT	深刻でない	深刻でない	深刻でない	深刻[a]	なし	2/60 (3.3%)	3/60 (5.0%)	RR 0.67 (0.12〜3.85)	16少ない/1000 (44少ない〜143多い)	⊕⊕⊕◯ 中	重大

[a] イベントや患者が少なすぎるため信頼区間が広い．

出版社より許可を得て，Schunemannら [53] より翻訳転載

Part 7 ● 追加資料

① 信頼できる診療ガイドライン作成の基準（IOM） ………… 278
② システマティックレビューのための基準（IOM） ………… 280
③ 利益関係の宣言と利益相反の管理のための G-I-N 方針 …… 284
④ PRISMA 声明とチェックリスト …………………………… 291
⑤ AMSTAR チェックリスト …………………………………… 295
⑥ GRADEpro GDT の利用法 …………………………………… 297
⑦ Evidence to Decision フレームワーク ……………………… 308
⑧ 推奨作成における合意形成法 ……………………………… 317
⑨ 2×2 テーブル ……………………………………………… 321
⑩ 診断研究のメタアナリシス ………………………………… 326
⑪ GRADE ワークショップ資料：治療介入 …………………… 345
⑫ GRADE ワークショップ資料：診断研究 …………………… 366
⑬ GIN-McMaster ガイドライン作成チェックリスト ………… 381
⑭ オンライン資料 …………………………………………… 413

追加資料-① 信頼できる診療ガイドライン作成の基準（IOM）[i]

信頼できる診療ガイドライン（clinical practice guideline: CPG）作成のための基準[ii]

基準1
透明性の確保

1.1 CPGの作成とその資金提供のプロセスを明確に詳述し、公示すべきである。

基準2
利益相反（conflict of interest：COI）の管理

2.1 ガイドライン作成グループ（guideline development group: GDG）の選定の前に、まずメンバー候補である各個人は、作成グループの活動とのCOI発生になりうるあらゆる利害や活動を、GDG招集者に書面にて開示すべきである。
- 開示文書には、CPGの内容に関わる現在および今後のあらゆる商業的（臨床医にとってかなりの収入源となっているサービスを含む）、非商業的、知的、組織的活動、ならびに患者／公的活動を含めるべきである。

2.2 GDG内におけるCOI開示
- GDG候補メンバーは各自の全COIを報告し、これから構成されようとするGDGにおいて、その作業開始前にこれらのCOIについて検討すべきである。
- 各パネルメンバーは、各自のCOIがCPG作成プロセスや特定の推奨にどのような影響を及ぼしうるかを説明すべきである。

2.3 辞退
- GDGメンバーは、CPG推奨に影響されうる利害を有する団体のマーケティング活動や諮問委員会に対する自身または家族の財政的投資から辞退すべきであり、これらに参加すべきではない。

2.4 除外
- GDGメンバーはできる限りCOIを有すべきでない。
- 状況によっては、当該CPGに関係するサービスが収入源の大部分を占める関連分野の臨床専門医のようなCOIを有するメンバーなくしてはGDGが作業を遂行できない場合がある。
- COIを有するメンバーはGDGのメンバーの半数以上を占めるべきではない。
- COIを有する者が議長もしくは副議長を務めるべきではない。
- 資金提供者はCPG作成に一切関与すべきでない。

基準3
ガイドライン作成グループの構成

3.1 GDGは、さまざまな方法論専門家や臨床医、ならびにCPGの影響を受けると考えられる集団からなる分野横断的でバランスのとれた構成とすべきである。

3.2 患者や元患者、ならびに患者支援団体や患者／消費者団体の代表者をGDGに加える（少なくとも臨床疑問の定式化やCPG草案レビューの段階にて）ことにより、患者や一般市民の参加を促すべきである。

3.3 GDGは、エビデンスの評価に関するトレーニングの実施など、患者や消費者代表者の効率的参加を促す戦略を採択すべきである。

---

[i] IOM: Institute of Medicine（米国アカデミー医学研究所）、現 Health and Medicine Division (HMD) of the National Academies

[ii] 本記事は、Report-at-a-Glance, Clinical Practice Guidelines We Can Trust, 2011 (http://www.nationalacademies.org/hmd/Reports/2011/Clinical-Practice-Guidelines-We-Can-Trust/Report-Brief.aspx) の翻訳であり、National Academy of Sciences の許諾を得て翻訳し、臨床評価誌 (http://cont.o.oo7.jp/clinic.htm) および訳者のwebサイト (http://www.grade-jpn.com/iom/Clinical_Practice_Guidelines_We_Can_Trust-j.html) に公表している。Full report のリンク先は、http://www.nationalacademies.org/hmd/Reports/2011/Clinical-Practice-Guidelines-We-Can-Trust/Standards.aspxである。

基準4
診療ガイドラインとシステマティックレビューの連係

4.1 CPG作成者は、米国医学研究所（Institute of Medicine）の「効果比較研究のシステマティックレビューの基準に関する委員会（Committee on Standards for Systematic Reviews of Comparative Effectiveness Research）」が制定する基準を満たすシステマティックレビューを使用すべきである。

4.2 特定のガイドラインに関する情報収集を目的としたシステマティックレビューを実施する場合、GDGとシステマティックレビューチームは、互いのプロセスの範囲、アプローチ、成果に関し、連携を図るべきである。

基準5
推奨に向けたエビデンスの基盤作りならびに推奨の強さの評価

5.1 各推奨事項について、次に示す項目を提示すべきである。
- 当該推奨の根拠に関する説明。以下の事項を含めること。
- 考えられる利益と害に関する明確な記載。
- 入手可能な関連エビデンス（ならびにエビデンスの欠落）の要約、入手可能なエビデンスを統合したものの質（適用可能性を含む）、件数（完全性を含む）、収集されたエビデンスにおける一貫性に関する記載。
- 推奨を導く上での価値観、意見、理論、臨床経験が果たした役割についての説明。
- 推奨の基盤となったエビデンスに対する確信レベル（確信性）の評価。
- 上述の項目を踏まえた上での推奨の強さの評価。
- 当該推奨に関する意見の相違の記載と説明。

基準6
推奨の表記

6.1 推奨は標準的な形式で表記し、推奨される措置やその措置を実行すべき状況を明確に詳述すべきである。

6.2 強い推奨は、その推奨への準拠の評価を可能にするように明記すべきである。

基準7
外部レビュー

7.1 外部レビュアは、科学専門家や臨床専門家、団体（例：医療団体や専門家団体）、政府機関（例：連邦政府）、患者、一般市民の代表者を含む、関連する利害関係者全体を網羅した構成とすべきである。

7.2 個人もしくは団体、またはその両方が提出した外部レビューの著者に関する情報は、当該レビューにより匿名権が放棄されない限りは匿名とすべきである。

7.3 GDGは全ての外部レビュアのコメントについて考慮し、レビュアのコメントを受けてCPGを修正するか修正しないかの理由に関する文書記録を残すべきである。

7.4 外部レビューまたはその直後の段階（すなわち、最終案の前段階）でCPG草案を一般公開し、コメントを募るべきである。関心のある一般の利害関係者に対し、近日中に出版予定である旨の妥当な通知を提供すべきである。

基準8
更新

8.1 CPGには、CPG出版日、関連するエビデンスのシステマティックレビューの実施日、今後のCPGレビュー実施予定日を記載すべきである。

8.2 CPG出版後は、関連性のある新たなエビデンスの出現を確認し、CPGの継続的妥当性を評価するために、定期的な文献モニタリングを実施すべきである。

8.3 新たなエビデンスにより、臨床的に重要な推奨事項の修正の必要性が示唆される際は、CPGを更新すべきである。たとえば、新たなエビデンスにより、推奨される介入によってそれまでは知られていなかった相当な害が生じることが示された場合、有効性や害の観点から新たな介入がそれまでに推奨されていた介入よりもはるかに優れていることが示された場合、あるいは新たな集団に対して推奨が適用可能であることが示された場合、CPGを更新すべきである。

追加資料-② システマティックレビューのための基準 (IOM)[i]

システマティックレビューに着手するための基準[ii]

基準2.1
システマティックレビュー実施のための専門知識と経験をもつチームを結成する

2.1.1 関連する臨床内容の分野に詳しい専門家を含める。

2.1.2 システマティックレビューの手法に詳しい専門家を含める。

2.1.3 関連するエビデンスの検索に詳しい専門家を含める。

2.1.4 量的手法に詳しい専門家を含める。

2.1.5 適宜その他の専門家を含める

基準2.2
システマティックレビューを実施するチームにおけるバイアスと利益相反 (conflict of interest: COI) を管理する

2.2.1 各チームメンバーに対し、考えられるCOIや専門的または知的バイアスの申告を求める。

2.2.2 明らかな金銭的利益相反のある個人は除外する。

2.2.3 対象ユーザーの観点から、専門的もしくは知的バイアスによりレビューの信頼性が損なわれると考えられる個人は除外する。

基準2.3
レビューのデザインと実施の段階で、ユーザーと利害関係者からの情報を得ることを確実にする

2.3.1 レビューのデザインや分析、報告に関する最終決定において、レビューチームの独立性を尊重する。

基準2.4
システマティックレビューへの情報を提供する個人のバイアスとCOIを管理する

2.4.1 各個人に対し、考えられるCOIや専門的または知的バイアスの申告を求める。

2.4.2 対象ユーザーの観点から、COIもしくはバイアスによりレビューの信頼性が損なわれると考えられる個人からの情報は除外する。

基準2.5
システマティックレビューのトピックを定式化する

2.5.1 新たなレビューの必要性を確認する。

2.5.2 医療介入を懸案のアウトカムに結びつける一連の論理を明確に提示し、システマティックレビューで取り上げる重要な臨床疑問を定義した分析的枠組みを作成する。

2.5.3 標準書式を使用し、懸案の各臨床疑問を表記する。

2.5.4 各臨床疑問の論理的根拠を明記する。

2.5.5 ユーザーと利害関係者からの情報に基づき、各疑問を改良する。

基準2.6
システマティックレビューのプロトコルを作成する

2.6.1 意思決定者と研究者双方の観点からレビューの背景情報と論理的根拠について説明する。

2.6.2 研究の選別方法と選択基準（組み入れ基準／除外基準）について説明する。

---

[i] IOM: Institute of Medicine（米国アカデミー医学研究所）、現 Health and Medicine Division (HMD) of the National Academies

[ii] 本記事は、Report-at-a-Glance, Finding What Works in Health Care: Standards for Systematic Reviews, 2011 (http://www.nationalacademies.org/hmd/Reports/2011/Finding-What-Works-in-Health-Care-Standards-for-Systematic-Reviews/Report-Brief.aspx) の翻訳であり、National Academy of Sciences の許諾を得て翻訳し、臨床評価誌 (http://cont.o.oo7.jp/clinic.htm) および訳者のwebサイト (http://www.grade-jpn.com/iom/Srandards_for_Systematic_Reviews-j.html) に公表している。Full report のリンク先は、http://www.nationalacademies.org/hmd/Reports/2011/Finding-What-Works-in-Health-Care-Standards-for-Systematic-Reviews.aspx である。

- 2.6.3 レビューで取り上げる各アウトカム指標、各タイムポイント、各介入、比較対象となる各グループについて正確に説明する。
- 2.6.4 関連するエビデンスを特定するための検索式について説明する。
- 2.6.5 研究選択のための手順について説明する。
- 2.6.6 データ抽出方式について説明する。
- 2.6.7 研究選択およびデータ抽出に関する決定において研究者間の見解の不一致を明確にし、解決するためのプロセスについて説明する。
- 2.6.8 個々の研究を批判的に吟味するための手法について説明する。
- 2.6.9 量的および質的統合方法を含む、body of evidenceの評価方法について説明する。
- 2.6.10 患者サブグループによる治療効果の差について分析する予定がある場合はそれらの分析について、または介入の提供方法やアウトカムの測定方法について説明し、その正当性を示す。
- 2.6.11 レビュー実施の予定日程について説明する。

基準2.7
ピアレビューのためのプロトコルを提出する

- 2.7.1 プロトコルについて一般市民のコメントを募るための期間を設け、各コメントに対する処置についての報告を一般に公開する。

基準2.8
最終的なプロトコルを一般に公開し、修正があれば速やかにプロトコルに反映させる

個々の研究を探し評価するための基準

基準3.1
エビデンスを特定するための包括的な系統的検索を実施する

- 3.1.1 図書館員もしくはシステマティックレビューの実施訓練を受けているその他の情報専門家と連携し、検索式を立案する。
- 3.1.2 重要な各研究設問を取り上げられるような検索式をデザインする。
- 3.1.3 検索式のピアレビューには独立した図書館員またはその他の情報専門家を起用する。
- 3.1.4 文献データベースを検索する。
- 3.1.5 引用索引を検索する。
- 3.1.6 適格基準を満たす研究で引用されている文献を検索する。
- 3.1.7 レビューで取り上げられている研究設問に関する新情報の出現のペースに即した適切な間隔で検索を更新する。
- 3.1.8 その他のデータベースでは全ての関連するエビデンスが得られないと考えられるならば、主題別のデータベースを検索する。
- 3.1.9 その他のデータベースでは全ての関連するエビデンスが得られないと考えられるならば、地域別の文献データベースを検索する。

基準3.2
研究結果の報告にバイアスがあると考えられる場合は、これに対処するための措置を講じる

- 3.2.1 灰色文献データベース、臨床試験登録、および研究に関するその他の未出版情報源を検索する。
- 3.2.2. 研究の適格性、研究の特徴、risk of biasに関する情報について研究者に具体的に説明してもらう。
- 3.2.3 システマティックレビューへの組み入れ候補として未報告のアウトカムを含む未出版データを研究のスポンサーや研究者全員に提出してもらう。
- 3.2.4 特定の雑誌や会議抄録をハンドサーチする。
- 3.2.5 ネット検索を行う。
- 3.2.6 適切であれば、英語以外の言語で報告された研究を検索する。

基準3.3
研究の選別と選択を行う

- 3.3.1 プロトコルであらかじめ定められた基準に基づき、研究の組み入れと除外を行う。
- 3.3.2 介入の害の評価にはランダム化臨床試験に加え、観察研究を使用する。

3.3.3 研究の選別と選択には、レビューチームのメンバー2名以上が独立して対応する。

3.3.4 書面の資料を使って選別担当者の訓練を行い、正確さと一貫性の向上のために選別担当者に繰り返し試験を受けさせる。

3.3.5 次に示す2つの方式のいずれかを使用して研究の選択を行う。(1) 検索で特定された全ての論文全文に目を通す、または (2) 全ての論文のタイトルと抄録を選別にかけた後、最初の選別で特定された論文の全文に目を通す。

3.3.6 risk of biasに注意した上で、ランダム化臨床試験から得られた介入の利益に関するエビデンスの欠落に対処するために、観察研究の使用を考慮する。

Body of evidence（エビデンス総体）を統合するための基準

注記：以下に示す基準の順序は、各基準の実行順序を示唆するものではない

基準4.1
body of evidenceの評価はあらかじめ定められた方法で行う

4.1.1 アウトカム別にbody of evidenceにおける次の特徴を系統的に評価する。
- risk of bias
- 一貫性
- 精確さ
- 直接性
- 報告バイアス

4.1.2 観察研究を含むbody of evidenceの場合、アウトカム別に次の特徴を系統的に評価する。
- 用量と反応の関連性
- 観察結果を覆すような交絡の可能性
- 関連性の強さ

4.1.3 プロトコルに明記されたアウトカム別に、介入の効果推定値に対する確信性について一貫した言語で記述する。

基準4.2
質的統合を実施する

4.2.1 研究サイズ、重要なサブグループの組み入れや除外、適時性、およびその他の関連する要因を含む、組み入れられた研究の臨床的、方法論的特徴について説明する。

4.2.2 各研究の強さと限界、および研究全体のパターンについて説明する。

4.2.3 研究（または一連の研究）のデザインや実施における欠陥により結果にどのようなバイアスが生じうるかを簡単な言葉で説明し、そのように判断される理由を解説する。

4.2.4 個々の研究の特徴が、これらの研究の報告結果や研究全体のパターンにどう関係しているかについて説明する。

4.2.5 集団、比較対象、共介入、セッティング、およびアウトカムもしくは関心のある指標に対する個々の研究の関連性について検討する。

基準4.3
質的分析に加え、量的分析（メタアナリシス）をシステマティックレビューに含めるかどうかを決断する

4.3.1 統合推定値がなぜ意思決定者にとって有用となりうるのかについて説明する。

基準4.4
メタアナリシスを実施する場合、以下を遵守する

4.4.1 メタアナリシスの展開、実施、ピアレビューには熟練の方法論学者を起用する。

4.4.2 研究間での効果における異質性について取り上げる。

4.4.3 全ての推定値に対し、統計学的不確実性の指標を提示する。

4.4.4 プロトコル、仮定、研究選択を変えることに対する結論の感度を評価する（感度分析）。

システマティックレビューの報告のための基準

基準 5.1
構造化されたフォーマットを使用し、最終報告書を作成する

5.1.1 報告書のタイトルを記載する。

5.1.2 抄録を記載する。

5.1.3 要旨を記載する。

5.1.4 一般向けの内容の要約を記載する。

5.1.5 序文（論理的根拠と目的）を記載する。

5.1.6 方法セクションを記載する。以下について説明する。
- 研究プロトコル
- 適格基準（システマティックレビューへの研究の組み入れ基準と除外基準）
- 分析的枠組みと重要な疑問
- 関連する研究を特定するために使用したデータベースその他の情報源
- 検索式
- 研究選択プロセス
- データ抽出プロセス
- 情報の欠落に対応するための方法
- 組み入れた研究から抽出する情報
- 個々の研究の質を評価するための方法
- 効果サイズの要約指標（例：リスク比、平均差）
- 組み入れた研究の結果を統合する（または統合しない）論理的根拠
- エビデンス統合のための方法（質的統合とメタアナリシス）
- 実施した場合は、追加的分析について説明し、そのうちあらかじめ定められていた分析はどれかを明記

5.1.7 結果セクションを記載する。結果は、重要な疑問を中心に提示する。（重要な疑問ごとに）以下について説明する。
- 研究選択プロセス
- 除外した研究の一覧と除外理由
- 個々の研究の質の評価
- 質的統合
- 実施した場合は、結果のメタアナリシス（実施の論理的根拠を説明する）
- 実施した場合は、追加的分析について説明し、そのうちあらかじめ定められていた分析はどれかを明記
- 図表

5.1.8 考察セクションを記載する。以下について説明する。
- エビデンスの要約
- システマティックレビューの強さと限界
- 各重要な疑問に関する結論
- エビデンスにおける欠落部分
- 今後の研究の必要性

5.1.9 資金源とCOIについて説明したセクションを記載する。

基準 5.2
報告草案のピアレビューを実施する

5.2.1 ピアレビュープロセスは第三者機関に管理してもらう。

5.2.2 報告について一般市民のコメントを募るための期間を設け、各コメントに対する処置についての報告を一般に公開する。

基準 5.3
最終報告書は、一般市民が自由にアクセスできるような形で出版する

追加資料 ‒ ③　利益関係の宣言と利益相反の管理のための G-I-N 方針[*]

背景（background）

　利益相反（conflicts of interest: COI）は、本来の利益に関わる専門家としての判断が、副次的な利益によって不当な影響を受ける傾向がみられる一連の状況と定義されている[i]。ガイドライン国際ネットワーク（Guidelines International Network: G-I-N）の理念によると、G-I-Nの代表者の本来の利益とは、ガイドラインの作成、改変、および、実施母体の連携を主導、強化、支援することである。G-I-Nは、診療ガイドラインの系統的作成、および診療への適用を通じて、医療の質の改善を目指している。副次的な利益は、個人的または組織的な金銭的利益、学術的業績、社会的立場[1]も関係する。COIとは、先入観をもたずに科学的疑問や判断に取り組むための個人の能力に影響を及ぼし、それにより意思決定プロセスにおけるバイアスのリスク（risk of bias）となる関係性を意味する。

　G-I-N理事会（Board of Trustees: BOT）は、状況によってはCOIを完全に回避することはできないため、公正で、賢明で、かつ透明性の高い方法でCOIを管理することが重要な課題であると認識している[ii]。その一方で、利益の競合や相反と考えられるものについては全て宣言しなければならず、いかなる場合もCOIを管理するための手順を遵守しなければならない[iii]。このルールを具体化し、G-I-Nの代表者が一般市民の慈善事業への信任と信頼を高めるような行動を心がけることを確実にすることが、この方針の目的である。

適用範囲（scope of application）

　この方針は、G-I-Nの重要ポジションや主導的役割を担う全ての人や個人に適用される。
- G-I-N理事
- G-I-N理事小委員会の議長およびメンバー
- G-I-N地方部会（Regional Community: RC）の議長および運営委員会メンバー
- G-I-Nワーキンググループ（Working Group: WG）の議長および運営委員会メンバー
- G-I-Nワーキンググループ（WG）のメンバー（WGの成果物［すなわち出版物、イベント企画］に関わる意思決定プロセスに関与する場合）
- G-I-N年次大会の科学委員会
- G-I-N年次大会の運営委員会議長

---

[*] 本記事は、G-I-Nの許可を得て、G-I-N Policy for Disclosure of Interests and Management of Conflicts を翻訳したものである。
[i] Thompson DF. Understanding financial conflicts of interest. N Engl J Med. 1993; 329: 573-6.
[ii] Guidelines International Network: Guidelines International Network: Principles for Disclosure of Interests and Management of Conflicts in Guidelines. Ann Intern Med. 2015; 163: 548-53.
[iii] G-I-N Role Definition and Scheme of Delegation, Annexe 5 -Code of Conduct, last validated 10/03/2011

利益関係の宣言（disclosure of interests）

利益は、G-I-Nの標準フォーム（付録1）を使用して開示しなければならない。**利益関係の宣言（disclosure of interest: DOI）**の本書式で取り上げるべき主な事項は次のとおりである。

- G-I-Nコミュニティ内部の個人の活動。責任範囲に言及する。
- 雇用。雇用者に対する被雇用者の義務を考慮した上で、被雇用者がもちうる潜在的COIに言及する。
- 直接的な金銭的利益。以下の事項を取り上げることにより、潜在的COIの関連性や深刻さの審査を可能にする詳細情報を提供する。
    - 利益のタイプ
        - 研究費
            （特定の活動、人員、施設、設備/資材を対象とした資金援助）
        - サービスへの報酬
            （科学諮問委員会、コンサルタント業務、講義や教育への謝金、研修活動、有償の著者権や共著者権、会議出席に対する報酬や旅費償還）
        - 独占的所有権
            （特許、著作権、販売権、株式、ストックオプション、持株会社）
    - パートナー企業および資金提供者の名称
        （医薬品または医療機器業界の会社名、営利施設、保険会社、組織に属さない非営利の資金提供者［例：政府、専門家団体、財団］）
    - プロジェクトのテーマの範囲
    - 活動期間
    - 助成金または贈答品の金銭的価値
    - 研究費受給者
- 間接的利益。以下の事項を取り上げることにより、潜在的COIの関連性や深刻さの評価を可能にする詳細情報を提供する。
    - 利益のタイプ
        - 医学界、医師会、支持団体における会員所属や職務
        - 学術的利益や科学的利益（当該個人が出版実績をもつ主要分野）
- その他の利益。個人の客観性や独立性に影響を及ぼしていると捉えられるようなその他の側面に言及する[iv]。

重要なのは、全ての利益を開示しなければならない、という点である。これには、「適用範囲」で示した各個人の具体的活動に概念的に関わる利益や、個人的にCOIに該当すると認識される利益も含まれる。DOI様式は、少なくとも年に1度は記入と見直しを行い、各グループの年間業務計画と共に

[iv] http://www.who.int/occupational_health/declaration_of_interest.pdf. Accessed: Nov 11th 2018

提出されなければならない。さらに、理事会、理事小委員会、地方部会、およびワーキンググループの議長は、各グループの会議の冒頭で、DOIやその影響の詳細に変更はないかを確認しその結果を議事録に残すことにより、継続的なCOI管理を確実にすべきである。これらの確認事項は、継続事項として、各グループに提供される全ての議題テンプレートに含まれる。「適用範囲」で示した全ての個人のDOIは、G-I-Nのウェブサイト上で、各グループのメンバー欄に掲載される。したがって、そのコンテンツにアクセスするにはメンバーとしてログインする必要があることから、公開はされない。

COIの管理（management of conflicts of interest）

　G-I-N理事会の各メンバー、ならびに理事小委員会の議長およびメンバーのDOIは、他の理事会メンバー2名により評価される。COI管理は、理事会全体でのオープンな議論を通じて行う。

　地方部会とワーキンググループの議長および運営委員会メンバーのDOIの評価およびCOI管理は、G-I-N理事会により行われる。各グループの評議会連携係がDOIを回収し、G-I-N理事会に提示する。

　地方部会の議長には、自身の所属する地方部会内のCOIを管理する責任がある。地方部会の議長は本方針を踏まえ、所属メンバーのCOIをどう管理するかを判断すべきである（ただし、COIの申告が必須で、理事会によって管理される運営委員会メンバーを除く［上記参照］）。

　ワーキンググループの議長は、各グループ（ただし、理事会によって管理される運営委員会メンバーを除く［上記参照］）のCOI管理を指導する責任をもつ。ワーキンググループの議長は本方針を踏まえ、DOIを評価し、その内容に応じて各メンバーのCOIを管理すべきである。

　COI管理のプロセスについては、付録2で概説する。重要な点は以下である。
1. COI特定のために個々人の宣言を評価。申告された利益が、G-I-Nの理念や本来の利益あるいは慈善事業への市民の信頼と信頼を高めるような利益に関係しない場合には、「利益相反なし」（COIなし）とみなす。
2. COIが存在する場合は、その個人の判断が不当に影響を受ける可能性を考慮した上で、関連性や深刻さを評価。
   COIの関連性や深刻さは次の事項に依存する[v]。
   - 副次的な利益の価値（報酬や給付の種類や範囲、報酬や給付の金額、研究費受給者）
   - 関係の期間ならびに強さや緊密さ（COIを生じさせる利益の種類、範囲、期間）
3. 評価の結果として、COIの関連性や深刻さを「低」または「高」と質的に判断。
4. G-I-Nの目標達成を最大化するように、本来の利益の価値を評価。
5. グループ全体としてCOIのない決断を保証するために、（COIをもつ人物が及ぼす影響も考慮して）グループ全体のCOIを評価。
6. グループ全体のCOI管理についての討議（対話）。
7. G-I-Nコミュニティ内の特定の任務から個人を除外または排除する決定が下される前に、

---

[v] Thompson DF. Understanding financial conflicts of interest. N Engl J Med. 1993; 329: 573-6.

バイアスを回避するための追加措置の検討。

COI管理のための対策は、次の原則に順守すべきである。
- G-I-N理事およびG-I-N地方部会やワーキンググループの議長には、関連性や深刻さのある、直接的な**金銭的COI**(financial COI)または**間接的COI**(indirect COI)があってはならない。
- G-I-N地方部会やワーキンググループの運営委員会における、ワーキンググループの特定の成果物や出版物に貢献するメンバーにおいては、関連性や深刻さのあるCOIをもつ個人の割合は少数にとどめるべきである。
- 関連性や深刻さが高いCOIをもつ個人は、自身のCOIの影響を受けるテーマの集団意志決定への投票や議論を辞退すべきである。
- ただし、G-I-Nの本来の利益を追求する上でこれらの個人の専門知識や技能が必要であるとみなされる場合には、情報提供を求めてもよい(例:書面での情報提供)。
- COIの関連性や深刻さの判断の例を付録3に示す。

付録1

Guidelines International Network 理事会／地方部会（名称）／ワーキンググループ（名称）
年月日

利益の宣言（declaration of interests）

氏名、役職（あなたのフルネームと役職や職種を記入してください）					
G-I-Nコミュニティ内での活動（役割や役職を記入してください［理事、ワーキンググループや地方部会の議長や運営委員会メンバーなど］）					
職業					
直接的な金銭的利益					
利益の種類	提携パートナーまたは資金提供者。名称を記入してください	プロジェクトや活動の名称やテーマ範囲を記入してください	活動期間 1.「現在」または 2.「過去」の、直近18カ月の間の期間を記入します	助成金や贈答品の価値 1. ≦1,000ユーロ 2. ≦5,000ユーロ 3. ＞5,000ユーロ a）〜 10,000ユーロ b）〜 50,000ユーロ c）〜100,000ユーロ d）＞100,000ユーロ	研究費受給者「1.自身」または「2.自身の所属機関」（間接的利益）を記入してください
研究費や研究契約（制限付きまたは制限なし）					
諮問委員会					
コンサルティング料や謝金					
有償の著者権					
会議出席					
特許、著作権、販売権、株式					
ストックオプション、持株会社					
間接的利益					
利益の種類		追加情報			
医学会や専門家団体や支援団体における所属		各組織の名称および各組織におけるあなたの立場を記入してください			
科学的利益や学術的利益		あなたが出版実績をもつ主要分野を記入してください			
その他					
上記以外の自身の経歴や現在の状況で、自身の客観性や独立性に影響すると捉えられるような側面はありますか					
評価者記入欄 評価結果（「COIなし」、「関連性や深刻さは低い」、または「関連性や深刻さは高い」）： コメント： 必要措置：					

付録2

利益相反の管理（management of conflicts of interest）

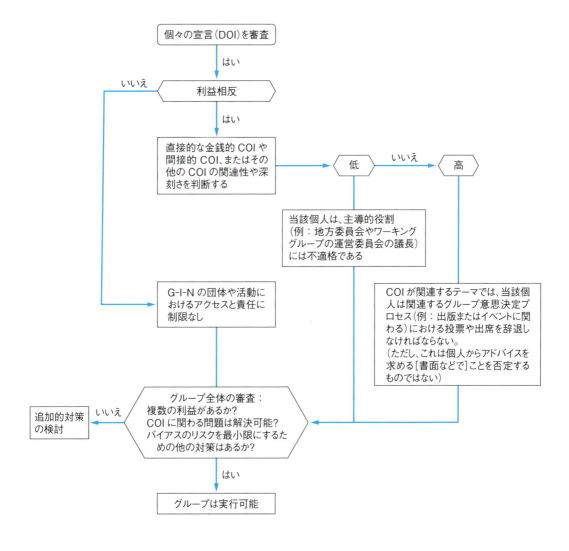

付録3

1. COIなし
   a) G-I-Nの理念や本来の利益に関係しない利益（例：G-I-Nの活動に直接影響しない質改善イニシアチブへの関与に対して謝礼を受け取った方法論学者）
   b) 一般市民の慈善事業への信任と信頼を高めるような利益（例：方法論学者がガイドラインプログラムの立ち上げに関与し、その実現のために非営利団体からの資金提供を獲得するが、その資金を受け取るのは当該方法論学者が所属する機関であることから、その利益は当該慈善事業に積極的に関与する個人のプロ精神が高く評価されることにつながるものであるといえる）。

2. 低い関連性の深刻なCOI
   a) グループディスカッションや、議論の対象となっている成果物に、バイアスのリスクを招くかもしれない利益（例：方法論学者または臨床研究者がある特定の医療介入についてのスピーチにより、年間1,000ユーロ（€）の個人的報酬を受け取っており、直接的な金銭的COIに該当する）。
   b) 個人の雇用に由来する利益（例：営利団体に雇用されている方法論学者）

3. 高い関連性の深刻なCOI
   a) グループディスカッションや成果物に高いバイアスのリスクを招くかもしれない利益（例：方法論学者または臨床研究者がある特定の医療介入についてのスピーチにより、年間5,000ユーロ（€）の個人的報酬を受け取っており、関連性の高い直接的な金銭的COIに該当する）。
   b) 特許、著作権、販売権、株式、ストックオプション、または持株会社に関わる個人の利益に由来する利益（例：会社の役員や最高経営責任者が、G-1-Nの利益と競合する管理サービスを提供している）。

追加資料-④　PRISMA 声明とチェックリスト

Preferred Reporting Items for Systematic Reviews and Meta-Analyses (PRISMA) 声明[13]は、システマティックレビューとメタアナリシス報告の透明性確保のために、Quality of Reporting of Meta-Analyses (Quality of Reporting of Meta-Analyses: QUOROM) 声明を改訂・拡張したもので、2009年6月に発表された。PRISMA声明は、システマティックレビューとメタアナリシスにおいて報告するためのエビデンスに基づく最小限の項目であり、4段階のフローチャートと27項目のチェックリストから構成されている。PRISMA声明は、ランダム化試験を評価するレビューの報告以外に、害、公平性、個別患者データ、ネットワークメタアナリシス、プロトコル、診断検査精度などの**拡張版** (extension) が公開されている[i]（表1）。

表1　公開されているPRISMA声明拡張

PRISMA拡張声明	発表年
PRISMA for Abstracts	2013
PRISMA Equity	2012
PRISMA Harms (for reviews including Harm outcomes)	2016
PRISMA Individual Patient Data	2015
PRISMA for Network Meta-Analyses	2015
PRISMA for Protocols	2015
PRISMA for Diagnostic Test Accuracy	2018
Extensions in development (PRISMA for Scoping Review, PRISMA for Children, Protocol for children)	

　システマティックレビューにおいては、研究を組み入れたり除外の理由を述べたりする前に、レビューチームはまず文献の検索を実施しなければならない。すなわち、データベース検索により文献を特定した結果、記録が得られ、これらの記録を審査し適格基準を適用することで、論文の件数が絞られる。論文において複数の研究が報告される場合や、ある特定の研究から得られた結果が複数の論文に掲載される場合があるため、組み入れられた論文の件数は研究件数よりも少ない（あるいは多い）かもしれない。これらの情報を把握するために、PRISMAフローチャートを使って、レビューのプロセスにおける上記の段階に関する情報を適用する必要がある。PRISMAチェックリストはシステマティックレビューの報告全体での一貫性を向上させるためのチェックリスト項目である。

PRISMAフローチャートとチェックリスト[ii]

　PRISMA声明の**PRISMAフローチャート** (flow diagram)（図1）と**チェックリスト** (checklist)（表2）を和訳したものが以下である。

---

[i] http://www.prisma-statement.org/Extensions/
[ii] 本内容は、PRISMA TRANSPARENT REPORTING of SYSTEMATIC REVIEWS and META-ANALYSES (http://www.prisma-statement.org/Translations/Translations.aspx) にて公開されている。

1.1 PRISMAフローチャート

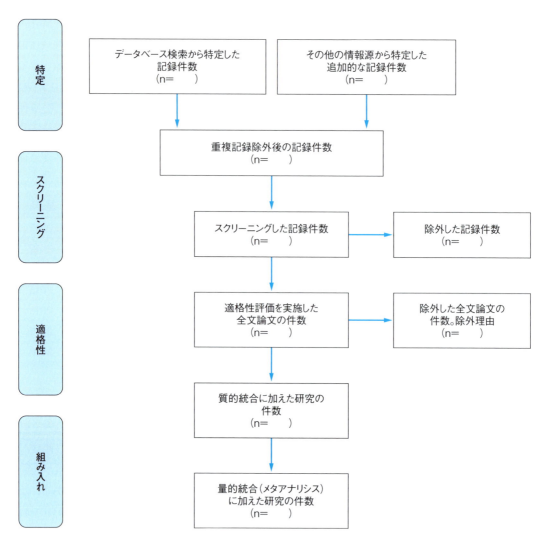

図1 PRISMAフローチャート

From: Moher D, Liberati A, Tetzlaff J, Altman DG, The PRISMA Group (2009). Preferred Reporting Items for Systematic Reviews and Meta-Analyses: The PRISMA Statement. PLoS Med. 6(7): e1000097. doi:10.1371/journal.pmed1000097

1.2　PRISMAチェックリスト

PRISMA 2009チェックリストを使った評価例は、オンライン資料[iii]を参照していただきたい。

表1　システマティックレビューあるいはメタアナリシスの報告の際に含む項目のチェックリスト

セクション/項目	#	チェックリスト項目	報告頁
タイトル			
タイトル	1	その報告がシステマティックレビューなのか、メタアナリシスなのか、あるいはその両方なのかを特定すること。	
抄録			
構造化抄録	2	背景、目的、データの情報源、研究の適格基準や参加者や介入、研究の評価および統合方法、結果、限界、結論ならびに主要結果の意味、システマティックレビュー登録番号などの情報を適宜含んだ、構造化された要約を提供すること。	
はじめに			
論拠	3	既知の事項と照らし合わせてレビューの理論的根拠を説明すること。	
目的	4	参加者、介入、比較対照、アウトカム、研究デザイン（study design）と関連付けて（PICOS）、取り扱う疑問に関する明確なステートメントを提供すること。	
方法			
研究計画書と登録	5	レビューの研究計画書の有無や、そのアクセス可能性とアクセス可能な場所（例：ウェブアドレス）を示し、また入手可能であれば登録番号を含む登録情報を提供すること。	
適格基準	6	適格基準として採用された研究特性（例：PICOS、追跡期間の長さ）や報告特性（例：検討した年数、言語、出版状況）について、理論的根拠を示しながら明示すること。	
情報源	7	検索における全情報源（例：データベースと対象期間、追加的な研究を特定するための著者への連絡）ならびに最終検索日を示すこと。	
検索	8	少なくとも1つのデータベースの電子検索式について、使用されたあらゆる"limits"を含め、再現できるくらいに詳細に示すこと。	
研究の選択	9	研究の選択過程（すなわち、スクリーニング、適格性、システマティックレビューへの組み入れ、また、該当する場合はメタアナリシスへの組み入れ）を提示すること。	
データの抽出過程	10	報告からのデータ抽出方法（例：見本用書式、独立して抽出、2重に抽出）、ならびに研究者からデータを入手し、確認するためのあらゆるプロセスについて説明すること。	
データ項目	11	取得されたすべてのデータ項目（例：PICOS、資金提供者）、ならびにあらゆる仮定や単純化を列挙、定義すること。	
個々の研究のバイアスのリスク（risk of bias）	12	個々の研究のバイアスのリスクを評価するために用いられた方法（これが研究レベルで行われたのか、アウトカムレベルで行われたかの明示を含む）、そしてこの情報があらゆるデータ統合においてどのように使用されるのかを説明すること。	
要約指標	13	主な要約指標（例：リスク比、平均差）を提示すること。	

（次頁につづく）

[iii]　http://chugaiigaku.jp/movie_system/video/m_list.html（ダウンロード方法はxviページ参照）

セクション/項目	#	チェックリスト項目	報告頁
結果の統合	14	データの取り扱い方法、そして実施されていれば各メタアナリシスにおける一貫性（例：I^2）の指標も含め、研究結果の統合方法について説明すること。	
研究全般に関するバイアスのリスク	15	累積エビデンスに影響するかもしれないあらゆるバイアスのリスク評価（例：出版バイアス、研究内での選択的報告）について明示すること。	
追加的な分析	16	追加的な分析（例：感度分析またはサブグループ解析、メタ回帰分析）が実施されていれば、その方法を説明し、そのうちのいずれが事前に規定されていたのかを示すこと。	
結果			
研究の選択	17	スクリーニングされた研究、適格性が評価された研究、レビューに加えられた研究の件数を示し、各段階での除外の理由について、理想的にはフローチャートを用いて述べること。	
研究の特性	18	各研究について、データ抽出が行われる手がかりとなった特性（例：研究の規模、PICOS、追跡期間）を示し、引用を提示すること。	
研究内のrisk of bias	19	各研究のrisk of biasに関するデータ、そして入手可能であれば、アウトカムレベルのあらゆる評価を提示すること（項目12参照）	
個々の研究の結果	20	検討対象となったすべてのアウトカム（利益や害）について、研究別に(a) 各介入群に関する簡単な要約データ、(b) 効果推定値と信頼区間を、できればフォレストプロットを付けて提示すること。	
結果の統合	21	実施された各メタアナリシスの結果を信頼区間や一貫性の指標を含めて提示すること。	
研究全般に関するバイアスのリスク	22	研究全般に関するあらゆるバイアスのリスクの評価の結果を提示すること（項目15参照）。	
追加的な分析	23	追加的な分析（例：感度分析またはサブグループ解析、メタ回帰分析［項目16参照］）が実施されていれば、その結果を示すこと。	
考察			
エビデンスの要約	24	各主要アウトカムに関して、エビデンスの強さを含め、主な結果について要約すること。またそれらが主要な集団（例：医療提供者、利用者、政策決定者）とどう関係しているか検討すること。	
限界	25	研究レベルおよびアウトカムレベルにおける限界（例：バイアスのリスク）、およびレビューレベルにおける限界（例：特定された研究が完全に検索されていない、報告バイアス）について議論すること。	
結論	26	結果の一般的解釈を他のエビデンスと関連付けて提示し、今後の研究への影響を示すこと。	
資金			
資金	27	システマティックレビューの資金提供者、ならびにその他の支援（例：データの提供）、そしてシステマティックレビューにおける資金提供者の役割について説明すること。	

追加資料-⑤ AMSTARチェックリスト[i]

AMSTAR: A MeaSurement Tool to Assess Reviews[65, 246]

（システマティックレビューの方法論的な質を評価するツール）

項目	評価
1. デザインは "あらかじめ (a priori)" 提供されたか 研究の疑問および組み入れ基準はレビューの実施前に規定する。	☐ はい ☐ いいえ ☐ 回答不能 ☐ 該当なし
2. 研究の選択とデータの抽出は複数で行われたか 少なくとも2人の独立したデータ抽出担当者が必要で、不一致があった場合の合意到達手順を報告する必要がある。	☐ はい ☐ いいえ ☐ 回答不能 ☐ 該当なし
3. 包括的な文献検索が行われたか 少なくとも 2つの電子情報源を検索する必要がある。報告には必ず検索に含めた年およびデータベース（例：Central、EMBASE、MEDLINE）を含めなければならない。必ずキーワードまたは MESHターム（またはその両方）を明記しなければならず、可能ならば、検索式を提示する。検索は、最新の研究、レビュー、教科書、専門データベース、特定の研究分野の専門家の意見を参考にし、見つかった研究における引用文献をさらに検討して補完する。	☐ はい ☐ いいえ ☐ 回答不能 ☐ 該当なし
4. 出版形態（灰色文献［grey literature］など）は組み入れ基準に用いられたか 著者らは、出版のタイプに関係なく報告を検索したことを明示する。また、出版形態、言語などに基づいてなんらかの報告を（システマティックレビューから）除外したか否かについても明示する。	☐ はい ☐ いいえ ☐ 回答不能 ☐ 該当なし
5.（組み入れられたおよび除外された）研究のリストは提示されたか 組み入れられたおよび除外された研究のリストを提示する。	☐ はい ☐ いいえ ☐ 回答不能 ☐ 該当なし
6. 組み入れられた研究の特性は提示されたか 表のような集約された形式で、参加者、介入、アウトカムに関する元の研究からのデータを提示する。解析されたすべての研究における特性の範囲、たとえば年齢、人種、性別、関連する社会経済的データ、疾患の状態、罹患期間、重症度、その他の疾患などを報告する。	☐ はい ☐ いいえ ☐ 回答不能 ☐ 該当なし
7. 組み入れられた研究の科学的な質が評価され、記録されたか "あらかじめ決められた (a priori)" 評価方法を提示する（例：有効性試験に対して、ランダム化二重盲検プラセボ対照試験のみを組み入れること、あるいは組み入れ基準として割り付けの隠蔽）が組み入れ基準となっている場合など）。他のタイプの研究に対しては、代わりの項目が関連するだろう。	☐ はい ☐ いいえ ☐ 回答不能 ☐ 該当なし
8. 組み込まれた研究の科学的な質は、結論を導く際に適正に利用されたか 方法論的な厳密さや科学的な質に関する結果は、解析とレビューの結論において考慮し、推奨を導く際に明確に示す。	☐ はい ☐ いいえ ☐ 回答不能 ☐ 該当なし

（次頁につづく）

---

[i] その後、AMSTARの改訂版 (R-AMSTAR)[247] が報告されているが、ツールの改善には至っていないという指摘がある[248]。

項目	評価
9. 研究結果を併合するために用いられた手法は適切だったか 統合された結果に対し、研究が併合可能であったことを保証し、その均質性を評価するための検定を行う（均質性に対するカイ2乗検定、I^2）。異質性が存在する場合、ランダム効果モデルを用いるか、または併合することの臨床的妥当性（併合が理にかなっているか）を考慮する。	☐ はい ☐ いいえ ☐ 回答不能 ☐ 該当なし
10. 出版バイアスの可能性は評価されたか 出版バイアスの評価には、グラフによる補助（例：ファンネルプロット、その他の利用可能な検定）、または統計的検定（例：Egger回帰検定）の組み合わせを用いる。	☐ はい ☐ いいえ ☐ 回答不能 ☐ 該当なし
11. 利益相反は明示されたか 可能性のある資金源は、システマティックレビューとレビューされた研究の双方において明示する。	☐ はい ☐ いいえ ☐ 回答不能 ☐ 該当なし

Shea BJら[246]より翻訳転載

評価："はい"を1点、その他を0点として合計点を算出する。
- 8〜11点：high quality
- 4〜 7点：medium quality
- 0〜 3点：low quality

追加資料-⑥　GRADEpro GDTの利用法

エビデンステーブルやevidence to decision (EtD) テーブル作成のためのツールである **GRADEpro Guideline Development Tool (GRADEpro GDT)** [91] の利用法を簡単に解説する。利用手順に関する詳細なチュートリアルが以下に公開されている。

> http://www.youtube.com/watch?v=jFYHuB41gjQ
> http://www.youtube.com/watch?v=EplFwVuhNwY
> http://www.youtube.com/watch?v=tQ6YrmpM8Jg
> http://www.youtube.com/watch?v=tTIlVDTR0Fs
> http://www.youtube.com/watch?v=uuf5s8phGPY
> http://www.youtube.com/watch?v=PaTFjcwIUJs
> http://www.youtube.com/watch?v=EhOirbUXhQs
> http://www.youtube.com/watch?v=FYqp8H1oSMw
> http://www.youtube.com/watch?v=XDvPbyOa8NE
> http://www.youtube.com/watch?v=j64yHhKZZjQ
> http://www.youtube.com/watch?v=2WQGpgduzxc
> http://www.youtube.com/watch?v=NdBfDMIuJ6I
> http://www.youtube.com/watch?v=HPCMp-x-7IY

現時点（2018年3月）では、GRADEpro GDTを利用するためのブラウザとしては、Google ChromeやFirefoxが必要であり、MSインターネットエクスプローラーでは動作に不具合が生じる。Google chromeをインストールすると、デスクトップに以下のようなGoogle Chromeのアイコンができる（図1）。

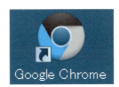

図1　Google Chromeのアイコン

1. GDTを開く

デスクトップにできたGoogle Chromeのアイコンをクリックし、GRADEpro GDT（https://gradepro.org/）を開く。図2は、GRADEpro GDTへのログイン画面である。

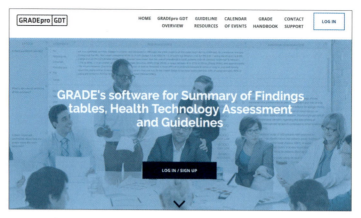

図2　GRADEpro GDT（https://gradepro.org/）のログイン画面

　ログイン後、画面右上の"Setting"アイコン⚙をクリックし、言語を選択するとことにより、英語、日本語表示に切り替えることができ、エビデンスプロファイルやEtDテーブルを日本語で作成することが可能である（図3）。

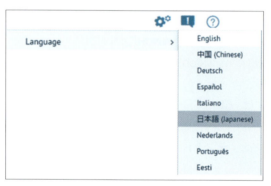

図3　GRADEpro GDTの言語の切り替え

2．プロジェクト（プロファイルグループ）を作成する

　ここでは、一定の診断基準を満たした血栓傾向患者における経口抗血栓薬トリプルX（Triple-X）治療に関する疑問のプロジェクトを例とする（Part 2『シナリオを使ったGRADEシステムの手順：エビデンスから推奨へ』を参照）。

　初期画面にて、右上の"New project"アイコンをクリックし、"Create new project"ボックスの中のName欄にガイドライン名（例：Triple-X for Thrombophilia）を、Type欄にはプロジェクトの種類（GRADE Evidence profile, Summary of Findings（SoF）table, Evidence to Decision Framework, Full guideline）から1つを選択し、"Create Project"ボタンをクリックする。

3. プロファイル（ヘルスケアクエスチョン）を作成する

治療に関する疑問（"Add management question"）と診断に関する疑問（"Add diagnostic question"）、あるいは "Import questions" の3つのうちいずれかを選択する（ここでは、"Add management question" を選択する）。"Import questions" では、RevManデータ（定式化疑問や相対効果などのデータ）を取り込むことが可能である。

Should [intervention] vs. [comparison] be used for/in [health problem and/or population]？

治療に関する疑問のPICO要素を入力する（例：[intervention] = Triple-X、[comparison] = no therapy、[health problem and/or population] = patients with thrombophilia）。必要ならば、セッティングや、文献、テーブル作成者名を入力後、右端の "Save" アイコン をクリックして保存する。最終的に、"Triple-X compared to no therapy for patients with thrombophilia" の疑問が自動的に定式化される（図4）。

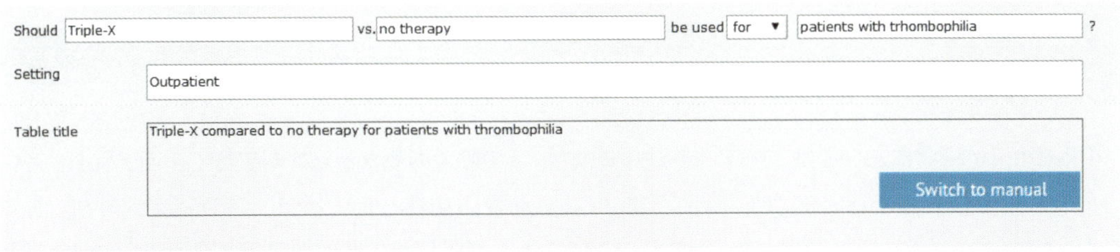

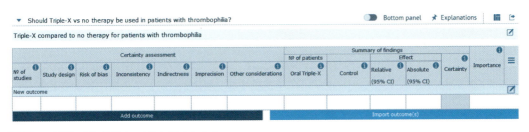

図4　治療に関する疑問の定式化

4. アウトカムを入力する

作成された疑問をクリックすると、エビデンスプロファイル（evidence profile）が表示される（図5）。

図5　エビデンスプロファイルとアウトカム

次にアウトカムを入力する。最下段に表示される "Add outcome" をクリックして、アウトカム名を入力し、観察期間、アウトカムの種類（2値、連続、ナラティブ）、統合のタイプを選択して、入力ウインドウ画面右端の "Save changes" アイコン💾をクリックする。この例では、アウトカム「Mortality

（観察期間は平均12カ月）」と入力し、アウトカムの種類は、"dichotomous"、"pooled"を選択する（図6）。アウトカム入力後は、"Save changes"アイコンが"Edit"アイコン に切り替わり、アイコンをクリックするとその後のデータを変更できる。アウトカムを削除する場合には、"Edit"アイコンをクリックし、"Delete"アイコン をクリックする。アウトカムの数によって、全てのアウトカムの入力を完了するまで、上記の手順（追加、編集、削除）を繰り返す。

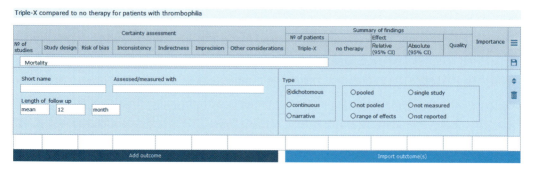

図6　アウトカムの入力

5. 入力したアウトカムを選択する

　GRADEpro GDTにおいては、各アウトカムにつき、3つの入力セクション（確実性評価、SoF、アウトカムの重要性）がある。アウトカムごとに、GRADE要因を使ったエビデンスの確実性評価、SoF（ベースラインリスク、相対効果、絶対効果）、アウトカムの重要性（重大、重要、重要でない）を入力する。

6. エビデンスの確実性評価の要因（ドメイン）について入力する

　GRADEシステムを使ったエビデンスの確実性は、グレードを下げる5要因、グレードを上げる3要因を評価して、最終的なグレードを決定する。

　エビデンスプロファイルの各項目に対応する入力セルにカーソルをあてて、左クリックすると、入力ボックスもしくはドロップダウンリストが表れる。この例では、"Mortality"アウトカム行の下の左端セルをクリックし、"No of studies"のセルに研究数として"8"を入力する。"Study design"のセルではドロップダウンリストから"randomised trials"を選択する。次にエビデンスの確実性評価に関して、"Risk of bias"について"serious"を選択すると、"Add explanation now"が表示され、エビデンスの確実性のグレードを下げた説明（explanation）を付記するよう要求される。"add new"をクリックして、たとえば以下の説明を入力し、"Save"をクリックすると、"serous"の表示の右肩に脚注説明番号が付記される。この脚注番号を右クリックすることで、脚注の説明内容や関連するヘルプを閲覧、または編集できる（図7）。各項目の意味や入力のための説明は、 ボタンをクリックすると表示できる。

1：Studies rated as high risk of bias due to lack of sequence generation and allocation concealment.

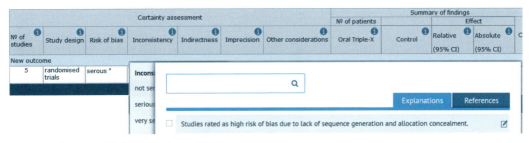

図7　エビデンスの確実性評価とその説明

"indirectness"については、PICO成分の直接性についてさらに詳細に評価できるようになっている。"Assess Directness"を選択すると、PICO成分に関する詳細な評価テーブルが表示される（図8）。

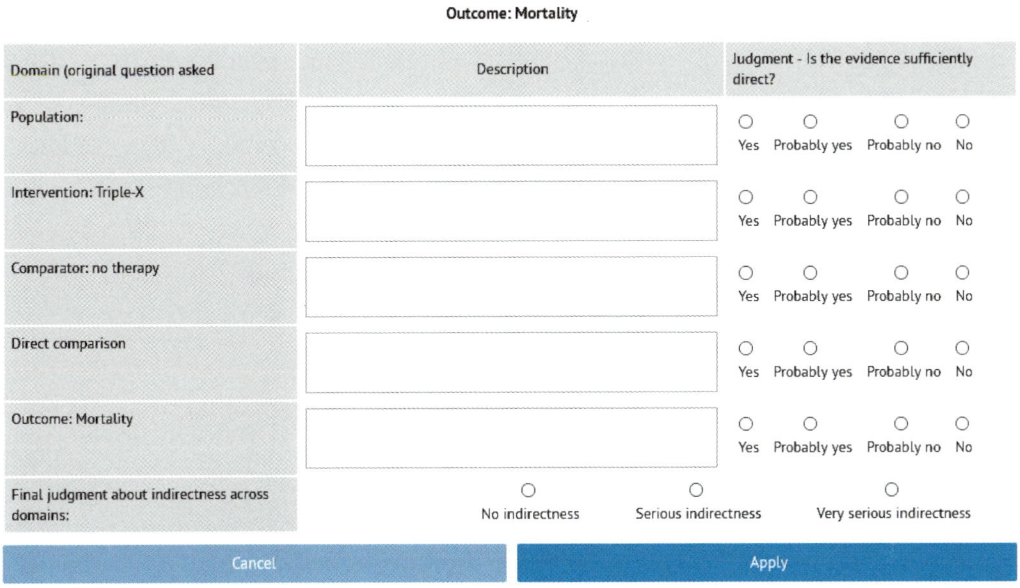

図8　非直接性に関する評価

　この例では、"indirectness"と"imprecision"については"not serious"を選択する。"other considerations"の要因においては、"publication bias"については"undetected"を選択するが、含まれた研究が10件未満でファンネルプロットの作成はできないという説明を加える。また、本アウトカムに関するエビデンスがRCTであることから、他のグレードを上げる3要因（大きな効果、交絡因子、用量反応勾配）については評価しない（限界のない観察研究においては、これらのグレードを上げる3要因を評価する）。

　GRADEpro GDTでは、エビデンスの確実性に関する要因について入力すると、アウトカムに関する

エビデンスの確実性が自動的に表示される。この例では、深刻なバイアスのリスクのために、"高（High）"から1段階グレードを下げて、"中（Moderate）"となり、表の右から2列目に、記号とともに表示される（図9）。注意すべきは、重複グレードダウンであり、複数の要因の限界による機械的な減点をしてはならない（3.3-4章「エビデンスの確実性評価における注意」を参照）。

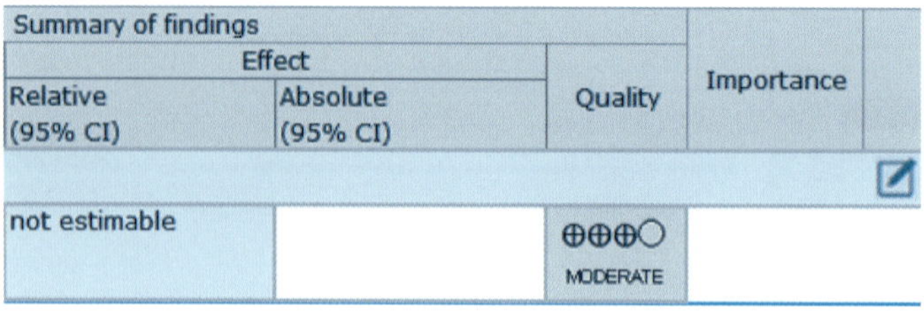

図9　GRADEpro GDTによるエビデンス総体の最終的なグレード

7. SoFの領域について、データを入力する

　介入群（この例では"Triple-X"）の患者数としてイベント発症者346、総数1397を入力し、対照群（この例では"Control"）の患者数としてイベント発症者363、総数1401を入力する。対照群の入力においては、対照群リスクとして、最多で3つの対照群リスク（"Low"、"Moderate"、"High"）を選択できるため、ここではさらに、"low"と"high"のチェックボックスにチェックを入れ、それぞれ15％と35％を入力する（図10）。

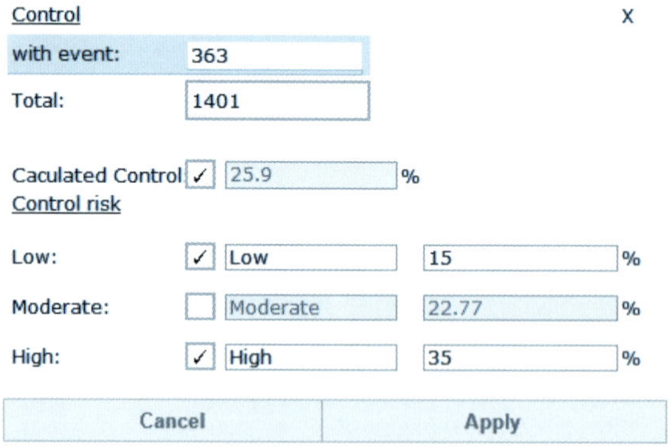

図10　SoFにおけるベースラインリスクの入力

　相対効果（Relative [95%CI]）の列においては、相対効果指標の種類と効果推定値（点推定値と95％信頼区間）の値として、相対リスク（RR）0.96、0.85〜1.09を入力する。GRADEpro GDTにおいては、相対効果に関するデータを入力すると、設定したベースラインリスク別（例：15％と35％）に、絶対効果の値が1,000人あたりのリスク差が自動的に算出表示される（図11）。

Summary of findings				
No. of patients		Effect		
Oral triple-x (XXX) treatment	Control	Relative (95% CI)	Absolute (95% CI)	Certainty
346/1397 (24.8%)	363/1401 (25.9%)	RR 0.96 (0.85 to 1.09)	10 fewer per 1,000 (from 23 more to 39 fewer)	⊕⊕⊕◯ MODERATE
	15.0%		6 fewer per 1,000 (from 14 more to 23 fewer)	
	35.0%		14 fewer per 1,000 (from 32 more to 53 fewer)	

図11　SoFにおける相対効果と絶対効果

8. アウトカムの重要性を決定する

　アウトカムの重要性は、ドロップダウンリスト（評点、1～9）から選択できる。GRADEシステムでは、アウトカムを"意思決定にとって重大（critical）＝7～9点"、"意思決定には重要ではあるが重大ではない（important but not critical）＝4～6点"、"意思決定にとって重要ではない（not important）＝1～3点"、の3つのカテゴリのいずれかに等級付けする（図12）。GRADEpro GDTでは、たとえば、"9"を選択すると、セル内には"critical"に変換表示される。

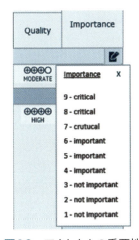

図12　アウトカムの重要性

9. すべてのアウトカムについて、ステップ6と7を繰り返す

10. 重要な比較が1つ以上ある場合は、別のエビデンスプロファイル作成のため再び手順4〜8を行う

この場合、GRADEpro GDT画面の左アウトライン画面の、"COMPARISONS"をクリックし、治療に関する疑問のPICO要素を入力する。

注：従来、GRADEpro GDTは、一対比較のエビデンスの確実性を評価するものであったが、2018年2月、**多重比較（multiple comparison）**にも対応できるようになった[i]（図13）。

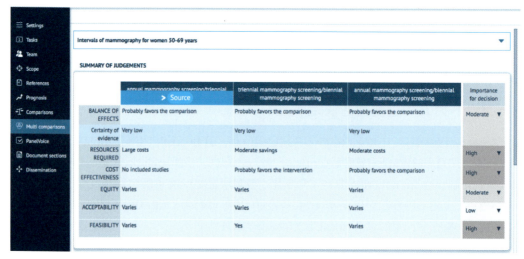

図13　GRADEpro GDTによる多重比較の評価
Evidence Prime（https://evidenceprime.com/）より

11. エビデンスプロファイルをプレビューし、必要であれば編集を加える

このステップを省かないことが重要である。画面右上の"Change table view"アイコン▥をクリックすると、エビデンステーブルのプレビューを表示できる。エビデンステーブルの様式としては、GRADEエビデンスプロファイル、GRADEプロファイル（v2）、SoFテーブル（v1〜3）の6種類のいずれかを選択して表示することができる（図14）。また、"Export table"アイコン⇱を使って、作成したエビデンステーブルをSoFテーブルとしてエクスポートし、さらにRevManにインポートすることができ

---

[i] 現時点（version 1.0）では、この機能はGRADEpro Enterpriseライセンス所有者のみの利用範囲であるが、今後ネットワークメタアナリシスを扱うパネル用に機能を拡張し、一般公開される予定である。
https://evidenceprime.com/2018/02/28/30k-users-multi-comparisons/?utm_source=GRADEpro+Newsletter&utm_campaign=3aa99ad17e-EMAIL_CAMPAIGN_2018_03_14&utm_medium=email&utm_term=0_b3bc48630e-3aa99ad17e-56143029

るが、この際には原則として、アウトカムの数を7個までとする必要がある。

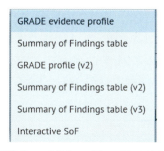

図14　エビデンステーブルの表示

12. データの保存とエクスポート

　エビデンスプロファイルやSoF、あるいはEtDテーブルのデータを個人のパソコンに保存する際には、左のアウトライン画面で、"Evidence table"をクリックして、エビデンステーブルを表示し、画面右上の"Export table"アイコン ➡ をクリックする。"Export GRADE evidence profile"の画面が表示され、RevManへのインポートのためのアウトカムと4種類の様式（sof、MS Word、HTML、PDF）により、エクスポート保存できる（図15）。

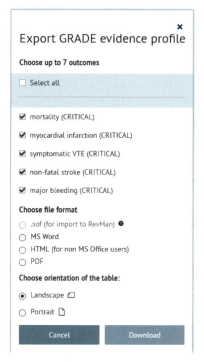

図15　エビデンスプロファイルの保存

13. EtDテンプレートを選択する

　エビデンスプロファイルが完成した後は、推奨の作成である。すなわち、ワーキンググループまたはガイドラインパネルは、EtDテーブルを作成して、最終的な推奨事項を完成させる。

　目的の疑問を表示した状態で、左のアウトライン画面で、"Recommendations"をクリックして、Evidence to Decision（EtD）テーブルの8種類のテンプレートから1つを選択する（図16）。

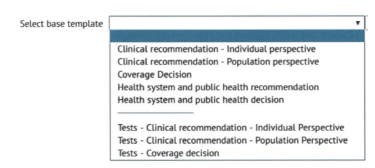

図16　利用するEtDテンプレートの選択

14. EtDテーブル

　EtDテーブルは、疑問（Question）セクション、評価（Assessment）セクション（判定の要約［Summary of judgments］を含む）、結論（Conclusions）セクションから構成されている（詳細は、追加資料-⑦「Evidence to Decisionフレームワーク」を参照）。EtDテーブル作成者は、初期設定としての評価セクションや結論セクションの判定項目の種類を、ガイドラインの目的（例：個人の視点か集団の視点）にあったように調整できる（図17）。評価セクションには、エビデンステーブルや画像、リンクなどを簡単に追加することが可能である。結論セクションでは、推奨のタイプを決定し、推奨事項を記述し、判断の正当性について記載する。必要であれば、サブグループや監視と評価、研究上の優先事項などについても検討し、その結果を記載する。

　EtDテーブルを使った具体的な推奨決定に関する疑問セクション、評価セクション、結論セクションについては、2.5章「シナリオのEvidence to Decision（EtD）テーブル」、6.8章「診断検査・戦略に関する推奨作成例」、または追加資料-⑦「Evidence to Decisionフレームワーク」を参照していただきたい。

追加資料 - ⑥ GRADEpro GDT の利用法　307

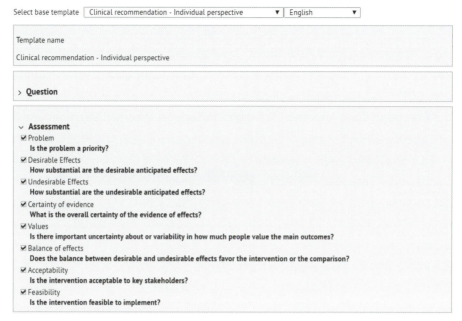

図17　EtDテーブルの評価セクションと評価項目

個人の視点（individual perspective）からの診療に関わる推奨テンプレートである。評価基準の8項目が提示されているがコストの項目が初期表示されないため、コストを勘案した個人の視点の推奨を作成する際には、別のテンプレートを使用する必要がある。集団の視点（population perspective）を選択すると、必要資源量、必要資源量のエビデンスの確実性、費用対効果、公平性の項目が自動的に追加され12項目となる。

追加資料-⑦ Evidence to Decisionフレームワーク

　Grading of Recommendations Assessment, Development and Recommendations（GRADE）システムを使ってエビデンスから推奨を作成する際には、**GRADEpro Guideline Development Tool（GRADEpro GDT）**[91]によるEvidence to Decision（EtD）フレームワークを活用すべきである。**Developing and Evaluating Communication Strategies to Support Informed Decisions and Practice Based on Evidence（DECIDE）**groupがGRADE working groupと協力して開発した**Evidence to Decision（EtD）テーブル**[i]は、疑問（Question）セクションと、評価（Assessment）セクション（判定の要約［Summary of Judgments］を含む）、結論（Conclusion）セクションの3つの主要セクションから構成されている。EtDテーブルの各セクションの具体例は、2.5章「シナリオのEvidence to Decision（EtD）テーブル」（治療）、または6.8-2章「EtDフレームワークを使った評価」（診断）を参照していただきたい。

　EtDフレームワークには、異なる**視点（perspective）**（たとえば、個人、集団）からの、異なるタイプの推奨や決断に合わせた8つの異なるテンプレートが準備されており、その中には保険適用に関連したcoverage decisionテンプレートも含まれている[91, 106, 107, 130, 131]（追加資料-⑥「GRADEpro GDTの利用法」、ステップ14．EtDテーブルを参照）。

1．EtDテーブルの疑問セクション

　エビデンスから推奨または決断に至る最初のステップは、疑問を明確に定式化することである。EtDテーブルの**疑問セクション（Question）**には、構造化されたPICO（患者・集団、介入、比較、アウトカム）形式の疑問に加えて、疑問に対処する選択肢に関する視点、関連サブグループ、疑問を理解するための背景情報、推奨または決断が含まれる（例：Part 2の表2.5-1、Part 6の表6.8-1）。

　ガイドラインパネルは、作成しようとしている推奨が、個々の患者の視点なのか、集団の視点なのかを明確にすべきである。たとえば、個々の患者の観点から見ると、ある治療介入の正味の効果が自己負担費用に見合うものであるかどうかが、決断を下す上で不可欠である。しかし、**資源必要量（resource use）**や**費用対効果（cost effectiveness）**、**公平性（equity）**、**許容可能性（acceptability）**、**実行可能性（feasibility）**などは、個々の患者にとって重大となる可能性は低く、むしろ集団の視点においてより重要となる。また、推奨の強さや方向はサブグループ間で異なる可能性がある。すなわち、患者や集団の差異（例：ベースラインリスクの差異）、介入の差（例：異なるクラスの薬剤）、比較の差異（例：実薬比較またはプラセボ比較）、または異なる設定（例：医療サービスの利用可能性やアクセスの差異）では、異なる推奨を作成する場合がある。

---

[i] EtDと同じ意味で、evidence to recommendation（EtR）という用語を使用しているグループもある。

2. EtDテーブルの評価セクション

2.1 評価セクション

　EtDテーブルにおける**評価セクション（Assessment）**は、各基準で検討すべき疑問、ならびに各基準と推奨の関係を記載するものであり、推奨決定のためのGRADEの主要4基準（全体的なエビデンスの確実性、望ましい効果と望ましくない効果、価値観としての重大なアウトカムの相対的重要性、資源利用・コスト）以外に、問題の優先性、公平性や許容可能性、実行可能性などの基準がある[58, 106, 107]。

　EtDフレームワークにおいては、決断や視点が異なると推奨も異なることから、（1）個々の患者の診療に関する推奨、（2）幅広い集団に対する診療（予防的介入を含む）に関する推奨、（3）臨床介入の保険適用範囲に関する推奨、（4）診断検査やスクリーニング検査に関する推奨、（5）医療制度や公衆衛生の介入に関する集団のための推奨、の5種類の異なる様式のEtDテーブルが準備されている。推奨の決断に関する評価基準項目の多くは共通しているものの、GRADE/DECIDE groupは、ガイドラインの目的によって評価基準の項目数を変更するよう推奨している[130, 131]（表1）。たとえば、集団の視点としての推奨事項のための基準は初期設定として12項目であるが、個人の視点としての推奨事項は適用方法がいくつかの基準で異なり8項目となっている。これは、個人の視点においては、資源の総必要量（自己負担額以外の）、費用対効果（集団の観点からの）、公平性への影響は、あまり重大ではないという理由からである。図1にEtDテーブルの評価セクション例を示す。

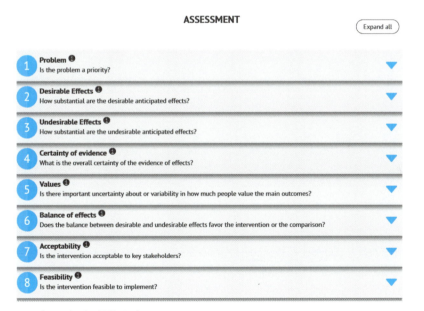

図1　EtDテーブルにおける評価セクション
個人の視点における治療介入の臨床的推奨に関するEtDテーブルの評価セクションである。初期設定として8項目があるが、他の項目も含めて各自で追加削減可能である。

2.1-1　評価セクションの様式と評価基準

　EtDテーブルの評価セクションは、評価基準項目のそれぞれについて、判定（判定の詳細を含む）、当該判定に使われた研究エビデンス、追加検討（備考）の3つの欄から構成されている。評価基準の項目（8〜17項目）は、推奨作成の様式によって異なる。評価基準の項目とそれらに関連する疑問の意味を表2に示す。

- 評価基準：介入または選択肢の違い、推奨作成の目的によって評価基準の項目を削減できる。
- 判定：設定した各評価基準に関するガイドラインパネルが下さなければならない判定。評価基準のそれぞれに関する判定の詳細（detailed judgment）として、パネルディスカッションから最終的な判定までのプロセスの詳細を記載できる。
- 研究エビデンス：各判定の参考となる研究エビデンス。この欄にはエビデンステーブルや画像を挿入したり、参照文献などのリンクを貼りつけたりできる。
- 追加検討（備考）：各判定や研究エビデンスの参考となる、または根拠となる追加的検討事項。

追加資料 - ⑦ Evidence to Decision フレームワーク

表1 5つの異なる決断のためのEtDフレームワークの基準[130]

	臨床的推奨 (個人の視点)	臨床的推奨 (集団の視点)	保険適応	医療制度または公衆衛生上の推奨や決断	診断・スクリーニング、他の検査[a]
問題の優先性 (Priority of the problem)			該当なし	この問題は優先事項か	
検査精度 (Test accuracy)					検査はどれほど正確か
利益と害 (Benefits and harms)			予期される望ましい効果はどれほど大きいか 予期される望ましくない効果はどれほど大きいか		
エビデンスの確実性 (Certainty of the evidence)		効果の全体的なエビデンスの確実性はなにか			次の全体的なエビデンスの確実性はなにか ● 検査精度 ● 重大または重要な負担 ● 検査結果によって導かれる直接的な利益、有害作用、重大または重要な負担 ● 検査結果と治療効果 ● 検査結果と治療決断のリンク付け ● 治療効果
アウトカムの重要性 (Outcome importance)		主要なアウトカムなどの程度重視するかの程度重要視するかについて重要な不確実性やばらつきはあるか			有害作用ețți検査の負担、検査結果かれる治療管理の下流アウトカムを含めて、主要アウトカムをどの程度重要視するかについて重要な不確実性やばらつきはあるか
バランス (Balance)		望ましい効果と望ましくない効果とのバランスは介入または比較を支持するか			望ましい効果と望ましくない効果とのバランスは検査または比較を支持するか
資源の利用 (Resource use)	介入の費用対効果(正味の利益と比較した自己負担)は介入または比較を支持するか	—		必要資源量(コスト)はどれほど大きいか	
				必要資源量(コスト)のエビデンスの確実性はなにか	
		介入の費用対効果は介入を支持するか		選択肢の費用対効果は選択肢または比較を支持するか	検査の費用対効果は検査または比較を支持するか
公平性 (Equity)	—	—		医療上の公平性への影響はどうか	
許容可能性 (Acceptability)	介入は患者、介護者、医療提供者にとって許容できるか	介入は重要な利害関係者にとって許容できるか		選択肢は重要な利害関係者にとって許容できるか	検査は重要な利害関係者にとって許容できるか
実行可能性 (Feasibility)	介入は患者、介護者、医療提供者にとって実行可能か	介入は重要な利害関係者にとって実行可能か		選択肢は重要な利害関係者にとって実行可能か	検査は重要な利害関係者にとって実行可能か

[a] 検査は、個人および集団の視点において、臨床的推奨と公衆衛生的推奨をカバーしている。Alonso-Coello Pら[130] より翻訳転載

表2 推奨の強さを判定する評価基準[58]

基準	疑問	説明
この問題は優先事項か	この問題の帰結は深刻か（すなわち、考えられる利益やコスト削減の観点から、帰結は重大または重要か）。この問題は切実か。（たとえば国の保険計画に基づき）この問題は優先事項として認識されているか。この問題の影響を受ける人の数は多いか。	問題が深刻であるほど、その問題に対処する選択肢が優先事項となるべき可能性は高い（例：命に関わる、または生活に支障をきたす疾患は、軽度の苦痛しか伴わない疾患と比べ、優先事項となる可能性が高い）。影響を受ける人の数が多いほど、その問題に対処する選択肢が優先事項となるべき可能性は高くなる。
人々が主要なアウトカムをどの程度重視するかについて重要な不確実性はあるか	当該選択肢によって影響を受ける人々が、他のアウトカムと照らし合わせ、それぞれのアウトカムをどの程度重視しているか（すなわち、各アウトカムの相対的重要性はなにか）。これらの価値観の判断を支持するエビデンスはあるか、または異なる決断が必要となるほどの価値観の大きなばらつきを示すエビデンスはあるか。	価値観の差によって異なる決断が必要となる可能性が高いほど、選択肢を優先事項とすることについて総意が得られる可能性は低くなる（あるいは、当該選択肢によって影響を受ける人々の価値観についてのエビデンスを入手することの重要性は高くなる）。ここでいう価値観とは、一連の関心のあるアウトカムの相対的重要性（人々がこれらの各アウトカムをどの程度重視するか）を意味する。
有効性を示すエビデンスの全体的な確実性はなにか[a]	決断を下す上で全ての重大なアウトカムにわたる効果のエビデンスの全体的な確実性はどうか。	重大なアウトカム（推奨が提示される決め手となるアウトカム）に関するエビデンスの確実性が低いほど、選択肢を推奨すべきとする可能性が低くなる。
予期される望ましい効果はどの程度のものか	（望ましい帰結の程度または重要性や、影響を受ける人の数を考慮した場合に）当該選択肢に予期される望ましい効果（健康やその他の利益を含む）はどの程度のものか（大きいか）。	利益が大きいほど、選択肢を推奨すべきとする可能性が高くなる。
予期される望ましくない効果はどの程度のものか	（有害事象の重症度または重要性や、影響を受ける人の数を考慮した場合に）当該選択肢に予期される望ましくない効果（健康への害やその他の害を含む）はどの程度のものか（大きいか）。	害が大きいほど、選択肢を推奨すべきとする可能性が低くなる。
望ましい効果は望ましくない効果を上回るか	望ましくない効果に対し、望ましい効果は大きいか。	影響を受ける人々の価値観（すなわち、これらの人々が望ましいアウトカムと望ましくないアウトカムに対してもつ相対的価値）を考慮し、望ましくない効果に対する望ましい効果が大きいほど、その選択肢を推奨すべきとする可能性が高くなる。
必要資源量はどの程度大きいか	当該選択肢によって必要となる、または節減される資源投資はどれほど大きいか。	コストが高いほど、当該選択肢が優先事項となるべきである可能性が低くなる。逆に、コスト節減が大きいほど、当該選択肢が優先事項とすべき可能性が高くなる。
正味の利益に対する増分コストはどの程度高いか	コストは正味の利益（利益から害を引いたもの）に対して小さいか。	利益単位あたりのコストが高いほど、当該選択肢が優先事項とすべき可能性が低くなる。
医療上の不公平への影響はどうか	当該選択肢により、医療における不公平が是正されるか、それとも拡大されるか。	不公平を是正する政策やプログラムは、そうでないもの（あるいは不公平を拡大するもの）と比べ、優先事項となる可能性が高い。

（次頁につづく）

基準	疑問	説明
この選択肢は重要な利害関係者にとって許容可能か	重要な利害関係者が当該選択肢を許容可能とみなすだろうか（利害関係者からみた当該選択肢の望ましい帰結と望ましくない帰結の相対的重要性、利益と害とコストのタイミング、利害関係者の道徳的価値観を考慮した場合）。	重要な利害関係者にとって選択肢の許容可能性が低いほど、その選択肢を推奨すべきである可能性は低く、あるいは推奨したとしても、その推奨には許容可能性に関わる懸念に対処するための実施戦略に関する記載を含めるべきである可能性が高い。許容可能性があるとみなされる場合、その判断には誰が利益（または害）を被り、誰の出費（節約）になるのか、さらには利益、有害作用、コストが発生するタイミング（ならびに重要な利害関係者にとっての割引率［例：政治家の場合、次の選挙よりも後で起こる事柄に対しては割引率が高くなるかもしれない］）が反映されているものと考えられる。許容可能性がないとみなされる場合、それは一部の利害関係者が次の判断を下したものと考えられる。 ・利益と害とコストの分布に許容できない。 ・将来的な望ましい効果（利益）を実現するための短期的なコストや望ましくない効果には許容できない。 ・選択肢の望ましい帰結よりも望ましくない帰結、あるいは選択肢のコストにより高い価値をおく（相対的に重視する）（利害関係者が個人的に被るかもしれない影響、または利害関係者が考える他者にとっての帰結の相対的重要性を理由とする）。 ・道徳的観点から反対する（すなわち自主性、無害、善行、正義などの倫理原則との関係で反対する）。
この選択肢は実行可能か	当該選択肢の達成または実現は可能か。	選択肢の実行可能性（達成または実現の可能性）が低いほど（すなわち克服が困難な障壁が多いほど）、その選択肢を推奨すべきとする可能性は低くなる。

[a]「エビデンスの確実性」とは、効果が研究の所見とは大幅に異なる可能性を評価したものである。エビデンスの確実性とは、考えられる効果について研究がどれだけ優れた指標を提供できるか、すなわち効果が研究の所見とは大幅に異なる可能性を評価したものである。大幅に異なるとは、決断を左右するほどの大きな差を意味する。この評価は、GRADEシステムを使用して確実性を上げる、または下げる一連の要因を総合的に評価して行う。「エビデンスの確実性」と同義で使用できる他の用語としては、「推定値の確信性」、「エビデンスの強さ」があげられる。エビデンスの確実性のグレードは、「高」、「中」、「低」、「非常に低」の4つのカテゴリのいずれかである。

- 「高」：この研究は、考えられる効果について非常に明確な指標を提示している。その効果が大きく異なる可能性は低い。
- 「中」：この研究は、考えられる効果について明確な指標を提示している。その効果が大きく異なる可能性は中程度である。
- 「低」：この研究は、考えられる効果について一定の指標を提示している。しかし、その効果が大きく異なる（決断を左右するほどの大きな差異）可能性は高い。
- 「非常に低」：この研究は、考えられる効果について信頼のおける指標を提示していない。その効果が大きく異なる（決断を左右するほどの大きな差異）可能性はきわめて高い。

2.1-2 判定要約セクション

判定要約（Summary of Judgments）セクションでは、評価セクションの内容を表形式で提示する。設定した各評価基準に関する判定の要約とともに、介入と対照のいずれが優位か、さらに推奨の決断に寄与する各基準の重要性に関する判定の要約を示す。EtDテーブルの判定要約セクションは評価セ

Summary of Judgements

Criteria	Summary of judgements							Favors no Tx	Favors Tx	Importance for decision
Problem	No	Probably no	Probably yes	Yes		Varies	Don't know	←	→	MODERATE
Desirable effects	Trivial	Small	Moderate	Large		Varies	Don't know	←	→	HIGH
Undesirable effects	Large	Moderate	Small	Trivial		Varies	Don't know	←	→	MODERATE
Certainty of evidence	Very low	Low	Moderate	High		No included studies		←	→	HIGH
Values	Important uncertainty	Possibly important uncertainty	Possibly no important uncertainty	No important uncertainty				←	→	MODERATE
Balance of effects	Favors the comparison	Probably favors the …	Does not favor either the …	Probably favors the …	Favor the intervention	Varies	Don't know	←	→	HIGH
Acceptability	No	Probably no	Probably yes	Yes		Varies	Don't know	←	→	LOW
Feasibility	No	Probably no	Probably yes	Yes		Varies	Don't know	←	→	LOW

図2 EtDテーブルにおける判定要約セクション
個人の視点における治療介入の臨床的推奨に関するEtDテーブルの判定要約セクションである。

クションと同じ判断内容であるが、以下の4項目から構成されている（図2）。

- 評価基準（例：検討すべき事項としての8項目［個人］、または17項目［診断検査］）
- 判定の要約（評価項目によって判定カテゴリは異なり、4〜7段階）
- 介入と比較のいずれを支持するかの選択
- 決断の重要性（高［High］、中［Moderate］、低［Low］の3つのいずれかを選択する）

3. EtDテーブルの結論セクション

　EtDテーブルには、ガイドラインパネルのメンバーが下さなければならない推奨の決定に関する**結論セクション（Conclusion）**が含まれている。推奨のまとめとしての結論セクションでは、評価基準の判定結果に基づいた結論を簡潔に記載する（表3）。この欄には、初期設定として以下の7つの項目があるが、EtDテーブル作成者は評価セクション、判定要約セクションと同様に、表示項目を変更できる。

- 推奨のタイプ（介入反対の強い推奨、介入反対の条件付き推奨、介入または比較のいずれかの条件付き推奨、介入の条件付き推奨、介入の強い推奨）
- 推奨事項（簡潔かつ明確で、実施可能な内容で記述する）
- 推奨事項の正当性（各基準に関する判定に基づく推奨事項の正当性で、推奨のタイプの根拠となった重要な基準をいくつか選択して、判定理由を簡単に記述する）
- サブグループに関する検討事項（必要であれば、ガイドラインユーザーにとって関係のある、

- 実効性に関する検討事項（選択肢の妥当性と実行可能性に関わる懸念に対処するための方法を含む、主要な実施に関わる検討事項で、推奨の中で定義されているもの、ならびにそれ以外のもの）
- 監視と評価に関する検討事項（監視すべき重要な指標や、必要な予備研究または影響評価を含む、選択肢が実施された場合の監視と評価に関する検討）
- 研究上の優先事項（いずれかの基準に関わる重要な不確実性に対処するための主要な研究上の優先事項）

表3　推奨の結論のための評価項目

結論	疑問	説明
推奨のタイプ （Type of recommendation）	EtDフレームワークに含まれる一連の基準と関連付けて帰結のバランスを考えた場合、どのような推奨を提示するか。	帰結のバランス、ならびに一連の基準に関わる判定に基づき提示される推奨の例は次のとおりである。 ● 介入反対の強い推奨 ● 介入反対の条件付き推奨 ● 介入または比較のいずれかの条件付き推奨 ● 介入の条件付き推奨 ● 介入の強い推奨
推奨（Recommendation）	推奨はなにか（簡単な言葉で示す）。	簡潔かつ明確で、実行可能な推奨。
正当性（Justification）	推奨の決め手となったEtDフレームワークの基準に基づき、推奨の正当性はどう説明されるか。	推奨の正当性に関する簡潔な要約。
サブグループに関する検討事項 （Subgroup considerations）	サブグループについて検討した場合、どのサブグループを検討対象にしたのか。また当該選択肢を実施する場合にこれらのサブグループとの関係で検討すべき特定の要因（EtDフレームワーク内の基準に基づく）がある場合、それらの要因はなにか。	検討対象となったサブグループ、ならびにこれらのサブグループとの関係で推奨に加えた変更に関する簡潔な要約。
実施に関わる検討事項 （Implementation considerations）	許容可能性と実行可能性に関わる懸念に対処するための戦略を含め、当該選択肢の実施にあたって検討すべき事項はなにか。	当該選択肢を実施する場合の重要な検討事項（許容可能性と実行可能性に関わる懸念に対処するための戦略を含む）。
監視と評価に関わる検討事項 （Monitoring and evaluation）	どのような指標を監視すべきか。当該選択肢の本格的な実施に並行または先行して実施される予備研究または影響評価の中で当該選択肢の影響を評価する必要はあるか。	当該選択肢が実施される場合に監視すべき重要な指標。
研究上の優先事項 （Research priorities）	今後の研究の優先事項となる、いずれかの基準に関わる重要な不確実性があるか。	研究上の優先事項。

4. EtDテーブルの例

　治療介入のEtDテーブルの例としては、2.5章「シナリオのEvidence to Decision（EtD）テーブル」を、診断介入のEtDテーブルは6.8-2章「EtDテーブルを使った評価」を参照していただきたい。また、GRADEpro GDTを使って作成された実際のガイドラインに関連するEtDテーブル、Evidence to Recommendation（EtR）テーブル、iSoFやiEtDが、https://gradepro.org/resources/#guidelines、http://ietd.epistemonikos.org/、https://www.moh.gov.sa/en/Pages/default.aspx、http://www.who.int/immunization/policy/sage/en/にて公開されている。

追加資料-⑧　推奨作成における合意形成法

推奨の質を最適なものとして維持するためには、推奨の作成が公式な手法によるもので、迅速、効率的な合意形成が行われなければならない。グループプロセスを円滑に進めるためには、1〜2人のグループリーダー（議長）の相互協調や、メンバー全員が発言の機会を含めて企画参加意識をもつことが重要である。また、グループによる意思決定には意見の相違がつきものであり、その対処法を確立しておくことも重要である。

表1に示すように、合意形成手法にはさまざまなものがあるが、GRADEシステムでは統計的手法としての**修正デルファイ法**（RAND法[108]、あるいはRAND/UCLA法[109]）に準じたものを利用する（表1）。

表1　各合意形成法の特徴[58]

合意形成法 (Consensus development method)	郵送調査 (Mailed questionnaires)	個人の内容を引き出す (Private decisions elicited)	グループの選択内容のフィードバック (Formal feedback of group choices)	対面接触 (Face-to-face contact)	構造化された意見交換 (Structured interaction)	意見集約手法 (Aggregation method)
非公式	適用なし	適用なし	適用なし	あり	なし	黙示的
デルファイ法	あり	あり	あり	該当なし	あり	明示的
ノミナルグループ法	適用なし	あり	あり	あり	あり	明示的
RAND法	あり	あり	あり	あり	あり	明示的
その他、構造化された意見交換	該当なし	該当なし	該当なし	あり	あり	黙示的

1. 修正デルファイ（RAND法）による合意の評価

パネリストは、1〜9点の評価尺度（1点＝完全非同意、9点＝完全同意）を使って、メンバー間の意見交換なしに個別評価を行う（第1ラウンド）。すなわち、第1ラウンドでは、各自が自宅にて評価を行い、パネリスト間のやり取りはない。次に、第1ラウンドの結果を資料とした1〜2日のパネル会議の検討後に、再度個別に評価を行う（第2ラウンド）。第2ラウンドでは、この方法の使用実績をもつ議長の指導の下でパネルメンバーが1〜2日間の会合を行う。各パネリストは、専門家全員の1回目の評価結果の分布と共に自身の具体的評価結果が示された個別資料を受け取る。会合では、パネリストらは評価が食い違う分野を中心に評価結果について話し合い、希望があれば、当初の評価を修正する機会を与えられる。パネルに対し、統一見解を強要することは一切しない。第2ラウンドの結果として得られた中央値や不一致率をもとに、推奨についての合意の程度を判定する。

RAND/UCLA法では、スコア中央値が1〜3点の適応症を"不適切"、4〜6点の適応症を"不確定"、7〜9点の適応症を"適切"と分類する。ただし、「見解の不一致あり（with disagreement）」と評価された適応症については、中央スコアにかかわらず、すべて"不確定"と分類する。ここでいう

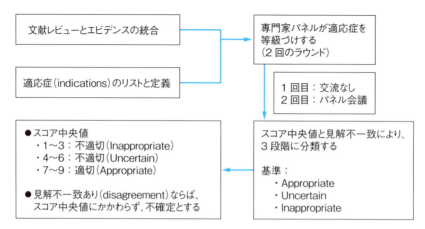

図1 RAND/UCLA appropriateness method (RAM)[109]

「見解の不一致（disagreement）」とは、基本的に、グループの分裂または1～9点の評価尺度全体に判定が分布していることによる合意の欠如を意味する（図1）。

中央値を使った合意評価と、不一致率を使った合意評価の例を以下に示す。

1.1 中央値を使った合意評価

例1. 合意：不適切（inappropriate）

度数	6	2	2	1	2	1			1	
等級スケール	1	2	3	4	5	6	7	8	9	(2.0, 1.8)
	^									

15人のパネリストの評価のうち、1点が6人、2点が2人、3点が2人、4点が1人、5点が2人、6点が1人、9点が1人である。当該パネリストは1点の評価を下している（キャレット記号［ˆ］は、当該評価者の判定を意味している）。スコアの中央値は2.0点、中央値からの差の平均（**平均絶対偏差 [mean absolute deviation from the median]**）は1.8点である（欄内の右括弧内に表示）。中央値は1～3点の範囲にあることから、最終判定は「inappropriate」となる。中央値からの絶対偏差の範囲は、異なる領域にまたがっていない（つまり**厳格な同意 [strict agreement]**である）。

例2. 合意：適切（appropriate）

度数				1	1		6	2	5	
等級スケール	1	2	3	4	5	6	7	8	9	(7A+)

例1とは異なる表示様式であるが、15人のパネリストの評価のうち、4点が1人、5点が1人、7点が6人、8点が2人、9点が5人である。この評価例において1～9点スコアの右に表示されている数値"7"は中央値、"A"は「appropriate」、"＋"は「一致あり」の意味である。したがって、最終判定は、「appropriate」で「一致あり」である。

1.2 不一致率を使った合意評価

従来、不一致の程度を判定するためのさまざまな基準が使われていたが(厳格な同意、ゆるい同意、など)、パネル数の影響を受ける欠点があった。この欠点を解消すべく2001年に開発されたのが、**対称を補正したパーセンタイル範囲(interpercentile range adjusted for symmetry: IPRAS)**[i]を利用した、不一致率に関するRAND/UCLA appropriateness method (RAM)評価法[109]である。

IPRASを使ったこのアプローチでは、評価点の中央値(median)、三分位の頻度(1〜3点、4〜6点、7〜9点を選択した評価者数)、見解の**不一致指数(disagreement index)**(パーセンタイル範囲(IPR)/対称を補正したパーセンタイル範囲[IPRAS])を算出する。この見解不一致指数は、パネリスト数の大小にかかわらず算出でき、ばらつきを示す指標としては、中央値からの平均絶対偏差よりも効率的である。不一致指数が1を超える場合は、見解の不一致を意味する。

具体的な不一致率の算出例を以下に示す[ii]。

例1. 不一致あり(disagreement)

1. 評価尺度(1〜9点)を使ったパネリスト12人の評価結果は、1点が3人、2点が1人、3点が2人、6点が4人、8点が2人である。すなわち、1〜3点の範囲が6人、7〜9点の範囲が2人である。

度数	3	1	2			4		2	
等級スケール	1	2	3	4	5	6	7	8	9

2. パーセンタイル範囲(interpercentile range: IPR)の下限は2.3で、上限は6.0であることから、IPRは3.7(=6−2.3)である。**IPRCP (central point of IPR: IPRの中央値)**は、4.15(=[2.3+6.0]/2)で、**非対称性インデックス(asymmetry index: AI)**は0.85(=5−4.15)である。したがって、IPRASは、2.35+(1.5×非対称性インデックス)=3.63となる。

3. IPR(3.7)>IPRAS(3.63)であることから、不一致指数(=IPR/IPRAS)は1.02で、"不一致あり"と判定する。実際、6人が1〜3点の評価で、6人が6〜8点の評価である。

---

[i] IPRr:度数分布が完全に対称な場合に不一致と判定するためのIPR(最良値=2.35),IPRAS: interpercentile range adjusted for symmetry。IPRは、percentileの下限の率(Lp)0.3と上限の率(Up)0.7により算出する(IPR=Up−Lp)。IPRAS=IPRr+(AI*CFA)。AI (asymmetry Index)は非対称性インデックスで評価スケールの中央値からIPRの中央値を差し引いた値。correction factor for asymmetry (CFA、最良値=1.5)は対称性の補正因子である[109]。

[ii] 本データを使ったRAND/UCLA appropriateness method (RAM)法による不一致の評価のエクセルspreadsheet (RAND-UCLA.xlsx)をweb上に紹介している。
http://chugaiigaku.jp/movie_system/video/m_list.html (ダウンロード方法はxviページ参照)

例2. 不一致なし（no disagreement）

1. 1～3点の範囲が8人、7～9点の範囲が4人である（従来法[iii]では、パネルの1/3が1～3点範囲、7～9点範囲にあるかどうかをみるだけである。すなわち、1～3点が8人、7～9点が4人で、"不一致あり"となる）。

度数	2	2	4				3	1	
等級スケール	1	2	3	4	5	6	7	8	9

2. パーセンタイル範囲（IPR）の下限は2.3で、上限は5.8であることから、IPRは3.5（＝5.8−2.3）である。**IPRCP**は、4.05（＝[2.3＋5.8]／2）で、**非対称性インデックス（AI）**は0.95（＝5−4.05）である。したがって、IPRASは、2.35＋（1.5×非対称性インデックス）＝3.73となる。

3. IPR（3.5）＜IPRAS（3.73）であることから、不一致指数（＝IPR/IPRAS）は0.93で、"不一致なし"と判定する。

[iii] 従来法による不一致の評価については、RANDに関する文献[108, 109]を参照のこと。

追加資料-⑨ 2×2テーブル

治療や診断に関する研究における効果を理解する上で有用なものが、2×2テーブルである。2×2テーブルによる解析に基づいて、システマティックレビューにおける治療や診断検査精度の**効果推定値（effect estimate）**、およびそれらの信頼区間を使った不確実性を評価でき、さらに**欠損データ（missing data）**がある場合のバイアスのリスクを評価することもできる（1.2-13.3.1章「研究のバイアスのリスク（risk of bias）」、（10）「欠損データに関する補完解析と感度メタアナリシス（sensitivity meta-analyses）」を参照）。

1. 治療介入

治療効果の推定に関する研究で、治療介入と結果の関連性を評価する上で、特に**2値アウトカム**を扱うための、**2×2テーブル**の理解は非常に重要である。アウトカムが連続変数の場合、その結果解釈の容易性から2値変数に変換して処理することもある。

一般に2×2テーブルを使って介入研究の結果を分析する際には、治療群と対照群における特定のアウトカムやエンドポイントをもった患者の割合や率を取り扱う。効果推定値としては、相対リスク（relative risk: RR）、相対リスク減少（relative risk reduction: RRR）、絶対リスク減少（absolute risk reduction: ARR）、オッズ比（odds ratio: OR）、ハザード比（hazard ratio: HR）、治療必要数（number needed to treat: NNT）、害必要数（number needed to harm: NNH）などが使われる。

1.1 治療効果

治療の有効性や害に関しての2値アウトカムの場合の、2×2計算による統計的な点推定値の算出法を示す（表1）。

1.2 割合と率

臨床研究において、**割合（proportion）**と**率（rate）**の区別は重要である。日本語で「率」とよばれるものの中に「割合」が混在しているため、概念をしっかり理解し、誤解を招かないような表現をするように配慮が必要である。「割合」は、分子が分母に含まれる分数で、結果は常に、0～1の間である。たとえば、**有病率（prevalence）**は「割合」であり、ある特定時点での集団（人数＝N）の中の患者数（C）の割合（C/N）を表す。また、リスクも「割合」である。リスクの場合、分子は「その集団において新たに当該疾患に罹患した人数」であるが、分母は「その集団で観察された、いまだ当該疾患に罹患していない人数（persons at risk）」となる。このように、リスクは「割合」ではあるが観察した時点が特定されていなければならない。つまり、2×2計算によるデータはある一時点の分析であるということに注意すべきであり、特に**相対リスク（relative risk: RR）**や**オッズ比（odds ratio: OR）**、**治療必要数（number needed to treat: NNT）**、**害必要数（number needed to harm: NNH）**などはそれがいつ

表1 2値変数の2×2

		イベント	
		あり	なし
介入、曝露	あり	a	b
	なし	c	d

- 対照群の事象発生率（CER）　　　　　　＝c/(c+d)
- 治療群の事象発生率（EER）　　　　　　＝a/(a+b)
- 相対リスク（RR）　　　　　　　　　　＝[a/(a+b)]/[c/(c+d)]
- 相対リスク減少（RRR）　　　　　　　　＝1−RR＝[c/(c+d)−a/(a+b)]/(c/c+d)
- 絶対リスク減少（ARR）　　　　　　　　＝c/(c+d)−a/(a+b)
- 治療必要数（NNT）　　　　　　　　　　＝1/ARR
- オッズ比（OR）　　　　　　　　　　　＝(a/b)/(c/d)＝ad/cb
- オッズ比からNNTを算出　　　　　　　　＝[1−CER(1−OR)]/[CER(1−CER)(1−OR)]
- オッズ比から害必要数（NNH）を算出　　＝[1+CER(1−OR)]/[CER(1−CER)(1−OR)]
- ORからRRへの変換　　　　　　　　　　＝OR/[1−CER×(1−OR)]
- RRからリスク差（RD）への変換　　　　＝CER(RR−1)
- HRからRRへの変換　　　　　　　　　　$RR = \dfrac{1-e^{HR \times \ln(1-CER)}}{CER}$

の時点のことなのか明白にしないといけない。

　これに対して、「率」は、分母に時間の要素を含む。たとえば、**罹患率（incidence rate）**は、リスクと同様に「その集団において新たに当該疾患に罹患した人数」を「対象集団の合計観察時間（person-time）」で割ったもので、「単位時間あたりの罹患数」を意味する。この分母のperson-timeは、対象集団の各人の観察時間を合計したもので、単位は人年（person year）や人日（person day）などで表される。また、罹患率の場合は、値を読みやすくするために、0.09例/人年という表現よりも、90例/1000人年のように1,000人あたりに換算した表現が好まれる。なお、時間イベント（time-to-event）の「率（rate）」を扱う**ハザード比（hazard ratio: HR）**の場合、ある時点のベースラインリスクを使ってRRに変換するのも可能であり、他の指標を使った他のアウトカムの推定値と比較することができる（1.2-13.6.3章「生存分析データを扱う際の注意」を参照）。

1.3　オッズ比と相対リスク

　オッズ（odds）はあるグループ内の特定のイベント（通常は、悪いアウトカム）を有する患者数を、同群内のイベントを有さない患者数で割った数のことを指す。オッズ比（OR）は、ある群のオッズともう1群のオッズの比である。多くの場合、ORと相対リスク（RR）とは同じように扱われるが、結果が同じでも（イベント発生率が5%以下[i]を除いて）、ORの方がRRよりも1から離れた値をとり、効果を過剰にみせることに注意しなければならない。しかし、ORにはいくつかの利点がある（表2）。

表2 相対リスク (RR) と比較したオッズ比 (OR) の利点

1. 症例対照研究における見かけ上の有病率は、研究者の判断で決定される症例と対照の割合によって決まる。したがって、効果指標として、有病率の分母に相当する (a＋b) によって左右されない指標が必要である。これに当てはまる唯一の適切な指標は OR である。
2. イベント発生率が大きく異なる複数の試験を対象としたメタアナリシスに適している。
3. 分析において、アウトカムを逆転させ、死亡のような悪いものではなく生存のようなよいものに注目した場合、後者のオッズ比は、前者のオッズ比の逆数で与えられる (RR ではこうはならない)。
4. OR はベースライン時のイベント発生率の高低にかかわらず適切な指標である (RR の場合、イベント発生率が高くなると問題が出てくる。たとえばベースラインリスクが 0.5 以上の場合、計算式から明らかなように RR＞2 とはならない)。
5. OR は、ロジスティック回帰で用いられる関連性または効果の指標である。

2. 診断検査

2.1 診断検査精度の効果推定値

診断検査精度 (diagnostic test accuracy) の評価において一般的に利用されるのが、感度 (specificity)、特異度 (specificity)、陽性的中率 (positive predictive rate)、陰性的中率 (negative predictive rate)、尤度比 (likelihood ratio)、診断オッズ比 (diagnostic OR: DOR) である (表3)。診断検査・戦

表3 診断検査の精度 (accuracy) の定量

有病率 (Prevalence) ＝ (a＋c) / [a＋b＋c＋d]			参照基準		
			疾患あり	疾患なし	合計
	診断検査	検査 (＋)	a (真陽性)	b (偽陽性)	a＋b
		検査 (−)	c (偽陰性)	d (真陰性)	c＋d
		合計	a＋c	b＋d	a＋b＋c＋d

- 感度 (Sn) ＝a/ (a＋c)
- 特異度 (Sp) ＝d/ (b＋d)
- 陽性的中率 (PPV) ＝a/ (a＋b)
- 陰性的中率 (NPV) ＝d/ (c＋d)   ● 検査前オッズ ＝prevalence/ (1−prevalence)
- 陽性尤度比 (LR＋) ＝Sn/ (1−Sp)   ● 検査後オッズ ＝検査前オッズ × LR＋
- 陰性尤度比 (LR−) ＝ (1−Sn) /Sp   ● 検査後確率 ＝検査後オッズ/ (検査後オッズ＋1)
- 精度 (Accuracy) ＝ (a＋d) / [a＋b＋c＋d]
- 診断オッズ比 (DOR) ＝ (a/c) / (b/d) ＝ad/bc

DOR: diagnostic OR

---

[i] イベント発生リスクが 10％以上の場合には、OR を RR とみなしてはいけないとい経験則があるが、10％以下の場合でももたらされるバイアスはかなりであるという意見もある。これらの問題を解決すべく、集団における疾患の平均リスク (S) と、リスク要因の割合 (p) を使った以下の式より、OR から RR (**OR2RR**)、あるいは RR から OR (RR2OR) の計算式 (Ms Excel マクロ) がある。
OR2RR: http://www.epigear.com/index_files/or2rr.html

略に関する意思決定や推奨を作成する際には、診断検査精度の絶対効果としての**真陽性 (TP)**、**偽陽性 (FP)**、**真陰性 (TN)**、**偽陰性 (FN)**、さらにはこれらの効果と患者または集団にとって重要なアウトカムとの関連を評価することが必要である。しかし、患者や集団にとって重要なアウトカムとの関連に関する直接エビデンスがないことが多く、診断検査精度だけでは意思決定にはほとんど役立たないことが示唆されている[215-219]。

2.2 検査前確率（検査前割合）

本書Part 6『診断検査精度へのGRADEシステムの適用』で述べたように、診断検査の使用に関する推奨を作成する際には、関心のある標的状態を有する**検査前確率**（有病率、検査前確率）が異なる患者サブグループ集団を特定し、相対効果としての感度や特異度から絶対効果（真陽性、偽陽性、真陰性、偽陰性）に変換する必要がある。検査前確率の推定には、システマティックレビューに組み込まれた全研究における平均有病率[53, 154, 225]や、疾患割合から算出した信頼区間[ii]を参考にできる。

3. 信頼区間

信頼区間（confidence interval [CI]、通常は95%CI）は、「信頼区間を何度も求めたとき95%の確率でその区間内に真の値が入っている」ことを意味する。（厳密には正しくないが）単純にわかりやすい表現をすれば、信頼区間は、「真の値が、そのどこかにおそらく存在するであろうという値の範囲」ともいえる。サンプルサイズ（あるいはイベント数）が小さくなれば小さいほど、信頼区間は広くなる。またサンプルサイズ（あるいはイベント数）が大きくなればなるほど、信頼区間はより狭くなり、真の値は研究から導かれた点推定の値から遠くないということへの確信が高まる。

信頼区間とサンプルサイズは、診療ガイドラインやシステマティックレビューにおけるエビデンスの確実性（特に、**不精確さ [imprecision]**）を評価する上で、極めて重要な指標である（1.2-13.3.4-(2)章「不精確さの評価のための完全コンテキスト化アプローチ」を参照）。2値変数と連続変数の信頼区間の計算を**表4**に示す。

---

ii　95%CI＝$P \pm 1.96 \times \sqrt{[P(1-P)]/N}$　　P：関心のある病因を有する患者の割合、N：患者数
例：精神科的原因による意図せぬ体重減少を調べた研究（N=276）において、精神科的疾患の頻度が23%であった。本公式を使うと、$P=0.23$, $(1-P)=0.77$, $N=276$, 95%CIは0.23 ± 0.049であることがわかる。測定された割合は23%だが、それは18.1%と27.9%間で変動するかもしれない。

追加資料 - ⑨ 2×2テーブル

表4 2値変数と連続変数の信頼区間

(a) 2値変数

	アウトカム(＋)	アウトカム(－)	合計
介入(＋)	a	b	n＝(a＋b)
介入(－)	c	d	m＝(c＋d)

	点推定値	信頼区間	例
二項分布	$\dfrac{a}{n}$	$\dfrac{a}{n} \pm Z\sqrt{\dfrac{a(n-a)}{n^3}}$	対照群イベント率，治療群イベント率，感度，特異度，適中率（陽性，陰性）
2つの割合の差	$\left(\dfrac{a}{n} - \dfrac{c}{m}\right)$	$\left(\dfrac{a}{n} - \dfrac{c}{m}\right) \pm Z\sqrt{\dfrac{a(n-a)}{n^3} + \dfrac{c(m-c)}{m^3}}$	絶対リスク減少
2つの割合の比	$\dfrac{a/n}{c/m}$	$\ln\left(\dfrac{a/n}{c/m}\right) \pm Z\sqrt{\dfrac{1}{a} - \dfrac{1}{n} + \dfrac{1}{c} - \dfrac{1}{m}}$	相対リスク，尤度比（陽性，陰性）
2つの比率の比	$\dfrac{a/b}{c/d}$	$\ln\left(\dfrac{a/b}{c/d}\right) \pm Z\sqrt{\dfrac{1}{a} + \dfrac{1}{b} + \dfrac{1}{c} + \dfrac{1}{d}}$	オッズ比

Z＝1.96（95%CI）

(b) 連続変数（平均値差と標準平均差）

	グループサイズ	平均	標準偏差
介入群	n1	m1	SD1
対象群	n2	m2	SD2

点推定値	点推定値	信頼区間	
平均値の差（MD）	$m_1 - m_2$	$MD \pm t \times SE(MD)$	$SE\{MD\} = \sqrt{\dfrac{sd_1^2}{n_1} + \dfrac{sd_2^2}{n_2}}$
標準化平均差（SMD）	pooled SD		$s_i = \sqrt{\dfrac{(n_1-1)sd_1^2 + (n_2-1)sd_2^2}{N-2}}$
	SMD	$SMD = \dfrac{m_1 - m_2}{s}\left(1 - \dfrac{3}{4N-9}\right)$ $SMD \pm t \times SE(SMD)$	$SE\{SMD\} = \sqrt{\dfrac{N}{n_1 n_2} + \dfrac{SMD^2}{2(N-3.94)}}$

MD: mean difference（平均差）
SE: standard error（標準誤差）
SD: standard deviation（標準偏差）
SMD: standard mean difference（標準平均差）

t＝自由度（n－1）における信頼係数（例：95%）に対応する値。自由度が大きくなると、正規分布の値（95%信頼区間では、t＝1.96）とほとんど同じであるため標本数が大きい場合は、t＝1.96を使ってもかまわない。

追加資料-⑩ 診断研究のメタアナリシス

1. 診断研究のメタアナリシスのツール

診断研究のメタアナリシスにおいては、以下のようなツールを使って、**診断検査精度（diagnostic test accuracy: DTA）**としての**感度（sensitivity）**や**特異度（specificity）**のデータを統合することが多い[250]。本追加資料においては、診断研究のエビデンスの確実性を評価するための感度や特異度の統合について、これらのツールの一部を使って解説する。

- Meta-DiSc[237]
- RevMan
- SAS（*METADAS*）[263]
- STATA（*METANDI, MIDAS*）[238, 241]
- R（*MADA, DiagMeta*）[251, 256]
- WinBUGS、OpenBUGS[252, 257, 260]

2. 異質性とその評価方法

個々の診断研究の感度や特異度にはかなり大きなばらつき（**異質性**[heterogeneity]という）があることが多い。研究間における異質性は、患者の特性（例：疾患の重症度、併存症）の相違、**指標検査（index test）**（例：検査技術や分析方法）の相違、参照基準の相違、研究デザインの相違などの他に、検査陽性閾値が研究間で異なることに起因する**閾値効果（threshold effect）**[i]に起因する。診断研究結果を統合する際には、これらの臨床的および方法論的異質性についての解析が必要である。

診断研究のメタアナリシスにおける閾値効果を評価するためには、3つの方法がある。第1は、**フォレストプロット（forest plot）**に示される診断精度の推定値のペア（感度と特異度など）の関係を**目視評価**する方法である。フォレストプロットで感度と特異度に負の**相関**（または、感度と［1－特異度］には正の相関）を示す場合、閾値効果が存在するだろう。第2は、階層的 summary receiver operating characteristic（SROC）曲線における "shoulder arm" パターンの有無を調べる方法で、"shoulder arm" パターンが存在する場合、閾値効果が示唆される。第3は、log変換した感度と［1－特異度］の相関を調べる方法で、統計的に有意な正の相関がある場合、閾値効果が示唆される。閾値効果の解析には、**Moses-Rittenberg モデル**[250, 254, 255]を使った Meta-DiSc[237]（スピアマン相関係数［Spearman correlation coefficient］）や、**マルコフ連鎖モンテカルロ（MCMC）シミュレーション**による二変量モデルを使ったR（DiagMetaパッケージ[256]）を利用できる。

閾値効果以外の原因による異質性を評価するためには、大きく分けて目視評価と統計的解析の2

---

[i] 複数の研究において、異なる検査陽性の基準（閾値）が設定されている場合には、感度と特異度は反対方向になり、これを閾値効果という。

つの方法がある。第1は、診断精度の推定値に関するフォレストプロットによる目視評価で、個々の研究の点推定値が統合推定値から大きく偏移している場合は、異質性の存在を示す。第2は、コクランQを使ったχ^2検定やI^2、Tau^2による**統計的解析**である。

3. 診断検査精度の統合
3.1 結果に異質性がない場合の診断検査精度の統合

　感度や特異度は割合であり、複数の研究の分母と分子の人数をすべて合計してそれぞれ1つの値を算出できるが、このような計算は単なるプールした値が2つ得られるだけで、感度と特異度の関係や閾値の変動を考慮した診断精度に関する統合推定値が得られるわけではない。しかし、個々の研究の感度と特異度、検査の陽性閾値がかなり均質であるという特殊な場合には、後述の複雑な統合手法（階層的サマリーROCモデル[252, 259]や二変量ランダム効果モデル[253]）は必要なく、基本的なメタアナリシスの手法を使うことができる。すなわち、固定効果モデルもしくはランダム効果モデルによる**単変量モデル**（univariate model）メタアナリシスにより、感度と特異度をそれぞれ別々に統合することができる。この場合、感度と特異度の相関はゼロに近くなり、単変量モデルのMoses-Rittenbergモデルを使ったRevManによる統合値は、階層的サマリーROCモデルや二変量ランダム効果モデルによる統合値と同じになる[250]。

　感度と特異度から得られる**陽性尤度比**（positive likelihood ratio）や**陰性尤度比**（negative likelihood ratio）を通常のメタアナリシスの手法（ランダム効果モデルや固定効果モデル）で統合することも可能であるが、この場合も閾値の問題が無視されることになる。検査陽性閾値にばらつきがない場合でも、算出される要約尤度比は統合された感度や特異度が0～1の範囲からかなりかけ離れることがありえることから、診断検査に関するシステマティックレビューにおいて尤度比の統合は勧められないというエビデンスもある。しかし、感度と特異度を個別に統合した要約推定値は、統計的により厳格な手法で作成された要約推定値とは有意に異なるものではなく、その小さな差は臨床的には意義はないと結論づける研究もある[250]。

3.2 結果に異質性がある場合の診断検査精度の統合

　メタアナリシスを実施する研究者が診断検査精度の指標における大きなばらつき（異質性）に直面することはよくあることである。研究間に異質性がある場合には、検査精度の要約指標を算出する方法として、個別のSROC統合は適していない。むしろ、分析ではまず複数の検査精度指標の関係をモデル化したSROC曲線の**フィッティング**（fitting）を行わなければならない。

　SROC曲線の要約のために提案されている一連のパラメータの中で最も一般的なのは、**曲線下面積**（area under curve: AUC）である[ii]。この統計値は1つの数値で診断検査性能を要約するものであり、

[ii] AUC値0.5は全く診断能のない無意味な検査を意味し、AUC値1.0は感度100％、特異度100％の完全な検査を意味する。AUCを使った診断精度の解釈としては、low（$0.5 \leq$ AUC< 0.7）, moderate（$0.7 \leq$ AUC< 0.9）, high（$0.9 \leq$ AUC≤ 1.0）という基準がある[258]。

完璧な検査（感度100%、特異度100%）であればAUCは1に近くなり、無益な検査であればAUCは0.5に近くなる。この数値は、疾患がある被検者1名、疾患がない被検者1名からなる無作為の個人2名を当該検査が正しく分類する確率であると解釈するとよい。したがって、AUCはさまざまな診断検査の性能を比較する上でも役立つツールかもしれない。

SROC曲線の要約のためのもう1つの統計値として提案されているのが**Q*インデックス（Q* index）**で、曲線上で感度と特異性が等しくなる点であると定義される。左右対称な曲線の場合、これはSROC空間の頂点に最も近い点となる。

フィッティングされたSROC曲線は、ある特定の特異性に基づいた感度の推定値、またはある特定の感度に基づいた特異度の推定値を算出するために使用することもできる。以下に、SROC曲線のフィッティングを行うための2つの方法について簡単に説明する。

3.2.1 Moses-Rittenbergモデル

感度と特異度を報告した研究のメタアナリシスでは、従来SROC曲線を得るために、Moses-Rittenberg線形回帰アプローチがしばしば利用されてきた[254, 255]。閾値をモデルに取り込んだこの手法はMeta-DiSc[237]にも利用されているが、感度と特異度の相関を考慮していない、個々の研究のサンプリングエラーが十分考慮されてない、空白セルに対する補正の必要があるなど統計的な欠点があることが明らかになった。このため、診断精度に与える共変量の影響を検討したり、検査のSROC曲線間の相違を評価したりするために、本モデルの欠点を克服した2つの統計的手法が開発された。すなわち、階層的サマリーROC[252, 259]と二変量ランダム効果モデル[251, 253]である。

3.2.2 階層的サマリーROCモデルと二変量ランダム効果モデル

階層的サマリーROC（Hierarchical SROC：HSROC）と**二変量ランダム効果モデル（bivariate random-effects model）**は、いずれも階層的ランダム効果モデルで、単一研究内の感度と特異度の算出精度を考慮すると同時に（例：研究の重み付け）、研究間に存在する感度と特異度のばらつき（例：ランダム効果モデル）や相関の可能性を考慮に入れている。この2つのモデルは出発点が異なるが、数学上は同等である。両モデルを使って、感度と特異度を簡単に算出でき、統計的に信頼できるHSROC曲線を作成し、HSROC点推定値の信頼区間や**予測区間（prediction interval）**としての**95%信頼楕円（95% confidence ellipses）**を提示できる（図6）。

4. 診断検査精度のメタアナリシスの手順

HSROCモデルまたは二変量ランダム効果モデルを使ったメタアナリシスの手順について、Liuら[240]のデータを使って解説する。なお、**Quality Assessment tool for Diagnostic Accuracy Studies（QUADAS）-2**評価は本解説のために著者が追加した仮想のものである。

4.1 臨床疑問とMedline検索式

臨床上の疑問とエビデンスの検索式は以下である。

疑問：「単独のバイオマーカー（腫瘍マーカー）検査は大腸がんの診断に有用か」
検索式：

> (colorectal [Title/Abstract] OR (large [Title/Abstract] AND intestine [Title/Abstract]) OR (large [Title/Abstract] AND bowel [Title/Abstract]) OR colon [Title/Abstract] AND (cancer [Title/Abstract] OR carcinoma [Title/Abstract] AND (serum [Title/Abstract] OR blood [Title/Abstract] OR plasma [Title/Abstract]) molecule [Title/Abstract]) AND marker [Title/Abstract]) OR biomarkers [Title/Abstract] AND ("humans"[MeSH Terms] AND (Clinical Trial [ptyp] OR Clinical Trial, Phase IV [ptyp] OR Controlled Clinical Trial [ptyp] OR English Abstract [ptyp] OR Journal Article [ptyp] OR Multicenter Study [ptyp]) AND English [lang] AND (cancer [sb] OR medline [sb]))

Liuら[240]より転載（検索式の一部のみ記載）

4.2 診断検査に関する研究の選択とデータの抽出

診断研究のメタアナリシスにおいては、4つの指標、すなわち、**真陽性（TP）、偽陽性（FP）、真陰性（TN）、偽陰性（FN）**を考慮すべきである。これらの指標の抽出・評価の前に、各論文に関して、（1）全般的な研究の特徴（例：著者、所属、出版日、募集セッティング、研究デザイン、研究年）、（2）参加者の特徴（例：症例群と対照群に関する記述）、（3）陽性と陰性のカットオフ値を含めた指標検査の詳細、（4）疾患の有無を確認するための標準検査の種類、などの要素を抽出する。次に、採用された各研究についてQUADAS-2を使った評価を実施する。大腸がんの腫瘍マーカー検査のメタアナリシスに組み込まれた7件の研究と各研究の診断精度やQUADAS-2評価結果を表1に示す[iii]。

表1 組み込まれた研究の診断精度とQUADAS-2評価

Author	year	sample-size	tp	fp	fn	tn	patient_selection*	index_test*	reference_standards*	flow_timing*
Alifano	1994	136	35	2	7	92	yes	yes	unclear	no
Alifano	1996	77	28	3	5	41	yes	yes	unclear	no
Kalantri	2005	145	84	0	21	40	yes	unclear	yes	yes
Okuda	2004	145	28	10	6	101	yes	unclear	yes	yes
Tranumuller	2005	117	32	21	6	58	yes	unclear	unclear	yes
Wu-a	2004	126	58	4	34	30	yes	yes	yes	yes
Wu	2005	124	35	19	30	40	yes	yes	yes	unclear

*Liuら[240]のデータに、QUADAS-2の仮想評価を追加。

[iii] オンラインデータを以下よりダウンロードして、その後の解析に利用できる。
http://chugaiigaku.jp/movie_system/video/m_list.html、データ名：biomarker_for_colon_cancer.xlsx
（ダウンロード方法はxviページ参照）

4.3 検査精度のメタアナリシス

HSROCモデルまたは二変量ランダム効果モデルによるメタアナリシスを実施するためのツールとして、Meta-DiSc＋STATA、とRevMan＋STATAの2つの方法を紹介する[240]。

- **第1の方法（Meta-DiSc+STATA）**: Meta-DiScを使って、個々の研究の感度と特異度の推定値と95％信頼区間のフォレストプロットを作成し、診断精度の推定値に関する異質性をMeta-DiScやDiagMetaにより評価する。次に感度と特異度の統合推定値はSTATAの*metandi*コマンドを使って計算する。
- **第2の方法（RevMan+STATA）**: RevManとSTATAの*metandi*コマンドを組み合わせて、診断検査精度のメタアナリシスを実施する。

7件の診断精度研究のデータに関するMeta-DiScによる解析では、スピアマン相関係数：−0.321, $p＝0.482$であり、DiagMetaを使った解析では閾値効果は認められなかった（図1）。

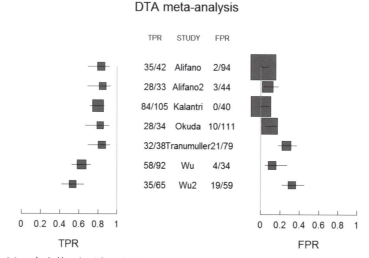

図1　R（DiagMeta）を使ったメタアナリシス

TPRとFPRに正の相関関係はみられない。マルコフ連鎖モンテカルロ（MCMC）シミュレーションを使った二変量モデルによる相関係数は、−0.662（95％CI：−1 〜 0.334）、$p＝0.0676$。TPR: true positive rate, FPR: false positive rate

4.3.1　［第1の方法］Meta-DiSc＋STATA

●Meta-DiSc

Meta-DiScは、http://www.hrc.es/investigacion/metadisc_en.htmより、無料でダウンロードでき、Windowsシステムにおいてインストールできる。Meta-DiScでは、2×2要素のTP、FP、FN、TNをエクセル形式で入力することで、感度、特異度、陽性尤度比、陰性尤度比、診断オッズ比、ROC、SROCを簡単に表示できる（図2）。Txt形式またはcsv形式データをインポートすることも可能であるが、項目名や入力順が規定されていることに注意が必要である。

1. Meta-DiScにおけるデータ入力

Meta-DiScを立ち上げ、表1のデータから、“Author”, “StudyId”, “TP”, “FP”, “FN”, “TN”の項目を入力する[iv]。

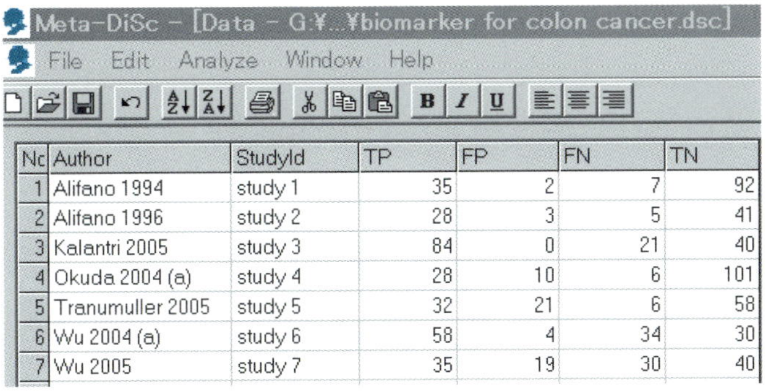

No	Author	StudyId	TP	FP	FN	TN
1	Alifano 1994	study 1	35	2	7	92
2	Alifano 1996	study 2	28	3	5	41
3	Kalantri 2005	study 3	84	0	21	40
4	Okuda 2004 (a)	study 4	28	10	6	101
5	Tranumuller 2005	study 5	32	21	6	58
6	Wu 2004 (a)	study 6	58	4	34	30
7	Wu 2005	study 7	35	19	30	40

図2　Meta-DiScのデータ入力

2. フォレストプロットやSROCの作成

“Analyze”のプルダウンメニューにおいて、“plot”をクリックすると、感度や特異度、尤度比、DORの統合値とフォレストプロット、SROC曲線を表示できる（図3）。“export”によりそのプロットを保存できる。

iv　オンラインデータを以下よりダウンロードして、Meta-DiScに取り込むことができる。
http://www.chugaiigaku.jp/movie_system/video/m_list.html、データ名：biomarker_for_colon_cancer.dsc
（ダウンロード方法はxviページ参照）

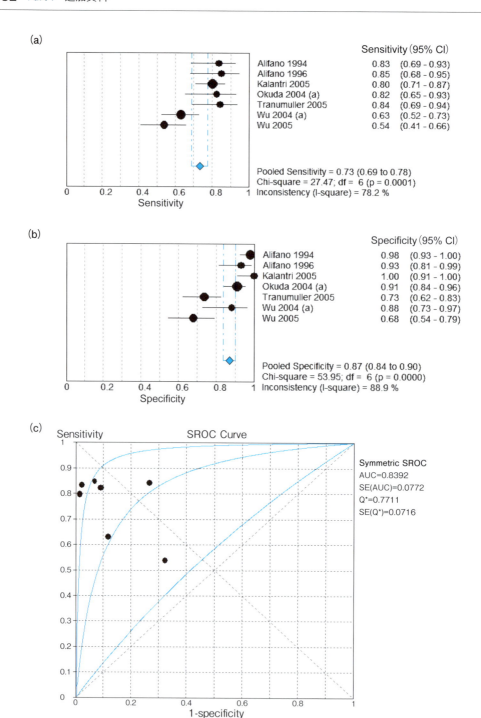

図3 感度と特異度の統合値とフォレストプロットとSROC曲線
a：感度　b：特異度　c：SROC、　Q*：Q index

● STATA

STATAソフトは、http://www.lightstone.co.jp/stata/より入手（有料）できる。HSROCモデルと二変量ランダム効果モデルによる統合値は、STATAの*metandi*や*midas*などのコマンドを使って算出できる。

3. STATAの立ち上げ

注：STATAは大文字と小文字の区別ができ、すべてのSTATAコマンドは小文字でなければならない。

4. STATAを使ったデータ入力

STATAのメイン・インターフェースのツールバーにある"Data editor"ボタンを使ってデータを入力する。エクセルデータがある場合は、"import"機能を使って、解析データを取り込むことができる。（例：以下の青色ゴシックイタリックフォントで示すSTATAコマンドを参照）

author	year	samplesize	tp	fp	fn	tn
Alifano	1994	136	35	2	7	92
Alifano	1996	77	28	3	5	41
Kalantri	2005	145	84	0	21	40
Okuda	2004	145	28	10	6	101
Tranumuller	2005	117	32	21	6	58
Wu-a	2004	126	58	4	34	30
Wu	2005	124	35	19	30	40

5. STATAによるメタアナリシス

STATAのメイン・インターフェースのコマンドボックスに、*metandi*コマンドを入力する。

> *.metandi tp fp fn tn, nolog*
>
> このコマンドの入力により、メタアナリシスの結果を表示でき（図4、図5）、次に
>
> *.metandiplot tp fp fn tn*
>
> このコマンドの入力により、SROCプロットを作成できる（図6）。

解析結果としての診断検査精度の推定値は、統合感度0.76（95%CI: 0.66〜0.83）、統合特異度0.91（95%CI: 0.80〜0.96）、診断オッズ比31.9（95%CI: 9.32〜108.89）、陽性尤度比（LR＋）8.46（95%CI: 3.39〜21.11）である。SROCプロットでは、点推定値が四角で表示され、95%信頼区間と95%予測区間が楕円（95%信頼楕円）で図示される。

なお、STATAの*midas*コマンドを使うことでもHSROCモデルと二変量ランダム効果モデルによる解析が可能で、*metandi*と同じ結果が得られる。

```
Meta-analysis of diagnostic accuracy

Log likelihood  = -42.459148                   Number of studies =        7

                  Coef.      Std. Err.      z      P>|z|     [95% Conf. Interval]

Bivariate
  E(logitSe)    1.143204    .2366077                         .6794615    1.606947
  E(logitSp)    2.318397    .4796662                         1.378269    3.258525
  Var(logitSe)  .2567073    .1905372                         .0599303    1.099588
  Var(logitSp)  1.23896     .8768902                         .3094626    4.960282
  Corr(logits)  .6640539    .3415275                        -.3776901    .9638451

HSROC
  Lambda        3.258616    .5793504                         2.12311     4.394122
  Theta         .0651412    .3494087                        -.6196871    .7499696
  beta          .7870456    .4496577     1.75    0.080      -.0942673    1.668358
  s2alpha       1.876917    1.184224                         .5449883    6.464025
  s2theta       .09473      .1036661                         .0110915    .8090674

Summary pt.
  Se            .7582674    .0433697                         .6636185    .832987
  Sp            .9103892    .0391315                         .7987128    .9629783
  DOR           31.86796    19.97895                         9.326341    108.8923
  LR+           8.461791    3.94637                          3.392212    21.10773
  LR-           .2655266    .0539648                         .1782841    .3954609
  1/LR-         3.766101    .7654101                         2.528695    5.609025

Covariance between estimates of E(logitSe) & E(logitSp)    .0534886
```

図4 STATAによるメタアナリシス（HSROCモデルと二変量ランダム効果モデル）

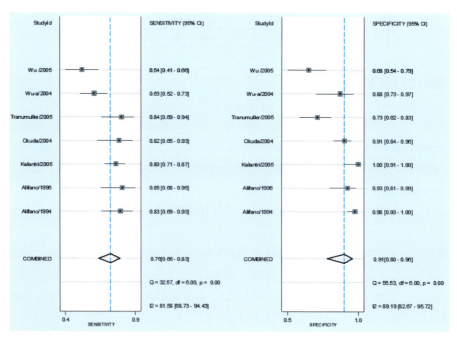

図5 感度と特異度のフォレストプロット
感度と特異度の統合推定値とそれぞれの異質性が示されている。感度0.76、特異度0.91、I^2はそれぞれ82%、89%。

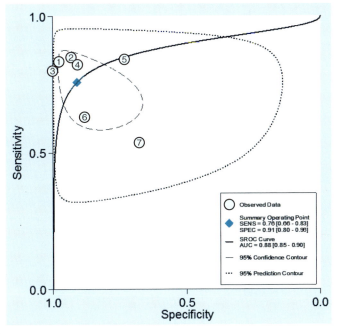

図6 SROC曲線

点推定値と2つの95%信頼楕円。95%信頼区間（内側の小さな楕円）、95%予測区間（外側の大きな楕円）、SROC曲線におけるArea under the curve（AUC）の値が示されている（AUC＝0.88、95%CI: 0.85〜0.90）。

. *midas tp fp fn tn, texts (0.60) bfor (dss) id (author year) ford fors*

このコマンドの入力により、フォレストプロットと異質性に関するデータを表示できる（図5）。

. *midas tp fp fn tn, sroc (both)*

このコマンドの入力により、SROCやAUC値を表示できる（図6）。

. *midas tp fp fn tn, fagan (0.2)*

このコマンドを入力すると、Faganプロットを表示できる（図7）。

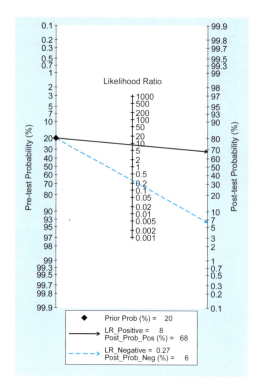

図7　Fagan ノモグラム
検査("Biological marker")は大腸がんの診断に役立ち、たとえば、事前確率20%の集団においては、検査陽性（LR＋、黒線）の場合には検査後確率が3.5倍の70%に上昇し、検査陰性（LR－、青点線）の場合には、6%までに低下することがわかる。

　階層的サマリーROCや二変量モデルによるメタアナリシスとして、次の「第2の方法」（RevMan＋STATA）を利用することができる。

4.3.2 ［第2の方法］　RevMan＋STATA
●RevMan (Review Manager)
　1. **RevManのインストールとスタートアップ**

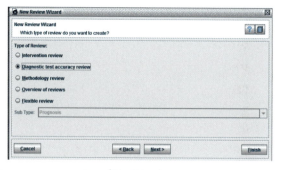

図8　Diagnostic test accuracy review (RevMan)

RevMan（version 5.3）をhttp://ims.cochrane.org/revman/downloadよりダウンロードし、インストールする。RevManの基本的な使い方は、治療介入と同じである。RevManを起動し、「Diagnostic test accuracy review」を選択する（図8）。

New Review Wizardが立ち上がり（図9）、タイトルに"Biological marker for colon cancer in patient suspected colon cancer"を入力し、完了（"finish"）する。

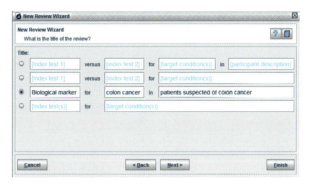

図9　New Review Wizard（RevMan）

RevManの操作インタフェースには、アウトライン画面（outline pane）とコンテンツ画面（content pane）の2つがあり、コンテンツ画面には入力したタイトル（"Biological marker for colon cancer in patient suspected colon cancer"）が含まれている（図10）。

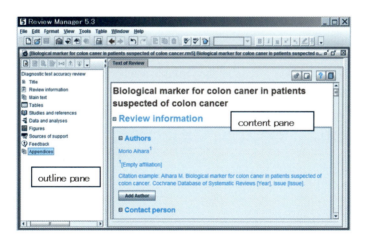

図10　RevManのアウトライン画面とコンテンツ画面

2. レビューに組み込む文献を入力する

アウトライン画面で、"Studies and references"＞"Reference to studies"＞"Included studies"を選択し、研究データを入力する。"New Study Wizard"ボックスの中のstudy IDを、たとえば"Alifano 1994"、"Data source"を"Published data only"、Yearが1994と表示されるのを確認し最初の研究

の入力を完了する。続いて、"add another in the same section"を選択し、次の研究を入力する。研究の数によって、全ての研究IDの入力が完了するまで、この操作を繰り返す。

3. 組み込まれた研究の特徴

レビューのための研究をすべて入力すると、各研究の詳細（QUADAS-2評価項目）[v]を追加することが可能である。これは、Characteristics of included studies tableでも入力でき、採用研究の特徴と**バイアスのリスク（risk of bias：RoB）**や**適用可能性に関する懸念（applicability concern）**の評価を一緒にしたものである（6.5-3.1.1章「QUADASとQUADAS-2」を参照）。

アウトライン画面で、"Table"＞"Characteristics of studies"＞"Characteristics of included studies"と進み、表示される研究を右クリックし、"Edit study characteristics"を選択する。コンテンツ画面に表示されるQUADAS-2項目のそれぞれを評価する。QUADAS-2に関する4つのドメイン（患者選択［Patient Selection］、指標検査［Index Test］、参照基準［Reference Standard］、フローとタイミング［Flow and Timing］）は必須であり、具体的な入力手順は以下である。

(1) アウトライン画面に表示されている"Alifano 1994"を選択する。
(2) コンテンツ画面において、この研究の下に表示されている、"Patient Selection"の"(A) Risk of bias"項目の"Patient Sampling"ボックスに、"Cross-sectional design"と入力する。
(3) 次に、研究のRoB評価を入力する。記述欄における最初の3件の疑問はシグナリングクエスチョンであり、その下の太字の質問は、このドメインに関するRoBの包括的質問である。
(4) 3つのシグナリングクエスチョンについては"yes"、包括的質問については"Low risk"を選択する。
(5) "(B) Concerns regarding applicability"では、"Patient characteristics and Setting"ボックスには、たとえば以下を入力する。"Sample size: 136 patients, Setting: primary care; outpatients "
(6) 次に"Concerns regarding applicability"に関する質問について、"Low concern"を選択する（図11）。

---

[v] QUADAS-2に関する評価の詳細は、Mindsの以下のオンライン資料を参照のこと。
https://minds.jcqhc.or.jp/s/related_documents

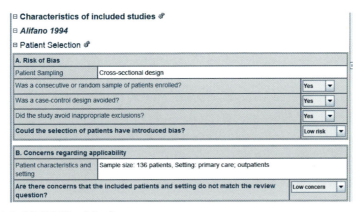

図11　QUADAS-2評価（RevMan）

QUADAS-2の他のドメイン（指標検査、参照基準、フローとタイミング）についても同じように実施する。なお、シグナリングクエスチョンは、各レビューにおいて適切なように追加もしくは削除できる。

4. データの入力と分析

アウトライン画面で、"Data and analyses" > "Data tables by tests" > "Add Test"を選択する。"New Test Wizard"のnameボックスに、検査名（name）をたとえば「Biological marker for colon cancer」と入力する。アウトライン画面において、"Data table by test"の下に、新規に作成したnew testsが表示されるかどうかを確認する（図12）。

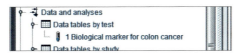

図12　データの入力（RevMan）

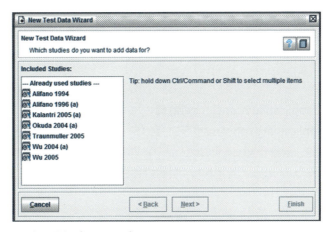

図13　統合のための研究の選択（RevMan）

次に、“Biological marker for colon cancer”を選択し、“Add Test Data”を右クリックする。“New Test Data Wizard”に表示されている研究をすべて選択し（shiftキーを押しながら↓キー）、完了（“finish”）する（図13）。

各研究について、TP、FP、FN、TNのデータテーブルに表1のデータを入力すると、感度と特異度が（95％信頼区間とともに）自動的に計算される。結果はフォレストプロットとしても表示され、各研究の感度と特異度は青い四角で、信頼区間を表す水平ラインとともに示される（図14）。データの入力完了後に、研究データを削除する場合には、アウトライン画面にて目的の研究を選択し右クリックし、“delete test data”を選択する。

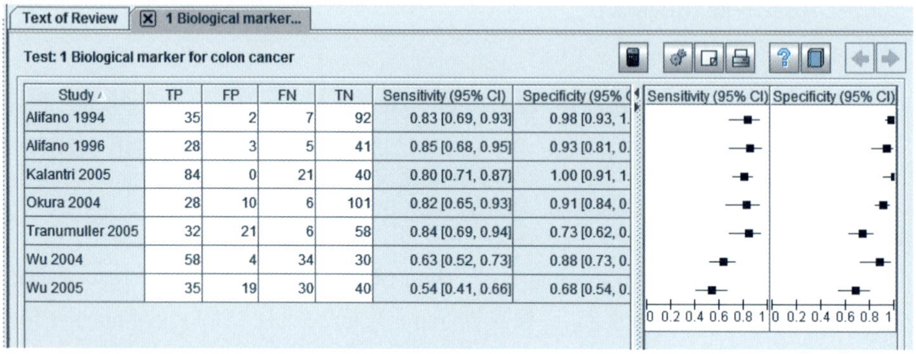

Study	TP	FP	FN	TN	Sensitivity (95% CI)	Specificity (95% (
Alifano 1994	35	2	7	92	0.83 [0.69, 0.93]	0.98 [0.93, 1.
Alifano 1996	28	3	5	41	0.85 [0.68, 0.95]	0.93 [0.81, 0.
Kalantri 2005	84	0	21	40	0.80 [0.71, 0.87]	1.00 [0.91, 1.
Okura 2004	28	10	6	101	0.82 [0.65, 0.93]	0.91 [0.84, 0.
Tranumuller 2005	32	21	6	58	0.84 [0.69, 0.94]	0.73 [0.62, 0.
Wu 2004	58	4	34	30	0.63 [0.52, 0.73]	0.88 [0.73, 0.
Wu 2005	35	19	30	40	0.54 [0.41, 0.66]	0.68 [0.54, 0.

図14　感度と特異度のフォレストプロット（RevMan）

> 注：
> 前述のように、また図14からもわかるように、RevManでは、診断検査精度の場合は（介入に関する場合と異なり）、感度や特異度の“統合結果”は示されない。また、フォレストプロットにおける各研究の重みも計算されず、異質性に関する値も提示されない。すなわち、RevMan単独では、診断研究のメタアナリシスは実施できず、これらの目的には外部ソフトウェア（Meta-DiSc、STATA、Rなど）が必要となる。
> RevManでは、独自あるいは外部ソフトウェアからのパラメータを手動入力することにより、図式解析をすることができる。コンテンツ画面では、HSROCや二変量モデルのような、より複雑なモデルの結果に基づいた図を追加することもできる（詳しくは、Cochrane Handbook for Systematic Reviews of Diagnostic Test Accuracy[261]を参照）。

5. 図表の作成

5.1 risk of biasとapplicability concernsの評価

Risk of bias and applicability concernsグラフ（図15）、**Risk of bias and applicability concerns要約**（図16）の作成は、治療介入に関するレビュー作成の場合と同じである。すなわち、アウトライン画面で、“Figure”＞“Add figure”を選択し、目的の図を選択する。

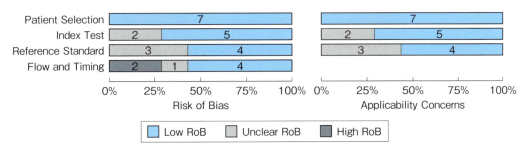

図15　Risk of bias and applicability concernsグラフ

図中プロット内の数値は、研究数を示す。

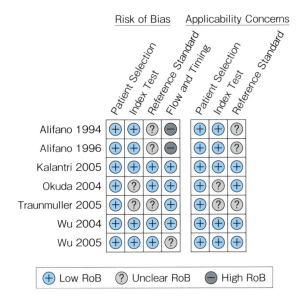

図16　Risk of bias and applicability concerns要約

5.2　HSROCモデルあるいは二変量モデルによるプロット

前述のように、RevMan単独ではメタアナリシスを実施できず、診断検査精度の統合推定値を計算できない。このため、RevManを使ったシステマティックレビュー著者は外部ソフトウェアからのパラメータを使ってデータを解析する必要がある。

アウトライン画面で、"Data and Analyses" > "Analyses"、右クリックで "Add Analysis" を選択する。"New Analysis Wizard" が開くので、名前に「Biomarker」と入力し、"Single test analysis" を選択し、下段に表示される検査リスト（"Tests"）の "Biological marker for colon cancer" にチェックを入れ、"next" をクリックして、完了（"finish"）する（図17）。

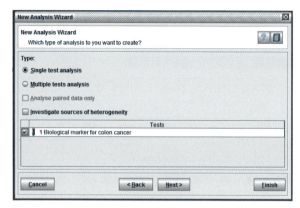

図17　外部ソフトウェアのデータの取り込み（RevMan）

　分析画面が開き、3つの異なる領域（a.フォレストプロット領域、b. SROCプロット領域、c. SROCプロットのレイアウトを定義できる領域を含めた、外部計算パラメータ領域）が表示される。外部計算パラメータの領域に、STATAの*metandi*コマンドにより得た各データ（図4参照）を入力すると、RevManにおいて統合推定値や95%信頼楕円を表示できる（図18）。

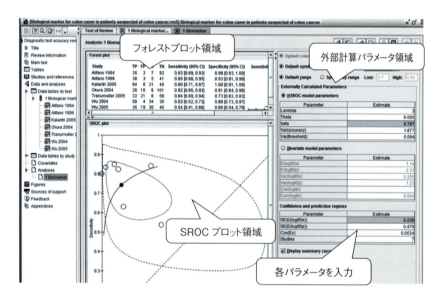

図18　RevManにおけるSROC曲線の表示

　診断検査精度の各アウトカムのエビデンス総体について、QUADAS-2評価や、効果推定値の精確さ（点推定値や信頼区間）、異質性、出版バイアス、などに関する情報を入手・要約できたならば、各アウトカムのエビデンスの確実性のグレードをGRADEシステムにより評価する。

5. GRADEシステムによる診断検査精度のエビデンスの確実性評価と推奨の決定

　診断検査精度にGRADEシステムを適用する場合には、個別研究ではなく、エビデンス総体を利用する必要がある。すなわち、既存のシステマティックレビューにおける診断検査精度の各アウトカム（TP、FP、FN、TN）、もしくは独自に統合したエビデンスに関して、その確実性のグレードを評価する。エビデンス総体の確実性はGRADEの**グレードを下げる5要因**（RoB、非一貫性、非直接性、不精確さ、出版バイアス）を使って評価し、**エビデンスプロファイル**としてまとめる。エビデンス総体のRoBや非直接性の評価には、QUADS-2評価結果を利用できる。

　診断検査精度のエビデンスから推奨の作成プロセスにおいては、いくつかの有病率（事前確率）を設定し、診断検査精度のTP、FP、FN、TNのエビデンスの確実性に加え、それらの結果にリンク付けされた治療による臨床アウトカムとの直接性を検討する。最後に、全体的なエビデンスの確実性のグレードを評価し、正しく分類（TPとTN）されることによる利益と誤って分類（FPとFN）されることによる害のバランス、価値観や意向、資源の利用（コスト）などを考慮して推奨の強さと方向を決定する。

　診断検査精度におけるGRADEシステムの使い方に関しては、本書Part 6『診断検査精度へのGRADEシステムの適用』を参考にしていただきたい（図19）。

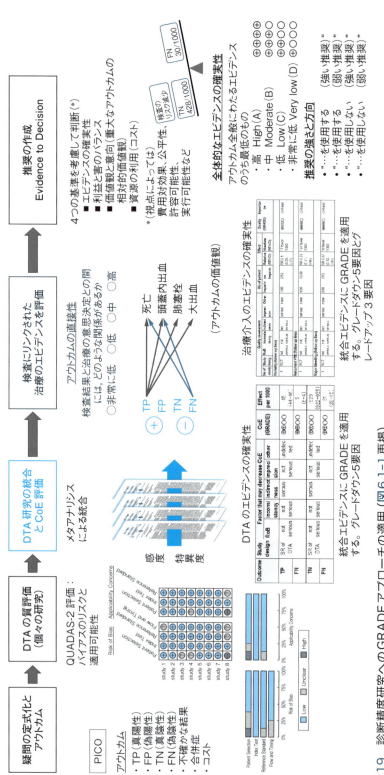

図19 診断精度研究へのGRADEアプローチの適用（図6.1-1 再掲）

疑問を定式化し（PICO）、アウトカム（TP, FP, TN, FN, 不確かな結果、合併症、コスト）の重要性を評価する。関心のある疑問に関して収集した、感度や特異度を報告した研究についてQUADAS（もしくはQUADAS-2）を使ってrisk of biasを評価し統合する。診断検査精度（TP, FP, TN, FN）に関する統合エビデンスについて、GRADEシステムのグレードを下げる5要因を適用し、エビデンスの確実性のグレードを4段階（高、中、低、非常に低）のいずれかに評価する。診断検査精度の各要素について、患者にとって重要なアウトカムとの関連性・直接性を評価した上で、検査結果にリンクされた治療介入に関するエビデンスをGRADEの4段階のグレードを収集しそのエビデンスの確実性をGRADEにわかりやすく評価する。アウトカム全般にわたる全体的なエビデンスの確実性は、重大なアウトカムに関するエビデンスの確実性の中で、"最も低いグレード"を採用する。つまり、診断検査精度のエビデンスの確実性が「高」でも、リンク付けされた治療のエビデンスの確実性が「低」ならば、全体的なエビデンスの確実性は「低」である。アウトカムの価値観や意向、望ましい効果と望ましくない効果のバランス、資源の利用、コストを勘案して、推奨の強さを決定する。診療ガイドラインの視点によっては、費用対効果、公平性、許容可能性、実行可能性なども考慮する。

DTA: 診断検査精度、CoE: エビデンスの確実性、QUADAS: Quality Assessment tool for Diagnostic Accuracy Studies

追加資料-⑪　GRADEワークショップ資料：治療介入

このワークショップ資料は、**Grading of Recommendations Assessment, Development and Evaluation (GRADE)** working groupが作成したもの（GRADE intervention workshop package v20110822）[i]を改変したものである。GRADEシステムに関する一連のステップでは、RevManおよび **GRADEpro Guideline Development Tool (GRADEpro GDT)**[91][ii]を活用するのが望ましいが、本資料に含まれるワークシートをそのままコピーして利用することでGRADEシステムの理解に役立てることも可能である。

●本資料に含まれるワークシートと表

資料	資料名	頁	
ワークシート1	意思決定のためのアウトカムのリスト	6	
ワークシート2	各アウトカムについての研究全般に関するエビデンスの確実性評価	7	
ワークシート3	エビデンスプロファイル	8	
ワークシート4	推奨のための決断テーブル	9	10
表1	エビデンスの確実性評価基準と定義	11	
表2	RCTのバイアスのリスク	12	
表3	コホート研究のバイアスのリスク	13	14
表4	バイアスのリスク以外のグレードを下げる要因に関する判定	15	
表5	グレードを上げる要因に関する判定	16	
表6	標準様式のエビデンスプロファイルの例	17	
表7	SoFテーブルの例	18	19
表8	Evidence to Decisionテーブルの例	20	21

●ワークショップにおける課題

- ●小グループで作業を行う。
- ●グループ全体への報告を行う担当者を選ぶ（メモをとる）。
- ●時間を管理する。
- ●次頁の指示に従う。

---

[i] GRADE workshop hand-out.pdf [262]
[ii] GRADEpro GDTの使い方については、追加資料-⑥「GRADEpro GDTの利用法」を参照。

●**指示**（要点：指示の詳細は各セクションをみるとよい）

1. **システマティックレビューの詳細と提起されたクリニカルクエスチョン（CQ）を特定する**
   レビュー（添付）の抄録を読み、レビューで提起されたクリニカルクエスチョンとその構成成分をPICO（患者・集団、介入、比較、アウトカム）形式で定式化し、主な比較を特定する。

2. **意思決定に重要なアウトカムを選択する**
   患者にとって重要なアウトカムを選択する（ワークシート1）。

3. **アウトカムの相対的重要性を等級付けする**
   患者にとって重要なアウトカム（1〜9点スコアで、4点以上）を最大7個まで選択し、各アウトカムの相対的重要性を等級付けする（ワークシート1）。

4. **各アウトカム（each outcome）に関するエビデンスの確実性（確信性）を評価する**
   各アウトカムに関するエビデンスの確実性をワークシート2、ワークシート3に記入する。
   エビデンスの確実性のグレード評価には、表1（エビデンスの確実性評価基準と定義）、表2（RCTの研究の限界［バイアスのリスク］）、表3（コホート研究の限界［バイアスのリスク］）、表4（バイアスのリスク以外のグレードを下げる要因に関する判定）、表5（グレードを上げる要因に関する判定）を参考とする。

5. **望ましいアウトカムと望ましくないアウトカムに関する、効果の大きさ（summary of finding: SoF）に関する情報を提示する**
   エビデンスプロファイル（ワークシート3）を完成させる。
   注：ワークシート1, 2, 3を使わず、GRADEpro GDTを使ってGRADE要因に関する評価を入力すると、各アウトカムのエビデンスの確実性が自動的に表示され、相対効果やベースラインリスクを入力すると絶対効果が自動的に計算される。表示されるエビデンスの確実性のグレードは、重複カウントによるグレードダウンに注意し、最終的に変更される場合がある。

6. **全ての重大なアウトカムにわたる全体的なエビデンスの確実性を等級付けする**
   完成されたエビデンスプロファイル（ワークシート3）、またはGRADEpro GDTにより作成されたエビデンステーブルを利用して、アウトカム全般にわたる全体的なエビデンスの確実性のグレードを決定する。

7. **決断テーブルを使用してエビデンスから推奨を決定する**
   決断テーブル（Evidence to Decisionテーブル）を利用して、最終的な推奨を決定する（ワークシート4）。
   注：ワークシート4を使わずに、GRADEpro GDTを使ってevidence to decision（EtD）テーブルを利用することもできる。

8. **合意形成**
   もし、討議によって合意に至らなかった場合、ある特定の介入に関する推奨の強さに関する自らの見解（投票）を記録することができる。また、各カテゴリの推奨に対する投票数を入力することもできる（ワークシート4）。

課題の途中で、治療に関するシステマティックレビューのSoFテーブルまたはエビデンスプロファイル（GDTを使用した場合、EtDテーブル）がどのように提示されるか、または最終的に提示するものがどれほど改善されるかを考えていただきたい。

●作業とワークシート/評価基準

1. システマティックレビューの詳細と提起されたクリニカルクエスチョンを特定する

システマティックレビューのタイトル
対処している疑問を考えてみること。主な比較を選択する（例：心房細動患者におけるワルファリン vs NOAC[a]）。

[a] NOAC：非ビタミンK阻害経口抗凝固薬（non-vitamin K antagonist oral anticoagulants）

1.1. クリニカルクエスチョンを特定する

患者・集団（P）	
介入（I）	
比較（C）	
アウトカム（O）	治療の有無にかかわらず、患者が経験しうるアウトカムを全て考慮する（ワークシート1を使用） ・ ・ ・ ・ ・

1.2. 最終的なクリニカルクエスチョン

例：最近増悪をきたしたCOPD患者に対して、通常のコミュニティケアよりも呼吸リハビリテーションを実施すべきか。

COPD: chronic obstructive pulmonary disease

2. 意思決定に重要なアウトカムを選択する

関連するアウトカムのリストを作成する（ワークシート1を参照）。

- 1次アウトカム（システマティックレビュー著者が1次アウトカムであると位置づけたアウトカム）をリストアップする（コクランレビューの場合、「Criteria for Considering Studies」の項を参照）。
- 報告されたアウトカム（別のアウトカムについてデータが報告されている場合は、そのアウトカム）を追加する（コクランレビューの場合、「Results and Abstract」の項を参照）。
- レビューで報告されていないその他のアウトカムで、重要であると考えられるアウトカムがあれば、追加する（利益と害の両方を含め、また関連があればコストも含める）。

3. アウトカムの相対的重要性を評価する

アウトカムのリストの中から、ガイドラインパネルや推奨作成者にとって重大（評点≧7点）で、エビデンスプロファイルに含めるべきであると考えられるアウトカム選択する。

- 重要なアウトカムは最多で7件まで選択する。
- 選択したアウトカムを空のエビデンスプロファイル（ワークシート3）に転記するか、GRADEpro GDTを使って入力する。
- 小グループまたはペアを組んで作業すること。各小グループ内で、どのアウトカムが重要でエビデンスプロファイルに含めるべきか、について合意すること（ワークシート1）。

4. 各アウトカムに関するエビデンスの確実性（certainty of evidence）を評価する

- 当該アウトカムに関するエビデンスの確実性のグレードを決定するため、ワークシート2、またはワークシート3に記入するか、GRADEpro GDTを使って入力する。
- エビデンスの確実性のグレード評価には、表1（エビデンスの確実性評価基準と定義）、表2（RCTのバイアスのリスク）、表3（コホート研究のバイアスのリスク）、表4（バイアスのリスク以外のグレードを下げる要因に関する判定）、表5（グレードを上げる要因に関する判定）を参考とする。

4.1 エビデンスの確実性のグレード評価は、研究デザインと研究の限界（バイアスのリスク）の評価から開始する

- エビデンスの確実性のグレード評価は、研究デザインから開始する。
- 次に研究の限界（バイアスのリスク）を含めたグレードを下げる5要因を考慮する。
- グレードを下げる要因に深刻な限界がない観察研究（非ランダム化試験）について、グレードを上げる3要因を考慮する。
- 各アウトカムに関するエビデンスの確実性のグレードを、4段階（高、中、低、非常に低）のうちのいずれか1つに判定する。

5. 望ましいアウトカムと望ましくないアウトカムに関する、効果の大きさに関する情報を提示する
   - エビデンスプロファイル（ワークシート3）の"結果の要約（summary of findings: SoF）"に関するデータを入力して、エビデンスプロファイルを完成する（表6、表7を参照）。
   - 選択した全てのアウトカムに関して、介入効果の大きさに関する情報を、SoF部に入力する。
   - GRADEpro GDTを使うと、エビデンスプロファイルやSoFテーブル、さらには後述のEtDテーブルを簡単に作成できる。
   - 介入効果の入力の際には、ベースラインリスクを最多で3種類まで設定できる。設定したベースラインリスクと、入力した統合推定の相対効果（点推定値と95%信頼区間）から絶対効果（リスク差）を表示する（GRADEpro GDTでは1,000人あたりの絶対効果が自動的に算出表示される）。
   - わからないがことがある場合、GRADEpro GDTのヘルプファイル（GRADEハンドブック）を参照すること。
   - ノート型パソコンを利用してグループでデータ入力を行ったり、2人1組に分かれて各組に1つまたは複数のアウトカムを割り当てたりしてもよい。
   - エビデンステーブルはsof、MS Word、HTML、PDFなどの様式でエクスポートできる。

6. 全ての重大なアウトカムにわたる全体的なエビデンスの確実性のグレードを判定する
   （すべてのアウトカムについてエビデンスの確実性のを評価しているならば）

   GRADE規則に従って、アウトカム全般にわたる全体的なエビデンスの確実性を、1つだけ決定する。アウトカム全般にわたる全体的なエビデンスの確実性の判断規則は、1.2-14.2.1.1章「重大なアウトカム全般にわたる全体的なエビデンスの確実性」を参照のこと。

7. 決断テーブルを使用してエビデンスから推奨を決定する
   - 推奨のための決断テーブル（ワークシート4）を利用して、推奨の強さを「強い」または「弱い/条件付き」に判定する。
   - GRADEpro GDTによるEtDテーブル作成が効率的である（表9）。

8. 合意形成

   アウトカム全般にわたる全体的なエビデンスの確実性、利益と不利益のバランス、価値観や意向、そしてコストの分析結果に基づき、ある特定の介入に関する推奨の強さについて、合意を形成する。合意形成プロセスを明確にし、合意の基準を事前に設定することが重要である。合意形成には、統計学的手法としての、修正デルファイ（RAND法）を利用できる（1.2-14.4章「GRADEプロセスにおける合意形成」、および追加資料-⑧「推奨作成における合意形成法」を参照のこと）。

●ワークシート1：意思決定のためのアウトカムのリスト

　意思決定にとって最も重要なアウトカム（その介入を使用するかしないかという意思決定にとって重要かもしれないアウトカムでエビデンスプロファイルに含めるもの）を選択する。

システマティックレビューのタイトル	
エビデンスプロファイルに含むべき重要なアウトカムを7個まで選択する。 これを空のエビデンスプロファイルのシート（本資料のワークシート3）に転記する。 各アウトカムについての相対的重要性を、1点（重要でない）～9点（重大）で、3つのカテゴリのいずれかに等級付けする。 ●1～3点：重要でない（エビデンスプロファイルに含めない）。 ●4～6点：重要だが、意思決定には重大でない（エビデンスプロファイルに含めるべきかどうかは、他の重要なアウトカムとの兼ね合いである）。 ●7～9点：意思決定にとって重大である（エビデンスプロファイルに含める）。	

アウトカム	重要性	エビデンスプロファイルに含めるか	
1.		はい	いいえ
2.		はい	いいえ
3.		はい	いいえ
4.		はい	いいえ
5.		はい	いいえ
6.		はい	いいえ
7.		はい	いいえ
8.		はい	いいえ
9.		はい	いいえ
10.		はい	いいえ
11.		はい	いいえ
12.		はい	いいえ

● ワークシート2：各アウトカムについての研究全般に関するエビデンスの確実性評価

（もし、GRADEpro GDT を利用しているなら、このワークシートはとばす）
（表1「GRADE エビデンスの確実性評価基準と定義」を参考）

エビデンスの確実性の GRADE 評価要因	グレードの評価（各項目について、いずれかの判定を1つ選択）	コメント（グレードを下げる理由を説明）	エビデンスの確実性のグレード（アウトカムごとに1つ選択）
第1アウトカム			
研究の限界（バイアスのリスク）	なし 深刻（−1） 非常に深刻（−2）		□ ⊕⊕⊕⊕ 高
結果の非一貫性	なし 深刻（−1） 非常に深刻（−2）		□ ⊕⊕⊕◯ 中
エビデンスの非直接性	なし 深刻（−1） 非常に深刻（−2）		□ ⊕⊕◯◯ 低
データの不精確さ	なし 深刻（−1） 非常に深刻（−2）		
出版バイアス	なさそう ありそう（−1） 非常にありそう（−2）		□ ⊕◯◯◯ 非常に低
第2アウトカム			
研究の限界（バイアスのリスク）	なし 深刻（−1） 非常に深刻（−2）		□ ⊕⊕⊕⊕ 高
結果の非一貫性	なし 深刻（−1） 非常に深刻（−2）		□ ⊕⊕⊕◯ 中
エビデンスの非直接性	なし 深刻（−1） 非常に深刻（−2）		□ ⊕⊕◯◯ 低
データの不精確さ	なし 深刻（−1） 非常に深刻（−2）		
出版バイアス	なさそう ありそう（−1） 非常にありそう（−2）		□ ⊕◯◯◯ 非常に低

（本来、最多で第1〜7アウトカムまでのチェックリスト表があるが、紙面の都合で第3以後は割愛）

● ワークシート 3：エビデンスプロファイル

著者：＿＿＿＿＿＿＿＿　　月日：＿＿＿＿＿＿＿
疑問：＿＿＿＿＿＿＿＿
論文：＿＿＿＿＿＿＿＿　　セッティング：＿＿＿＿＿＿＿

研究数	デザイン	質の評価 (Quality assessment)					結果の要約 (Summary of findings: SoF)					重要性
		限界（バイアスのリスク）	非一貫性	非直接性	不精確さ	その他の要因	参加者数		効果		質	
							介入	対照	相対 (95% CI)	絶対		
アウトカム1												
アウトカム2												
アウトカム3												
アウトカム4												
アウトカム5												
アウトカム6												
アウトカム7												

例：がんの化学療法による完全奏効率

研究数	デザイン	限界	非一貫性	非直接性	不精確さ	その他の要因	介入	対照	相対 (95% CI)	絶対	質	重要性
5	RCT	深刻な限界なし	深刻な非一貫性なし	深刻な非直接性なし	深刻な不精確さなし	出版バイアス大あり	216/344	211/344	RR 1.0 (0.92〜1.1)	−0/1000 (−49〜61)	⊕⊕⊕◯ moderate	重大

追加資料-⑪ GRADEワークショップ資料：治療介入

● ワークシート 4：推奨のための決断テーブル

推奨草案

推奨に関連する価値観や意向（検討した各アウトカム別に、一連の価値観を想定する）
（例：この推奨の作成にあたっては、致死率の高い疾患における死亡の回避を重要視した）

重大なアウトカム全般にわたる全体的なエビデンスの確実性

推奨の強さの判定（以下の4項目について判定し、その説明を記載する）

推奨の強さに関する要因	判定	説明
高いまたは中等度の質のエビデンス （「高」または「中」の質のエビデンスはあるか？） 全体的なエビデンスの確実性が高いほど、強い推奨の可能性が高くなる。	☐ はい ☐ いいえ	
利益と害・負担のバランスに関する確実性 （利益が害や負担を上回るあるいは下回ることに確信があるか？） 望ましい効果と望ましくない効果の差が大きければ大きいほど、推奨の強さが強くなる可能性が高い。正味の利益が大きければ大きいほど、強い推奨の可能性が高くなる。	☐ はい ☐ いいえ	
価値観や意向 （想定された価値観について確信があるか、また標的集団において価値観や意向は類似しているか？） 価値観や意向にばらつきが少ないほど、または確実性が大きいほど、強い推奨の可能性が高くなる。	☐ はい ☐ いいえ	
資源の影響 （消費される資源は期待される利益に見合うか？） 介入のコストが低ければ低いほど、すなわち消費される資源が少ないほど、強い推奨の可能性が高くなる。	☐ はい ☐ いいえ	

すべての項目について「はい」ならば、推奨の強さが「強い」とされる可能性が高くなる。

討議によって合意に至らなかった場合、推奨を策定するパネルは、以下の表を活用することによって、全体的なエビデンスの確実性、利益と不利益のバランス、価値観や意向、そしてコストの分析結果に基づき、ある特定の介入に関する推奨についての自らの見解（投票）を記録できる。この場合、次表の各カテゴリの推奨に対するパネルの投票数を入力することが望ましい。この評価結果は当該介入の実施または非実施を示す推奨の強さに反映される。

各カテゴリの推奨の投票数を記入する[a]				
介入の望ましい効果と望ましくない効果に関する評価者の見解	望ましい効果が望ましくない効果を明らかに上回る	望ましい効果が望ましくない効果をおそらく上回る	望ましくない効果が望ましい効果をおそらく上回る	望ましくない効果が望ましい効果を明らかに上回る
推奨の強さ	強い推奨	条件付き（弱い）推奨	条件付き（弱い）推奨反対	強い推奨反対
推奨の表現	"実施する"ことを推奨する	"実施する"ことを提案する	"実施しない"ことを提案する	"実施しない"ことを推奨する
投票数				

[a] このワークシートでは、望ましい効果と望ましくない効果のバランスを4つのカテゴリのいずれかに決定するが、GRADEpro GDT を使ったEtDテーブルにおける評価では、5つのカテゴリのいずれか1つに決定する（追加資料-⑦「Evidence to Decisionフレームワーク」を参照）。

推奨の強さ	☐ 強い推奨 ☐ 条件付き（弱い）推奨

最終的な推奨（全パネルメンバーからの意見をまとめ最終的に決定する）	
推奨の強さ：	エビデンスの確実性：
根底にある価値観や意向	
注意	

追加資料 - ⑪ GRADE ワークショップ資料：治療介入

表1 GRADEエビデンスの確実性評価基準と定義

研究デザイン	エビデンスの初期評価	グレードを下げる*(Downgrading)	グレードを上げる*(Upgrading)	エビデンス総体の最終評価 (GRADE)
ランダム化比較試験	高	・限界（バイアスのリスク） 　－1　深刻 　－2　非常に深刻 ・非一貫性（inconsistency） 　－1　深刻 　－2　非常に深刻 ・非直接性（indirectness） 　－1　深刻 　－2　非常に深刻 ・不精確（imprecision） 　－1　深刻 　－2　非常に深刻 ・出版バイアス（publication bias） 　－1　ありそう 　－2　非常にありそう	・効果の程度が大きい（large magnitude of effect） 　＋1　大きな効果 　　　RR＞2 あるいは＜0.5 　＋2　極めて大きい効果 　　　RR＞5 あるいは＜0.2 ・用量反応勾配（dose-dependent gradient） 　＋1　あり ・すべての交絡因子（plausible confounder） 　＋1　提示された効果を減弱させている 　＋1　効果が観察されていないのに当該効果を増大させる方向に働いている	・高：⊕⊕⊕⊕ ・中：⊕⊕⊕○ ・低：⊕⊕○○ ・非常に低：⊕○○○
観察研究	低			

* 1＝1段階グレードを下げる、あるいは上げる（たとえば、「高」から「中」へ）
　2＝2段階グレードを下げる、あるいは上げる（たとえば、「高」から「低」へ）

各アウトカムについての研究全般に関するエビデンス総体の質の定義

- 「高」＝今後の研究によって効果推定値に対する確信性が変わる可能性は低い。
- 「中」＝今後の研究によって効果推定値に対する確信性に重要な影響が及ぶ可能性が高く、推定値が変わる可能性がある。
- 「低」＝今後の研究によって効果推定値に対する確信性に重要な影響が及ぶ可能性が非常に高く、推定値が変わる可能性が高い。
- 「非常に低」＝あらゆる効果推定値が不確実である。

例：あるアウトカムに関する複数のRCTのシステマティックレビューを想定すると、エビデンス総体の確実性は「高」から開始する。もし深刻な限界（－1），さらに 非常に深刻な不精確さ（－2）がある場合には、最終的なエビデンスの確実性のグレードを、1～2段階下げる可能性がある。エビデンスの確実性評価は、単純な加算ではないことに注意すべきである。

表2 RCT研究の限界（バイアスのリスク）

バイアスのリスクの評価項目	判定 (yes/unclear/no)
● 割り付けの隠蔽なし 　患者を組み入れる担当者が、次に組み入れる患者がどの群に属するかを知っている場合に起こる。割り付けを、曜日、誕生日、カルテ番号などで行うときに起こりやすい。擬似ランダム化比較試験や準ランダム化比較試験で特に大きな問題となる。	
● 盲検化の欠如 　患者、介護者、アウトカムの報告者や評価者、またはデータ解析担当者が、患者がどの群に割り付けられているのかを知っている。	
● 患者やアウトカムイベントの不完全な検討 　脱落率が20％で、ITT解析の原則を掲げながらも、その原則を遵守せず、適切なデータ補完解析を実施していない。	
● 選択的アウトカム報告バイアス 　研究計画書に記載されているにもかかわらず、報告しているアウトカムと報告していないアウトカムとがある（典型的には、効果がないアウトカムのことが多い）。	
● その他の限界 　・利益があったとして試験を早期中止する。 　・患者にとって重要なアウトカムが、妥当ではない。 　・クロスオーバー試験における持ち越し効果がある[a]。 　・クラスターランダム化比較試験における組み入れバイアスがある[b]。	

[a] クロスオーバー試験は同一患者群が当該の2つ（あるいは全て）の治療を、時期をずらして受ける。つまり、介入も対照も、同一個人が時間をずらして体験する。対照者は同一個人のため、時間変化以外の潜在的な交絡因子を排除しやすい。対照は同一個人なので必要症例数を少なくできるが、持ち越し効果やいくつかの重大な欠点がある。

[b] クラスター（cluster：集団）単位で割り付けを行う方法で、病院単位や市などの単位といった集団レベルでランダム割り付けをする研究（通常のRCTでは、多施設研究でも、個人レベルでランダム割り付けされる）。たとえば、60の工場を、工場単位でランダムに治療群、対照群の半々に割り付けするような場合である。

表3 コホート研究の限界（バイアスのリスク）

バイアスのリスクの評価項目	判定 （yes/unclear/no）
● 曝露したコホートと曝露していないコホートが同じ集団から選択されていない ・バイアスのリスク「低」の例：曝露群と非曝露群が、同じ施設で同じ期間にわたって治療を受けた患者のデータが登録された同一の管理データベースから抽出されている。 ・バイアスのリスク「高」の例：曝露群と非曝露群が、異なる施設で、または異なる期間にわたって治療を受けている。	
● 曝露の評価に確信がもてない ・バイアスのリスク「低」の例：確実な記録（例：外科手術の記録、薬局の記録）がある。複数回に及ぶ面接、またはその他の方法により、使用/曝露の現状を確認している。曝露群と非曝露群が、同じ施設で同じ期間にわたって治療を受けた患者のデータが登録された同一の管理データベースから抽出されている。 ・バイアスのリスク「中」の例：ある1時点で構造的面接を実施している。書面の自己報告である。過去の曝露の状態を振り返って確認するように求められた個人が、想起バイアスの影響を受ける可能性がある（有害アウトカムを発症していない場合は曝露を想起する可能性が低く、有害アウトカムを発症した場合は曝露を想起する［曝露発生の有無にかかわらず］可能性が高い）。 ・バイアスのリスク「高」の例：曝露データの取得方法が定かでない。	
● 研究の開始時点では関心のあるアウトカムが存在していないことに確信をもてない	
● 研究では、関心のあるアウトカムに関連する全ての変数に関し、曝露群と非曝露群をマッチさせていない、あるいは統計学的分析により、全ての予後変数について調整を行っていない ・バイアスのリスク「低」の例：考えられる予後変数の全てについて、包括的なマッチングまたは調整を行っている。 ・バイアスのリスク「中」の例：考えられる予後変数の大半について、マッチングまたは調整を行っている。 ・バイアスのリスク「高」の例：考えられる予後変数のごく一部についてのみ、マッチングまたは調整を行っている、またはマッチングや調整を全く行っていない。両群間に差がない、または両群間の差が統計的に有意でないことを示す記述が、両群の類似性を確証するためには不十分である。	
● 予後因子の有無の評価に確信をもてない ・バイアスのリスク「低」の例：すべての参加者を対象に面接を実施している。全ての参加者から自記式アンケートへの回答を得ている。カルテをレビューし、再現性を実証している。データベースから予後データを取得しており、予後データ抽出の精度を示す記録がある。 ・バイアスのリスク「中」の例：カルテをレビューしているが、再現性を実証していない。データベースから予後データを取得しているが、予後データ抽出の質が定かでない。 ・バイアスのリスク「高」の例：データベースから予後データを取得しているが、予後変数抽出の質に関する記録がない。	
● アウトカムの評価に確信がもてない ・バイアスのリスク「低」の例：盲検化された条件下で独立した研究者が評価を行っている。記録がリンクされている。一部のアウトカム（例：股関節骨折）については、骨折の確認という必要条件を満たすのには、カルテの参照で十分である。 ・バイアスのリスク「中」の例：盲検化されていない条件下で独立した研究者が評価を行っている。自己報告である。一部のアウトカム（例：X線画像の参照が必要な脊椎骨折）については、カルテを参照することではアウトカム評価が十分であるとはいえない。 ・バイアスのリスク「高」の例：アウトカム評価が確かでない（説明がない）。	

（次頁につづく）

バイアスのリスクの評価項目	判定 (yes/unclear/no)

● コホート群の追跡が不十分である
  ・バイアスのリスク「低」の例：アウトカムデータの欠損がない。アウトカムデータの欠損の原因が、真のアウトカムに関連している可能性は低い（生存率データの場合、観察打ち切り（censoring）によってバイアスが生じる可能性は低い）。アウトカムデータの欠損の数が各介入群で均衡しており、欠損値の原因が各群で類似している。**2値アウトカム**データの場合、観測されたイベントのリスクと比較し、アウトカムの欠損値の割合が介入効果の推定値に重要な影響を与えるほどではない。**連続アウトカム**データの場合、アウトカムの欠損値において考えられる効果サイズ（平均値の差、または標準化平均差）が、観測された効果サイズに重要な影響を及ぼすほど大きくはない。欠損値が適切な方法により補完されている。
  ・バイアスのリスク「高」の例：アウトカムデータの欠損の原因が、真のアウトカムに関連している可能性が高く、各介入群で欠損値の数または原因が一様ではない。2値アウトカムデータの場合、観測されたイベントのリスクと比較し、アウトカムの欠損値の割合が、介入効果の推定値に重大なバイアスを生じさせるほど大きいものである。連続アウトカムデータの場合、アウトカムの欠損値において考えられる効果サイズ（平均値の差、または標準化平均差）が、観測された効果サイズに臨床的に意義のあるバイアスを生じさせるほど大きいものである。"実際の治療に基づく（as-treated）"解析を、ランダム化の時点で割り付けた介入とは著しく異なる介入を実施した状態で行っている。単純な調整を不適切に適用している可能性がある。	

● 共介入は両群間で類似していない
  ・バイアスのリスク「低」の例：関心のあるアウトカムに影響しうる大半または全ての関連する共介入が、曝露群と非曝露群とで類似していることが記録されている。
  ・バイアスのリスク「高」の例：関心のあるアウトカムに影響しうる関連する共介入が、曝露群と非曝露群とで類似していることがほとんど、または全く記録されていない。	

表4 バイアスのリスク以外のグレードを下げる要因に関する判定

データの非一貫性 (inconsistency) / 異質性 (heterogeneity)	判定 (yes/unclear/no)*
● 点推定値が研究間で異なり、その相違がかなり大きい。 ● 各信頼区間の重なりが、ほとんどまたは全くない。 ● 効果の方向が一定ではない。 ● 研究間のばらつきの割合 (I^2) が高い (例、$I^2 > 60\%$ =高い)。 ● 統計学的な異質性検定で有意 (例：$p < 0.05$)。	
エビデンスの非直接性 (indirectness)	判定 (yes/unclear/no)
● 対象集団や患者が、われわれが関心のあるものと違う (集団間の差異)。 ● 介入が、われわれが関心のあるものと違う (介入の差異)。 ● アウトカムが、われわれが関心のあるものと違う (アウトカム指標の差異)。 ● 間接的な比較による結論 (間接比較)。	
データの不精確さ (imprecision)	判定 (yes/unclear/no)
● 95%信頼区間に、「効果なし」と、「相当の利益」または「相当の害」が含まれている。 ● 総イベント数やサンプルサイズが少ない (総イベント数<300〜400、総サンプルサイズ<3,000〜4,000)。	
出版バイアス (publication bias)	判定 (yes/unclear/no)
● 小規模研究によってより大きな効果が示されている。 ● ファンネルプロットの目視評価あるいは統計的解析により非対称性がある。 ● 組み込まれた多くの研究が企業からの資金提供を受けている。 ● 発表された試験と未発表の試験との間に結果の乖離がある。 ● 経時的に効果サイズが変化している。	

*Yesが多いとグレードを下げる可能性が高い。

表5　グレードを上げる要因に関する判定 [a]

効果の程度が大きい (large magnitude of effect)	判定 (yes/unclear/no) **
● RR＞2　または　＜0.5　（1段階グレードを上げる） ● RR＞5　または　＜0.2　（2段階グレードを上げる）	
用量反応勾配 (dose-response gradient)	判定 (yes/unclear/no)
● 用量反応勾配がある場合は，エビデンスの確実性のグレードを1段階上げる。	
交絡因子の影響 (plausible confounding)	判定 (yes/unclear/no)
● 提示された効果を減弱させている。 ● 効果が観察されていないのに当該効果を増大させる方向に働いている。 ● 交絡因子の影響がある場合は，エビデンスの確実性のグレードを1段階上げる。	

[a] エビデンスの確実性のグレードを下げる5要因のいずれにおいても深刻な限界がみられない場合にのみ、グレードアップを考慮すべきである。原則的には、グレードを上げる3要因は観察研究に適用される。

** Yesが多いとグレードを上げる可能性が高い。

表6 標準様式のエビデンスプロファイルの例

アスピリンよりもクロピドグレルを使用すべきか

文献：A randomised, blinded, trial of clopidogrel versus aspirin in patients at risk of ischemic events (CAPRIE). Lancet. 1996; 348: 1329-39.

質評価							Summary of findings				
研究数（研究数）フォローアップ	バイアスのリスク	非一貫性	非直接性	不精確さ	出版バイアス		研究のイベント発生率（%）		相対効果（95%CI）	絶対効果の推定値（95%CI）		エビデンスの全体的な質
							アスピリン	クロピドグレル		アスピリンによるリスク	クロピドグレルによるリスク	

血管（重大なアウトカム）：致死性心筋梗塞、致死性虚血性脳卒中、致死性出血性脳卒中、他の血管死

| 19,185（1 RCT）平均フォローアップ1.9年 | 深刻でない | 深刻でない[a] | 深刻でない | 深刻[b] | 検出しない | 405/9586 (4.2%)[c] | 372/9599 (3.9%)[c] | RR 0.92 (0.80～1.05) | 190/1000 死亡[d] | 175/1000 死亡 (155～199) | ⊕⊕⊕○ 中 |

非致死性心筋梗塞（重大なアウトカム）

| 19,185（1 RCT）平均フォローアップ1.9年 | 深刻でない | 深刻でない | 深刻でない | 深刻[b] | 検出しない | 301/9586 (3.1%) | 255/9586 (2.7%) | RR 0.85 (0.72～1) | 80/1000 MI | 68/1000 MI (58～80) | ⊕⊕⊕○ 中 |

非致死性脳卒中（重大なアウトカム）：虚血性および出血性脳卒中

| 19,185（1 RCT）平均フォローアップ1.9年 | 深刻でない | 深刻でない | 深刻でない | 深刻[b] | 検出しない | 528/9586 (5.5%)[e] | 486/9599 (5.1%)[e] | RR 0.92 (0.82～1.03) | 110/1000 脳卒中[d] | 101/1000 脳卒中 (90～113) | ⊕⊕⊕○ 中 |

頭蓋外大出血（重大なアウトカム）：「任意の重症出血性疾患」と不明確に定義されているもの

| 19,185（1 RCT）平均フォローアップ1.9年 | 深刻でない | 深刻でない | 深刻でない | 深刻[b] | 検出しない | 149/9546 (1.6%)[f] | 132/9599 (1.4%)[f] | RR 0.88 (0.7～1.12) | 40/1000 出血[g] | 35/1000 出血 (28～45) | ⊕⊕⊕○ 中 |

[a] サブグループ解析では、MI患者ではなんの利益もないことが示された。複合エンドポイントのサブグループ解析では、脳卒中患者で7.3%、末梢動脈疾患患者で23.8%の相対リスク減少があり、MI患者で3.7%の相対リスク増加があった（交互作用検定 p＝0.043）。信用性の基準に基づくと、サブグループ解析の結果を信じることはできず、非一貫性のためにグレードを下げなかった。
[b] 絶対効果の信頼区間は広く、クロピドグレル治療に重要な利益または害の可能性を含む。
[c] CAPRIE試験の死亡のうち、致死性出血は、アスピリン群で27/405人 (6.7%)、クロピドグレル群で23/372人 (6.2%) であった。
[d] 対照群イベント発生率は、5年間の時間枠に調整されて、二次予防 (Baigent 2009) における16件のRCTのメタアナリシスで観察された事象から由来している。
[e] CAPRIE試験の脳卒中のうち、出血性脳卒中はアスピリン群で24/486 (4.9%)、クロピドグレル群で14/528 (2.6%) であった。
[f] CAPRIE試験における主要な頭蓋外出血のうち、消化管出血はアスピリン群で68/149人 (45.6%)、クロピドグレル群で47,132人 (35.6%) であった。
[g] コントロール事象率は、CAPRIE治験で観察された事象からきており、5年間の時間枠に調整されている。

出版社より許可を得て、Vandvikら[145] より翻訳転載

表7 SoFテーブルの例

慢性閉塞性肺疾患の患者に対する自己管理

患者あるいは集団：慢性閉塞性肺疾患の患者
セッティング：プライマリケア，地域，外来患者
介入：自己管理[1]
比較：通常ケア

アウトカム	典型的な比較リスク*(95%CI)		相対効果(95%CI)	参加者数(研究数)	エビデンスの確実性(GRADE)	コメント
	想定リスク 通常ケア	対応リスク 自己管理				
QOL St George's Respiratory Questionnaire.(SGRQ) スケール(0〜100) 観察期間：3〜12カ月	対照群の平均QOL： 38〜60点	介入群の平均QOL：2.58点低値(5.14〜0.02低)		698 (7)	⊕⊕⊕◯ 中[2]	低スコアはQOLが良いことを示す。4点未満の変化は患者にとっては重要ではないだろう
呼吸困難 Borgスケール(0〜10) 観察期間：3〜6カ月	対照群の呼吸困難： 1.2〜4.1点	介入群の呼吸困難：0.53点低値(0.96〜0.1低)		144 (2)	⊕⊕◯◯ 低[3,4]	低スコアは改善を示す
増悪の回数と重症度[5]	コメント参照	コメント参照	推定不可[5]	591 (3)	コメント参照	効果は不明
呼吸関連の入院回数 観察期間：3〜12カ月	低リスク集団[6]		OR 0.64 (0.47〜0.89)	966 (8)	⊕⊕⊕◯ 中[7]	
	10/100	7/100 (5〜9)				
	高リスク集団[6]					
	50/100	39/100 (32〜47)				
肺疾患による救急科への来院回数 観察期間：6〜12カ月	対照群における救急科への来院平均回数：0.2〜0.7回/人/年	介入群における救急科への来院平均回数：0.1回多(0.03〜-0.2)		328 (4)	⊕⊕⊕◯ 中[4]	
往診回数 観察期間：6〜12カ月	対照群における往診： 1〜5回/人/年	介入群における往診： 0.02回多い(+1〜-1)		629 (8)	⊕⊕⊕◯ 中[8]	

*想定リスクの根拠は脚注で提供される。対応リスク（および95%CI）は対照群における想定リスク、介入の相対リスク（および95%CI）に基づいている。CI: 信頼区間、RR: リスク比

（次頁につづく）

> GRADE: GRADE working groupによるエビデンスの確実性のグレード
>
> ●「高」　　＝今後の研究によって効果推定値に対する確信性が変わる可能性は低い。
> ●「中」　　＝今後の研究によって効果推定値に対する確信性に重要な影響が及ぶ可能性が高く、推定値が変わる可能性がある。
> ●「低」　　＝今後の研究によって効果推定値に対する確信性に重要な影響が及ぶ可能性が非常に高く、推定値が変わる可能性が高い。
> ●「非常に低」＝あらゆる効果推定値が不確実である。

[1] 自己管理とは、当該疾患向けの治療レジメンの実行に必要なスキルを伝授し、健康に関わる行動の変化を指導し、患者が疾患をコントロールして機能的な生活を送れるよう精神的サポートを提供することを目的とした正式な患者教育プログラムに適用される用語である。14件の研究のうち、教育の実施形態がグループ教育だったのが4件、個別教育だったのが9件、書面の教育資料のみだったのが1件であった。6件の研究では、増悪に対する自己治療のための行動計画の使用が評価されていた。

[2] 他の7研究は統合されず、いくつかの研究においては有意な効果はなかった。

[3] 割り付けの隠蔽が1研究でなし。不完全なフォローアップ。

[4] まばらなデータ。

[5] 増悪の定義が異なるため、研究は統合できなかった。

[6] 低リスクと高リスクの値は、2件の研究のコントロール群における入院率の最小と最大の値である（8%は10%、51%は50%とした）。

[7] 非常に重症のCOPD患者による2件の研究がメタアナリシスにおいて重み付けが大きい。

[8] 説明のつかない異質性。

表8 Evidence to Decision テーブルの例

疑問/推奨：最近増悪をきたしたCOPD患者に対しては、通常のコミュニティケアよりも呼吸リハビリテーションを実施すべきか
集団：最近増悪をきたしたCOPD患者
介入：呼吸リハビリテーション対リハビリテーションなし
セッティング（関連性があれば）：外来患者

決断の領域	判断		判断理由	判断を左右する下位領域
	はい	いいえ		
望ましいアウトカムと望ましくないアウトカムのバランス 典型的な価値観や意向について の最良推定値を考慮した場合、利益が害と負担を上回ること、または害と負担が利益を上回ることに確信がもてるか。	☒	□	相当の望ましい帰結（入院日数の大幅減少、小さいながらも重要な死亡数減少、最小重要差を上回る生活の質の改善を含む）が認められ、またこれらの帰結には高い価値がおかれている。望ましくない帰結、不便さ、負担は比較的少なく、最小限の不効用を伴うものにすぎない。	望ましいアウトカムと望ましくないアウトカムのベースラインリスク： サブグループ間でベースラインリスクは類似しているか。 ● サブグループごとに個別の推奨を提示すべきか。 利益と害の相対リスク： ● 相対的な利益は大きいか。 ● 相対的な害は大きいか。 モデリングの要件： ● これらのアウトカムはどのくらい多くの推測とモデリングを要するか。 典型的な価値観： ● 典型的な価値観にはどのようなものがあるか。 ● 一連の重大なアウトカムの相対的価値観に差はあるか。
効果推定値の確信性（エビデンスの確実性） 「高」または「中」の質のエビデンスはあるか。	☒	□	⊕⊕⊕○ 望ましい帰結に関する「中」（死亡、機能、生活の質というアウトカム）〜「高」（入院件数）の質のエビデンスが存在し、望ましくないアウトカム（負担）に関する質の高いエビデンスが存在する。	利益とデメリットに関する推定値の確信性、ならびに必要資源量の推定値の確信性。一部の重大なアウトカムが測定されていない可能性も含め、全ての重大なアウトカムについて検討する。 エビデンスのグレードダウンとグレードアップの主な理由。

項目	はい/いいえ	説明	典型的な情報源・判断項目
価値観や意向 典型的な価値観や意向について確信があり、なおかつこれらは標準的集団の中で類似しているか。	はい ☒ いいえ □	患者が入院と死亡を回避して生活の質を改善することに高い価値をおき、リハビリテーションに伴う不便さを回避することに低い価値をおくことに確信をもてる。慢性呼吸器疾患患者の間でこれらの価値観にほとんどばらつきがないことに確信をもてる。	典型的な価値観に関する情報源（一般市民や患者に関するパネルディスカッションや研究）。 ばらつきならびにばらつきの程度に関する推定値の情報源。 この推奨に適した、価値観の判断のための方法。
必要資源量への影響 必要資源量は、推奨に従うことによって予期される正味の利益に見合ったものか。	はい ☒ いいえ □	呼吸リハビリテーションを提供するための必要資源は発生するものの、これらは入院件数の減少による資源ニーズの減少によって相殺され、正味のコストは望ましい帰結に十分見合うものである。	資源単位あたり、どのようなコストがあるか。 実行可能性： ・この介入は広く入手可能か。 機会コスト： ・この介入およびその効果には、他の介入から資源を割り当てる価値、または他の介入への資源の割り当てを行わない価値があるか。 セッティング間の差異： ・セッティング間で、必要資源量に大きなばらつきがあるか。
推奨の全体的強さ	強い	ガイドラインパネルは、最近増悪をきたしたCOPD患者に対する呼吸リハビリテーションを推奨する（注：これは本稿のために提示された架空の推奨であり、診療上の意思決定のために提示されたものではない）。	
エビデンスの統合による推奨の提示		高い価値がおかれるアウトカムへの中等度～大きい効果があり、[中]～[高]の確実性があり、なおかつ望ましくないアウトカムが軽減であることに[中]～[高]の確実性があり、望ましくないアウトカムを回避することに高い価値がおかれていることから、強い推奨を提示できることに[中]～[高]の確実性があると考えられる。	

COPD: chronic obstructive pulmonary disease
出版社より許可を得て、Andrewsら[51]より翻訳転載

追加資料-⑫　GRADEワークショップ資料：診断研究

このワークショップ資料は、Grading of Recommendations Assessment, Development and Evaluation (GRADE) working groupが作成したもの（GRADE diagnosis workshop package v2010 1015）[i]を改変したものである。GRADEpro Guideline Development Tool (GRADEpro GDT) [91][ii]を利用できる環境で活用するのが望ましいが、本資料に含まれるワークシートをそのままコピーして利用することでGRADEシステムの理解に役立てることも可能である。

●本資料に含まれるワークシートと表

資料	資料名	頁
ワークシート1	意思決定のためのアウトカムのリスト	4
ワークシート2	アウトカムの相対的重要性の等級付け	5
ワークシート3	診断検査精度のエビデンスの確実性の評価	6
ワークシート4	診断検査精度の効果の大きさ (summary of finding: SoF)	7
ワークシート5	患者にとって重要なアウトカムに基づいたSoFテーブル	8
表1	診断検査精度のGRADE評価基準	10
表2	エビデンスの確実性のグレードを決定する、あるいは下げる要因	11
表3	診断精度研究の質を評価するためのQUADAS基準	12
表4	決断テーブル (decisionテーブル)	12　13
表5	エビデンスプロファイルの例	14

●ワークショップにおける課題

- 小グループで作業を行う。
- グループ全体への報告を行う担当者を選ぶ（メモをとる）。
- 時間を管理する。
- 次の指示に従う。

---

[i] GRADE Working Group meeting, Keystone 23 October 2010.
（http://www.grade-jpn.com/online_supplementals/GRADE-Dx_workpackage_2012-j.pdf）
[ii] GRADEpro GDTの使い方については、追加資料-⑥「GRADEpro GDTの利用法」を参照。

● **指示**（要点：指示の詳細は表示された各頁をみるとよい）

1. **システマティックレビューの詳細と提起されたクリニカルクエスチョンを特定する**
   レビュー（添付）の**抄録**を読み、レビューで提起された**クリニカルクエスチョン**（3 頁目と 4 頁目の**ワークシート1**）を特定し、**主な比較**を同定する。

2. **意思決定に重要なアウトカムを選択する**
   患者にとって重要なアウトカムを選択する（ワークシート1、5 頁目のワークシート2）。

3. **各検査結果に関する患者にとって重要な帰結を検討し、相対的重要性を等級付けする**
   各アウトカムの**相対的重要性**を等級付け（1～9点スコアを使う）する（ワークシート2）。

4. **各アウトカムに関するエビデンスの確実性を評価し、エビデンスプロファイルの中のエビデンスの確実性評価を完了させる**（6 頁目）
   各アウトカムに関するエビデンスの確実性評価を**ワークシート3**に記入する。
   エビデンスの確実性評価には、**表1**（診断検査精度のGRADE評価基準）、**表2**（エビデンスの確実性のグレードを決定する、あるいは下げる要因）、**表3**（診断精度研究の質を評価するためのQUADAS基準）を参考とする。
   注：ワークシートを使わず、GRADEpro GDTを使ってエビデンスプロファイルを作成する場合は、エビデンスの確実性評価項目の入力を完了すると、各アウトカムのエビデンスの確実性が自動的に表示される。

5. **想定有病率の患者集団における、検査を使用した効果推定値を提示する**

6. **望ましいアウトカムと望ましくないアウトカムに関する、効果の大きさ（summary of finding: SoF）に関する情報を提示する**
   真陽性（TP）、偽陽性（FP）、真陰性（TN）、偽陰性（FN）を計算するために感度と特異度を得る。エビデンスプロファイル（ワークシート3）を完成させる。

7. **全ての重大なアウトカムにわたる全体的なエビデンスの確実性を等級付けする**
   完成されたエビデンスプロファイル（ワークシート3）、患者にとって重要なアウトカムに基づいたSoFテーブル（ワークシート6）またはGRADEpro GDTにより作成されたエビデンステーブルを利用して、アウトカム全般にわたる全体的なエビデンスの確実性を決定する。

8. **決断テーブルを使用してエビデンスから推奨を決定する**
   表4（決断テーブル）に、推奨の強さを決定する4基準について判断を下す。

9. **合意形成**
   もし、討議によって合意に至らなかった場合、ある特定の介入に関する推奨の強さに関する自らの見解（投票）を記録することができる。また、各カテゴリの推奨に対する投票数を入力することもできる（ワークシート4）。

課題の途中で、診断に関するシステマティックレビューのSoFテーブルまたはエビデンスプロファイルがどのように提示されるか、または最終的に提示するものがどれほど改善されるかを考えていただきたい。

● 作業とワークシート / 評価基準

1. システマティックレビューの詳細と提起されたクリニカルクエスチョンを特定する

システマティックレビューのタイトル
対処している疑問（PICO）を考えてみること。主な比較を選択する（例：CT vs 参照基準、または MRI vs 参照基準）

CT: computed tomography、MRI: magnetic resonance imaging

1.1 クリニカルクエスチョンを特定する

患者（P：集団）および有病率	
新規／指標検査（I：介入）	
既存／比較／参照検査（C：比較）	
アウトカム（O）	［治療の有無にかかわらず、患者が経験しうるアウトカムを全て考慮する（次頁ワークシート1を使用）］ ・ ・ ・ ・ ・ ・
カットオフ基準（関連があるならば）	

1.2 最終的なクリニカルクエスチョン

例：冠動脈性疾患（coronary artery disease: CAD）の診断に、従来の冠動脈造影よりもマルチスライススパイラルCTを使用すべきか

2. 意思決定にとって重要なアウトカムを選択する

状態、疾患あるいは問題の帰結（例：死亡、障害、出血合併症など）という意思決定にとって重要なアウトカムを選択する。正しい診断がなされたかどうかに限らず全ての帰結（例：偽陽性とその後の治療による帰結の有無）を検討すること（偽陰性は潜在的に有益な治療を受けることはなく、偽陽性は潜在的に有害な治療を受ける可能性がある）。

（1）アウトカムについて以下のことを考慮する。
- アウトカムは疾患の自然歴の一部である。
- アウトカムはシステマティックレビューまたは個別研究において報告されている可能性がある。
- アウトカムは、比較されている検査の実施に伴う合併症を含めて、検査の使用・非使用の決定者にとって重要かもしれない（利益と有害作用の両方、また関連があればコスト）も含める。
- すべてのアウトカムに関する治療の有効性と有害作用の発生率を考慮する。

（2）帰結に関する想定の一覧をまとめる（ワークシート1を参照）。
- 例、死亡の相対リスク減少：50%、重症有害アウトカムの相対リスク増加：20%

（3）参考になるのであれば、なにが患者に起こりうるかの分析的枠組みのフロー図を作成すること。

（4）すべてのアウトカムを列記し、それらが4つの各カテゴリ（TP、TN、FP、FN）でどれくらい頻繁に起こるかを指定する（例を参照）。

● ワークシート1：意思決定のためのアウトカムのリスト

アウトカム	適切な治療効果に関する想定（RRR）	TP, TN, FP, FNに記入する（適切な治療のありなしにかかわらず、どんな割合［または率］でそのアウトカムは起こるか）			
		TP (%)	TN (%)	FP (%)	FN (%)
1.					
2.					
3.					
4.					
5.					
6.					
7.					
例　30日後の死亡率	50%	35%[a]	5%[b]	7%[c]	70%[d]

[a] 疾患ありと正しく診断され治療も成功する（RRR 50%が得られるであろう割合）。
[b] 30日以内に、検査と関係なく死亡する割合。
[c] 治療の有害作用により死亡率が2%増える。
[d] 治療が受けられない、または治療が遅れるために死亡する割合。

3. 各検査結果に関する患者にとって重要な帰結を検討し、相対的な重要性を決定する

疾患があるかどうかの分類が正しいか正しくないかに限らず、**患者にとって重要な帰結**を考慮する。各アウトカムの**相対的重要性**を評価し、どのアウトカムがその検査を使うための決断に重大かを決定する。ワークシート1で想定したパーセンテージを使うこと。帰結とパーセンテージを列記することから始め、以下に示すスケールに従ってアウトカムを評価する。

●ワークシート2：アウトカムの相対的重要性の等級付け

相対的重要性を、9点スケールを使って3つのカテゴリのいずれかに等級付けする。 ● 1～3点：重要でない（エビデンスプロファイルに含めない）。 ● 4～6点：重要だが、意思決定には重大でない（エビデンスプロファイルに含めるべきかどうかは、他の重要なアウトカムとの兼ね合いである）。 ● 7～9点：意思決定にとって重大である（エビデンスプロファイルに含める）。	
患者にとって重要な帰結	重要性
真陽性（TP）：（例、死亡率35%、重症脳卒中5%、など）	
真陰性（TN）：	
偽陽性（FP）：	
偽陰性（FN）：	
不確かな結果[a]：	
コスト：	

[a] 解釈不能、不確定、あるいは中間的な検査結果のことをさす。

4. **各アウトカムに関するエビデンスの確実性を評価し、エビデンスプロファイルの中のエビデンスの確実性評価を完了させる**

(このパッケージの最後に示す評価例を参照のこと)
- この資料の 10 頁の表1(診断検査精度のGRADE評価基準)を参照すること。
- エビデンスプロファイル(ワークシート3)の中の「エビデンスの確実性」列にGRADEによる質を記入する(GRADEpro GDTではこれが自動計算される)。
- 診断検査精度に関するrisk of biasを評価する際には、QUADASツール(表3)、あるいはQUADAS-2 (Part 6「診断検査精度へのGRADEシステムの適用」を参照)を利用できる。
- 本資料の 14 ～ 15 頁目の例(表5:エビデンスプロファイル)を参照すること。

●ワークシート3:診断検査精度のエビデンスの確実性評価

アウトカム	研究数	研究デザイン	エビデンスの確実性					最終的な質(GRADE)
			バイアスのリスク	非直接性	非一貫性	不精確さ	出版バイアス	
真陽性(TP)								
真陰性(TN)								
偽陽性(FP)								
偽陰性(FN)								
不確かな結果								
コスト								
脚注:								

5. **想定有病率の患者集団における、検査を使用した効果推定値を提示する**

典型的な検査前確率(有病率)を想定し、2×2テーブルを使ってTP、TN、FP、FNを計算する(ワークシート4)。

GRADEpro GDTでは、これらが自動的に計算される。

●ワークシート4：診断検査精度の効果の大きさ（summary of finding: SoF）

検査所見		
統合感度	＿＿＿＿（95%CI：＿＿＿ ～ ＿＿＿）	
統合特異度	＿＿＿＿（95%CI：＿＿＿ ～ ＿＿＿）	
帰結		
	検査を受けた1,000人あたりの人数[a]	重要性
真陽性（TP）		
真陰性（TN）		
偽陽性（FP）		
偽陰性（FN）		
不確かな結果		
コスト		

[a] すべての結果は有病率＿＿＿％、統合感度と統合特異度に基づき、1,000人あたりの患者数として示される。

注：2×2テーブル

メタアナリシスからの統合感度と統合特異度、および標的状態の想定有病率に基づいた検査結果をもとに、2×2テーブルを使って、TP、FP、TN、FNの絶対数を計算する。

		参照基準	
		疾患あり	疾患なし
新しい検査	陽性	TP ＿＿	FP ＿＿
	陰性	FN ＿＿	TN ＿＿
有病率：＿＿＿％		＿＿	＿＿ 1000

例：想定有病率20%の場合の計算

		参照基準	
		疾患あり	疾患なし
新しい検査	陽性	TP＝感度×200	FP＝（1－特異度）×800
	陰性	FN＝（1－感度）×200	TN＝特異度×800
有病率：20％		200	800 1000

6. 患者にとって重要なアウトカムと、それらが診断精度にどれほど直接的に関連しているかを検討する

● ワークシート5：患者にとって重要なアウトカムに基づいた SoF テーブル

集団/セッティング：
新検査/カットオフ値：　　　　　　　比較検査/カットオフ値：　　　　　　　参照検査：

患者にとって重要なアウトカム（重要性）	患者1,000人年あたりの結果		診断検査精度のエビデンスの確実性	診断検査の精度	想定リスク	患者にとって重要なアウトカムに関するエビデンスの確実性
	検査前確率 ___%	検査前確率 ___%		感度 ___ (CI ___ ～ ___) 特異度 ___ (CI ___ ～ ___)		
例：死亡率（9）	0人超の患者が生存	1人超の患者が生存	⊕⊕◯◯ 低	真陽性は早期診断によって死亡率を改善し、偽陽性は診断の遅れのために死亡率を悪化させる。	異なるステージのCKDで一様に、毎年10%の死亡リスクが増加すると推定した。CKDの早期診断について、死亡のRRR 10%と推定した。	⊕◯◯◯ 非常に低

CKD：慢性腎臓病、RRR：相対リスク減少

7. エビデンスから推奨へ

7.1. 全体的なエビデンスの確実性のグレードを決定する

すべての重大なアウトカムに関する全体的なエビデンスの確実性のグレード：			
1つを選択する	記号	質	解釈
☐	⊕⊕⊕⊕	高	今後の研究によって効果または精度の推定値に対する確信が変わる可能性は非常に低い。
☐	⊕⊕⊕○	中	今後の研究によって効果または精度の推定値に対する確信に重要な影響が及ぶ可能性があり、その推定値が変わる可能性がある。
☐	⊕⊕○○	低	今後の研究によって、効果または精度の推定値に対する確信に重要な影響が及ぶ可能性が非常に高く、推定値が変わる可能性がある。
☐	⊕○○○	非常に低	効果または精度のあらゆる推定値が非常に不確実である。

7.2. 価値観や意向（検討された各アウトカムに関する一連の価値観を想定する）

例：関連する治療には重要な利益と害のいずれもがあるため、真陽性、偽陰性、および偽陽性に高い価値をおくが、真陰性と資源活用には比較的低い価値をおく。

アウトカム	価値観や意向
真陽性（TP）	
真陰性（TN）	
偽陽性（FP）	
偽陰性（FN）	
不確かな結果	
コスト	

7.3. 推奨草案

8. 推奨の強さを決める（強い、または条件付き・弱い）

推奨に関する判断を下すために**決断テーブル**（表4）を使う。推奨が「強い」、または「条件付き」（「弱い」）かどうかは本表の中の4要因によって決まることになる。はいの回答が多いと、強い推奨の可能性が高くなる。自身の判断についての説明を必ず追加するようにする。

表1　診断検査精度のGRADE評価基準

研究デザイン

診断が不確実な患者において、検査結果を適切な参照基準と直接的に比較した妥当性のある診断精度研究（横断研究あるいはコホート研究）は最初、エビデンスの確実性のグレードを「高」と評価する。しかしこのような研究はまれである。

エビデンスの確実性のグレードを下げる5要因

- ⇩　研究のデザインや実施における限界またはバイアスのリスク（risk of bias：RoB）
- ⇩　非直接性（Indirectness）（比較対照または集団、新しい検査、比較検査、およびアウトカム）
- ⇩　非一貫性（Inconsistency）
- ⇩　不精確さ（Imprecision）
- ⇩　出版バイアス（Publication bias）

もしグレードを下げることを正当化する要因があるならば、その限界が深刻か（1段階グレードを下げる）、または非常に深刻か（2段階グレードを下げる）を検討する。

エビデンスの確実性のグレードを上げる3要因

- ⇧　効果の程度が大きい
- ⇧　用量反応勾配
- ⇧　交絡因子の影響

もし、グレードを上げることを正当化する要因があるならば、1段階または2段階グレードを上げる（エビデンスの確実性を低下させる5つの領域のいずれにおいても深刻な限界がみられない場合にのみに限る）。

注：グレードを上げる3要因については、特定の基準が満たされているかどうかを判断するための方法が治療介入に関するエビデンスの場合ほどは確立されていないため、現状では診断検査精度のエビデンスの確実性は、グレードを下げる5要因による評価が主体となっている。

表2 エビデンスの確実性のグレードを決定する、あるいは下げる要因

確実性を決定する要因（ドメイン）	各要因の説明、および治療介入に関するGRADE要因（ドメイン）との違い
研究デザイン	異なる基準（診断精度研究の、治療介入試験の場合とは異なる基準） 診断が不確実な患者において、適切な参照基準と直接的に比較した横断研究またはコホート研究は、エビデンスの確実性のグレードは「高」と考えられるが、以下の要因によっては、「中」、「低」または「非常に低」になりうる。
研究のデザインや実施における限界（Risk of bias）	異なる基準 単一のコホートとして連続した患者が組み込まれているべきであり、疾患状態によって分類されるべきではなく、選択ならびに紹介プロセスが明確に説明されているべきである。新しい検査法と参照基準が、同一の患者集団に属する全患者を対象に実施されるべきである。また、代替検査や参照基準の結果が評価者にわからないようになっているべきである。
エビデンスの非直接性（Indirectness） ●患者集団、診断検査・介入、比較検査・介入、非直接的な比較	同様の基準 以下の場合、エビデンスの確実性のグレード下げる可能性がある。 1) 研究の集団と推奨の対象集団との間に重要な違いがある（例：疾患の範囲、併存症）。 2) 研究の検査、および研究検査を適用する担当者の専門知識と、推奨の対象となる状況との間に重要な違いがある。 3) 比較されている複数の検査が、それぞれ異なる研究の中で参照基準（ゴールドスタンダード）と比較されており、同一の研究内で直接比較されていない。
●アウトカム	同様の基準 診断精度研究は患者にとって重要なアウトカムに関する直接エビデンスを提供することはない。真陽性、真陰性、偽陽性、偽陰性の違いが患者にとって重要なアウトカムに与えると想定される影響のバランスについて、検査の合併症やコストと照らし合わせながら、推論しなければならない（診断検査精度は一般に、治療の代理アウトカムの場合と同様、アウトカムの非直接性により推奨作成のためのエビデンスとしては確実性が低い）。
結果の非一貫性（Inconsistency）	同様の基準 診断精度研究では、（相対リスクや平均差ではなく）感度、特異度、または尤度比における説明のつかない非一貫性により、エビデンスの確実性のグレードを下げることがある。
データの不精確さ（Imprecision）	同様の基準 診断精度研究では、検査精度（感度、特異度）、または真陽性・真陰性・偽陽性・偽陰性の推定値における信頼区間が広い場合、エビデンスの確実性のグレードを下げることがある。
出版バイアス（Publlication bias）	同様の基準 出版バイアスのリスクが高い場合（例：新しい介入や検査に関する小規模研究からのエビデンス、またはファンネルプロット上の左右非対称性）、エビデンスの確実性のグレードを下げることがある。

表3 診断精度研究の質を評価するためのQUADAS基準

#	項目	はい	不明	いいえ
1	患者の範囲は、実際の診療で検査を受けることになる患者を代表していたか（代表的な範囲か）	☐	☐	☐
2	参照基準は標的状態を正確に分類できると考えられるか（参照基準は許容できるか）	☐	☐	☐
3	参照基準と指標検査の間の期間が短く、合理的に考えて、検査と検査の間の期間で標的状態に変化はなかったといえるか（検査間の遅延は許容できるか）	☐	☐	☐
4	診断の参照基準によって検証されたのは、サンプル全体かまたはサンプルから任意に選択された者か（部分的検証が回避されたか）	☐	☐	☐
5	患者は指標検査の結果に関わらず、同じ参照基準による検査を受けたか（鑑別的検証が回避されたか）	☐	☐	☐
6	参照基準は指標検査と独立していたか（すなわち、指標検査が参照基準の一貫として行われていなかったか）（混同は回避されたか）	☐	☐	☐
7	参照基準の結果の解釈は、指標検査の結果がわからない状態で行われたか（指標検査の結果は盲検化されたか）	☐	☐	☐
8	指標検査の結果の解釈は、参照基準の結果がわからない状態で行われたか（参照基準の結果は盲検化されたか）	☐	☐	☐
9	実際の診療で検査が使われる場合と同様の臨床データが入手可能だったか（関連する臨床情報）	☐	☐	☐
10	解釈不能または中間的な検査結果は報告されていたか（解釈不能の結果は報告されたか）	☐	☐	☐
11	研究からの脱落については説明があったか（脱落は説明されたか）	☐	☐	☐

QUADAS: Quality Assessment tool for Diagnostic Accuracy Studies

表4 決断テーブル（decisionテーブル）

推奨の強さを決定する基準	判定	説明
高いまたは中等度の質のエビデンス（「高」または「中」の確実性のエビデンスはあるか） 全体的なエビデンスの確実性が高いほど、強い推奨の可能性が高くなる。エビデンスの確実性が低いほど、条件付き/弱い推奨の可能性が高くなる。	☐ はい ☐ いいえ	
利益と害のバランスに関する確実性（確実性があるか） 望ましい帰結と望ましくない帰結の差が大きいほど、その差についての確実性が高くなり、強い推奨の可能性が高くなる。正味の利益が小さいほど利益の確実性が低くなり、条件付き/弱い推奨の可能性が高くなる。	☐ はい ☐ いいえ	
価値観の確実性または類似点（確実性があるか） 価値観や意向にばらつきが少ないほど、または確実性が大きいほど、強い推奨の可能性が高くなる。	☐ はい ☐ いいえ	
資源・コストの影響（消費される資源・コストは期待される利益に見合うか） 考慮された代替選択肢よりも介入のコストが低ければ低いほど、すなわち消費される資源が少ないほど、強い推奨の可能性が高くなる。	☐ はい ☐ いいえ	

討議によって合意に至らなかった場合、推奨を策定するパネルは、以下の表（決断テーブル）を活用することによって、全体的なエビデンスの確実性、利益と不利益のバランス、価値観や意向、そしてコストの分析結果に基づき、ある特定の介入に関する推奨についての自らの見解（投票）を記録することができる。この場合、次表の各カテゴリの推奨に対するパネルの投票数を入力することが望ましい。この評価結果は当該介入の実施または非実施を示す推奨の強さに反映される。

各カテゴリの推奨の投票数を記入する				
介入の望ましい効果と望ましくない効果に関する評価者の見解	望ましい効果が望ましくない効果を明らかに上回る	望ましい効果が望ましくない効果をおそらく上回る	望ましくない効果が望ましい効果をおそらく上回る	望ましくない効果が望ましい効果を明らかに上回る
推奨の強さ	強い推奨	条件付き（弱い）推奨	条件付き（弱い）推奨反対	強い推奨反対
推奨の表現	"実施する"ことを推奨する	"実施する"ことを提案する	"実施しない"ことを提案する	"実施しない"ことを推奨する
投票数				

a このワークシートでは、望ましい効果と望ましくない効果のバランスを4つのカテゴリのいずれかに決定するが、GRADEpro GDTを使ったEtDテーブルにおける評価では、5つのカテゴリのいずれか一つに決定する（追加資料-⑦「Evidence to Decisionフレームワーク」を参照）。

推奨の強さ	□強い推奨 □条件付き（弱い）推奨

最終的な推奨（全パネルメンバーからの意見をまとめ最終的に決定する）	
推奨の強さ：	エビデンスの確実性：
根底にある価値観や意向	
注意	

表5 エビデンスプロファイル

疑問：冠動脈性疾患（CAD）の診断に、従来の冠動脈造影よりもマルチスライススパイラルCTを使用すべきか
患者または集団：冠動脈疾患の疑いの成人患者
セッティング：組み込まれた試験は欧州と北米において実施されたものである

Hamon M, et al. Diagnostic performance of multislice spiral computed tomography of coronary arteries as compared with conventional invasive coronary angiography: a meta-analysis. J Am Coll Cardiol. 2006; 48: 1896-910.

● 質評価（Quality assessment）

アウトカム	研究数	研究デザイン	エビデンスの確実性					DTAの質
			risk of bias	非直接性	非一貫性	不精確さ	出版バイアス	
真陽性（CADの患者）	21件（1,570人）	横断研究[a]	深刻な限界なし	不確実性はわずかかほとんどない	深刻な非一貫性[c]	深刻な不精確さなし	検出されない[d]	⊕⊕⊕◯ 中
真陰性（CADのない患者）	21件（1,570人）	横断研究[a]	深刻な限界なし	不確実性はわずかかほとんどない	深刻な非一貫性[c]	深刻な不精確さなし	検出されない[d]	⊕⊕⊕◯ 中
偽陽性（CADありと誤って分類された患者）	21件（1,570人）	横断研究[a]	深刻な限界なし	不確実性はわずかかほとんどない	深刻な非一貫性[c]	深刻な不精確さなし	検出されない[d]	⊕⊕⊕◯ 中
偽陰性（CADなしと誤って分類された患者）	21件（1,570人）	横断研究[a]	深刻な限界なし	いくらかの不確実性あり[b]	深刻な非一貫性[c]	深刻な不精確さなし	検出されない[d]	⊕⊕◯◯ 低
不確かな結果	-	-	-	-	-	-	-	-
コスト	-	-	-	-	-	-	-	-

[a] 全ての患者が従来の冠動脈造影を受けるように選択されたため、全体的に冠動脈性疾患の確率が高かった（組み込まれた研究における有病率の中央値は63.5%、範囲6.6～100%）。
[b] 診断の遅れや心筋梗塞による有害な影響を招きかねない偽陰性に関わるエビデンスの直接性にいくらかの不確実性があるため、偽陰性の検査結果の帰結に関するエビデンスの確実性のグレードを「高」から「中」に下げる。
[c] 感度（冠動脈造影が陽性でCTスキャンが陽性の患者の割合）、特異度（冠動脈造影が陰性でCTスキャンが陰性の患者の割合）、尤度比、診断オッズ比の結果に統計的に有意で説明のつかない異質性があったため、真陽性、真陰性、偽陽性の検査結果の帰結に関するエビデンスの確実性のグレードを「高」から「中」に、偽陰性の検査結果に関しては「中」から「低」に下げる。
[d] 出版バイアスの可能性が除外されたわけではないが、エビデンスの確実性のグレードを下げるほどではない。

CAD：冠動脈疾患、DTA：診断検査精度

●結果の要約（summary of findings）一例：想定された事前確率（有病率）は20%

検査の所見	
統合感度	0.96（95%CI: 0.94〜0.98）
統合特異度	0.74（95%CI: 0.65〜0.84）

帰結		
	1,000人あたりの人数[a]	重要性
真陽性（TP）[b]	192	8
真陰性（TN）[c]	592	8
偽陽性（FP）[d]	208	7
偽陰性（FN）[e]	8	9
不確かな結果[f, g]	−	5
コスト[h]	−	5

[a] 全ての結果は、有病率20%、ならびに統合感度と統合特異度に基づいて、1,000人あたりの患者数として示されている。
[b] 薬物療法、血管形成術とステント、バイパス手術の実施が決まるため、重要である。
[c] 患者が有害作用との関連がある不要な介入を受けなくてもすむため、重要である。
[d] 患者が薬物や侵襲性の高い処置により不要な有害作用にさらされるため、重要である。
[e] 患者が有効な治療を受けないことで冠動脈イベントのリスクが増加するため、重要である。
[f] 不確かな結果とは、解釈不能、不確定、あるいは中間的な検査結果のことを指す。
[g] 解釈不能、不確定、あるいは中間的な検査結果のことを指す。これが原因で、不安、対処方法についての不確実性、精査、治療の実施または非実施によるマイナスの帰結の可能性が生じるため、重要である。
[h] これらの帰結に関する結果については、入手可能なデータの観点からは厳密には確かでないため、報告されていないが、重要である。

追加資料-⑬ GIN-McMaster ガイドライン作成チェックリスト

　McMaster 大学と Guidelines International Network (GIN) が連携して、Grading of Recommendations Assessment, Development and Evaluation (GRADE) working group が中心となって作成したガイドラインプロジェクトを成功させるための包括的チェックリスト（GIN-McMaster ガイドライン作成チェックリスト [GIN-McMaster Guideline Development Checklist：GDC]）[114] が 2014 年に発表された。GIN-McMaster GDC は、18 トピック、146 項目から構成され、ガイドラインの作成計画から作成・実施・評価に至るまでのガイドラインプロジェクトにおける全段階を網羅したものである。GIN-McMaster GDC は、オンライン版と pdf 版の 2 種類があるが、いずれもフリーで web サイト（http://cebgrade.mcmaster.ca/guidecheck.html）に公開されている。本追加資料-⑬においては、GIN-McMaster GDC と用語集の日本語翻訳版を紹介する[i]。

1. ガイドライン作成プロセス

　GIN-McMaster GDC はガイドライン作成プロセスに関わる 18 のトピックにより構成され、トピックごとに検討すべき項目が提示されている。チェックリストのトピックや項目は必ずしも連続的ではなく、その多くは相互に関連しているため、適用に際しては必ず全てのトピックと項目を再確認すべきである。各手順と各プロセスは相互に関連があり、必ずしも順番通りではない。

　ガイドライン作成におけるさまざまなトピックの関係性や関与するグループを示し、ガイドライン作成プロセスの全容をまとめたものが図 1 である。ガイドラインパネルおよびワーキンググループ（例：方法論的専門家、医療経済学者、システマティックレビューチーム、業務支援を行う事務局）は連携して業務を遂行し、消費者や利害関係者を通じて情報を収集する。一般的に、ガイドラインパネルおよびワーキンググループは監督委員会または当該プロセスを監督する評議会の監督下にある。ガイドラインの作成においては、優先順位の設定とトピックの選択のために早期段階から利害関係者を関与させる方法を決定し、これらの利害関係者と公式な関係を構築することで、ガイドラインの効率的な普及と導入をいかに実現できるかについても検討しなければならない。さらに、組織の編成、計画、トレーニングに関する検討事項はガイドライン作成プロジェクト全体を包括するものであり、採用した手法や採択した決断の記録、ならびに利益相反の検討などの手順は、プロセス全体をとおして実施される。

---

[i] http://cebgrade.mcmaster.ca/guidecheck.html に、著者と Minds グループが共同して作成した日本語翻訳版が公開予定である。本書における GIN-McMaster GDC の引用は、Canadian Medical Association (CMA) より許可を得た。本チェックリストにおいて記載されている文献リストは、原著資料で記載されている文献リストであり、本書籍の文献とは異なっている。

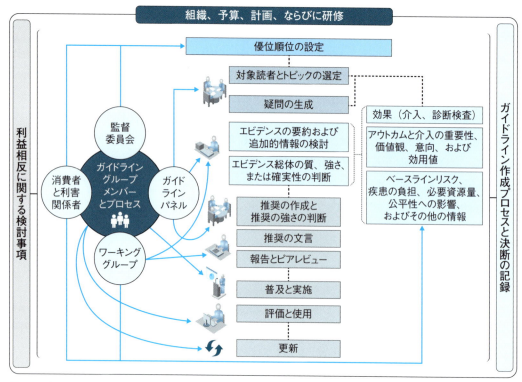

図1　ガイドライン作成プロセス

ガイドライン作成メンバーとして基本の4つのグループ（監督委員会、ガイドラインパネル、ワーキンググループ、消費者と利害関係者）があり、各グループがガイドライン作成プロセスにおいて連携する。Part 1の図1.2-1（診療ガイドライングループと作成プロセス）の再掲。Canadian Medical Associationより許可を得て、Schunemannら[11,114]より翻訳転載。
Part 1、図1.2-1「診療ガイドライングループと作成プロセス」と同じ内容である。

2. GIN-McMaster ガイドライン作成チェックリスト（GDC）

ガイドライン作成トピック（Guideline development topics）：
1. 組織、予算、計画、ならびに研修
2. 優先順位の設定
3. ガイドライングループのメンバー構成
4. ガイドライングループプロセスの確立
5. 対象読者の特定とトピックの選択
6. 消費者と利害関係者の関与
7. 利益相反に関する検討事項
8. （PICO形式の）疑問の生成
9. アウトカムと介入の重要性、ならびに価値観、意向、効用値の検討
10. 採用するエビデンスの決定、ならびにエビデンスの検索
11. エビデンスの要約、ならびに追加的情報の検討
12. エビデンス総体の質、強さ、または確実性の判断
13. 推奨の作成、ならびに推奨の強さの決定
14. 推奨事項ならびに実行・実行可能性・公平性に関する検討事項の中で使用される表現
15. 報告とピアレビュー
16. 普及と実行
17. 評価と使用
18. 更新

表1　ガイドライン作成のためのチェックリストに含まれるトピック

完了	該当なし	ガイドライン作成ステップ	情報源	備考
		1. 組織、予算、計画、ならびに研修 （Organization, Budget, Planning and Training）		
☐	☐	1. ガイドライン作成グループの構成を決め、関連各グループの役割、業務、関係を決定する（例：ガイドライントピックの選択やグループのメンバー構成を方向付けする監督委員会/組織、エビデンス統合を行う専門家および方法論学者からなるワーキンググループ、事務的サポートを提供する事務職員、推奨を作成するガイドラインパネル、諮問を行う利害関係者と消費者）。（トピック 3、4、6 参照）	1-16	
☐	☐	2. ガイドライン作成グループに関わる金銭面や実行可能性の問題の観点から、提案されているガイドライン作成プロジェクトを詳細に評価する（例：プロジェクト遂行に必要な資源の有無、ガイドラインパネルやスタッフに求められる責任）。	2-8,11,15-22	
☐	☐	3. ガイドラインプロジェクトの進行に組織の承認を得る。	4-7,10,11,13,16,18,20,21,23	
☐	☐	4. ガイドライン作成予算を立案し、各ステップの推定コストを概説する（例：ワーキンググループおよびスタッフへの報酬、外部組織・グループへの一部業務の委託、旅費、出版および普及の費用など）。	7,16,17,20,24,25	
☐	☐	5. ガイドラインパネルメンバーが、業務時間に対してなんらかの支払いや報酬を受けるのか、それともボランティアとして働くのかを決める。	3,10,19,24	
☐	☐	6. 利益相反の問題に注意しつつ、ガイドライン作成のための十分な資金を確保する。（トピック 7 参照）	3,4,6,7,9,16,21,26,27	
☐	☐	7. ガイドライン作成プロセスを円滑に進めるのに必要な事務的サポートについて概説し、これを確保する（例：「利益関係の宣言（declaration of interests）」の取りまとめと取得、グループ会議の設定などを担当する、ワーキンググループの事務職員）。	2-9,16,20,22	
☐	☐	8. ガイドライン作成プロセスに関わることになる人員が必要とするトレーニングとサポートを計画および準備する（例：ガイドラインパネルメンバーを対象とした利益相反に関する教育やトレーニング、ガイドライングループに加わることになる患者を対象とした教育セッションなど）。（トピック 4、6 参照）	1,2,5-7,14,15,23,24,28-30	
☐	☐	9. ガイドラインの完成に向けたスケジュール、およびガイドライン作成プロセスにおける各マイルストーンの完了目標日程を設定する。	2,4-10,13,16-18,20-22	
☐	☐	10. 計画されているガイドラインに関わる法的検討事項がないか判断する（例：希少疾病用医薬品を対象とした還付方針）。	4-7,20,21,23,24,31,32	

（次頁につづく）

完了	該当なし	ガイドライン作成ステップ	情報源	備考
☐	☐	11. ガイドライン作成グループが計画どおりに作業を進められるように、ガイドラインの全体目標の概略、スケジュール、業務分担、決定事項の記録を必要とするステップ、ならびに各ステップに対して提案されている方法が盛り込まれた、プロジェクト進行の指針となるガイドライン全体のプロトコルを作成する（すなわち、ガイドライングループ結成方法、ガイドラインで扱うトピックの選択方法、合意形成方法、意見交換方法、エビデンスの検索および選択方法などの、このチェックリストで取り上げられている方法）。	3,5,7-11,13-16, 20,23,27,28, 33-35	

2. 優先順位の設定 (Priority Setting)

完了	該当なし	ガイドライン作成ステップ	情報源	備考
☐	☐	1. 必要なガイドライントピックに優先順位を設定するためのプロセス、ならびにそのプロセスを指導する担当者を決定する（例：支援組織の本部所属の監督委員会による優先順位の設定、政府保健省または専門家協会による優先順位の提示）。	4-14,16,17, 19,20,25,36,37	
☐	☐	2. 優先順位設定の過程におけるガイドライントピックの提案のための具体的基準を設け、系統的かつ透明性の高いプロセスを適用する（例：疾患の有病率や負担の高さ、回避可能な死亡や病気、高コスト、新興疾患や新たな治療選択肢、診療におけるばらつき、急速に変化するエビデンスなど）。	3-6,8-14,16, 17,19,20,25, 36,37	
☐	☐	3. 優先順位の設定やガイドラインのトピック選択において、適切な利害関係者を関与させる（例：臨床家、専門家協会、政策決定者、支払い機関、一般市民）。（トピック6参照）	1,5-8,10,12-17,20,36	
☐	☐	4. 診療ガイドラインの推奨を実行する際に重要視することや必要となる資源に対するさまざまな視点をどのように検討するかを検討し、決定する（例：患者、支払い機関、臨床家、公衆衛生プログラムの視点）。（トピック11参照）	3,5,8,10,12,17, 19-21,27,32, 35,38	
☐	☐	5. 提案されているトピックを取り上げた既存の最新のガイドラインがないか検索し、その信頼性を評価する（例：AGREE II）。既存のガイドラインを適応して使用できるか、それとも完全に新規でガイドラインを作成すべきかを判断する。（トピック10も参照）	3-14,16,17, 19,20,38,39	
☐	☐	6. ガイドライン作成を行う他の組織と提携する必要性または機会について話し合い、ガイドラインの全部または一部の作成で共同作業を行うかどうかを決定する。	7,8,13,16,20,24, 25,40	
☐	☐	7. 実行に関わる問題や変更への障壁などの観点から、提案されているガイドライントピックについてのスコーピング演習を実施する（例：ガイドラインの作成が健康アウトカムの改善につながると考えられる、各ヘルスケアの推奨事項が実行可能である、資源が入手可能である、など）。	3-9,11,13-15,17, 19-21,24,27, 32,35,41	

（次頁につづく）

完了	該当なし	ガイドライン作成ステップ	情報源	備考
☐	☐	8. 設定された優先順位や選択されたガイドライントピックについて合意を図るための方法を選択または提示する（例：投票、デルファイ合意形成法）。（トピック4参照）	4-6,13,17,20,36	
☐	☐	9. 透明性を確保するために、優先順位設定プロセスおよび選択されたガイドライントピックを記録する。	4-6,13,17,20,36	
3. ガイドライングループのメンバー構成 **(Guideline Group Membership)**				
☐	☐	1. ガイドライン作成グループは、対象読者の一員、患者と介護者、現場の臨床家、当該領域の専門家、方法論的専門家、医療経済専門家などの分野横断的な顔ぶれを揃え、求められている役割を果たす（例：ワーキンググループやガイドラインパネルに求められる役割）。（トピック6も参照）	1,3-7,9-11, 13-16,19-25,27, 37,39,42,43	
☐	☐	2. ガイドライン作成グループメンバーの募集と組み入れのための方法を決定する（例：大々的な広告による担当者募集、面接試験による担当者採用など）。	1,2,5,6,9-11,13, 16,20,24,25,43	
☐	☐	3. ガイドラインパネルには、トピックに適した専門知識のバランスと適切な顔ぶれを確保する（例：対象読者を構成する専門家やプライマリケア医師、パネルメンバーの性別分布および地理的分布）。このステップは、対象読者として新たなメンバーの追加が必要となった場合やガイドライン内のトピックを精錬化した場合に繰り返し行われることになる。（トピック5参照）	1-8,10,13-16,20, 24,25,27,37, 39,43	
☐	☐	4. 特にガイドラインパネルについて、ガイドライン作成グループの最適なサイズを検討する（例：グループサイズが小さすぎると経験、当該領域の専門知識、および顔ぶれの広さが不十分となるし、大きすぎると結束力や効果的なグループ交流が欠如することがある）。	1,2,4-7,9,13-16, 20,23,24,37,43	
☐	☐	5. ガイドライングループメンバーの役割、および各メンバーの担当業務を概説する（例：執筆チームの一員、会議の議事録作成や決断の記録を行うグループ内の記録担当者、方法論的コンサルティングの提供、システマティックレビューの実施および他のエビデンスの収集、患者の視点の提示、臨床専門医としての視点の提示など）。	1,2,4-10,13-16, 20,22,24,37, 39,43	
☐	☐	6. グループの円滑な運営、建設的な動態の維持、紛争の特定と解消、中立的かつ客観的立場の堅持、および方法論的な見識と当該領域の専門知識の保有において実績をもつグループリーダーまたは議長を選任する。	1,2,4-9,13-16, 20,23-25,37,39, 43	
☐	☐	7. 透明性を確保するために、ガイドライングループメンバーの選定プロセスおよび各メンバーの役割を記録する。	1,2,5-8,13,16, 20,21,23,27,43	

（次頁につづく）

完了	該当なし	ガイドライン作成ステップ	情報源	備考
		4. ガイドライングループプロセスの確立 (Establishing Guideline Group Processes)		
☐	☐	1. ガイドラインパネルメンバーや他のグループとのコミュニケーション手段および頻度、ならびにその手配を行う担当者を決定し、どのような場合をこの決定事項の例外とするかについて検討する。	1,2,4-6,8,9, 13,15,16,20, 24,43	
☐	☐	2. ガイドライン作成グループメンバーへの導入説明、トレーニング、およびサポートを通じてグループプロセスに対する期待と認識を設定する(例:グループディスカッションおよび意思決定のための理想的な条件の設定)。	1,2,4,6-9,14, 16,19,23,24, 37,44	
☐	☐	3. ガイドライン作成グループ向けのトレーニングの一環として、プロセスおよび提案されている方法はなにかについて、さらにはこれらを遵守する必要があることについて、各グループメンバーが理解することを確実にする(例:採用されることになる合意形成方法、匿名または非匿名の投票、エビデンスの評価、グループディスカッションおよびアイデアの提供)。	1,2,4,6-9,14,15, 19,24,33,44	
☐	☐	4. 各グループメンバーに平等に貢献の機会を与え、なおかつ各メンバーのアイデアや見解が十分に考慮されるようにするための最適な条件を設定することをめざす(例:グループディスカッション、意思決定、推奨の作成に際して)。	1,2,6-9,13,16, 19,23,24,33, 37,44	
☐	☐	5. グループメンバー間の対立や争議、ならびにグループプロセスの破綻に対処するための方法を確立する。	2,7-9,13,15,16, 19,33,44	
☐	☐	6. ガイドライン作成プロジェクト全体をとおしてグループプロセスについてのディスカッションやフィードバックを行う機会を提供する。	E*, 6	
☐	☐	7. ガイドラインの作成に際して使用および制作された文書を体系的かつタイムリーに普及および保管するための方法を確立する。	2,5,8,9,14-16	
☐	☐	8. 会議の定足数を設定する(例:ガイドラインの推奨の定式化には、グループの75%の出席を必要とする)。ただし、全てのグループメンバーが、できる限り全ての会議に出席するものとする。	4,5,8,13,20	
☐	☐	9. (仮想または対面)会議のタイミングと場所を事前に設定または計画し、各会議の範囲と具体的議題を策定する。	1,2,4,5,7,9, 13-16,19,20,43	
☐	☐	10. 議事録により、全ての会議の記録を取り、これらの議事録を外部または内部に公開するかどうかを決定する(例:出席者は誰か、議題はなにか、どのような決断が下されたか、次のステップはなにか)。	2,4,5,8,15,43	

*E – 専門家との相談により通知される項目

(次頁につづく)

完了	該当なし	ガイドライン作成ステップ	情報源	備考
		5. 対象読者の特定とトピックの選択 (Identifying Target Audience and Topic Selection)		
☐	☐	1. ガイドラインの主要な読者（例：プライマリケア医師、医療プログラム管理者）と副次的な読者（例：病院管理者）を特定、定義、および/またはレビューし、ガイドラインがどれくらい多くの対象読者を対象とするのかを決定する。	4,5,7,8,11,14-16,19,20,23,27,35,37,39,42,45	
☐	☐	2. 特定された対象読者について適切な利害関係者との間で意見交換を行い、それらの対象読者がガイドラインのトピックに適切で、かつ関係する読者が見落とされていないことを確実にする。(トピック6参照)	4,14-16,42	
☐	☐	3. ガイドラインの中で取り上げるトピックの候補リストの作成、およびその優先順位の設定のための方法と基準を確立する（例：エビデンスに特に混乱や賛否両論を認めるケース、現状の診療に不確実性や非一貫性を認めるケース、スクリーニング、診断、および治療に関する疑問など）。	3-10,12-16,19,20,24,36,39,45,46	
☐	☐	4. ガイドラインに関係する全てのトピックが特定され、なおかつそれらが対象読者のニーズを満たせることを確実にするために、適切な利害関係者との意見交換を行う。(トピック6参照)	4-6,12-16,20,24,36,47	
☐	☐	5. ガイドラインで取り上げるものとして選択された最終トピックについて合意を図るためにグループが使用する手法を選択または提示する（例：デルファイ法、ノミナルグループ手法）。	5,9,16,20,36	
☐	☐	6. 透明性を確保するために、ガイドラインの対象読者の特定およびトピックの選択のプロセスを記録する。	13-16,20,27,35,36,42,45	
		6. 消費者と利害関係者の関与 (Consumer and Stakeholder Involvement)		
☐	☐	1. ガイドラインの影響を受けると考えられる全ての人々の見解を盛り込むために、ガイドラインの作成への関与と意見交換を求めたい適切な利害関係者を特定する（例：専門家団体、衛生管理責任者、政策決定者、業界団体）。	1,3,6,9,11,13-16,19-21,23,24,27,29,30,32,39	
☐	☐	2. ガイドラインの作成への関与と意見交換を求めたい適切な消費者を特定する（例：個々の患者、患者に対し無償のケアとサポートを提供する介護者、潜在的に患者となりうる人であり、また課税を通じて医療の出資者となりうる人である一般市民、患者の利益を代表するコミュニティ団体、および患者と介護者の利益を代表する擁護者）。	1,6,7,9,11,14-16,21,23,24,27,29,30,37,39,47	
☐	☐	3. 消費者と利害関係者の関与の方法を確立し、ガイドラインの利害関係者の登録簿をつくる（ガイドラインパネルに直接参加することになる消費者と利害関係者の組み入れ、消費者と利害関係者別の会議やワークショップの参加要請、文書やフィードバックの電子的配信、文書やフィードバックのレビューのための公開期間）。	1,5,6,9,11,13-16,19-21,23,24,29,30,32,37,39,43,47	

（次頁につづく）

完了	該当なし	ガイドライン作成ステップ	情報源	備考
☐	☐	4. 役割を明確にし、最大限の貢献を実現するために、ガイドラインパネルに直接関与する消費者と利害関係者に対し、情報提供（例：トレーニングや導入セッション）を行う（例：客観的なエビデンス評価、自己の利益関係に根差した推奨提示の回避）。	1,6,15,23,24,29, 32,37,47	
☐	☐	5. ガイドラインに直接的には関与していない消費者や利害関係者との意見交換に関わる役割、業務、タイミングを決定する（例：優先順位の設定やガイドラインのトピックについてコメントする機会、対象読者の特定、患者にとって重要なアウトカムの特定、追加的エビデンスの特定、パネルが検討しなかった帰結の指摘、ガイドラインの最終草案のレビューなどの、ガイドライン作成プロセスにおける具体的マイルストーン）。	1,6,11,14-16,19, 21,24,29,32,37, 39,48	
☐	☐	6. 意見交換の際に得られる消費者と利害関係者のインプットおよびコメント用の標準テンプレートを作成または採用し、効果的インプットを確実にするための明確な指示やトレーニングモジュールも併せて提供する。	5,6,13,15,32	
☐	☐	7. 消費者と利害関係者によるフィードバックおよび意見交換のための十分な時間を設ける。	13,15,29,32	
☐	☐	8. 消費者と利害関係者のフィードバックへの対応、ならびにさまざまな見解への対処方法について、方針とプロセスを設定する（例：意思決定においてさまざまな視点が考慮されることを確実にし、下された判断については透明性の高い根拠を提示し、利害関係者のための不服申し立てプロセスを提供し、意見交換のコメントやガイドライン作成パネルの回答内容を公開する）。	5-7,13,29,32,48	
☐	☐	9. 明確かつ透明性の高い方法を実現するために、ガイドラインパネルへの消費者と利害関係者の組み入れおよび選出、ならびにその他全ての消費者と利害関係者の関与と意見交換について記録する。	1,5,13,15,16,21, 27,29,32	
7. 利益相反（conflict of interest: COI）に関する検討事項 (Conflict of Interest Considerations)				
☐	☐	1. プロジェクト参加時の個々の参加者（実際の関与が始まる前のガイドラインパネルメンバー候補者を含む）の利益関係の宣言（declaration of interests: DOI）のための方針を設定する（例：どのような利益関係を開示すべきか、専門家協会の金銭的、知的、学術的/臨床的、競争的利益関係）。	4-7,9,11,13-16, 18,20,21,23-26, 37,39,43,45, 49,50	
☐	☐	2. 利益相反（conflict of interest: COI）の判断に関わる方針を設定し、COI宣言の収集と更新のためのアプローチを設定する（例：どのように、そしてどのレベルの金銭的利益関係を開示すべきか、どの時期を開示の対象とすべきか、なにが利益相反に当たるかを判断するのは誰か）。	4-7,9,11,13-16, 18,20,21,23-26, 37,43,45,49,50	

（次頁につづく）

完了	該当なし	ガイドライン作成ステップ	情報源	備考
☐	☐	3. COI宣言が必要なメンバーのリスト、宣言すべき利益関係のタイプやその例を含め、ガイドライングループメンバー候補者に対し、COI開示方法についての明確な指示とトレーニングを提供する。	4-7,9,13-16,18, 20,24,26,37, 45,49,50	
☐	☐	4. COI管理方針を設定する(例:COI該当者は、ガイドライン作成から完全に外されるわけではないが、利益関係が存在する分野に関わる特定の推奨の投票には参加できない、議長はCOIをもつべきでない、利益相反をもたない方法論学者によるエビデンス要約の作成)。	4-7,9,11,13-16, 18,20,21,23-26, 37,43,45,49,50	
☐	☐	5. ガイドライン作成活動の資金確保に関わるCOI管理方針を設定する(例:「公的出資の奨励」、「民間出資の回避」、「ガイドラインのトピックになんら関わりをもたない民間スポンサーからの資金獲得」、「翻訳などの非直接的活動への民間支援の取り付け」、「単一の資金提供元の回避」)。	7,16,21,26,27, 30,49	
☐	☐	6. 資金提供元を開示および公開し、スポンサーの役割およびガイドライン作成のために提供されているサポートについて説明する。	3,4,7,9,16,21,23, 24,26,27,30,35, 39,51	
☐	☐	7. 特に利益相反が特定の推奨に影響を及ぼすような場合は、ガイドライングループメンバーの利益相反について明確に開示、公開、および説明する。	3-7,9,11,14-16, 20,21,23,24,26, 27,35,37,43,50, 51	
8. (PICO形式の)疑問の生成 ([PICO] Question Generation)				
☐	☐	1. ガイドラインの疑問を生成し、各疑問の優先順位を設定し、アウトカムの選択と等級付けを行うための方法を確立する。	3-7,9,11-16,19, 20,23,24,30,34, 39,43,45,46,52	
☐	☐	2. 標準様式(例:PICO)を使用することにより、ガイドラインで解決を図ろうとしている重要な疑問の生成および記録を行い、全ての疑問を解決するのが可能ではない場合には、生成した疑問の優先順位を設定するための基準を決定する(例:ガイドラインパネルメンバーや利害関係者を対象としたアンケート調査)。	3-7,9-16,19,20, 23,24,27,30,34, 39,43,45,46,52	
☐	☐	3. ガイドラインが適用される集団について明確に説明する。集団における複数の併存疾患の有病率、地理的背景、公平性に関わる問題など、当該集団の具体的特徴を考慮する(例:恵まれない集団と恵まれた集団とでは相対効果が違うと予期される妥当な事由)。	4-9,11,12,14-16, 19,20,23,24,27, 31,35,39,41,43, 53,54	
☐	☐	4. 介入の検討に際して規制当局による承認が必要かどうかを判断する(例:全ての対象国で規制当局による承認が行われているわけではないと考えられることから、国際的ガイドラインにはこの項目が当てはまらないかもしれない)。	4,5,7,8,14,21,24, 31,32	

(次頁につづく)

完了	該当なし	ガイドライン作成ステップ	情報源	備考
☐	☐	5. ガイドラインの中で検討することになる介入と比較対照について明確に説明し、各介入と各アウトカムとの間の関係を表した分析的枠組みを作成する。多重（治療）比較を含めるべきかどうかについて判断する。	4-9,11-16,19-21,23,24,34,35,43,46,55	
☐	☐	6. 望ましい効果（例：利益、負担の軽減、節減）と望ましくない効果（例：害、負担、コスト、患者の自主性の低下）の両方を含む、重要なアウトカム（例：クリニカルパスの一環としてのアウトカム、罹患率、生活の質、死亡率）を特定する。エビデンスが欠如しているケースでも、重要なアウトカムを無視しないこと。	4-9,11-16,19-21,23,24,27,34,39,43,46,52	
☐	☐	7. セッティング（例：国、病院）を決定するか、もしくは集団について検討する際にセッティングも考慮する（すなわち、3次医療施設で治療を受ける集団）。	4-7,19,20,24,34,45,52	
☐	☐	8. 代理の間接的なアウトカムよりも、患者にとって重要なアウトカム（patient-important outcomes）を優先することを規定する。患者にとって重要なアウトカムに関するデータが欠如している場合には、代理アウトカムの適切性を因果経路に沿って検討する。	4-6,14,16,19,20,24,34,39,43,46,52	
☐	☐	9. 対象集団の価値観や意向を考慮しながら、各アウトカムの相対的重要性をランク付けする。	4,5,7,11-16,20,24,34,43,52	
☐	☐	10. 対象集団にとって重要であると判断される個々のアウトカムの効果の大きさを事前 (a priori) に判断するためのプロセスを決定および作成する。	34,43	
☐	☐	11. 疑問の生成と重要なアウトカムの選択および等級付けにおいては、対象集団を幅広く代弁するためにも、全てのガイドライングループメンバーの関与を得て、なおかつ消費者と利害関係者との意見交換を行う。	1,4,5,7,14,20,24,32,52	
☐	☐	12. 疑問の生成と各疑問の優先順位の設定、アウトカムの選択とランク付け、ならびに利害関係者および消費者との意見交換を記録することにより、これらが明確かつ透明性の高いものであることを確実にする。	4,5,7,13,34,45	
☐	☐	13. ガイドラインプロトコルでは、エビデンスレビューの方向性を定めるために検討された対象集団、標的状態、アウトカム、および重要な疑問を概説することを確実にする。	5,11,13,15,23,27,34,35,43,45	

9. アウトカムと介入の重要性、ならびに価値観、意向、効用値の検討
(Considering Importance of Outcomes and Interventions, Values, Preferences and Utilities)

完了	該当なし	ガイドライン作成ステップ	情報源	備考
☐	☐	1. ガイドライン作成時の決断や審議において参考となる消費者と利害関係者（例：患者および対象読者）にとってのアウトカムと介入の相対的重要性、価値観、意向、または効用値に関する情報は、間接的に抽出するのか、それとも直接的に抽出するのか（例：出版済み文献をレビューするのか、それとも消費者との意見交換を行うのか）を決定する。	1,4,6,7,9,11,13,15,16,20,21,23,24,27,37,43,47,48	

（次頁につづく）

完了	該当なし	ガイドライン作成ステップ	情報源	備考
☐	☐	2. アウトカムと介入の相対的重要性、価値観、意向、または効用値に関する情報を取得するために行う消費者と利害関係者との意見交換の方法を確立する（例：ガイドラインパネルへの消費者の関与、消費者を幅広く代弁する人々の調査やフォーカスグループ）。	6,15,16,24,37, 47,48	
☐	☐	3. 取得した重要性の等級付け、価値観、意向、効用値についての確信性（すなわちそれらの情報に含まれるエビデンスの質）の評価に構造化されたアプローチを使用するかどうかを判断する。	E, 48	
☐	☐	4. アウトカムと介入の相対的重要性、価値観、意向、または効用値に関する情報を統合するのにモデル化を使用するのか、そしてそのモデル化はどのようにして行うのかを決定する。	E, 46,48	
☐	☐	5. アウトカムと介入の相対的重要性、価値観、意向、または効用値についての情報を収集する場合や、意思決定や推奨の定式化を行う場合に、誰の視点を考慮するかを決定する（例：患者、一般市民、社会、臨床家）。	4,20,37,47,48	
☐	☐	6. アウトカムと介入の相対的重要性、価値観、意向、または効用値の評価結果に不一致がある場合の対処方法について検討し、記録する（例：患者－介護者間の不一致、患者－一般市民間の不一致）。	15,20,43,47,48	
☐	☐	7. アウトカムと介入の相対的重要性、価値観、意向、または効用値に関する情報収集の方法を記録することにより、それらの方法の明確性と透明性を確保する。	1,6,11,15,27,43, 47,48	
☐	☐	8. 推奨において、特定の患者グループや状態に特別な配慮を行うべきかどうかなど、倫理的な検討事項について記録する（例：高齢者、稀少疾患、医療上の不公平の影響を受ける者）。	47	
☐	☐	9. 医療上の推奨を行う上での倫理的または道徳的価値観の検討方法を決定する（例：宗教的、社会的、文化的信念を検討することによる）。	56	
		10. 採用するエビデンスの決定、ならびにエビデンスの検索 (Deciding what Evidence to Include and Searching for Evidence)		
☐	☐	1. システマティックレビューの手法（トピックや組織の枠組みに応じ、完全システマティックレビューまたは迅速システマティックレビュー）に準拠する。準拠しない場合は、その理由説明を提供する	3-16,19-25,27, 39,43,46,57,58	
☐	☐	2. エビデンスの特定、選択、統合のためのプロトコルを作成し（例：既存のシステマティックレビューの検索、新規システマティックレビューの実施、灰色文献の検索）、組み入れ対象とするエビデンスのタイプを決定する（例：検索対象データベース、研究の種類、組み入れ基準と除外基準、具体的に有害作用について取り上げた研究の検索、もしくは利益に関する研究から有害作用に関する情報を抜粋することの決定）。	3-16,19-25,27, 34,35,39,43,46, 57	

（次頁につづく）

追加資料 - ⑬ GIN-McMaster ガイドライン作成チェックリスト

完了	該当なし	ガイドライン作成ステップ	情報源	備考
☐	☐	3. 検索式の策定と検索の実施とエビデンスの選択を行う担当者を決定する(例:ガイドライン作成グループのワーキンググループ、外部機関への委託、ガイドラインの作成協力を目的としたガイドライン作成グループと外部機関との関係構築)。	2,4-11,13,15,24,43,57	
☐	☐	4. 妥当性が認められたツール(例:AMSTAR)を使用し、組み入れ対象として選択された既存のシステマティックレビューの批判的吟味を行うことにより、ガイドラインでの使用に十分な品質と妥当性が備わっていることを確実にする。	4-7,9-12,14-16,20,24,39,43,46,57,58	
☐	☐	5. 既存のシステマティックレビューが更新された場合、あるいは更新を要する場合に、新たなエビデンスを組み入れる方法、ならびにレビューを実施した担当者と連絡を取り、場合によっては更新作業に関与させる方法を決定する。	3,7,20,58	
☐	☐	6. 新たなシステマティックレビューが必要な場合は、完全システマティックレビューを実施するための十分な資源(例:時間と資金)があるかを判断するための評価を実施する。	7,14,20,57	
☐	☐	7. 資源が限られている場合は、簡易評価法の適用を検討し、その方法を明確に説明した上で、重要な限界、不確実性、そして完全システマティックレビューの実施が早急に求められることに言及する。	7,8,20,57	
☐	☐	8. 追加的エビデンスと未出版データを特定するための方法を確立する(例:ガイドラインパネルメンバーからの提案、利害関係者との意見交換)。	5,8,11,13,16,19,34,57	
☐	☐	9. 専門家のインプットをどう扱うかの方針を設定する(つまり、専門家の見解自体はエビデンスではないことから、エビデンスとして扱われるべきではない。むしろ専門家の見解の裏付けとなった経験や観察結果を説明し、特定し、なおかつ可能であれば系統的かつ透明性の高い方法で[例:概念的枠組みの中で]評価すべきである)。	8,10,11,16,24,55	
☐	☐	10. 実施された方法を明確に、そして、透明にするために、用いられたエビデンスの検索と選択、適格性の判断、組み入れられたエビデンスの範囲、検索戦略を文書化し、公開する。	3-5,8,11,13,14,16,19-21,23,27,35,58	
		11. エビデンスの要約、ならびに追加的情報の検討 (Summarizing Evidence and Considering Additional Information)		
☐	☐	1. 診断検査精度、予期される利益、害、資源(コスト)、エビデンスの質の等級、各アウトカムの相対的および絶対的結果/効果推定値などの重要なアウトカムそれぞれについて、入手可能な最善のエビデンスを簡潔にまとめることで(例:エビデンステーブル、エビデンスプロファイル、SoFテーブル)、エビデンスを要約する。	4-8,10-16,19-21,24,27,35,39,43,46,57,58	

(次頁につづく)

完了	該当なし	ガイドライン作成ステップ	情報源	備考
☐	☐	2. 価値観や意向、予期される効果を修飾するかもしれない要因、必要性（有病率、ベースラインリスク、または状態）、公平性への影響、実行可能性、資源の入手可能性などを含む、推奨の参考情報として必要となる追加的情報の要約（例：質的なナラティブ要約、エビデンステーブル）を提示する。	3-7,10,11,13-15, 20,23,24,27,31, 43,45-47,54, 57,59-61	
☐	☐	3. 必要資源量とコストに関する情報を収集する方法を確立する（例：既存の経済評価の検索、経済モデルの作成、費用対効果分析の実施）。	4,5,7,11,13-15, 19-21,23,24,27, 43,46,59,61	
☐	☐	4. コスト、必要資源量、そして該当する場合は費用対効果を特定し、コストの内容（患者、コミュニティ、社会）について説明する（例：価格妥当性の検討、必要資源量と取得原価の推定値を、介入の利益と害に関するエビデンスと直接比較して検討する）。	4,5,7,11,13-15, 19-21,23,24,27, 43,46,59,61	
☐	☐	5. 透明性を確保するために、どのような方法で追加的情報を統合済みエビデンスに組み込むのかを記録する（例：患者の価値観に関する正式な合意形成、公平性の問題に関する合意形成、正式な経済分析、必要資源量に関する細分化されたデータの質的検討）。	4,5,7,10,11, 13-15,19-21, 24,31,35,43,46, 47,57,61	
☐	☐	6. エビデンステーブルの使用に関するトレーニングや、ディスカッションの機会を提供することにより、ガイドラインパネルの全てのメンバーがエビデンステーブルを理解し、適切に使用できることを確実にする。	2,15,28	
☐	☐	7. エビデンスの要約に加え、完全システマティックレビューや個々の研究、さらにはその他エビデンス情報源を提示することにより、ガイドラインパネルが審議を行う際に参考にできるようにする（例：共同ウェブサイトの立ち上げ、および/または会議や電子通信による情報提供）。	15,57	
		12. エビデンス総体の質、強さ、または確実性の判断 (Judging Quality, Strength or Certainty of a Body of Evidence)		
☐	☐	1. エビデンスの質を等級付けする際に考慮される基準について概説した枠組みを選択する（例：GRADE、USPSTF）。グレーディングツールの改変は避けること。	4-16,19-25, 43,46,58,62	
☐	☐	2. エビデンスの質評価を行う責任者を決定する（例：ワーキンググループ内の、利益相反をもたない方法論学者）。	4,6,10,14-16,63	
☐	☐	3. それぞれの重要なアウトカムについて、エビデンスの質評価を行う。	4,5,7,11-16,43, 46,58,62	
☐	☐	4. 全体的なエビデンスの質を評価する（例：最も重要または重大であると評価されたエビデンスの中で質が最も低いものの等級、または全てのアウトカムが同じ方向を示す場合のエビデンスの中で質が最も高いものの等級）。	4,5,7-9,11-16, 19-21,43,46, 58,62	

（次頁につづく）

完了	該当なし	ガイドライン作成ステップ	情報源	備考
☐	☐	5. アウトカムごとのエビデンスの質、ならびにエビデンス総体の質を報告する。	4,7,8,12,14,15,20,21,23,46,51,63	
☐	☐	6. エビデンスの質の評価に際して下された決断を記録することにより、それらの決断の透明性と明確性を確保する。	4,5,7,8,11,13-16,19-21,23,43,58,62	
13. 推奨の作成、ならびに推奨の強さの決定 （Developing Recommendations and Determining their Strength）				
☐	☐	1. 推奨を導き出すために考慮することになる要因を概説した枠組みを適用する。	3,5-16,19-21,24,27,35,39,43,46,62,64	
☐	☐	2. 推奨の定式化のために開かれるコンセンサス会議のロジスティクス面の詳細、すなわち会議に必要な文書（例：エビデンスの要約、evidence-to-decisionテーブル）の配布、会議の議題設定、判断への合意を図るためにグループが使用することになる合意形成手法（例：デルファイ法、ノミナルグループ手法）について計画し、参加者と共有する。	7,9,10,16,19,43	
☐	☐	3. 枠組みに含まれる要因のうち、方向性や強さなどの推奨に影響を及ぼすものをレビューする（例：エビデンスの質に基づいて判断される望ましい帰結と望ましくない帰結のバランスに着目した分析に関係するエビデンスや情報のタイプ、利益と害の差の大きさ、価値観や意向に関する確実性またはばらつき、必要資源量、公平性、ならびにその他の要因）。	3-8,11,12,14-16,19,20,23,24,27,35,39,43,46,54,62,64	
☐	☐	4. 該当する場合は、エビデンスが不十分、またはエビデンスの質が非常に低い状況下での推奨の定式化について対応策を設定する（例：透明性の高い形で判断内容が提示された条件付き推奨、ガイドラインパネルが自身の決断が間違っている危険性が相当に高いと考える場合には「推奨なし」、研究の一環として介入を使用することを推奨した上で、さらなる研究所見が得られるまでの最善の治療選択肢を示した指針を補足として提示）。	4,5,7,11,13-15,20,46,64	
☐	☐	5. 研究の推奨の定式化について対応策を設定し、これらの推奨をどこで提示するかを決定する（例：具体的な研究の疑問や測定すべき患者にとって重要なアウトカムに加え、当該介入の利益または望ましくないデメリットに関わる不確実性を軽減するのにどのような研究が必要なのかに関わるその他の関連する側面についての見解を、ガイドラインの付録の中で提示する）。	5-7,14,15,46,64,65	
☐	☐	6. 推奨を定式化し、グループが下した判断内容の詳細や、推奨とその根拠となるエビデンスとの間の明確な関連性を示すことにより、各推奨の根拠を要約する（例：記述的に、または表を用いて要約する）。	4-7,11-13,15,16,20,21,24,27,35,39,46,51,63,64	

（次頁につづく）

完了	該当なし	ガイドライン作成ステップ	情報源	備考
☐	☐	7. 推奨に従うことに対するガイドライングループの確信の程度がガイドライン読者に伝わるようにするために、定式化した推奨の強さを等級付けする方法を選択する。	4,6-9,12-16, 19-24,43,46, 62,64	
☐	☐	8. 推奨の強さを等級付けするのにグループが使用する合意形成手法を選択する（例：デルファイ法、ノミナルグループ手法、投票）。	2,4,6,7,15,16, 20,43	
☐	☐	9. 推奨が、パフォーマンス指標／質基準としての役割を果たすのに適しているかどうかについて、見解を提示する（例：「高」または「中」の質のエビデンスに基づく強い推奨が提示されている治療選択肢は、質基準として特にふさわしい候補である。推奨が弱い場合、複数の治療戦略の相対的メリットについて患者と話し合い、そのやり取りの内容が適切に記録されることが、1つの質基準となるだろう）。	4,9,13,16,24,41, 64	
☐	☐	10. 推奨を定式化して各推奨の強さを判断する際に下した判断を記録することにより、それらの決断の透明性と明確性を確保する。	3,4,6-8,11-13, 16,19-21,23,24, 27,35,43,51,64	
\multicolumn{5}{l}{14. 推奨事項ならびに実行・実行可能性・公平性に関する検討事項の中で使用される表現 (Wording of Recommendations and of Considerations of Implementation, Feasibility and Equity)}
☐	☐	1. 推奨事項の記述に使用する標準的表現を決定することにより、ガイドライン全体で明確性と一貫性を確保し、曖昧で具体性に欠ける表現の使用を避ける。	4,5,7-9,13,14, 16,19-21,23, 24,27,43,46,64	
☐	☐	2. 推奨の執筆では、推奨の実行に十分な情報を提供して、ガイドラインユーザーが推奨を理解するのに他の資料を参照しなくてもよいようにする。	4,5,7-9,14,16, 20,21,23,24,27, 35,46,51,63	
☐	☐	3. 推奨の強さが意味することを臨床家、患者、政策決定者、およびその他の対象読者グループに伝わるように、明確な指示または解釈のヒントを提供する。	4,8,9,13,14,16, 19,20,35,46,64	
☐	☐	4. 推奨の対象となる集団、推奨されている介入、ならびに代替的なアプローチや介入について、推奨の中で明示する。	4,5,8,9,13,16,20, 35,46,63,64	
☐	☐	5. 推奨の背景状況、実行可能性、適用可能性について説明した所見を添え、公平性の問題、推奨に関わる具体的条件などの重要な検討事項を明確に打ち出す（例：概説されている状況が当てはまるのは、特定の部分集団に対してなのか、特定のタイプの介入に対してなのか、特定の価値観や意向に対してなのか、特定の資源を利用できる場合なのか、など）。	3-5,8,9,13,16, 20,24,31,35,43, 46,48,54,60,64	
☐	☐	6. 推奨事項の記載箇所の近くでエビデンスの質と推奨の強さについて報告する。	6-9,13,16,19-21, 24,35,46,51	
☐	☐	7. 最終的な推奨事項の表現についてグループで合意を図るために使用する方法を確立する（例：レビューと承認、正式な合意形成）。	4,7,9,16,21, 43,64	

（次頁につづく）

完了	該当なし	ガイドライン作成ステップ	情報源	備考
☐	☐	8. 平易ですぐ目につく形で推奨を報告する（例：長い段落の中に推奨を埋め込んだり、要約のセクションの中で複数の推奨をまとめたりしないこと）。	5,9,14-16,24,27,46,63	
15. 報告とピアレビュー （Reporting and Peer Review）				
☐	☐	1. ガイドラインを報告するための特定の構造、見出し、内容を備えた標準化されたフォーマットを作成または採用する。	5-7,9-11,14-16,18,20-22,25,35,39,43,51,63	
☐	☐	2. 当該ガイドライン制作物のためにどのような様式を用意するかを決定する（例：ガイドライン全文、ガイドライン全文と技術報告/システマティックレビュー、臨床家または政策決定者向けの簡易版ガイドライン、患者向けの消費者用バージョン）。これは普及計画に相当する。（トピック16参照）	3-12,14-16,20-22,24,25,41,51,63	
☐	☐	3. ガイドライン制作物の執筆を担当する責任者（例：ガイドラインワーキンググループの小委員会）、ならびに著者資格（例：個々の著者、著者としての組織、著者としてのワーキンググループ）を決定する。（トピック1参照）	3-5,7,8,11,13-16,20,43,63	
☐	☐	4. ガイドライン作成グループの全メンバーにガイドラインレポートの最終草案をレビューしてもらうことにより、フィードバック、編集、修正の機会を十分に提供する。	5-8,13,16,43,63,65	
☐	☐	5. 最終文書は、ガイドライン作成グループの全メンバーの承認を得る。	1,5,7-9,11,12,16,21,24,43	
☐	☐	6. 組織的（すなわち内部）ピアレビューを開始する。	5-13,15,16,20,25,41,43,63,65	
☐	☐	7. 推奨の正確さ、実用性、明確性、構成、有用性を確認するために最終文書をレビューすること、ならびにガイドライングループでは網羅し切れなかったより広範かつ重要な視点を確実に取り入れることを目的とした、外部専門家によるピアレビューの方法を決定する（例：ピアレビューの招致、ガイドライン作成グループからのフィードバックと回答を交えながらの公開による意見交換期間、ピアレビュー誌への投稿）。	3,5-11,13-16,20-25,27,28,39,41,43,63,65	
☐	☐	8. 内部および外部ピアレビュープロセスを記録し、適切であれば、意見交換で得られたコメントとガイドライン作成グループの回答を公開する。	5-10,13,16,21,23,25,35,41,63,65	

（次頁につづく）

完了	該当なし	ガイドライン作成ステップ	情報源	備考
\multicolumn{5}{l}{**16. 普及と実行（Dissemination and Implementation）**}				
☐	☐	1. 利用と著作権を考慮しつつ、ガイドラインの採用を促すためのさまざまなアプローチを盛り込んだ積極的普及計画を立案する（例：オンラインでのガイドライン提供、ガイドラインの普及と実行に責任をもつ医療システム関係者との正式な関係の構築によるガイドライン受け入れの促進、記者会見、ソーシャルメディア戦略、専門家協会の集まりでの普及、対象読者がアクセスする学術誌でのガイドライン掲載）。	3-5,7,9-12, 14-16,19-22,24, 39,41,43,66,67	
☐	☐	2. 推奨を診療に活かす方法についての指針を提供するツール、サポート、派生成果物を開発または応用する（例：モバイルアプリケーション、臨床決断支援システムへの組み込み、対象読者向けの教育支援のための教育資源としても応用可能なガイドライン）。	4-8,11,12,15, 16,20,21,24,25, 27,35,41,43, 60,63	
☐	☐	3. ガイドラインの適応について検討し、他の状況にガイドラインを適応したい対象エンドユーザーがどうすれば系統的かつ透明性の高い方法でそれを実現できるかについて、具体的な指示を提供する（例：現場の資源やベースラインリスクに基づく推奨の変更、ガイドラインパネルが下した判断からは逸脱する影響）。	7,15,16,19,21, 27,38,60	
☐	☐	4. ガイドラインを他言語に翻訳するためのルールと規定を定める（例：ガイドライングループによる承認後に第三者機関による翻訳の実施を許可する、ガイドラインワーキンググループに翻訳担当者を加える）。	7,16,25,38	
\multicolumn{5}{l}{**17. 評価と使用（Evaluation and Use）**}				
☐	☐	1. ガイドライングループメンバーにフィードバックを求め、推奨作成のために開かれたガイドラインパネル会議を含むガイドライン作成プロセスの内部評価（すなわち自己評価）を実施する。	E, 65	
☐	☐	2. 対象エンドユーザーを対象に、ガイドラインのパイロットテストの実施を検討する（例：ガイドライン作成グループに参加した対象読者や利害関係者のメンバーを対象とする）。	6,15,16,19,27, 35,65	
☐	☐	3. 対象エンドユーザーがガイドラインの推奨の実行および使用を監視・監査するための基準とツールを提供する（例：ガイドラインの実行によって変化すると考えられるアウトカムを特定し、それらのアウトカムを測定する方法を提案する）。	3-7,9,11,12, 14-16,19,21,24, 27,35,38,41,65	
☐	☐	4. ガイドライン実行後の効果を判断するための前向き評価の実施に向けたサポートとツールを提供する（例：可能な場合には無作為評価を使用、ガイドライン実行に関わる不確実性を念頭においた慎重な前後比較評価を使用）。	4,5,7,11,15,19, 21,65,66	

（次頁につづく）

完了	該当なし	ガイドライン作成ステップ	情報源	備考
☐	☐	5. ガイドラインの前向き評価にガイドライン作成グループが関与する可能性を検討する（例：ガイドラインを実行する組織との連携による評価研究の計画立案）。	5,7,15,16,24,25, 65,66	
☐	☐	6. ガイドラインの後続バージョンにおいて推奨の本質的実行可能性を向上させるにはどうすればよいかを明らかにするために、ユーザーからのフィードバックと評価の収集を計画する。	4-6,11,16, 19,24,38,65	
18. 更新（Updating）				
☐	☐	1. ガイドラインの更新の要否を判断するための定期的なモニタリングおよびレビューの方針、手順、時期を設定する（例：新たに入手可能なエビデンスが存在するかを判断するために3年毎にシステマティックレビューを更新する）。	3-9,11,12, 14-16,19-25,27, 35,38,41,43, 65,68	
☐	☐	2. 定期的に文献のモニタリングを行い、新たに重要なエビデンスが登場したかどうかを評価する担当者を決定する（例：これまでにガイドライン作成グループに関与していない専門家に定期的にガイドラインをレビューしてもらうことを検討する）。	3,5-9,14-16,20, 24,38,43,65	
☐	☐	3. どのような場合にガイドラインの部分的または全面的更新が必要となるかを決定する条件を設定する（例：一部の推奨事項のみを更新する必要があるのか、それとも多くの推奨事項が時代遅れでガイドライン全体が無効になっているのか、それとも新たに入手可能となった治療に関する推奨が必要なのか）。	3-7,9,11,15, 16,20,22-24, 41,65,68	
☐	☐	4. ガイドライン完成後のガイドライングループのメンバー構成および参加についての計画を立てる（例：1～2年毎のメンバー交替、更新時に新たなグループを選任、ガイドラインパネル議長の続投）。	5,9,13,20,25,38, 65	
☐	☐	5. 今後のガイドライン更新のための資金とロジスティクスを計画する（例：継続的な資金提供の確保、更新プロセスを監視する常設の監督委員会）。	15,16,65	
☐	☐	6. ガイドラインの更新計画、ならびに更新のために提案されている方法を記録し、これらが遵守されることを確実にする。	3,15,16,27,35,68	

文献（GIN-McMaster GDCの表1で記載されている情報源）

1. Fretheim A, Schunemann H, Oxman A. Improving the use of research evidence in guideline development: 3. Group composition and consultation process. Health Research Policy and Systems. 2006; 4(1): 15.
2. Kunz R, Fretheim A, Cluzeau F, et al. Guideline Group Composition and Group Processes: Article 3 in Integrating and Coordinating Efforts in COPD Guideline Development. An Official ATS/ERS Workshop Report. Proceedings of the American Thoracic Society. 2012; 9(5): 229-233.
3. The ADAPTE Collaboration. The ADAPTE Process: Resource Toolkit for Guideline Adaptation. Version 2.0. 2009; http://www.g-i-n.net/document-store/working-groups-documents/adaptation/adapte-resource-toolkit-guideline-adaptation-2-0.pdf. Accessed July 5, 2013.

4 World Health Organization. Estonian Handbook for Guidelines Development. 2011; http://whqlibdoc.who.int/publications/2011/9789241502429_eng.pdf. Accessed April 22, 2013.
5 National Institute for Health and Clinical Excellence. The guidelines manual. 2012; http://www.nice.org.uk/article/PMG6/chapter/1%20Introduction. Accessed April 22, 2013.
6 Scottish Intercollegiate Guidelines Network. SIGN 50: A guideline developer's handbook. 2011; http://www.sign.ac.uk/guidelines/fulltext/50/. Accessed April 22, 2013.
7 World Health Organization. WHO Handbook for Guideline Development. 2012; http://apps.who.int/iris/bitstream/10665/75146/1/9789241548441_eng.pdf. Accessed April 22, 2013.
8 American College of Cardiology Foundation and American Heart Association. Methodology Manual and Policies from the ACCF/AHA Task Force on Practice Guidelines. 2010; http://my.americanheart.org/professional/StatementsGuidelines/PoliciesDevelopment/Development/Methodologies-and-Policies-from-the-ACCAHA-Task-Force-on-Practice-Guidelines_UCM_320470_Article.jsp. Accessed April 22, 2013.
9 Rosenfeld RM, Shiffman RN, Robertson P. Clinical Practice Guideline Development Manual, Third Edition: A Quality-Driven Approach for Translating Evidence into Action. Otolaryngology -- Head and Neck Surgery. 2013; 148(1 suppl): S1-S55.
10 Cancer Care Ontario. Program in Evidence-Based Care Handbook. 2012; http://www.cancercare.on.ca/about/programs/pebc/pebc-products/. Accessed April 22, 2013.
11 Centers for Disease Control and Prevention. Guidelines and Recommendations: A CDC Primer. Atlanta, Georgia: Office of the Associate Director for Science Centers for Disease Control and Prevention; 2012.
12 Davino-Ramaya C, Krause LK, Robbins CW, et al. Transparency matters: Kaiser Permanente's National Guideline Program methodological processes. The Permanente journal. Winter 2012; 16(1): 55-62.
13 Canadian Task Force on Preventive Health Care. Canadian Task Force on Preventive Health Care Procedure Manual. 2011; http://canadiantaskforce.ca/methods/methods-manual/. Accessed April 22, 2013.
14 Gutierrez GC, Bossert T, Espinosa JQ, et al. Guia Metodologica para la elaboracion de Guias de Atencion Integral en el Sistema General de Seguridad Social en Salud Colombiano. 2010; http://www.minsalud.gov.co/Documentos%20y%20Publicaciones/GUIA%20METODOLOGICA%20PARA%20LA%20ELABORACI%C3%93N%20DE%20GU%C3%8DAS%20DE%20ATENCI%C3%93N%20INTEGRAL.pdf. Accessed April 22, 2013.
15 Ministerio de Sanidad y Consumo. Elaboracion de guias de practica clinica en el sistema nacional de salud: Manual metodologico. 2007; http://www.guiasalud.es/emanuales/elaboracion/index-02.html. Accessed April 22, 2013.
16 German Association of the Scientific Medical Societies(AWMF)- Standing Guidelines Commission. AWMF Guidance Manual and Rules for Guideline Development, 1st Edition, English Version. 2012; http://www.awmf.org/leitlinien/awmf-regelwerk/awmf-guidance.html. Accessed May 2, 2014.
17 Oxman A, Schunemann H, Fretheim A. Improving the use of research evidence in guideline development: 2. Priority setting. Health Research Policy and Systems. 2006; 4(1): 14.
18 American College of Cardiology Foundation and American Heart Association. Manuscript Development Process. 2010; http://my.americanheart.org/professional/StatementsGuidelines/PoliciesDevelopment/Policies-Development_UCM_316897_Article.jsp. Accessed April 22, 2013.
19 New Zealand Guidelines Group. Handbook for the preparation of explicit evidence-based clinical practice guidelines. Wellington: New Zealand Guidelines Group; 2001.
20 Agency for Healthcare Research and Quality. U. S. Preventive Services Task Force Procedure Manual. 2008; http://www.uspreventiveservicestaskforce.org/uspstf08/methods/procmanual.htm. Accessed April 22, 2013.

21 National Health and Medical Research Council. Procedures and requirements for meeting the 2011 NHMRC standard for clinical practice guidelines. 2011; http://www.nhmrc.gov.au/guidelines/publications/cp133-and-cp133a. Accessed April 22, 2013.
22 Ministerio de Salud. Norma tecnica para la elaboracion de guias de practica clinica. 2005; http://bvs.minsa.gob.pe/local/MINSA/1176_DGSP196.pdf. Accessed April 22, 2013.
23 Qaseem A, Forland F, Macbeth F, Ollenschlager G, Phillips S, van der Wees P. Guidelines International Network: Toward international standards for clinical practice guidelines. Ann Intern Med. 2012; 156(7): 525-531.
24 Institute of Medicine Committee on Standards for Developing Trustworthy Clinical Practice Guidelines. Clinical Practice Guidelines We Can Trust. 2011; http://www.nap.edu/openbook.php?record_id=13058. Accessed April 22, 2013.
25 European Society of Cardiology. Recommendations for Guidelines Production. 2010; http://www.escardio.org/guidelines-surveys/esc-guidelines/about/Pages/rules-writing.aspx. Accessed April 22, 2013.
26 Boyd EA, Akl EA, Baumann M, et al. Guideline Funding and Conflicts of Interest: Article 4 in Integrating and Coordinating Efforts in COPD Guideline Development. An Official ATS/ERS Workshop Report. Proceedings of the American Thoracic Society. 2012; 9(5): 234-242.
27 Brouwers MC, Kho ME, Browman GP, et al. AGREE II: Advancing guideline development, reporting and evaluation in health care. Canadian Medical Association Journal. 2010; 182(18): E839-E842.
28 Schunemann H, Fretheim A, Oxman A. Improving the use of research evidence in guideline development: 1. Guidelines for guidelines. Health Research Policy and Systems. 2006; 4(1): 13.
29 National Institute for Health and Clinical Excellence. How NICE clinical guidelines are developed: An overview for stakeholders, the public and the NHS. 5th Edition. 2012; http://publications.nice.org.uk/pmg6f. Accessed April 22, 2013.
30 Jacobs AK, Kushner FG, Ettinger SM, et al. ACCF/AHA clinical practice guideline methodology summit report: a report of the American College of Cardiology Foundation/American Heart Association Task Force on Practice Guidelines. J Am Coll Cardiol. 2013; 61(2): 213-265.
31 Oxman A, Schunemann H, Fretheim A. Improving the use of research evidence in guideline development: 12. Incorporating considerations of equity. Health Research Policy and Systems. 2006; 4(1): 24.
32 Cluzeau F, Wedzicha JA, Kelson M, et al. Stakeholder Involvement: How to Do It Right: Article 9 in Integrating and Coordinating Efforts in COPD Guideline Development. An Official ATS/ERS Workshop Report. Proceedings of the American Thoracic Society. 2012; 9(5): 269-273.
33 Fretheim A, Schunemann H, Oxman A. Improving the use of research evidence in guideline development: 5. Group processes. Health Research Policy and Systems. 2006; 4(1): 17.
34 Wilt TJ, Guyatt G, Kunz R, et al. Deciding What Type of Evidence and Outcomes to Include in Guidelines: Article 5 in Integrating and Coordinating Efforts in COPD Guideline Development. An Official ATS/ERS Workshop Report. Proceedings of the American Thoracic Society. 2012; 9(5): 243-250.
35 Shiffman RN, Shekelle P, Overhage JM, Slutsky J, Grimshaw J, Deshpande AM. Standardized reporting of clinical practice guidelines: a proposal from the Conference on Guideline Standardization. Ann Intern Med. 2003; 139(6): 493-498.
36 Atkins D, Perez-Padilla R, MacNee W, Buist AS, Cruz AA. Priority Setting in Guideline Development: Article 2 in Integrating and Coordinating Efforts in COPD Guideline Development. An Official ATS/ERS Workshop Report. Proceedings of the American Thoracic Society. 2012; 9(5): 225-228.
37 Eccles M, Grimshaw J, Shekelle P, Schunemann H, Woolf S. Developing clinical practice guidelines: target audiences, identifying topics for guidelines, guideline group composition and functioning and conflicts of interest. Implementation Science. 2012; 7(1): 60.
38 Akl EA, Treweek S, Foy R, Francis J, Oxman AD, Re Bg. NorthStar, a support tool for the design and evaluation of quality improvement interventions in healthcare. Implement Sci. 2007; 2: 19.

39 Burgers JS, Anzueto A, Black PN, et al. Adaptation, Evaluation, and Updating of Guidelines: Article 14 in Integrating and Coordinating Efforts in COPD Guideline Development. An Official ATS/ERS Workshop Report. Proceedings of the American Thoracic Society. 2012; 9(5): 304-310.

40 Esandi ME, Luca MD, Chapman E, Schapochnik N, Bernztein R, Otheguy L. Guia para la adaptacion de Guoas de Practica Clinica. 2008; http://publicaciones.ops.org.ar/publicaciones/otras%20pub/GuiadeGuias.pdf. Accessed April 22, 2013.

41 Schunemann HJ, Woodhead M, Anzueto A, et al. A guide to guidelines for professional societies and other developers of recommendations: Introduction to integrating and coordinating efforts in COPD guideline development. An official ATS/ERS workshop report. Proceedings of the American Thoracic Society. 2012; 9(5): 215-218.

42 Shekelle P, Woolf S, Grimshaw J, Schunemann H, Eccles M. Developing clinical practice guidelines: reviewing, reporting, and publishing guidelines; updating guidelines; and the emerging issues of enhancing guideline implementability and accounting for comorbid conditions in guideline development. Implementation Science. 2012; 7(1): 62.

43 Yawn BP, Akl EA, Qaseem A, Black P, Campos-Outcalt D. Identifying Target Audiences: Who Are the Guidelines For?: Article 1 in Integrating and Coordinating Efforts in COPD Guideline Development. An Official ATS/ERS Workshop Report. Proceedings of the American Thoracic Society. 2012; 9(5): 219-224.

44 Guyatt GH, Norris SL, Schulman S, et al. Methodology for the development of antithrombotic therapy and prevention of thrombosis guidelines: Antithrombotic Therapy and Prevention of Thrombosis, 9th ed: American College of Chest Physicians Evidence-Based Clinical Practice Guidelines. Chest. 2012; 141(2 Suppl): 53S-70S.

45 National Institute for Health and Clinical Excellence. The guidelines manual: Appendix A - Agreements and advice for Guideline Development Group members. 2012; http://publications.nice.org.uk/pmg6a. Accessed April 22, 2013.

46 National Health and Medical Research Council. Guideline Development and Conflicts of Interest: Identifying and Managing Conflicts of Interest of Prospective Members and Members of NHMRC Committees and Working Groups Developing Guidelines. 2012; http://www.nhmrc.gov.au/guidelines-and-publications/information-guideline-developers/guideline-development-and-conflicts. Accessed April 22, 2013.

47 Woolf S, Schunemann H, Eccles M, Grimshaw J, Shekelle P. Developing clinical practice guidelines: types of evidence and outcomes; values and economics, synthesis, grading, and presentation and deriving recommendations. Implementation Science. 2012; 7(1): 61.

48 Kelson M, Akl EA, Bastian H, et al. Integrating Values and Consumer Involvement in Guidelines with the Patient at the Center: Article 8 in Integrating and Coordinating Efforts in COPD Guideline Development. An Official ATS/ERS Workshop Report. Proceedings of the American Thoracic Society. 2012; 9(5): 262-268.

49 Schunemann H, Fretheim A, Oxman A. Improving the use of research evidence in guideline development: 10. Integrating values and consumer involvement. Health Research Policy and Systems. 2006; 4(1): 22.

50 Boyd E, Bero L. Improving the use of research evidence in guideline development: 4. Managing conflicts of interests. Health Research Policy and Systems. 2006; 4(1): 16.

51 Cancer Care Ontario. Program in Evidence-Based Care Conflict of Interest Policy. 2011; http://www.cancercare.on.ca/cms/one.aspx?objectId=7582&contextId=1377. Accessed April 22, 2013.

52 Oxman A, Schunemann H, Fretheim A. Improving the use of research evidence in guideline development: 14. Reporting guidelines. Health Research Policy and Systems. 2006; 4(1): 26.

53 Schunemann H, Oxman A, Fretheim A. Improving the use of research evidence in guideline development: 6. Determining which outcomes are important. Health Research Policy and Systems. 2006; 4(1): 18.

54 Fabbri LM, Boyd C, Boschetto P, et al. How to Integrate Multiple Comorbidities in Guideline Development: Article 10 in Integrating and Coordinating Efforts in COPD Guideline Development. An Official ATS/ERS Workshop Report. Proceedings of the American Thoracic Society. 2012; 9(5): 274-281.
55 National Institute for Health and Clinical Excellence. Positively Equal: A guide to addressing equality issues in developing clinical guidelines. 2012; http://www.nice.org.uk/Media/Default/About/what-we-do/NICE-guidance/NICE-guidelines/Clinical-guidelines/Positively-Equal.pdf. Accessed July 5, 2013.
56 Oxman A, Schunemann H, Fretheim A. Improving the use of research evidence in guideline development: 7. Deciding what evidence to include. Health Research Policy and Systems. 2006; 4(1): 19.
57 Hofmann B. Toward a procedure for integrating moral issues in health technology assessment. Int J Technol Assess Health Care. Summer 2005; 21(3): 312-318.
58 Oxman A, Schunemann H, Fretheim A. Improving the use of research evidence in guideline development: 8. Synthesis and presentation of evidence. Health Research Policy and Systems. 2006; 4(1): 20.
59 Guyatt G, Akl EA, Oxman A, et al. Synthesis, Grading, and Presentation of Evidence in Guidelines: Article 7 in Integrating and Coordinating Efforts in COPD Guideline Development. An Official ATS/ERS Workshop Report. Proceedings of the American Thoracic Society. 2012; 9(5): 256-261.
60 Edejer T. Improving the use of research evidence in guideline development: 11. Incorporating considerations of cost-effectiveness, affordability and resource implications. Health Research Policy and Systems. 2006; 4(1): 23.
61 Schunemann H, Fretheim A, Oxman A. Improving the use of research evidence in guideline development: 13. Applicability, transferability and adaptation. Health Research Policy and Systems. 2006; 4(1): 25.
62 Hill SR, Olson LG, Falck-Ytter Y, et al. Incorporating Considerations of Cost-Effectiveness, Affordability, and Resource Implications in Guideline Development: Article 6 in Integrating and Coordinating Efforts in COPD Guideline Development. An Official ATS/ERS Workshop Report. Proceedings of the American Thoracic Society. 2012; 9(5): 251-255.
63 Schunemann H, Fretheim A, Oxman A. Improving the use of research evidence in guideline development: 9. Grading evidence and recommendations. Health Research Policy and Systems. 2006; 4(1): 21.
64 Wilson KC, Irwin RS, File TM, Schunemann HJ, Guyatt GH, Rabe KF. Reporting and Publishing Guidelines: Article 12 in Integrating and Coordinating Efforts in COPD Guideline Development. An Official ATS/ERS Workshop Report. Proceedings of the American Thoracic Society. 2012; 9(5): 293-297.
65 Schunemann HJ, Oxman AD, Akl EA, et al. Moving from Evidence to Developing Recommendations in Guidelines: Article 11 in Integrating and Coordinating Efforts in COPD Guideline Development. An Official ATS/ERS Workshop Report. Proceedings of the American Thoracic Society. 2012; 9(5): 282-292.
66 Oxman A, Schunemann H, Fretheim A. Improving the use of research evidence in guideline development: 16. Evaluation. Health Research Policy and Systems. 2006; 4(1): 28.
67 Fretheim A, Schunemann H, Oxman A. Improving the use of research evidence in guideline development: 15. Disseminating and implementing guidelines. Health Research Policy and Systems. 2006; 4(1): 27.
68 Grimshaw JM, Schunemann HJ, Burgers J, et al. Disseminating and Implementing Guidelines: Article 13 in Integrating and Coordinating Efforts in COPD Guideline Development. An Official ATS/ERS Workshop Report. Proceedings of the American Thoracic Society. 2012; 9(5): 298-303.
69 Cancer Care Ontario. Program in Evidence-Based Care Document Assessment and Review Protocol. 2012; http://www.cancercare.on.ca/about/programs/pebc/document_review/. Accessed April 22, 2013

3. GIN-McMaster GDCの用語集

　この用語集には、含まれている項目の解釈を助けるために、GDC全体に現れる用語および頭字語の定義が含まれている。リスト内の関連用語は、ガイドライン作成のさまざまな側面を説明するカテゴリにグループ分けされている。

用語	定義
ガイドライン開発プロセスに関与するグループ、個人、および組織 (Groups, individuals, and organizations involved in the guideline development process)	
ガイドライン作成グループ (Guideline development group)	ヘルスケアおよびその他の専門家、利害関係者、患者および介護者、ガイドラインを作成する研究および技術スタッフの全グループ。ガイドライン作成グループは、監督委員会、ガイドラインパネル、利害関係者と消費者コンサルタント、ワーキンググループなど、いくつかのタスク特有のサブグループまたは委員会で構成されている。複数のサブグループまたは委員会のメンバーを兼任する者が出る可能性がある（たとえば、ワーキンググループとガイドラインパネルのメンバーとしての臨床科学者）[1,2]。
監督委員会 (Oversight committee)	優先順位の設定、提案されたトピックからの開発のための潜在的ガイドラインの選択、ガイドラインパネルのメンバーの募集と任命、出版と普及のための最終的なガイドラインの承認を含む、ガイドライン開発プロセスを監督する機関。執行委員会またはガイドライン諮問委員会ともよばれることもある[2]。
ガイドラインパネル (Guideline panel)	ワーキンググループが準備したエビデンス要約を用いて、ガイドライン内の対象トピックを決定し、疑問を定式化し、ガイドラインにおける推奨事項を作成、同意し、監督委員会による承認のための最終ガイドライン文書を承認する。ガイドラインパネルのメンバーは、「パネリスト」とよばれることが多い[2]。
議長（ガイドラインパネルの） (Chair [of the guideline panel])	ガイドラインパネルの中心メンバー。この人物は中立で、医療従事者と患者と介護者のグループを調整する専門性をもっている。最適なグループプロセスの戦略と円滑化に資格をもち経験を積んだ誰かが、パネルのすべてのメンバーが及び腰になることがなく自由に意見を述べる機会を与えられるようにする。この人物は必ずしも特定の臨床領域の専門家である必要はない[3,4]。
副議長（ガイドラインパネルの） (Co-chair [of the guideline panel])	ガイドラインパネルが特に大きい場合、またはタスクが特に複雑な場合に任命されるべきである。副議長はまた経験豊富なグループをもつべきであるが、議長とは異なる（専門）領域（臨床的または方法論的）を表すべきである[3,4]。
ワーキンググループ (Working group)	PICO形式の疑問の定式化におけるガイドラインパネルの支援、システマティックレビューの実施、エビデンスの質の等級付け、ガイドラインパネルの議論のためのエビデンス要約とバックグラウンド文書の作成、ガイドラインの記述、利害関係者や一般市民との意見交換からのコメントのレビューなどの、ガイドライン作成の準備と技術的側面を担当する個人のグループ。ガイドラインの目標と目的を達成するための作業が確実に完了するよう、ガイドラインパネルと緊密に協力する。
事務局 (Secretariat)	ガイドラインの作成と記述を準備する際に、ガイドライン作成グループを支援することを任命された個人のグループ。事務局は、テクニカルサポートと管理上のサポート（例：会議や電話会議の予定、資料の配布など）を提供する[2]。
利害関係者 (Stakeholder)	医療関連の組織やサービスに関心をもち、ガイドラインの内容やアウトカムに関心をもつかもしれない個人、団体、組織。これには、医療提供者、専門家団体および大学、疾患や状態の専門家、研究機関、政策立案者などが含まれる[1,2]。

（次頁につづく）

用語	定義
消費者 (Consumer)	医療の消費者には以下が含まれる。(a) 個々の患者、(b) 患者の家族や友人を含む介護者、(c)（潜在的患者であり、税金、保険、直接支払いによる医療の資金提供者としての）市民のメンバー、(d) 患者、介護者および市民の利益を代表する自発的およびコミュニティ組織、(e) 患者、介護者および他の顧客グループの利益を代表する擁護者。それらはまとめて「消費者」（医療サービスについての消費者主義の前提を暗示することなく）と記述され、医療専門家、委員およびサービス提供者などの他のガイドライン消費者とは異なる[5]。
介護者 (Carer)	費用の発生しない治療やサポートを患者（家族、友人など）に提供し、患者や介護者にとって重要な問題について知識をもっている。介護人ともよばれる。
擁護者 (Advocate)	患者や患者グループの望みを知らせるのを助けるために、彼らの代わりに発言する人[6]。
スポンサー組織 (Sponsoring organization)	ガイドラインの作成に資金を提供し、出版および普及のためにそれを推奨する組織。
専門学会 (Professional societies)	特定の分野または専門分野で働く医療の専門家で構成され、ヘルスケアの特定の分野またはトピックに焦点をあてた仕事をする非営利団体（例：米国胸部専門医学会、欧州心臓学会）。専門学会は、そのメンバーのために、しばしばガイドラインの作成に携わり、医療上の問題や健康増進に関する政策立案を行う。専門学会や医学会、医学団体ともよばれる。
第三者機関 (Third party organizations)	ガイドラインの作成に直接関与していないが、ガイドラインを採用または適用したい組織または団体。これには、ガイドラインを新規に作成するのに十分な資源をもたない、あるいは、既存のガイドラインで扱われている集団や医療状況と類似した対象集団や医療状況を有している政府部門や保健省が含まれることがある。
ガイドラインとトピック (Guidelines and topics)	
ガイドライン (Guideline)	疾患または状態に焦点をあて、この疾患または状態の患者の適切な管理のための推奨を含む文書。ガイドラインは、入手可能な最良のエビデンスに基づいていなければならず、医療提供者の知識とスキルを補完するために役立つべきである。ガイドラインは、臨床、保健政策、保健システム、または公衆衛生の設定などに合わせて調整することができる[2]。
対象読者 (Target audience)	医療現場における作業を知らせるために診療ガイドラインが意図する医療提供者の特定のグループまたは範囲。対象読者は、ガイドラインの内容の広さと深さに影響を与える[7]。主な主要な対象読者は、ガイドラインの意図されたエンドユーザーから構成される。たとえば、ガイドラインがプライマリケアのための場合、対象読者はプライマリケア医と看護師で構成される。副次的な対象読者には、医療管理者、病院管理者、政策立案者など、ガイドラインの内容が適用される他のグループも含まれる[8]。
ガイドライントピック (Guideline topic)	ガイドライントピックは、ガイドラインによってカバーされる疾患、状態または全体領域を指定する（たとえば、慢性閉塞性肺疾患）。ガイドライン作成者は、ガイドライントピックの優先順位付けを検討し、医療と健康アウトカムを向上させる可能性を最大限に引き出す必要がある[9]。
ガイドライン内のトピック (Topics within guidelines)	ガイドライン内のトピックには、ガイドラインがカバーする内容が含まれる。たとえば、ガイドラインが状態の診断、状態の治療、またはその両方を対象とするかどうか、もしくは不確実性またはばらつきが最も多いトピックに焦点をあてるかどうか。ガイドラインパネルは、対象読者にとって重要となるガイドライン内で取り組まれうる多くの問題を検討し、決定する必要がある。ガイドラインのスコープともよばれ、ガイドラインで扱われるPICOの疑問と相互関係にある[9]。

（次頁につづく）

用語	定義
ガイドライン作成におけるステップとプロセス (Steps and processes in guideline development)	
優先順位の設定 (Priority setting)	優先順位の設定は、利害関係者による優先順位の同定、比較、および等級付けである。それは、医療の推奨が集団、管轄区域、または国に最大の利益をもたらす一般的な分野（たとえば、慢性閉塞性肺疾患、糖尿病、心血管疾患、がん、予防）に資源と注意が集中することを保証する。優先順位を設定するアプローチは、既存の潜在的に困難な状況に対応しながら将来の計画に貢献する必要がある[10]。
ピアレビュー (Peer review)	学術的作業、研究、またはアイデアを他者の精査に付すプロセス。類似した利益と専門知識をもつ人々によるガイドラインと推奨のピアレビューは、ガイドラインが正確で妥当であることを保証することを目的としている。ピアレビューは、ガイドラインの作成に直接関与していない同じ組織の同僚によって実施される内部的なもの、またはガイドライン作成から完全に独立しガイドライン作成に関与していない外部の者によって実施される外部的なものであってもよい[2,6]。
普及 (Dissemination)	対象のエンドユーザーにガイドラインなどの情報を配信し、最大限の公開、理解、実装を確実にするための積極的なプロセス。ガイドライン全文の印刷版、ガイドラインのオンライン版、クイックリファレンスガイド、ガイドラインのモバイルアプリケーション、臨床決断支援システムへのガイドラインの推奨の組み込み、ガイドラインの消費者版、推奨を詳述した教育資料、対象エンドユーザーとの会議など、さまざまな普及方法を使用することができる。作成された主なガイドライン文書以外の成果物は、一般に、"派生成果物"とよばれる[11]。
実行 (Implementation)	対象のエンドユーザーによる実践への、ガイドラインにおける推奨事項の習得と取り込み。実施計画には、潜在的な障壁、成功のための基準と指標、指標のベースラインデータ、必要なリソース、訓練と教育の必要性、既存のメカニズムやネットワークの同定、実施プロセスの監視方法、報告とフィードバックのメカニズム、タイムスケールのマイルストーンが含まれるべきである[2,11]。
ガイドライン適応 (Guideline Adaptation)	異なる文化的または組織的背景をもつ新しい環境で使用するために、既存のガイドラインを使用して調整する体系的なアプローチ。ガイドラインとその推奨を改変するプロセスは、改変されたガイドラインが、使用される状況に関連する特定の健康疑問に対処し、新たな目的状況における必要性、優先順位、法律、方針、およびリソースに適していることを確実にしなければならない[12]。
グループプロセス (Group processes)	グループプロセスは、グループのメンバーがどのようにいつやりとりするかを網羅する。たとえば、推奨を策定するためのコンセンサス会議中のガイドラインパネルメンバーの交流[3]。
合意形成方法 (Consensus methods)	特定の問題に関する合意に達するための意思決定に使用される技術。合意は、非公式でも正式でもよく、デルファイ法、ノミナルグループ手法を含む正式な合意手法の例がある[1]。
定足数 (Quorum)	有効な会議または投票または合意プロセスを構成するために出席しなければならないグループメンバーの最小数[1]。
マイルストーン (Milestones)	ガイドライン作成プロセス中に大きなステップが達成されたとき。例としては、システマティックレビューの完了、推奨事項の作成、ガイドラインレポートの出版[3]。

（次頁につづく）

用語	定義
ガイドライン作成の際の検討事項 (Considerations in the development of a guideline)	
利益関係の宣言（または利益関係の開示） (Declaration of interest [or disclosure of interest])	利益関係の宣言とは、起こり得る利益相反を決定するために、仕事や会議の主題に関連する金銭的、専門的、知的、またはその他の利益を含む潜在的または実際の利益相反の開示である。また、利益関係の宣言には、直属の家族、雇用主、密接な専門家、または専門家が実質的な共通の個人的、金銭的、専門的な利益をもつ他の者など、専門家の判断に不当に影響を及ぼす可能性のある関連利益が含まれる[2]。
利益相反 (Conflict of interest)	個人の専門的な行動や意思決定が、金銭的な昇給、学術的な昇進、臨床的な収入の流れまたはコミュニティにおける地位などの個人的な利益によって動機付けされているかどうかについて、独立した観察者が合理的に疑問を抱くような、個人の個人的利益とその職業的義務との相違。この定義には、組織または個人がオープンな考え方で科学的な問題にアプローチする能力に影響を与える、金銭的または知的な関係が含まれる[13]。
民間出資 (Commercial sponsorship)	ガイドライン作成に向けた資金獲得を含め、個人または組織に当てはまるかもしれない事項である。特に懸念されるのは、ガイドライン作成者が、民間スポンサーの利益に配慮した推奨の策定を行う恩義やプレッシャーを感じる可能性、あるいはそのように感じている印象を与える可能性である。民間出資の形態としては、企業出資による研究、委員会メンバーの収入源の相当部分を占める診療サービス、コンサルティング、なんらかの報酬の支給を伴う諮問委員会への所属などがあげられる[14]。
変更への障壁 (Barriers to change)	推奨が、診療内容の変更を示唆するものである場合には、そのような変更への障壁をガイドライン作成前に特定し、検討すべきである。変更への障壁は医療システムのさまざまなレベルで存在すると考えられ、構造的障壁（例：資源不足や、金銭的に不利な条件）、組織的障壁（例：スタッフ内における適切なスキル保有者の欠如、設備や機器の欠如）、ピアグループに関わる障壁（例：現場の診療基準と望ましい診療の不一致）、専門家と患者の意思疎通に関わる障壁（例：コミュニケーションや情報処理に関わる問題）、そして優先事項の競合などがあげられる。障壁の特定にはさまざまな方法があり、正式な手法に基づくものもあれば、そうでないものもある。障壁は、入手可能な資源や、セッティング、ガイドラインの種類によって異なる[11]。
（医療における）公平性 (Equity [in health])	医療における公平性、すなわち医療の公平性とは、医療政策によってどの程度公平に健康を分配できるかを示す指標である。また医療の公平性とは、健康状態や、医療および健康増進環境へのアクセス、さらには健康上の一側面または複数側面の治療において、集団あるいは社会的・経済的・人口統計学的・地理的に定義される集団グループ間で系統的または修復可能な差異が認められないことを意味する。医療の不公平は、健康状態や医療サービスへのアクセスにおいて、異なる社会階級間、民族集団間、ならびに異なる地理的エリアの集団間で格差があることが原因で生じる。ガイドラインパネルは、推奨が、医療の公平性に影響を与えるかどうか、そしてその影響の程度について検討しなければならない。「医療の不公平性（inequity）」ともいう[1,10,15]。

（次頁につづく）

用語	定義
価値観、意向、および効用値 (Values, preferences and utilities)	これには、「患者と介護者の知識、態度、期待、道徳的および倫理的価値観、ならびに信条」、「人生および健康に対する患者の目標」、「当該介入または当該状態に関わる過去の経験」、「症状の経験（例：息切れ、痛み、呼吸困難、体重減少）」、「望ましいアウトカムと望ましくないアウトカムに関する意向と重要性」、「当該状態または介入が生活の質、幸福、または満足度に及ぼす影響に対する認識、ならびに当該介入の実行に関わる業務、介入そのもの、および患者が経験するかもしれないその他の状況の相互作用」、「複数の処置選択肢に対する意向」、「意思決定と治療におけるコミュニケーションの内容と形式、情報、参加に関わる意向」が含まれる。これは、経済学的文献でいうところの効用値に関係するといえる。介入そのものは推奨の帰結とみなすことができ（例：薬剤服用または手術の負担）、それには重要性または価値観が関係してくる。推奨の影響を受けることになる人々の価値観や意向に関する検討が、ガイドライン作成プロセスの中に組み込まれるべきである[5]。
透明性 (Transparency)	透明性には、関与する参加者、検討されたエビデンスおよび情報、ならびに意思決定の間になされた判断、特に推奨の策定を含む、ガイドラインを作成するために使用された方法とプロセスの全体の詳細が明確に文書化され提示されることが含まれる。透明性を確保することは、当該ガイドライン作成プロセスを再現する場合、他の人が同じガイドライン成果物に到達することを可能にする。
ガイドラインの信用性 (Credibility of guidelines)	ガイドラインの結論と推奨事項が信頼できる程度。AGREE IIツール、ガイドラインに関するIOM報告、およびGuideline International Networkに記載されているようなタイミングや編集の依存性を含め、採用されている方法やアプローチによって決まる。信頼性、もしくは、ガイドラインの質ともいわれる[4, 16, 17]。
エビデンスのレビューと追加情報の検討 (Evidence review and consideration of additional information)	
プロトコル (Protocol)	ガイドラインの作成方法と使用される方法論を定義する計画または一連のステップを概説する文書。たとえば、ガイドラインを作成する前に、プロトコルでは、答えるべき疑問はなにか、情報をどのように収集し分析するか、推奨事項を形式化するためのフレームワークとコンセンサスの方法を定めている。
PICO疑問 (PICO question)	集団/患者－介入－比較－アウトカム。特定のヘルスケアの疑問を作成する際に使用される語句。PICOフレームワークを使って生成された疑問は、どのエビデンスがレビューされ、患者とその状態、実施された関心の介入、現在の介入と可能な選択肢との比較、および望ましいまたは達成されるアウトカムについての情報を引き出す[2]。
集団 (Population)	同じ病状や同じ地域に住んでいる、または同じ特徴を共有しているなど、共通の関連性をもつ人々のグループ。ガイドラインのために特定された集団は、推奨が適用されることを意図しているすべての人々である（例：糖尿病の成人）[18]。
併存疾患 (Comorbidity)	研究または治療の対象となる関心のある主な疾患（例：慢性閉塞性肺疾患や糖尿病）に加えて、患者に存在する疾患または状態。併存疾患は、臨床症状および疾患の自然経過に影響を及ぼしうる。併発状態ともよばれることがある[6, 19]。
クリニカルパス（またはケアパス） (Clinical pathway [or care pathway])	特定の臨床症状をもつ人々のケアを提供するために使われるべき、慣行、手順、検査、介入および治療の順序[6]。

（次頁につづく）

用語	定義
アウトカム (Outcomes)	検査、治療、方針、プログラム、または他の介入が人、グループ、または集団に及ぼす影響。国民の健康を改善するための介入のアウトカムには、人々の健康と福祉や健康状態の変化が含まれる可能性がある。臨床的には、病気や入院から完全に回復した患者の数、ある人の健康、機能的能力、症状または状況の改善または悪化が含まれる[6]。
患者にとって重要なアウトカム (Patient-important outcomes)	次のような質問に「はい」と答えるようなアウトカムとして定義される。「患者が、この治療によって変化する唯一のアウトカムがこのアウトカムであると知った場合、それに有害作用や不便さ、またはコストを伴うとしても、この治療を受け入れることを検討するだろうか」。このようなアウトカムには、死亡、罹患および患者によって報告されたアウトカムが含まれる[20, 21]。
健康関連QOL (Health-related quality of life)	人の身体的、精神的、社会的健康の組み合わせ。単に病気の欠如ではない。患者にとって重要なアウトカムの一例[1]。
代理アウトカム (Surrogate outcomes)	それ自体重要な健康アウトカムではないが、患者にとって重要な健康アウトカムと関連している可能性のあるアウトカム（例：患者にとって重要なアウトカムとしての骨折の代理としての骨密度）。代替または間接アウトカムとよぶことがある[21]。
アウトカムの重要性 (Importance of outcomes)	問題の介入に対する望ましいアウトカム（例：死亡率の低下、健康関連QOLの改善）および望ましくないアウトカム（例：副作用、コスト）の相対的重要性をランク付けすることにより、ガイドラインパネルは、特定のアウトカムおよびそれらのアウトカムの結果と効果推定値が、推奨の定式化においてどれほど影響を及ぼすかを決定することができる。アウトカムの相対的重要度は、患者や臨床家、政策立案者の視点から考慮した場合、価値観や意向の違いによって変化する可能性が高い。GRADEの枠組みでは、アウトカムは意思決定にとって重大、意思決定には重要ではあるが重大ではない、意思決定にとって重要性は低いと等級付けされる[21]。
効果の大きさ (Magnitude of effect)	対照群のアウトカムと比較した、介入群のアウトカムに対する介入の差または相対効果の尺度。効果サイズともよばれる[6]。
システマティックレビュー (Systematic review)	医療トピックに焦点をあて、特定の疑問に答える出版文献の包括的なレビュー。広範な文献検索は、すべての研究を同定するための検索戦略に基づいて行われる。研究をレビューし、その質を評価し、レビューの疑問に従って結果を要約する[2]。
エビデンスの収集 (Evidence retrieval)	システマティックレビューの文脈では、特定の疑問に関連するすべての科学的研究を体系的に検索し、レビューのためにそれらを取得するプロセス。このプロセスには、未発表の可能性のある他の情報源からのエビデンスの入手も含まれる[2]。
選択基準 (Selection criteria)	ガイドラインの作成中にエビデンスを検索する際に、エビデンスの潜在的な出所としてどの研究および研究タイプを含めるべきか、検討から除外すべきかを決定するために使用される基準。組み入れ基準および除外基準ともよばれる[6]。
専門家の意見 (Expert opinion)	エビデンスの解釈。ときにはランダム化比較試験や適切に実施された観察研究などの質の高いエビデンスに基づき、あるときには、非体系的に収集された情報に基づいて、理想的には書面で要約される。専門家の意見は、系統的な研究から得られないか、系統的に要約されていないというエビデンスの概念としばしば混同される。また、エビデンスを体系的に収集しないための言い訳としてよく使われる。
経済評価 (Economic evaluation)	リソースの使用と期待されるアウトカムに関して、1つ以上または複数の介入、プログラム、または戦略を評価するために使用される一連の正式な定量的方法。経済評価には、費用効果分析、費用便益分析、経済モデルなどの異なる調査タイプが含まれる[2]。

（次頁につづく）

用語	定義
エビデンスの質 (Quality of evidence)	特定の集団における特定のアウトカムへの介入の効果推定値における確信性または確実性のレベルを記述する。エビデンスの強さ、推定値の確信性、エビデンスの確実性、エビデンスのレベルともよばれる[22]。
エビデンステーブル、エビデンスプロファイル、結果要約(SoF)テーブル (Evidence table or profile or summary of findings table)	関心のあるアウトカムおよび関連するエビデンスの質に関する研究からの結果/効果推定値を要約した表。この表は、意思決定を下す人が必要とする重要な情報の簡潔な要約を提供し、ガイドラインの文脈では、推奨の根底にある重要な情報の要約を提供する[6, 23]。
推奨事項と推奨事項の定式化 **(Recommendations and formulation of recommendations)**	
分析的枠組み (Analytic framework)	ガイドラインパネルがエビデンスをレビューし、推奨に達するための関連情報を分析する基準を概説する枠組み。この分析では、エビデンスの質、利益と害の差の大きさ、価値観や意向の確実性またはばらつき、資源利用、公平性と他の要因からの情報を使って、望ましい帰結と望ましくない帰結とのバランスに焦点をあてるかもしれない（例: GRADE/DECIDEのEvidence-to-Recommendation framework）[24]。
推奨 (Recommendation)	臨床疑問、エビデンス検索、および分析的枠組み内の他の情報の検討に基づいて、ガイドラインが推奨する行動方針。ガイドラインの推奨事項は、臨床介入、公衆衛生活動、または政府の政策に関連する場合がある[2]。
条件付き推奨 (Conditional recommendation)	推奨された行動の実施が望ましくない帰結よりも望ましい帰結になるかどうかについて、ガイドラインパネルがより不確実な状態におかれた推奨。特定の条件を記述する必要があるかもしれない。GRADEの枠組みにおける弱い推奨としても知られている[25]。
研究の推奨 (Research recommendation)	研究のコンテキストでのみ使用するためのガイドラインプロセスの結果としての推奨事項。介入の望ましい効果と望ましくない効果についての重要な不確実性があり、さらなる研究によりその不確実性の低減が期待され、そして、不確実性を低減させることの潜在的な利益や節約が、研究の推奨を行わない場合の潜在的な害を上回る場合、ガイドラインパネルは研究の推奨を検討すべきである。追加の研究のための推奨の策定は、可能な限り正確かつ具体的でなければならない。集団、介入、比較およびアウトカム（PICO）を明示的に定義することで、研究の推奨事項をより役立つものにできる[24, 26]。
推奨の強さ (Strength of recommendation)	推奨の強さは、ガイドライン作成者が、推奨への遵守による望ましい効果が望ましくない効果を上回ると確信できる程度を反映している[24, 25]。
パフォーマンス指標 (Performance measures)	パフォーマンス測定値は、医療の質を評価するために測定することができる基準である。強い推奨事項に関連する治療選択肢は、質基準の特に優れた候補である（例: 特定の治療選択肢に従う医師）[24]。
チェックリストで使用される頭字語	
AGREE II	Appraisal of Guidelines for Research and Evaluation II（AGREE II）。診療ガイドラインの作成プロセスと報告の質を評価するために国際的な協力によって開発された検証済みツール[16]。
GRADE	Grading of Recommendations Assessment, Development and Evaluation approach（GRADE）。国際的な共同作業グループによって開発されたGRADEは、エビデンスの質と推奨の強さを等級付けするための透明性の高いアプローチを提供するシステムであり、多くの国際機関によって使用されている。それは、システマティックレビューや推奨の作成と普及に関連する方法論的かつ実践的な問題に対応している[27]。

（次頁につづく）

用語	定義
USPSTF	United States Preventive Services Task Force（米国予防サービスタスクフォース）。スクリーニング、カウンセリング、予防薬などの臨床予防サービスに関する推奨を作成する政府機関。組織は、エビデンスの質の等級付けと推奨のグレーディングのための独自の枠組みを開発した[28]。

1. National Institute for Health and Clinical Excellence. The guidelines manual: Appendix L – Abbreviations and Glossary. 2012; http://publications.nice.org.uk/the-guidelines-manual-appendix-l-abbreviations-and-glossary-pmg6d/l2-glossary. Accessed July 21, 2013.
2. World Health Organization. Estonian Handbook for Guidelines Development. 2011; http://whqlibdoc.who.int/publications/2011/9789241502429_eng.pdf. Accessed April 22, 2013.
3. Kunz R, Fretheim A, Cluzeau F, et al. Guideline Group Composition and Group Processes: Article 3 in Integrating and Coordinating Efforts in COPD Guideline Development. An Official ATS/ERS Workshop Report. Proceedings of the American Thoracic Society. 2012; 9(5): 229-233.
4. Institute of Medicine Committee on Standards for Developing Trustworthy Clinical Practice Guidelines. Clinical Practice Guidelines We Can Trust. 2011; http://www.nap.edu/openbook.php?record_id = 13058. Accessed April 22, 2013.
5. Kelson M, Akl EA, Bastian H, et al. Integrating Values and Consumer Involvement in Guidelines with the Patient at the Center: Article 8 in Integrating and Coordinating Efforts in COPD Guideline Development. An Official ATS/ERS Workshop Report. Proceedings of the American Thoracic Society. 2012; 9(5): 262-268.
6. National Institute for Health and Clinical Excellence. Glossary. 2013; http://www.nice.org.uk/website/glossary/glossary.jsp. Accessed July 21, 2013.
7. National Health and Medical Research Council. Procedures and requirements for meeting the 2011 NHMRC standard for clinical practice guidelines. 2011; http://www.nhmrc.gov.au/guidelines/publications/cp133-and-cp133a. Accessed April 22, 2013.
8. Yawn BP, Akl EA, Qaseem A, Black P, Campos-Outcalt D. Identifying Target Audiences: Who Are the Guidelines For?: Article 1 in Integrating and Coordinating Efforts in COPD Guideline Development. An Official ATS/ERS Workshop Report. Proceedings of the American Thoracic Society. 2012; 9(5): 219-224.
9. Atkins D, Perez-Padilla R, MacNee W, Buist AS, Cruz AA. Priority Setting in Guideline Development: Article 2 in Integrating and Coordinating Efforts in COPD Guideline Development. An Official ATS/ERS Workshop Report. Proceedings of the American Thoracic Society. 2012; 9(5): 225-228.
10. World Health Organization. Health Systems Strengthening Glossary. 2013; http://www.who.int/healthsystems/hss_glossary/en/index.html. Accessed July 26, 2013.
11. Grimshaw JM, Schünemann HJ, Burgers J, et al. Disseminating and Implementing Guidelines: Article 13 in Integrating and Coordinating Efforts in COPD Guideline Development. An Official ATS/ERS Workshop Report. Proceedings of the American Thoracic Society. 2012; 9(5): 298-303.
12. The ADAPTE Collaboration. The ADAPTE Process: Resource Toolkit for Guideline Adaptation. Version 2.0. 2009; http://www.g-i-n.net/document-store/working-groups-documents/adaptation/adapte-resource-toolkit-guideline-adaptation-2-0.pdf. Accessed July 5, 2013.
13. Schunemann HJ, Osborne M, Moss J, et al. An official American Thoracic Society Policy statement: managing conflict of interest in professional societies. Am J Respir Crit Care Med. Sep 15 2009; 180(6): 564-580.
14. Boyd EA, Akl EA, Baumann M, et al. Guideline Funding and Conflicts of Interest: Article 4 in Integrating and Coordinating Efforts in COPD Guideline Development. An Official ATS/ERS Workshop Report. Proceedings of the American Thoracic Society. 2012; 9(5): 234-242.

15. Oxman A, Schunemann H, Fretheim A. Improving the use of research evidence in guideline development: 12. Incorporating considerations of equity. Health Research Policy and Systems. 2006; 4(1): 24.
16. AGREE Research Trust. The AGREE Enterprise Website. 2013; http://www.agreetrust.org. Accessed July 21, 2013.
17. Qaseem A, Forland F, Macbeth F, Ollenschlager G, Phillips S, van der Wees P. Guidelines International Network: Toward international standards for clinical practice guidelines. Ann Intern Med. 2012; 156 (7): 525-531.
18. Wilt TJ, Guyatt G, Kunz R, et al. Deciding What Type of Evidence and Outcomes to Include in Guidelines: Article 5 in Integrating and Coordinating Efforts in COPD Guideline Development. An Official ATS/ERS Workshop Report. Proceedings of the American Thoracic Society. 2012; 9(5): 243-250.
19. Fabbri LM, Boyd C, Boschetto P, et al. How to Integrate Multiple Comorbidities in Guideline Development: Article 10 in Integrating and Coordinating Efforts in COPD Guideline Development. An Official ATS/ERS Workshop Report. Proceedings of the American Thoracic Society. 2012; 9(5): 274-281.
20. Guyatt G DP, Montori V, Schünemann HJ, Bhandari M,. Putting the patient first: In our practice, and in our use of language. ACP journal club. Jan-Feb 2004; 140(A11).
21. Guyatt GH, Oxman AD, Kunz R, et al. GRADE guidelines: 2. Framing the question and deciding on important outcomes. J Clin Epidemiol. Apr 2011; 64(4): 395-400.
22. Balshem H, Helfand M, Schunemann HJ, et al. GRADE guidelines: 3. Rating the quality of evidence. J Clin Epidemiol. Apr 2011; 64(4): 401-406.
23. Guyatt G, Oxman AD, Akl EA, et al. GRADE guidelines: 1. Introduction-GRADE evidence profiles and summary of findings tables. J Clin Epidemiol. Apr 2011; 64(4): 383-394.
24. Schünemann HJ, Oxman AD, Akl EA, et al. Moving from Evidence to Developing Recommendations in Guidelines: Article 11 in Integrating and Coordinating Efforts in COPD Guideline Development. An Official ATS/ERS Workshop Report. Proceedings of the American Thoracic Society. 2012; 9(5): 282-292.
25. Andrews J, Guyatt G, Oxman AD, et al. GRADE guidelines: 14. Going from evidence to recommendations: the significance and presentation of recommendations. Journal of clinical epidemiology. 2013; 66(7): 719-725.
26. Brown P BK, Chalkidou K, Chalmers I, Clarke M, Fenton M, et al. How to formulate research recommendations. BMJ. Oct 14 2006; 333(7572): 804-806.
27. The GRADE working group. GRADE Working Group. 2013; http://www.gradeworkinggroup.org. Accessed July 21, 2013.
28. U.S. Preventive Services Task Force. Methods and Processes. 2013; http://www.uspreventiveservicestaskforce.org/methods.htm. Accessed July 21, 2013.

追加資料-⑭　オンライン資料

本書で取り扱った解析ツールやデータの説明、関連資料を下記webサイトからダウンロードできる。
http://chugaiigaku.jp/movie_system/video/m_list.html
詳しいダウンロード方法は本書xviページを参照のこと。

資料名	ファイルの種類・内容	関連する章
● メタアナリシスのデータ、またはコマンド		
治療 ・Bayesian_meta_heparin.docx ・RR_scale_with_prediction_Beysian-heparin.txt	・Bayesianメタアナリシスの手順解説：2015/4/25 ・WinBUGSコードとデータ	1.2-12.1章
・Metafor_heparin.docx ・heparin4metafor.xlsx	・metaforによるメタアナリシスの手順解説：2015/4/25 ・metafor解析用データ	
・stata_for_heparin.docx ・heparin4cancer.dta	・STATA (metan)によるメタアナリシスの手順解説：2015/4/25 ・STATA解析用データ	
・heparin_for_cancer.cma	・CMA用データ	
診断 ・biomarker_for_colon_cancer.xlsx ・biomarker4metadisc.dsc	・診断検査精度のメタアナリシスのデータ ・Meta-DiSc用のデータ	追加資料⑩
● risk of bias評価		
・risk_of_bias.xls ・RoBANS-checklist-j.pdf	・エクセル（マクロ）を使ったRCTのrisk of bias（利用マニュアル risk_of_bias_excel_manual.doc） ・観察研究のrisk of bias評価のチェックリスト	1.2-13章
● GRADEを利用したとするための最小限の基準		
・Minimum_criteria_for_using_GRADE.docx	GRADEシステムを利用したと言えるための最小限の基準（GRADEワーキンググループによる）2016改変	1.2-18.1.1章
● ネットワークメタアナリシス (NMA) のガイド		
◆GeMTC-antithrombotics.docx ・anti-thrombotics.xlsx (or .csv)	GeMTC/Rを使ったNMA手順解説 ・解析用データ	Part 5
◆Metafor_antithrombotics.docx ・af4metafor.xlsx	Metaforを使ったNMA手順解説：2015/4/25 ・解析用データ	
◆NetMetaXL_for_NMA_antithrombotics.docx ・antithrombotics4netmetaxl.xlsm	NetMetaXLを使ったNMA手順解説 ・解析用データ	
◆STATA_for_NMA_antithrombotics.docx 　1. antithrombotics4af2.dta (解析用データ) 　2. cluster_rank.dta 　3. antithrombotics4af.do (do.file) 　(do.fileは、Anna Chaimani (2015)を相原が、許可を得て改変したものです)	"STATA 14を使ったNMA手順解説"：2018/11/19 注： .do.fileは、STATA 13では文字化けすると思いますので、左記のWordファイルを参照ください。	
● PRISMAチェックリスト		
・PRISMA_2009_flow_diagram_j.docx ・PRISMA_2009_checklist_j.docx ・PRISMA_2009_checklist_j_evaluation_example.docx	Prisma-statement.org/Translationsで本資料が公開されることになり、2016年マイナー変更 ・PRISMAフロー図 ・PRISMAチェックリスト2009 ・PRISMAチェックリスト2009を使った評価例	追加資料④
● 合意形成法		
・RAND-UCLA.xlsx	合意形成の中央値、不一致率の計算 (Excel)	追加資料⑧
● 2×2解析用エクセル		
・Diag.xls ・Therapy.xls	エクセルを使った2×2解析（診断、治療）	追加資料⑨
● GRADEワークショップ資料		
・GRADE-Dx_workpackage_2018-j ・GRADE-Intervention_workpackage_2018-j	・診断介入用 ・治療介入用	追加資料⑪⑫

文献

1. Institute of Medicine. Clinical Practice Guidelines We Can Trust. Washington, DC: The National Academies Press; 2011.
（相原守夫［内容の一部訳］. IOM の 2 つの新基準：『信頼できる診療ガイドライン』と『医療における解決策の模索：システマティックレビューのための基準』. 信頼できる診療ガイドライン. 臨床評価. 2013; 41: 253-260.）
2. The AGREE Collaboration. Development and validation of an international appraisal instrument for assessing the quality of clinical practice guidelines: the AGREE project. Qual Saf Health Care. 2003; 12: 18-23.
3. Institute of Medicine. Finding what works in health care standards for systematic reviews. Washington, DC: The National Academies Press; 2011.
（相原守夫［内容の一部訳］. IOM の 2 つの新基準：『信頼できる診療ガイドライン』と『医療における解決策の模索：システマティックレビューのための基準』. 医療における解決策の模索　システマティックレビューのための基準. 臨床評価. 2013; 41: 261-264.）
4. GRADE Working Group（http://www.gradeworkinggroup.org/）
5. Schünemann HJ, Wiercioch W, Etxeandia I, et al. Guidelines 2.0: systematic development of a comprehensive checklist for a successful guideline enterprise. CMAJ. 2014; 186: E123-E142.
6. World Health Organization. WHO Handbook for Guideline Development. 2nd ed. 2014.（http://www.who.int/publications/guidelines/handbook_2nd_ed.pdf）
7. Cochrane Handbook for Systematic Reviews of Interventions Version 5.1.0, edited by Higgins J. and Green S. 2011.（www.cochrane-handbook.org）
8. National Institute for Health and Clinical Excellence. Developing NICE guidelines: the manual. 2015.（https://www.nice.org.uk/process/pmg20/chapter/introduction-and-overview）
9. 公益財団法人日本医療機能評価機構, 医療情報サービス（Medical Information Network Distribution Service: Minds）ガイドラインライブラリ.（https://minds.jcqhc.or.jp/）
10. Qaseem A, Forland F, Macbeth F, et al. Guidelines International Network: Toward international standards for clinical practice guidelines. Ann Intern Med. 2012; 156: 525-531.
11. GIN-McMaster Guideline Development Checklist.（https://cebgrade.mcmaster.ca/guidecheck.html）
12. Guyatt GH, Norris SL, Schulman S, et al. American College of Chest Physicians. Methodology for the Development of Antithrombotic Therapy and Prevention of Thrombosis Guidelines Antithrombotic Therapy and Prevention of Thrombosis, 9th ed: American College of Chest Physicians Evidence-Based Clinical Practice Guidelines. Chest. 2012, 141（2 Suppl）: 53S-70S.
13. 一般社団法人日本蘇生協議会. JRC 蘇生ガイドライン 2015. 東京: 医学書院; 2015.
14. 3 学会合同 ARDS 診療ガイドライン 2016 作成委員会. ARDS 診療ガイドライン 2016-GRADE システムを用いたシステマティックレビューと推奨-. 東京: 総合医学社; 2016.
15. Oxman AD, Fretheim A, Schunemann HJ. Improving the use of research evidence in guideline development: introduction. Health Res Policy Syst. 2006; 4: 12.
16. Schunemann HJ, Woodhead M, Anzueto A, et al. A guide to guidelines for professional societies and other developers of recommendations: introduction to integrating and coordinating efforts in COPD guideline development. An official ATS/ERS workshop report. Proc Am Thorac Soc. 2012; 9: 215-218.
17. World Health Organization. Estonian Handbook for Guidelines Development. 2011（http://whqlibdoc.who.int/publications/2011/9789241502429_eng.pdf）.
18. Saudi Arabian Handbook for Healthcare Guideline Development, 2013.（https://www.moh.gov.sa/endepts/Proofs/Documents/Saudi%20Arabian%20Handbook%20for%20Healthcare%20Guideline%20Development-updated%2013-11-2014.pdf. Accessed on 11 September 2017）
19. Brouwers MC, Kho ME, Browman GP, et al. AGREE II: Advancing guideline development, reporting and evaluation in health care. CMAJ. 2010; 182: E839-E842.

20 Reporting Items for Practice Guidelines in Healthcare(RIGHT).(http://www.right-statement.org/. Accessed on 1st March 2018)
21 NICE patient and public involvement policy. London: National Institute for Health and Care Excellence; 2014.(http://www.nice.org.uk/about/nice-communities/public-involvement/patient-and-public-involvement-policy, Accessed 11 September 2017)
22 Institute of Medicine. Conflict of Interest in Medical Research, Education, and Practice. Washington, DC: The National Academies Press; 2008.(https://www.nap.edu/download/12598, Accessed on 11 September 2017)
23 Schünemann HJ, Osborne M, Moss J, et al. An official American Thoracic Society policy statement: Managing conflict of interest in professional societies. Am J Respir Crit Care Med. 2009; 180: 564-580.
24 G-I-N Policy for Disclosure of Interests and Management of Conflicts.(http://www.g-i-n.net/document-store/policies-and-articles-of-association/coi-policy-oct-2015, Accessed on 11 September 2017)
25 Schünemann HJ, Al-Ansary LA, Forland F, et al. Guidelines International Network: Principles for Disclosure of Interests and Management of Conflicts in Guidelines. Ann Intern Med. 2015; 163: 548-553.
26 相原守夫. 診療ガイドラインのためのGRADEシステム, 第2版. 弘前: 凸版メディア; 2015.
27 WHO. Guidelines for WHO guidelines. Geneva: WHO; 2003.(http://whqlibdoc.who.int/hq/2003/EIP_GPE_EQC_2003_1.pdf. Accessed on 21 May 2012)
28 Guyatt GH, Oxman AD, Vist G, et al. Rating quality of evidence and strength of recommendations GRADE: an emerging consensus on rating quality of evidence and strength of recommendations. BMJ. 2008; 336: 924-926.
29 Guyatt GH, Oxman AD, Kunz R, et al. What is "quality of evidence" and why is it important to clinicians? BMJ. 2008; 336: 995-998.
30 Schunemann HJ, Oxman AD, Brozek J, et al. Grading quality of evidence and strength of recommendations for diagnostic tests and strategies. BMJ. 2008; 336: 1106-1110.
31 Guyatt GH, Oxman AD, Kunz R, et al. Incorporating considerations of resources use into grading recommendations. BMJ. 2008; 336: 1170.
32 Guyatt GH, Oxman AD, Kunz R, et al. Going from evidence to recommendations. BMJ. 2008; 336: 1049-1051.
33 Jaeschke R, Guyatt GH, Dellinger P, et al. Use of GRADE grid to reach decisions on clinical practice guidelines when consensus is elusive. BMJ. 2008; 337: a744.
34 Brozek JL, Alonso-Coello P, Lang D, et al. Grading quality of evidence and strength of recommendations in clinical practice guidelines. Part 1 of 3. An overview of the GRADE approach and grading quality of evidence about interventions. Allergy. 2009; 64: 669-6677.
35 Brozek JL, Elie Akl, Jaeschke R, et al. Grading quality of evidence and strength of recommendations in clinical practice guidelines. Part 2 of 3. The GRADE approach to grading quality of evidence about diagnostic tests and strategies. Allergy. 2009; 64: 1109-1116.
36 Brozek JL, Elie Akl, Compalati E, et al. Grading quality of evidence and strength of recommendations in clinical practice guidelines. Part 3 of 3. The GRADE approach to developing recommendations. Allergy. 2011; 66: 589-595.
37 Guyatt GH, Oxman AD, Schünemann HJ, et al. GRADE guidelines: a new series of articles in the Journal of Clinical Epidemiology. J Clin Epidemiol. 2011; 64: 380-382.
38 Guyatt G, Oxman AD, Akl EA, et al. GRADE guidelines: 1. Introduction-GRADE evidence profiles and summary of findings tables. J Clin Epidemiol. 2011; 64: 383-394.
39 Guyatt GH, Oxman AD, Kunz R, et al. GRADE guidelines: 2. Framing the question and deciding on important outcomes. J Clin Epidemiol. 2011; 64: 395-400.
40 Balshem H, Helfand M, Schünemann HJ, et al. GRADE guidelines: 3. Rating the quality of evidence. J Clin Epidemiol. 2011; 64: 401-406.
41 Guyatt GH, Oxman AD, Vist G, et al. GRADE guidelines: 4. Rating the quality of evidence—study lim

itations (risk of bias). J Clin Epidemiol. 2011; 64: 407-415.
42. Guyatt GH, Oxman AD, Montori V, et al. GRADE guidelines: 5. Rating the quality of evidence—publication bias. J Clin Epidemiol. 2011; 64: 1277-1282.
43. Guyatt GH, Oxman AD, Kunz R, et al. GRADE guidelines 6. Rating the quality of evidence—imprecision J Clin Epidemiol. 2011; 64: 1283-1293.
44. Guyatt GH, Oxman AD, Kunz R, et al. GRADE Working Group. GRADE guidelines: 7. Rating the quality of evidence—inconsistency. J Clin Epidemiol. 2011; 64: 1294-1302.
45. Guyatt GH, Oxman AD, Kunz R, et al. GRADE guidelines: 8. Rating the quality of evidence—indirectness. J Clin Epidemiol. 2011; 64: 1303-1310.
46. Guyatt GH, Oxman AD, Sultan S, et al. GRADE guidelines: 9. Rating up the quality of evidence. J Clin Epidemiol. 2011; 64: 1311-1316.
47. Brunetti M, Shemilt I, Pregno S, et al. GRADE guidelines: 10. Considering resource use and rating the quality of economic evidence. J Clin Epidemiol. 2013; 66: 140-150.
48. Guyatt G, Oxman AD, Sultan S, et al. GRADE guidelines: 11. Making an overall rating of confidence in effect estimates for a single outcome and for all outcomes. J Clin Epidemiol. 2013; 66: 151-157.
49. Guyatt GH, Oxman AD, Santesso N, et al. GRADE guidelines: 12. Preparing summary of findings tables-binary outcomes. J Clin Epidemiol. 2013; 66: 158-172.
50. Guyatt GH, Thorlund K, Oxman AD, et al. GRADE guidelines: 13. Preparing summary of findings tables and evidence profiles-continuous outcomes. J Clin Epidemiol. 2013; 66: 173-183.
51. Andrews J, Guyatt G, Oxman AD, et al. GRADE guidelines: 14. Going from evidence to recommendations: the significance and presentation of recommendations. J Clin Epidemiol. 2013; 66: 719-725.
52. Andrews JC, Schünemann HJ, Oxman AD, et al. GRADE guidelines: 15. Going from evidence to recommendation-determinants of a recommendation's direction and strength. J Clin Epidemiol. 2013; 66: 726-735.
53. Shunemann HJ, Mustaga R, Brozek J, et al. GRADE Guidelines: 16. GRADE evidence to decision frameworks for tests in clinical practice and public health. J Clin Epidemiol. 2016; 76: 89-98.
54. Guyatt GH, Ebrahim S, Alonso-Coello P, et al. GRADE guidelines 17: assessing the risk of bias associated with missing participant outcome data in a body of evidence. J Clin Epidemiol. 2017; 87: 14-22.
55. Schünemann HJ, Cuello C, Akl EA, et al. GRADE Guidelines: 18. How ROBINS-I and other tools to assess risk of bias in nonrandomized studies should be used to rate the certainty of a body of evidence, J Clin Epidemiol. 2018 Feb 9. pii: S0895-4356 (17) 31031-4., doi: 10. 1016/j. jclinepi. 2018. 01. 012.
56. Zhang Y, Alonso-Coello P, Guyatt G, et al. GRADE Guidelines: 19. Assessing the certainty of evidence describing the relative importance of outcomes or values and preferences - Risk of bias and indirectness, J Clin Epidemiol. 2018. doi: 10. 1016/j. jclinepi. 2018. 01. 013.
57. 小島原典子, 中山健夫, 森實敏夫, 他. Minds診療ガイドライン作成マニュアル 2017. (Available from https://minds.jcqhc.or.jp/s/guidance_2017)
58. Schünemann H, Brożek J, Guyatt G, et al, eds. GRADE handbook for grading quality of evidence and strength of recommendations. Updated October 2013. The GRADE Working Group, 2013. (Available from www. guidelinedevelopment. org/handbook)
59. http://www.chestnet.org/Guidelines-and-Resources/Guidelines-and-Consensus-Statements/Methodology (Accessed on 11 September 2017).
60. http://www.uptodate.com/home/grading-tutorial (Accessed on 11 September 2017).
61. Akl EA, Briel M, You JJ, et al. LOST to follow-up Information in Trials (LOST-IT): a protocol on the potential impact. Trials. 2009; 10: 40.
62. Williamson PR, Altman DG, Bagley H, et al. The COMET Handbook: version 1.0. Trials. 2017; 18 (Suppl 3): 280.
63. Shunemann HJ, Wiercioch W, Brozek J, et al. GRADE Evidence to Decision (EtD) frameworks for adoption, adaptation, and de novo development of trustworthy recommendations: GRADE-ADOLOPMENT. J Clin Epidemiol. 2017; 81: 101-110.

64 Hazlewood GS, Akhavan P, Schieir O, et al. Adding a "GRADE" to the quality appraisal of rheumatoid arthritis guidelines identifies limitations beyond AGREE-II J Clin Epidemiol. 2014; 67: 1274-1285.
65 Shea BJ, Hamel C, Wells GA, et al. AMSTAR is a reliable and valid measurement tool to assess the methodological quality of systematic reviews. J Clin Epidemiology. 2009; 62: 1013-1020.
66 https://www.ncbi.nlm.nih.gov/pubmed/
67 http://www.cochranelibrary.com/
68 http://jp.elsevier.com/online-tools/embase
69 http://www.jamas.or.jp/
70 https://rayyan.qcri.org/welcome
71 http://community.cochrane.org/tools/review-production-tools/covidence(Accessed on 12 September 2017)
72 http://community.cochrane.org/tools/review-production-tools/revman-5(Accessed on 12 September 2017)
73 http://www.prisma-statement.org/(Accessed on 1 March 2018)
74 Schunemann HJ, Cook D, Guyatt G. Methodology for antithrombotic and thrombolytic therapy guideline development: American College of Chest Physicians Evidence-based Clinical Practice Guidelines(8th Edition). Chest. 2008; 133: 113S-122S.
75 Murad MH, Altayar O, Bennett M, et al. Using GRADE for evaluating the quality of evidence in hyperbaric oxygen therapy clarifies evidence limitations. J Clin Epidemiol. 2014; 67: 65-72.
76 Kim SY, Park JE, Lee YJ, et al. Testing a tool for assessing the risk of bias for nonrandomized studies showed moderate reliability and promising validity. J Clin Epidemiol. 2013; 66: 408-414.
77 Sterne JA, Hernán MA, Reeves BC, et al. ROBINS-I: a tool for assessing risk of bias in non-randomised studies of interventions. BMJ. 2016; 355: i4919
78 PreGRADE excersice. docx(http://pregnancy.cochrane.org/sites/pregnancy.cochrane.org/files/public/uploads/PreGrade%20exercise. docx Accessed on 18 September 2017)
79 Furukawa TA, Cipriani A, Atkinson LZ, et al. Placebo response rates in antidepressant trials: a systematic review of published and unpublished double-blind randomised controlled studies. Lancet Psychiatry. 2016; 3: 1059-1066.
80 Furukawa TA, Miura T, Chaimani A, et al. Using the contribution matrix to evaluate complex study limitations in a network metaanalysis: a case study of bipolar maintenance pharmacotherapy review. BMC Res Notes. 2016; 9: 218.
81 http://methods.cochrane.org/adverseeffects/
82 Chou R, Fu R, Carson S, et al. Methodological shortcomings predicted lower harm estimates in one of two sets of studies of clinical interventions. J Clin Epidemiol. 2007; 60: 18-28.
83 Viswanathan M, Ansari MT, Berkman ND, et al. Assessing the Risk of Bias of Individual Studies in Systematic Reviews of Health Care Interventions. Agency for Healthcare Research and Quality Methods Guide for Comparative Effectiveness Reviews. March 2012. AHRQ Publication No. 12-EHC047-EF (Available at: www. effectivehealthcare. ahrq. gov/).
84 Higgins JP, Thompson SG, Spiegelhalter DJ. A re-evaluation of random-effects meta-analysis. J R Stat Soc Ser A Stat Soc. 2009; 172: 137-159.
85 Borenstein M, Hedges LV, Higgins JPT, et al. Introduction to Meta-Analysis. Chichester, UK: Wiley; 2009.
86 Hultcrantz M, Rind D, Akl EA, et al. The GRADE Working Group clarifies the construct of certainty of evidence. J Clin Epidemiolgy. 2017; 87: 4-13.
87 Schunemann HJ. Interpreting GRADE's levels of certainty or quality of the evidence: GRADE for statisticians, considering review information size or less emphasis on imprecision? J Clin Epidemiolgy. 2016; 75: 6-15
88 Peters JL, Sutton AJ, Jones DR, et al. Contour-enhanced meta-analysis funnel plots help distinguish publication bias from other causes of asymmetry. J Clin Epidemiol. 2008; 61: 991-996.
89 Palmer TM, Peters JL, Sutton AJ, et al. Contour-enhanced funnel plots for meta-analysis. Stata J.

2008; 8: 242-254.
90 Schünemann H, Hill S, Guyatt G, et al. The GRADE approach and Bradford Hill's criteria for causation. J Epidemiol Community Health. 2011; 65: 392-395.
91 GRADEpro GDT: GRADEpro Guideline Development Tool [Software]. McMaster University, 2015 (developed by Evidence Prime, Inc.). (Available from gradepro.org)
92 Carrasco-Labra A, Brignardello-Petersen R, Santesso N, et al. Improving GRADE evidence tables. part 1: a randomized trial shows improved understanding of content in summary of findings tables with a new format. J Clin Epidemiol. 2016; 74: 7-18.
93 Langendam M, Carrasco-Labra A, Santesso N, et al. Improving GRADE evidence tables. part 2: a systematic survey of explanatory notes shows more guidance is needed. J Clin Epidemiol. 2016; 74: 19-27.
94 Santesso N, Carrasco-Labra A, Langendam M, et al. Improving GRADE evidence tables. part 3: detailed guidance for explanatory footnotes supports creating and understanding GRADE certainty in the evidence judgments. J Clin Epidemiol. 2016; 74: 28-30.
95 Guyatt GH, Schunemann HJ, Djulbegovic B, et al. Guideline panels should not GRADE good practice statements. J Clinical Epidemiol. 2015; 68: 597-600.
96 Smith GC. Parachute use to prevent death and major trauma related to gravitational challenge: systematic review of randomised controlled trials. Int J Prosthodont. 2006; 19: 126-128.
97 Brito JP, Domecq JP, Murad MH, et al. The Endocrine Society guidelines: when the confidence cart goes before the evidence horse. J Clin Endocrinol Metab. 2013; 98: 3246-3252.
98 Alexander PE, Bero L, Montori VM, et al. World Health Organization recommendations are often strong based on low confidence in effect estimates. J Clin Epidemiol. 2014; 67: 629-634.
99 Rhodes A, Evans LE, Alhazzani W, et al. Surviving Sepsis Campaign: International Guidelines for Management of Sepsis and Septic Shock: 2016. Intensive Care Med. 2017; 43: 304-377.
100 Neumann I, Akl EA, Vandvik OA, et al. Chapter 28.1 Assessing the strength of recommendations: The GRADE approach. In: Guyatt G, Rennie D, Meade MO, Cook DJ, eds. Users' guides to the medical literature—a manual for evidence-based clinical practice. 3rd ed. JAMAevidence. 2015. p.561-573.
101 MacLean S, Mulla S, Akl EA, et al. Patient Values and Preferences in Decision Making for Antithrombotic Therapy A Systematic Review. Chest. 2012; 141 (2 Suppl): e1S-e23S.
102 Zhang Y, Coello PA, Brożek J, et al. Using patient values and preferences to inform the importance of health outcomes in practice guideline development following the GRADE approach. Health Qual Life Outcomes. 2017; 15: 52.
103 Yepes-Nunez JJ, Zhang Y, Xie F, et al. Forty-two systematic reviews generated 23 items for assessing the risk of bias in values and preferences' studies. J Clin Epidemiol. 2017; 85: 21-31.
104 Berger ML, Bingefors K, Hdblom EC, et al, eds. Health Care Cost, Quality, and Outcomes- ISPOR Book of Terms. USA: International Society for Pharmacoeconomics and Outcomes Research; 2003. (鎌江伊三夫, 監訳. ヘルスケアサイエンスのための医薬経済学用語集. 東京: 医薬出版センター; 2011)
105 Systematic review of economic evaluations of budesonide for maintenance of remission in Crohn's disease. (https://www.nice.org.uk/process/pmg15/chapter/appendix-d-grade-profile-and-economic-evidence-profile Accessed on 14 September 2017)
106 http://www.decide-collaboration.eu/
107 Treweek S, Oxman AD, Alderson P, et al. DECIDE Consortium. Developing and Evaluating Communication Strategies to Support Informed Decisions and Practice Based on Evidence (DECIDE): protocol and preliminary results. Implement Sci. 2013; 8: 6. (相原守夫, 訳. エビデンスに裏付けられた情報に基づく決断と診療を支援するコミュニケーション戦略の策定と評価 (DECIDE): プロトコルと予備的結果. 臨床評価. 2013; 41: 431-464)
108 Murphy MK, Black NA, Lamping DL, et al. Consensus development methods, and their use in clinical guideline development. Health Technol Assess. 1998; 2: i-iv, 1-88.
109 Fitch K, Bernstein AJ, Aguilar MS, et al. The RAND/UCLA Appropriateness Method User's Manual, 2001. (http://www.rand.org/content/dam/rand/pubs/monograph_reports/2011/MR1269.pdf Ac

cessed on 14 September 2017)
110 一般社団法人日本リウマチ学会. 関節リウマチ診療ガイドライン. 大阪: メディカルレビュー社; 2014.
111 http://www.agreetrust.org/agree-ii/
112 Shiffman RN, Shekelle P, Overhage JM, et al. Standardized reporting of clinical practice guidelines: a proposal from the Conference on Guideline Standardization. Ann Intern Med. 2003; 139: 493-498.
113 Shaneyfelt TM, Mayo-Smith MF and Rothwangl J. Are guidelines following guidelines? The methodological quality of clinical practice guidelines in the peer-reviewed medical literature. JAMA. 1999; 281: 1900-1905.
114 Schünemann HJ, Wiercioch W, Etxeandia I, et al. Guidelines 2.0: systematic development of a comprehensive checklist for a successful guideline enterprise. CMAJ. 2014; 186: E123-E142.
115 http://www.gradeworkinggroup.org/docs/Criteria_for_using_GRADE_2016-04-05.pdf
116 Vandvik PO, Brandt L, Alonso-Coello P, et al. Creating clinical practice guidelines we can trust, use, and share: a new era is imminent. Chest. 2013; 144: 381-389.
117 Kristiansen A, Brandt L, Agoritsas T, et al. Applying new strategies for the national adaptation, updating, and dissemination of trustworthy guidelines: results from the Norwegian adaptation of the Antithrombotic Therapy and the Prevention of Thrombosis, 9th Ed: American College of Chest Physicians Evidence-Based Clinical Practice Guidelines. Chest. 2014; 146: 735-761.
118 https://www.magicapp.org/
119 Baumann MH, Lewis SZ, Gutterman D. ACCP Evidence-Based Guideline Development: A Successful and Transparent Approach Addressing Conflict of Interest, Funding, and Patient-Centered Recommendations. Chest. 2007; 132: 1015-1024.
120 Djulbegovic B. A Framework to Bridge the Gaps Between Evidence-Based Medicine, Health Outcomes, and Improvement and Implementation Science. J Oncol Pract. 2014; 10: 200-202.
121 Schunemann HJ, Oxman AD, Akl EA, et al. Moving from Evidence to Developing Recommendations in Guidelines Article 11 in Integrating and Coordinating Efforts in COPD Guideline Development. An Official ATS/ERS Workshop Report. Proc Am Thorac Soc. 2012; 9: 282-292.
122 Wilson KC, Schunemann HJ. An Appraisal of the Evidence Underlying Performance Measures for Community-Acquired Pneumonia. Am J Respir Crit Care Med. 2011; 183: 1454-1462.
123 Kahn JM, Gould MK, Krishnan JA, et al. An Official American Thoracic Society Workshop Report: Developing Performance Measures from Clinical Practice Guidelines. Ann Am Thorac Soc. 2014; 11: S186-S195.
124 Garner P, Hopewell S, Chandler J, et al. When and how to update systematic reviews: consensus and checklist. BMJ. 2016; 354: i3507.
125 http://www.bmj.com/rapid-recommendations
126 Akl EA, Johnston BC, Alonso-Coello P, et al. Addressing dichotomous data for participants excluded from trial analysis: a guide for systematic reviewers. PLoS One. 2013; 8: e57132.
127 Ebrahim S, Akl EA, Mustafa RA, et al. Addressing continuous data for participants excluded from trial analysis: a guide for systematic reviewers. J Clin Epidemiol. 2013; 66: 1014-1021.
128 Ebrahim S, Johnston BC, Akl EA, et al. Addressing continuous data measured with different instruments for participants excluded from trial analysis: a guide for systematic reviewers. J Clin Epidemiol. 2014; 67: 560-570.
129 Darzi A, Harfouche M, Arayssi T, et al. Adaptation of the 2015 American College of Rheumatology treatment guideline for rheumatoid arthritis for the Eastern Mediterranean Region: an exemplar of the GRADE Adolopment. Health Qual Life Outcomes. 2017; 15: 183
130 Alonso-Coello P, Schünemann HJ, Moberg J, et al. GRADE Evidence to Decision (EtD) frameworks: a systematic and transparent approach to making well informed healthcare choices. 1: Introduction. BMJ. 2016; 353: i2016
131 Alonso-Coello P, Oxman AD, Moberg J. et al. GRADE evidence to decision frameworks: 2. Clinical practice guidelines. BMJ. 2016; 353: i2089
132 Selva A, Sanabria AJ, Pequeño S, et al. Incorporating patients' views in guideline development: a sys

tematic review of guidance documents. J Clin Epidemiol. 2017; 88: 102-112.
133 Zhang Y, Alonso-Coello P, Yepes-Nunez JJ, et al. GRADE guidance for rating the certainty of a body of evidence describing the relative importance of outcomes or values and preferences. Abstracts of the Global Evidence Summit, Cape Town, South Africa. Cochrane Database of Systematic Reviews 2017, Issue 9(Suppl 2). https://www.globalevidencesummit.org/abstracts/grade-guidance-rating-certainty-body-evidence-describing-relative-importance-outcomes-or
134 Yu T, Fain K, Boyd CM, et al. Benefits and harms of roflumilast in moderate to severe COPD. Thorax. 2014; 69: 616-622.
135 Welch VA, Akl EA, Guyatt G, et al. GRADE equity guidelines 1: health equity in guideline development-dintroduction and rationale. J Clin Epidemiol. 2017; 90: 59-67.
136 Akl EA, Welch V, Pottie K, et al. GRADE Equity Guidelines 2: Considering health equity in GRADE guideline development: Equity extension of the Guideline Development Checklist. J Clin Epidemiol. 2017; 90: 68-75.
137 Welch VA, Akl EA, Pottie K, et al. GRADE equity guidelines 3: health equity considerations in rating the certainty of synthesized evidence. J Clin Epidemiol. 2017; 90: 76-83.
138 Pottie K, Welch V, Morton R, et al. GRADE equity guidelines 4: guidance on how to assess and address health equity within the evidence to decision process. J Clin Epidemiol. 2017; 90: 84-91.
139 Tierney JF, Stewart LA, Ghersi D, et al. Practical methods for incorporating summary time-to-event data into meta-analysis. Trials. 2007; 8: 16.
140 Skoetz N, Meerpohl J, Weigl A, et al. Presentation of time-to-event outcomes in GRADE Summary of Finding (SOF) tables: Evaluation of Cochrane Cancer Reviews. Abstracts of the Global Evidence Summit, Cape Town, South Africa. Cochrane Database of Systematic Reviews 2017, Issue 9(Suppl 2).
141 Guyatt GH, Alonso-Coello P, Schünemann HJ, et al. Guideline panels should seldom make good practice statements: guidance from the GRADE Working Group. J Clin Epidemiol. 2016; 80: 3-7.
142 Watine J. Are not good practice statements necessarily based on evidence? Are their grades always strong? J Clin Epidemiol. 2016; 70: 283-284.
143 Whiting P, Savovic J, Higgins JPT, et al. ROBIS: A new tool to assess risk of bias in systematic reviews was developed. J Clin Epidemiol. 2016; 69: 225-234.
144 Shekelle PG, Ortiz E, Rhodes S, et al. More informative abstracts of articles describing clinical practice guidelines: how quickly for guidelines become outdated? JAMA. 2001; 286: 1461-1467.
145 Vandvik PO, Santesso N, Akl EA, et al. Formatting modifications in GRADE evidence profiles improved guideline panelists comprehension and accessibility to information. A randomized trial. J Clin Epidemiol. 2012; 65: 748-755.
146 Wetterslev J, Thorlund K, Brok J, et al. Trial sequential analysis may establish when firm evidence is reached in cumulative meta-analysis. J Clin Epidemiol. 2008; 61: 64-75.
147 Miladinovic B, Hozo I, Djulbegovic B. Trial sequential boundaries for cumulative meta-analyses. Stata Journal. 2013; 13: 577-591.
148 Hemingway H, Croft P, Perel P, et al, for the PROGRESS Group. Prognosis research strategy(PROGRESS) 1: A framework for researching clinical outcomes. BMJ. 2013; 346: e5595.
149 Riley RD, Hayden JA, Steyerberg EW, et al, for the PROGRESS Group. Prognosis Research Strategy (PROGRESS) 2: Prognostic factor research. PLoS Med. 2013; 10: e1001380.
150 Steyerberg EW, Moons KG, Van Der Windt DA, et al, for the PROGRESS Group. Prognosis Research Strategy(PROGRESS) 3: Prognostic model research. PLoS Med. 2013; 10: e1001381.
151 Hingorani A, van der Windt D, Riley R, et al; the PROGRESS Group. Prognosis research strategy (PROGRESS) 4: Stratified medicine research. BMJ. 2013; 345: e5793.
152 Iorio A, Spencer FA, Falavigna M, et al. Use of GRADE for assessment of evidence about prognosis: rating confidence in estimates of event rates in broad categories of patients. BMJ. 2015; 350: h870.
153 Spencer FA, Iorio A, You J, et al. Uncertainties in baseline risk estimates and confidence in treatment effects. BMJ. 2012; 345: e7401.
154 Don-Wauchope AC, Santaguida PL. Grading Evidence for Laboratory Test Studies Beyond Diagnostic

Accuracy: Application to Prognostic Testing. EJIFCC. 2015; 26: 168-182.
155 Huguet A, Hayden JA, Stinson J, et al. Judging the quality of evidence in reviews of prognostic factor research: adapting the GRADE framework. Syst Rev. 2013; 2: 71.
156 Busse JW, Guyatt GH. Tool to assess risk of bias in case control studies. (http://distillercer.com/wp-content/uploads/2014/02/Tool-to-Assess-Risk-of-Bias-in-Case-Control-Studies-Aug-21_2011.doc)
157 Busse JW, Guyatt GH. Tool to assess risk of bias in cohort studies. (http://distillercer.com/wp-content/uploads/2014/02/Tool-to-Assess-Risk-of-Bias-in-Cohort-Studies.doc)
158 Randolph AG, Cook DJ, Guyatt G. Prognosis. In: Guyatt G, Rennie D, Meade MO, et al, eds. Users' guides to the medical literature—a manual for evidence-based clinical practice. 3rd ed. JAMAevidence; 2015. p.421-429.
159 http://methods.cochrane.org/prognosis/our-publications
160 https://abstracts.cochrane.org/2014-hyderabad/probast-introduction-new-risk-bias-tool-prediction-modelling-studies
161 McLellan J, Heneghan CJ, Perera R, et al. B-type natriuretic peptide-guided treatment for heart failure. Cochrane Database Syst Rev. 2016; 12: CD008966.
162 http://methods.cochrane.org/prognosis/ Accessed on 18 September 2017.
163 Yousef F, Cardwell C, Cantwell MM, et al. The incidence of esophageal cancer and high-grade dysplasia in Barrett's esophagus: a systematic review and meta-analysis. Am J Epidemiol. 2008; 168: 237-249.
164 Su Y, Norris JL, Zang C, et al. Incidence of hepatitis C virus infection in patients on hemodialysis: a systematic review and meta-analysis. Hemodial Int. 2013; 17: 532-541.
165 Lewin S, Bosch-Capblanch X, Oliver S, et al. Guidance for Evidence-Informed Policies about Health Systems: Assessing How Much Confidence to Place in the Research Evidence. PLoS Med. 2012; 9: e1001187.
166 Oxman AD, Lavis JN, Lewin S, et al. SUPPORT Tools for evidence-informed health Policymaking (STP) 1: What is evidence-informed policymaking? Health Res Policy Syst. 2009; 7 Suppl 1: S1.
167 Giacomini M, Cook DJ. Qualitative research. In: Guyatt G, Rennie D, Meade MO, et al, eds. Users' guides to the medical literature—a manual for evidence-based clinical practice. 3rd ed. JAMAevidence; 2015. p.285-297.
168 Goldsmith MR, Bankhead CR, Austoker J. Synthesising quantitative and qualitative research in evidence-based patient information. J Epidemiol Community Health. 2007; 61: 262-270.
169 Munn Z, Porritt K, Lockwood C, et al. Establishing confidence in the output of qualitative research synthesis: the ConQual approach. BMC Medical Research Methodology. 2014; 14: 108.
170 Tufanaru C, Peters M. Confidence in qualitative synthesised findings: A principled and pragmatic critique of ConQual and GRADE-CERQual. Abstracts of the Global Evidence Summit, Cape Town, South Africa. Cochrane Database of Syst Rev. 2017. Issue 9(Suppl 2). dx. doi: org/10.1002/14651858.CD201702.
171 Schreiber R, Crooks D Stern PN. Qualitative meta-analysis. In Morse JM ed. Completing a qualitative Project. Thousand Oaks, CA: Sage publications; 1997. p.311-326.
172 Sandelowski M, Docherty S, Emden C. Focus on qualitative methods. Qualitative metasynthesis: issues and techniques. Res Nurs Health. 1997; 20: 365-371.
173 Creswell JW. Qualitative inquiry & research design: Choosing among five approaches. Thousand Oaks: Sage publications; 2007.
174 Liamputtong P, Ezzy D. Qualitative reseach methods. 2nd ed. Melbourne, Victoria: Oxford University Press; 2005.
175 Lewin S, Glenton C, Noyes J, et al. CerQual approach: assessing how much certainty to place in findings from qualitative evidence syntheses. Quebec, Canada; 21st Cochrane Colloquium; 2013.
176 Lewin S, Glenton C, Munthe-Kaas H, et al. Using Qualitative Evidence in Decision Making for Health and Social Interventions An Approach to Assess Confidence in Findings from Qualitative Evidence Syn

theses (GRADE-CERQual). PLoS Med. 2015; 1: e1001895.
177. Glenton C, Lewin S, Gulmezoglu AM. Expanding the evidence base for global recommendations on health systems: strengths and challenges of the OptimizeMNH guidance process. Implement Sci. 2016; 11: 98.
178. Noblit GW, Hare RD. Meta-ethnography: Synthesizing qualitative studies. Newbury Park, CA: Sage publications; 1988. p.26-29.
179. Noyes J, Hannes K, Booth A, et al. Chapter 20: Qualitative research and Cochrane reviews. In: Higgins JPT, Green S, eds, Cochrane Handbook for Systematic Reviews of Interventions Version 5.3.0 (updated October 2015). The Cochrane Collaboration, 2015. (Available from http://qim.cochrane.org/supplemental-handbook-guidance)
180. 石垣和子, 山本則子. なぜいま質的研究のメタ統合が必要か. 看護研究. 2008; 41: 351-357.
181. Britten N, Campbell R, Pope C. et al. Using meta ethnography to synthesise qualitative research: a worked example. J Health Serv Res Policy. 2002; 7: 209-15.
182. 島田美紀代. 質的研究のメタ統合におけるメタエスノグラフィー. 看護研究. 2008; 41 367-371.
183. Glenton C, Lewin S. Using evidence from qualitative research in guideline development: approaches and tools. CERQual Workshop Tokyo_1_Using quali evidence in guidelines_2016 09 12. pptx (未公開)
184. Glenton C. The GRADE-CERQual approach for assessing how much confidence to place in the findings of qualitative evidence syntheses. CERQual Workshop Tokyo_2_CERQual outline_2016 12 09. pptx (未公開)
185. Glenton C. Presenting findings from qualitative evidence syntheses and GRADE-CERQual confidence assessments. CERQual Workshop BCN_3_ SOQF and EtD_revised_2016 03 14. pptx (未公開)
186. Glenton C. Presenting findings from qualitative evidence syntheses and GRADE-CERQual confidence assessments. CERQual Workshop BCN_3_ SOQF and EtD_revised_2016 03 14. pptx (未公開)
187. Lewin S, Booth A, Glenton C, et al. Applying GRADE-CERQual to qualitative evidence synthesis findings: introduction to the series. Implement Sci. 2018; 13 (Suppl 1): 2.
188. Lewin S, Bohren M, Rashidian A, et al. Applying GRADE-CERQual to qualitative evidence synthesis findings—paper 2: how to make an overall CERQual assessment of confidence and create a Summary of Qualitative Findings table. Implement Sci. 2018; 13 (Suppl 1): 10.
189. Munthe-Kaas M, Bohren MA, Glenton C, et al. Applying GRADE-CERQual to qualitative evidence synthesis findings—paper 3: how to assess methodological limitations. Implement Sci. 2018; 13 (Suppl 1): 9.
190. Colvin CJ, Garside R, Wainwright M, et al. Applying GRADE-CERQual to qualitative evidence synthesis findings—paper 4: how to assess coherence. Implement Sci. 2018; 13 (Suppl 1): 13.
191. Glenton C, Carlsen B, Lewin S, et al. Applying GRADE-CERQual to qualitative evidence synthesis findings—paper 5: how to assess adequacy of data. Implement Sci. 2018; 13 (Suppl 1): 14.
192. Noyes J, Booth A, Lewin S, et al. Applying GRADE-CERQual to qualitative evidence synthesis findings-paper 6: how to assess relevance of the data. Implement Sci. 2018; 13 (Suppl 1): 4.
193. Booth A, Lewin S, Glenton C, et al. Applying GRADE-CERQual to qualitative evidence synthesis findings-paper 7: understanding the potential impacts of dissemination bias. Implement Sci. 2018; 13 (Suppl 1): 12.
194. Critical Appraisal Skills Programme (CASP). http://www.casp-uk.net/casp-tools-checklists
195. http://caspjp.umin.ac.jp/materials/caspsheets/files/Qual_j.pdf
196. Puhan MA, Schünemann HJ, Murad MH, et al. A GRADE Working Group approach for rating the quality of treatment effect estimates from network meta-analysis. BMJ. 2014; 349: g5630.
197. Dulai PS, Singh S, Marquez E, et al. Chemoprevention of colorectal cancer in individuals with previous colorectal neoplasia: systematic review and network meta-analysis. BMJ. 2016; 355: i6188.
198. Rochwerg B, Alhazzani W, Sindi A, et al. Fluid resuscitation in sepsis: a systematic review and network meta-analysis. Ann Intern Med. 2014; 161: 347-355.
199. Chaimani A, Higgins JP, Mavridis D, et al. Graphical tools for network meta-analysis in STATA. PLoS One. 2013, 8: e76654.

200 Salanti G, Giovane CD, Chaimani A, et al. Evaluating the Quality of Evidence from a Network Meta-Analysis. PLoS One. 2014; 9: e99682.
201 Chaimani A, Salanti G. Visualizing assumptions and results in network meta-analysis: The network graphs package. Stata Journal, 2015; 15: 905-950.
202 Furukawa TA, Miura T, Chaimani A, et al. Using the contribution matrix to evaluate complex study limitations in a network metaanalysis: a case study of bipolar maintenance pharmacotherapy review. BMC Res Notes. 2016; 9: 218.
203 Biondi-Zoccai G, ed. Network Meta-Analysis: Evidence Synthesis with Mixed Treatment Comparison. New York: Nova Science Publishers; 2014.
204 Bucher HC, Guyatt GH, Griffith LE, et al. The results of direct and indirect treatment comparisons in meta-analysis of randomized controlled trials. J Clin Epidemiol. 1997; 50: 683-691.
205 Dias S, Welton NJ, Caldwell DM, et al. Checking consistency in mixed treatment comparison meta-analysis. Stat Med. 2010; 29: 932-944.
206 van Valkenhoef G, Lu G, de Brock B. et al. Automating network meta-analysis. Res Synth Methods. 2012; 3: 285-299.
207 Viechtbauer W. Conducting meta-analyses in R with the metafor package. J Stat Softw. 2010; 36: 1-48.
208 Brown S, Hutton B, Clifford T, et al. A Microsoft-Excel-based tool for running and critically appraising network meta-analyses-an overview and application of NetMetaXL. Syst Rev. 2014; 3: 110.
209 森實敏夫. ネットワークメタアナリシス. あいみっく. 2015; 36: 31-39.
210 Brignardello-Petersen R, Bonner A, Alexander PE, et al. Advances in the GRADE approach to rate the certainty in estimates from a network meta-analysis, J Clin Epidemiol. 2018; 93: 36-44.
211 A Network Meta-Analysis Toolkit.（http://methods.cochrane.org/cmi/network-meta-analysis-toolkit [accessed 1 March 2018]）
212 Katsanos AH, Mavridis D, Parissis J. et al. Novel oral anticoagulants for the secondary prevention of cerebral ischemia: a network meta-analysis. Ther Adv Neurol Disord. 2016; 9: 359-368.
213 http://training.cochrane.org/resource/confidence-network-meta-analysis-nma-study-limitations
214 Chaimani A, Papakonstantinou T, Nikolakopoulou A, et al. CINeMA: a web application to evaluate the Confidence In Network Meta-Analysis results. Abstracts of the Global Evidence Summit, Cape Town, South Africa. Cochrane Database of Systematic Reviews 2017, Issue 9(Suppl 2).（https://www.globalevidencesummit.org/abstracts/cinema-web-application- evaluate-confidence-network-meta-analysis-results）
215 Schunemann HJ, Mustafa RA. Decision-making about healthcare related tests and diagnostic strategies Series . Paper 1: a new series on testing to improve people's health. J Clin Epidemiol. 2017; 92: 16-17.
216 Mustafa RA, Wiercioch W, Cheung A, et al. Decision-making about healthcare related tests and diagnostic strategies: Paper 2: a review of methodological and practical challenges. J Clin Epidemiol. 2017; 92: 18-28.
217 Mustafa RA, Wiercioch W, Falavigna M, et al. Decision-making about healthcare related tests and diagnostic strategies: Paper 3: a systematic review shows limitations in most tools designed to assess quality and develop recommendations. J Clin Epidemiol. 2017; 92: 29-37.
218 Mustafa RA, Wiercioch W, Arevalo-Rodriguez I, et al. Decision-making about healthcare related tests and diagnostic strategies: Paper 4: International guidelines show variability in their approaches. J Clin Epidemiol. 2017; 92: 38-46.
219 Mustafa RA, Wiercioch W, Ventresca M, et al. Decision-making about healthcare related tests and diagnostic strategies: Paper 5: a qualitative study with experts suggests that test accuracy data alone is rarely sufficient for decision-making. J Clin Epidemiol. 2017; 92: 47-57.
220 World Health Organisation: Commercial serodiagnostic tests for diagnosis of tuberculosis: Expert group meeting report 22 July 2010.（Available from http://whqlibdoc.who.int/hq/2011/WHO_HTM_TB_2011.14_eng.pdf）

221 Hsu J, Brożek JL, Terracciano L, et al. Application of GRADE: Making evidence based recommendations about diagnostic tests in clinical practice guidelines. Implementation Science. 2011; 6: 62.（相原守夫, 訳. GRADEの適用: 診療ガイドラインにおける診断検査に関して根拠に基づく推奨を作成する. 臨床評価. 2012; 40: 199-212.）
222 Bates SM, Jaeschke R, Stevens SM, et al. Diagnosis of DVT: antithrombotic therapy and prevention of thrombosis, 9th ed. American College of Chest Physicians Evidence-Based Clinical Practice Guidelines. Chest. 2012; 141 (2 Suppl): e351S-e418S.
223 Singh S, Chang SM, Matchar DB, et al. Chapter 7: grading a body of evidence on diagnostic tests. J Gen Intern Med. 2012; 27 Suppl 1: S47-S55.
224 Spada C, Stoker J, Alarcon O, et al. Clinical indications for computed tomographic colonography: European Society of Gastrointestinal Endoscopy (ESGE) and European Society of Gastrointestinal and Abdominal Radiology (ESGAR) Guideline. Endoscopy. 2014; 46: 897-915.
225 Mustafa RA, Wiercioch W, Santesso N, et al. Decision-Making about Healthcare Related Tests and Diagnostic Strategies: User Testing of GRADE Evidence Tables. PLoS One. 2015; 10: e0134553.
226 Crobach MJ, Planche T, Eckert C, et al. European Society of Clinical Microbiology and Infectious Diseases: update of the diagnostic guidance document for Clostridium difficile infection. Clin Microbiol Infect. 2016; 22: Suppl 4: S63-S81.
227 Fiocchi A, Brozek J, Schünemann H, et al. World Allergy Organization (WAO) Diagnosis and Rationale for Action against Cow's Milk Allergy (DRACMA) Guidelines. Pediatr Allergy Immunol. 2010; 21 Suppl 21: 1-125.
228 Al-Hameed F, Al-Dorzi HM, Shamy A, et al. The Saudi clinical practice guideline for the diagnosis of the first deep venous thrombosis of the lower extremity. Ann Thorac Med. 2015; 10: 3-15.
229 Bossuyt PM, Irwig L, Craig J, et al. Comparative accuracy: assessing new tests against existing diagnostic pathways. BMJ. 2006; 332: 1089-1092.
230 Whiting PF, Weswood ME, Rutjes AW. Evaluation of QUADAS, a tool for the quality assessment of diagnostic accuracy studies. BMC Med Res Methodol. 2006; 6: 9.
231 Whiting PF, Rutjes AW, Westwood ME, et al. QUADAS-2: a revised tool for the quality assessment of diagnostic accuracy studies. Annals of internal medicine. 2011; 155: 529-536.
232 Minds QUADAS-2.（http://minds4.jcqhc.or.jp/minds/guideline/pdf/QUADAS-2_JPN.pdf）
233 小島原典子, 森實敏夫, 中山建夫, 他. 診断精度研究のバイアスリスク評価ツールQUADAS－2: a Revised Tool for the Quality Assessment of Diagnostic Accuracy Studies 2 の活用. 薬理と治療. 2014; 42: s127-s134.
234 Beach J, Rowe BH, Blitz S. et al. Diagnosis and management of work-related asthma. Evid Rep Technol Assess (Summ). 2005; 129: 1-8.
235 Virgili G, Menchini F, Dimastrogiovanni AF, et al. Optical coherence tomography versus stereoscopic fundus photography or biomicroscopy for diagnosing diabetic macular edema: a systematic review. Invest Ophthalmol Vis Sci. 2007; 48: 4963-4973.
236 Holme Ø, Bretthauer M, Fretheim A, et al. Flexible sigmoidoscopy versus faecal occult blood testing for colorectal cancer screening in asymptomatic individuals. Cochrane Database Syst Rev. 2013; 9: CD009259.
237 Zamora J, Abraira V, Muriel A, et al. A. Meta-DiSc: a software for meta-analysis of test accuracy data. BMC Med Res Methodol. 2006; 6: 31.
238 Harbord RM, Whiting P. metandi: Meta-analysis of diagnostic accuracy using hierarchical logistic regression. Stata J. 2009; 9: 211-229.
239 Dubourg J, Berhouma M, Cotton M, et al. Meta-analysis of diagnostic test accuracy in neurosurgical practice. Neurosurg Focus. 2012; 33: E5.
240 Liu Z, Yao Z, Li C, et al. A step-by-step guide to the systematic review and meta-analysis of diagnostic and prognostic test accuracy evaluations. Br J Cancer. 2013; 108: 2299-2303.
241 Dwamena BA. MIDAS: Stata module for meta-analytical integration of diagnostic test accuracy studies. (http://ideas.repec.org/c/boc/bocode/s456880.html [accessed 2 October 2017])

242 Song J, Zhang J, Wang J, et al. Meta-analysis: narrow band imaging for diagnosis of gastric intestinal metaplasia. PLoS One. 2014; 9: e94869.

243 Deeks JJ, Macaskill P, Irwig L. The performance of tests of publication bias and other sample size effects in systematic reviews of diagnostic test accuracy was assessed. J Clin Epidemiol. 2005; 58: 882-893.

244 Sarigianni M, Liakos A, Vlachaki E, et al. Accuracy of magnetic resonance imaging in diagnosis of liver iron overload: a systematic review and meta-analysis. Clin Gastroenterol Hepatol. 2015; 13: 55-63. e5.

245 Malhotra RK. Chapter 7: Samle size consideration for diagnostic test. Application to sensitivity and specificity. In: Doi SAR, Williams GM, ed. Methods of clinical epidemiology. Springer series on epidemiology and public health. Berlin Heidelberg; Springer-Veerlag; 2013.

246 Shea BJ, Grimshaw JM, Wells GA, et al. Development of AMSTAR: a measurement tool to assess the methodological quality of systematic reviews. BMC Medical Research Methodology. 2007; 7: 10.

247 Kung J, Chiappelli F, Cajulis OO, et al. From Systematic Reviews to Clinical Recommendations for Evidence-Based Health Care: Validation of Revised Assessment of Multiple Systematic Reviews (R-AMSTAR) for Grading of Clinical Relevance. Open Dent J. 2010; 4: 84-91.

248 Pieper D, Buechter RB, Li L, et al. Systematic review found AMSTAR, but not R (evised)-AMSTAR, to have good measurement properties. J Clin Epidemiol. 2015; 68: 574-583.

249 Kearon C, Akl EA, Comerota AJ, et al. Antithrombotic therapy for VTE disease: antithrombotic therapy and prevention of thrombosis, 9th ed: American College of Chest Physicians Evidence-Based Clinical Practice Guidelines. Chest. 2012; 141 (2 Suppl): e419S-e494S.

250 Plana MN, Abraira V, Zamora J. Chapter 8: An introduction fo diagnostic meta-analysis. Doi SAR, Williams GM, ed. In: Methods of Clinical Epidemiology, Springer series on epidemiology and public health. Berlin Heidelberg: Springer-Veerlag; 2013.

251 http://cran.r-project.org/web/packages/mada/index.html

252 McCarron CE, Pullenayegum EM, Thabane L, et al. Bayesian Hierarchical Models Combining Different Study Types and Adjusting for Covariate Imbalances: A Simulation Study to Assess Model Performance. PLoS One. 2011; 6: e25635.

253 Reitsma JB, Glas AS, Rutjes AWS, et al. Bivariate analysis of sensitivity and specificity produces informative summary measures in diagnostic reviews. J Clin Epidemiol 2005; 58: 982-990.

254 Moses LE, Shapiro D, Littenberg B. Combining independent studies of a diagnostic test into a summary ROC curve: data-analytic approaches and some additional considerations. Stat Med. 1993; 12: 1293-1316.

255 Littenberg B, Moses LE. Estimating diagnostic accuracy from multiple conflicting reports: a new meta-analytic method. Med Decis Making. 1993; 13: 313-321.

256 http://www2.napier.ac.uk/depts/fhls/diagmeta/

257 森實敏夫. 診断法のベイジアンメタアナリシス. あいみっく. 2013; 34: 31-37.

258 Swets JA. Measuring the accuracy of diagnostic systems. Science. 1988, 240: 1285-1293.

259 Rutter CM, Gatsonis CA. A hierarchical regression approach to meta-analysis of diagnostic test accuracy evaluations. Stat Med. 2001; 20: 2865-2884.

260 http://www.nandinidendukuri.com/

261 http://training.cochrane.org/resource/cochrane-handbook-systematic-reviews-diagnostic-test-accuracy

262 http://netherlands.cochrane.org/sites/netherlands.cochrane.org/files/public/uploads/GRADE_workshop/GRADE%20Workshop%20hand-out.pdf

263 http://methods.cochrane.org/sites/methods.cochrane.org.sdt/files/public/uploads/MetaDAS%20Readme%20v1.3%20May%202012.pdf

264 森實敏夫. わかりやすい医学統計学. 東京: メディカルトリビューン; 2004.

265 森實敏夫. システマティックレビュー/メタアナリシスをめぐる国際的な状況とランダム効果モデルメタアナリシスの意義. あいみっく. 2012; 33: 73-79.

266 Warn DE, Thompson SG, Spiegelhalter DJ. Bayesian random effects meta-analysis of trials with binary outcomes: methods for the absolute risk difference and relative risk scales. Stat Med. 2002; 21: 1601-1623.
267 Kalil AC, Sun J. Low-dose steroids for septic shock and severe sepsis: the use of Bayesian statistics to resolve clinical trial controversies. Intensive Care Med. 2011; 37: 420-429.
268 Doi SA, Barendregt JJ, Mozurkewich EL. Meta-analysis of heterogeneous clinical trials: an empirical example. Contemp Clin Trials. 2011; 32: 288-298.
269 http://www.epigear.com/index_files/metaxl.html
270 Doi SA, Barendregt JJ, Mozurkewich EL. Chapter 14: Meta-analysis I. Computational methods. In: Doi SAR, Williams GM, ed. Methods of clinical epidemiology. Springer series on epidemiology and public health. Berlin Heidelberg: Springer-Veerlag; 2013.
271 Hutton B, Salanti G, Caldwell DM, et al. . The PRISMA extension statement for reporting of systematic reviews incorporating network meta-analyses of health care interventions: checklist and explanations. Ann Intern Med. 2015; 162: 777-784.
272 McInnes MDF, Moher D, Thombs BD et al. Preferred Reporting Items for a Systematic Review and Meta-analysis of Diagnostic Test Accuracy Studies: The PRISMA-DTA Statement. JAMA. 2018; 319: 388-396
273 Gopalakrishna G, Mustafa RA, Davenport C, et al. Applying Grading of Recommendations Assessment, Development and Evaluation(GRADE)to diagnostic tests was challenging but doable. J Clin Epidemiol. 2014; 67: 760-768.
274 Agoristsas T, Vandvik PO, Nermann I, et al. Finding current best evidence. In: Guyatt G, Rennie D, Meade MO, Cook DJ, eds. Users' guides to the medical literature—a manual for evidence-based clinical practice. 3rd ed. JAMAevidence. 2015: 29-49.
275 https://www.sf-36.jp/qol/qol_top.html
276 平野吉子. 医療経済におけるQOL. 大阪府立大学経済研究. 2008; 53: 139-155.

和文索引

数字

1 ステップ推論アプローチ	240
1 次ループ	205, 214, 220, 232
最も優勢な 1 次ループ	219
2 次ループ	205, 232
2 ステップ推論アプローチ	240
2×2 テーブル	258, 321-325
診断検査のための	258, 323-325, 371, 372
診断用 (Diag.xls)	413
治療介入のための	321-323
治療用 (Therapy.xls)	413
2 値アウトカム	42, 50-51, 136, 144, 321-323, 358
2 値変数	321-322, 325

あ

α エラー	63-65
アウトカム	22-23, 25-28, 57-58, 93-96, 96-98, 124-125, 240-241, 409
階層構造	25-26
患者にとって重要な	25-28, 346-365, 409
診断検査精度	236, 240-241, 366-380
患者報告アウトカム	25
再評価	22, 27, 96, 143-144
相対的重要性	26-28, 62, 98, 101-104, 146-147, 241, 309, 350, 370, 409
代理アウトカム	28, 59, 75, 125, 240, 409
ベースラインリスク	53, 60, 67, 83, 97-98, 126, 138, 144-145, 148-152, 166-177, 222, 259, 302, 308, 322
アウトカム全般にわたる全体的なエビデンスの確実性	22, 37-38, 60, 93-96, 111, 153-155
完全コンテキスト化アプローチ	61-63, 124-163, 173
診断検査	252
アウトカムデータの欠損	49-52, 321, 358
アスピリン	
異所性進行性新生物に対する	225-227
心房細動	99
対クロピドグレル	99, 109, 361
新しい検査	238, 239, 258, 372
圧迫超音波検査	236, 242, 259, 263-275
アムホテリシン B	91
アルブミン	209, 223-224
アレルギーに関する GRADE シリーズ論文	17
アレンドロネート (脆弱性骨折リスク)	209, 211
アンジオテンシン受容体拮抗薬 (ABR)	91
アンジオテンシン変換酵素 (ACE) 阻害剤	91

い

医学雑誌編集者国際委員会	13
閾値	60-66, 76, 84, 130, 136, 143, 156, 173, 222
診断	252, 257, 326
閾値効果	250, 326
イグラチモド	116
移行可能性	193
異質性	35, 53-56, 76, 84, 134-135, 142, 145, 170-171
診断検査精度の	245, 250-251, 326-328
統計的異質性	55-56, 134, 142
ネットワークメタアナリシスの	217, 231-232
臨床的異質性	55-56, 134
異所性進行性新生物	225-227
一連の不明瞭な推奨	92
一致性 (ネットワークメタアナリシス)	231
一対比較	207, 211-212, 214, 220, 223
一般化可能性	57, 172, 193
イトラコナゾール	91
医療技術評価	18, 44, 62
因果関係	73, 74-75
陰性的中率	323

う

後ろ向き研究	38-39
うつ病	59, 209

え

エスシタロプラム	209, 211-212
エストニアのガイドライン	xiv
エスノグラフィー	180, 182, 201
エビデンスから決断を導くための枠組み	87, 116, 308-316
エビデンス総体	3, 37-38, 132-133, 205, 243, 282, 343, 394-395

エビデンステーブル　　　2, 33-34, 77-84, 144-145,
　　　　　　225-227, 297-307, 393-394, 410
　CERQual エビデンステーブル　　198-200
　GRADEpro GDT　　　　　　　　297-307
　SoF テーブル　　　33, 77-78, 81-84, 116, 222,
　　　　　　225-227, 254, 256, 304, 362-363, 410
　　　対話式 SoF テーブル　　　78, 82, 254, 256
　エビデンスプロファイル　　20, 33, 77-78, 79-80,
　　　　　　107-108, 140-142, 143, 176-177,
　　　　　　198-200, 274-275, 299, 343, 410
　　　economic evidence profile　　　　107
　　　必要資源量に関する　　　　　107-108
　診断検査精度の　　　　　　　　　254-256
エビデンスの確実性（質、確信性）　17-22, 37-85,
　　93-96, 103, 110-111, 124, 130-156, 187, 410
　GRADE の 8 要因　　　39, 78, 93, 130, 168, 244
　　　DECIDE working group の定義　　　313
　　　GRADE working group の定義　38, 168, 197, 243
　　　評価のチェックリスト　　76-77, 355-360
　エビデンスの確実性を決定する要因（治療）
　　　　　　　　　　　　　38-39, 76-77, 355-360
　　　完全コンテキスト化アプローチ
　　　　　　　　　　　　　　61-63, 124-163, 173
　　　　　研究デザイン　　　　　　　38-39
　　　グレードを上げる 3 要因　40, 71-74, 360, 375
　　　　　考えられる残余交絡の影響
　　　　　　　　　　　　　　　　40, 73-74, 360
　　　　　効果の程度が大きい　　　40, 71-73, 360
　　　　　用量反応勾配　　　　　　40, 73, 360
　　　グレードを下げる 5 要因　　40-70, 356-359
　　　　　研究の限界（risk of bias）
　　　　　　　　　　　　41-52, 132-133, 356-358
　　　　　出版バイアス　68-70, 76, 135, 296, 359
　　　　　非一貫性　　53-56, 76, 134-135, 359
　　　　　非直接性　　　57-59, 76, 134, 359
　　　　　不精確さ　　　59-67, 76, 136-139,
　　　　　　　　　　　　　　147-155, 359
　　　重大なアウトカム全般にわたる全体的な
　　　　　エビデンスの確実性　　　　　　94-96
　診断検査精度の　　　236-275, 343, 375-376
　　　EtD の 5 基準　　　　　　　　　259
　ネットワークメタアナリシスの　　　205-233
　予後研究の　　　　　　　　　　　168-177
　　　グレードを上げる 3 要因　　　130, 175
　　　グレードを下げる 5 要因　　130, 169-175

　　　研究デザイン　　　　　　　　168-169

お

横断研究　　　　　　　　　　　29, 243, 379
オッズ　　　　　　　　　　　　　　322
オッズ比　　　　　　　　　　34, 72, 321-323
　2×2 テーブル　　　　　　　　　321-323
　から相対リスクへの変換（OR2RR）　　323
　診断オッズ比　　　　　　　251, 253, 323
オンライン資料　　　　　　　　　413-414

か

カイ 2 乗（χ^2）検定　　　　　　　　84, 327
階層的サマリー ROC モデル　　　327-328, 336
　Meta-DiSc + STATA　　　　　　331-336
　RevMan+STATA　　　　　　　　336-342
外的関連性　　　　　　　　　　　　193
外的妥当性　　　　　　　　　　　57, 193
ガイドライン国際ネットワーク理事会　　14
ガイドライン作成グループ　　　　　6-12, 404
　GIN-McMaster Guideline Development
　　Checklist　　　　　　　　5-9, 381-412
　利益相反 COI　　　　　　　　12-16, 407
ガイドライン作成プロセス　　　　6, 5-122, 387
　GRADE システム　　　20-22, 85-116, 308-316
　診断検査に関する　　　　　　　236-275
ガイドラインスコープ　　　　　　9, 183, 405
ガイドライントピック　　　　　　　11, 405
ガイドラインパネル　　　　　　　　7, 404
害に関する研究の RoB　　　　　　48-49
　Chou and Helfand scale　　　　　　　48
　Cochrane Adverse Effects Methods Group　48
　McHarm　　　　　　　　　　　　48-49
　ROBINS-I　　　　　　　　　　41, 48, 83
害必要数（NNH）　　　　　　　　321-322
　治療必要数（NNT）　　　　　　60, 321-322
外部レビュー　　　　　　　　　8, 117, 279
確率トレードオフ　　　　　　　　　102
価値観や意向　　　25-28, 61-63, 86, 93, 121,
　　　　　126, 146-155, 374, 391-392, 408
　検索式　　　　　　　　　　　　　127
　質的研究　　　　　　　　　　　　183
　診断　　　　　　　236, 257, 259-260, 262
下流費用　　　　　　　　　　　　　106
カルシウム（異所性新生物に対する）　225-227

がん患者の PET 検査	239
肝がんリスクと HCV ウイルス陰性化	72
観察打ち切り	358
観察研究	38-39, 40, 41, 43, 71-74, 126, 129, 168, 174, 205, 214, 281-282
Bradford Hill 基準	74-75
限界（RoB）	43, 133, 357-358
RoBANS	41, 413
ROBINS-I	41, 48, 83
アウトカムデータの欠損	49-52, 321, 358
縦断的コホート研究	29, 168
患者にとって重要なアウトカム	25-28, 346-365, 409
患者報告アウトカム	25
診断検査精度	236, 240-241, 366-380
代理アウトカム	28, 59, 75, 125, 240, 409
患者の意向	101-104
価値観や意向	25-28, 61-63, 86, 93, 121, 126, 146-155, 408
感情温度計	103
間接アウトカム	28, 409
間接エビデンス	92, 204-233
確実性	
GRADE ワーキンググループの	207-227
ランキング	228, 233
パラシュート	92
間接推定値	204-233
間接的 COI	12
間接比較	57, 76, 92, 134, 204-233, 245, 249, 359
ネットワークメタアナリシス	204-233
間接費用	105
関節リウマチ診療ガイドライン 2014	115-116
完全コンテキスト化アプローチ	61-63, 124-163, 173
肝臓の鉄沈着の MRI 診断	253
冠動脈疾患	259, 379
冠動脈造影	259, 379
感度	236-275, 323-325, 326-345, 360-380
感度分析	56, 84, 104, 150-151, 250, 282, 294
感度メタアナリシス	49-52
監督委員会	6-7, 381-382, 404
関連性	
Bradford Hill 基準	74-75
質的研究における	193-196
潜在的利益相反の	15-16
治療効果の大きさ	71-73, 75, 355, 360
関連性の等級付け（質的レビュー）	193-196

き

機会費用	105-106
帰無結果	35
急性呼吸窮迫症候群	2, 171
急性脊髄損傷	47-48
牛乳アレルギー	248-249, 250-251
DRACMA ガイドライン	248-249, 250-251
SoF テーブル	256
エビデンスプロファイル	255
共介入	53, 233, 282, 358
協議による意思決定	89, 116
許容可能性	33, 85, 93, 101, 119, 257, 272, 308-316
質的研究	180, 183, 184
寄与率（度）	44, 47, 84, 132-133
CINeMA	229
寄与度マトリックス	215-217
相対的寄与度	189
直接推定値と間接推定値	210
金銭的 COI	12-16, 284-290

く

グラウンデッド・セオリー	180, 201
クラスターランキング	228
クラスターランダム化比較試験	356
クリスタロイド	209, 210, 223, 224
グレード付けなしの強い推奨	93
グレードを上げる（グレードアップ）3 要因	21, 39-40, 71-74, 77, 168, 175, 360
診断検査精度	244, 375
グレードを下げる 5 要因	21, 40-70, 76, 168, 355-359
診断検査精度	244, 245-253, 376
ネットワークメタアナリシス	204-233
クロスオーバー試験	356
クロピドグレル（対アスピリン）	99, 109, 361

け

経験則に基づく閾値（不精確さ）	64-65
経済評価	409
形式的経済モデル	109
血栓性素因（Thrombophilia シナリオ）	124, 171
決断テーブル	154, 155, 353, 378
EtD テーブル	2, 156-163, 180, 184, 257, 259, 308-316

決断分析モデル	156	効果推定値	20, 37-38, 45, 52, 59, 66, 99, 134, 143
減圧症と高圧酸素療法	39	診断検査の	236, 243, 323-324, 410
厳格な同意	318	ネットワークエビデンスの	204-205
研究デザイン	29, 38-39, 128, 168-169, 348	予後の	166, 173
診断研究	243-244, 375, 376	効果の程度が大きい	71-73, 77, 360, 375
研究に限定する推奨	89-90, 410	効果比較研究	3, 48
研究のバイアスのリスク	41-52, 76, 130-133, 282, 356-358	効果比較研究のシステマティックレビューの基準に関する委員会（IOM）	279
RCTが1件しかない場合の	48	交互作用	56, 134, 135, 361
観察研究の	43, 357-358	効果修飾	56, 220, 232
RoBANS	41, 413	更新	120-122
ROBINS-I	41, 48, 83	更新を判断する決定フレームワーク	121
コクラン risk of bias	41-46	高繊維食摂取と大腸がんリスク	73
定量的評価	47, 132-133	高分子ヒドロキシエチルスターチ（スターチを参照）	
診断精度研究の	246-249, 376	公平性	33, 85, 93, 101, 257, 271, 291, 308-309, 407
ネットワークメタアナリシス	208, 209, 210, 211, 213, 215-217	GRADE equity guidelines シリーズ	101
ランダム化比較試験の	42, 76, 356	効用値	25, 98, 101-104, 146-147, 159, 260, 270, 391-392, 408
利益相反と	284, 290	交絡因子	73-74, 77, 175, 360, 375
予後研究の	169-170	効率	30
健康関連QOL	26, 80, 81, 86, 102, 409	呼吸リハビリテーション（COPD）	364-365
疾患特異的尺度	102	St.George's Respiratory Questionnaire	362
包括的尺度	102	コクラン Q	54, 327
検査閾値	257, 259	コクラン risk of bias	41-46
検査前確率	250, 258, 259-260, 261, 263-275, 324, 371-373	コスト（資源の利用）	105-109, 160-161, 241, 260, 262, 270-271, 307, 308-316
検査-治療ランダム化比較試験	240, 243	下流費用	106
検索式（pubmed）	127	間接費用	105
検出力	63, 64, 211, 253	機会費用	105-106
現象	185, 201	形式的経済モデル	109
現象学	180	直接費用	105, 107
		必要資源量に関するエビデンスプロファイル	107-108

こ

合意形成	85, 111-115, 317-320, 406	不可測費用	105
修正デルファイ（RAND法）による	11, 85, 111-115, 317-320, 388, 395-396, 406	他のアウトカムとの違い	105-106
対称を補正したパーセンタイル範囲	319	固定効果モデル	34-35, 70, 327
中央値を使った	318-310	メタアナリシス	34-37
非対称性インデックス	319	個別患者データ（IPD）メタアナリシス	36
不一致指数	319	コホート研究	43, 71-74, 243, 375, 376
不一致率を使った	319	縦断的コホート研究	29, 168
効果サイズ	34, 54, 63-69, 76, 145, 171, 253, 358, 409	バイアスのリスク	43, 357-358
Cohenの基準	65	ゴールシーク（最適化分析ツール）を使ったサンプルサイズ計算	252
効果修飾因子	56, 220, 232	ゴールドスタンダード	245, 247, 252, 376
		混合エビデンス	232

混合治療比較	204
多重治療比較	204, 206, 231
ネットワークメタアナリシス	204-233
コンテキスト化アプローチ	61-63, 124, 144-163, 173
完全コンテキスト化	61-63, 124-163, 173
非コンテキスト化	62-63, 66
部分コンテキスト化	62-63, 66, 77

さ

最少重要差	66, 83, 100
最適情報量（OIS）	60, 63-67, 76, 84, 130, 136-139
2値変数	63-65
連続変数	65-67
サウジアラビア（KSA）のガイドライン	xiv, 97
作業関連喘息	248
サブグループ解析	53, 56, 361
解析のための7つの基準	56
参加者データ欠損	49-52
参照基準	238, 239, 243-253, 258, 372, 376
サンプルサイズ	44, 54, 60, 63, 63-66, 76, 84, 139, 173, 175, 211, 324, 359
感度と特異度に関する	252, 253
計算	63-65, 252
残余交絡	71, 73

し

視覚的アナログスケール	103, 146, 206
時間イベント	84
試験逐次解析	136, 139
資源の配分	105-106
事後分布（ベイズ分析）	232
事前分布（ベイズ分析）	232
システマティックレビュー	2-4, 29-85, 409
AMSTARチェックリスト	295-296
GRADE ADOLPMENT	29-30
IOM基準	2-4, 278-279
PRISMA声明とチェックリスト	291-294
エビデンスの検索	29-33
Pubmed検索	126-127
質的研究	180-202
診断研究	236-275
データの統合（メタアナリシス）	34-37
診断検査精度	326-344
予後研究	166-177
レビューの更新指針	120-122

自然単位	100, 107, 109
自然歴	39, 240, 259, 369
シタロプラム	209, 211-212
疾患特異的尺度（QOL）	102
実行可能性	33, 85, 93, 101, 119, 184, 257, 272, 308-316
質的研究	180, 184
質効果モデル（メタアナリシス）	36
実際の治療に基づく解析	358
質指標（QI）	119-120, 396
質調整生存年	109, 271
質的研究	180, 201
批判的吟味	185, 187-188
CASP	185, 187-188
JAMA版医学文献ユーザーズガイドの基準	185, 187-188
質的研究統合	3, 180-181, 182, 201, 281
CERQualアプローチ	180-202
エビデンステーブル	198-200
関連性の等級付け（質的レビュー）	193-196
構成要素	186-197, 201
関連性	193-196
整合性	189-191
データの適切性	191-193
普及バイアス	196
方法論的限界	187-189
質的エビデンス統合の確信性	197-198, 201
全体的CERQual評価	197-198
用語の定義	201-202
レビュー所見	180, 185, 186, 202
エスノグラフィー	180, 182, 201
グラウンデッド・セオリー	180, 201
現象学	180
談話分析	180
データ総体	187, 188-196
トライアンギュレーション	202
質的メタ統合	180, 182
実用性（ガイドラインの）	116, 397
視点	28, 33, 93, 101-104, 106, 124
EtDテーブル（5つの視点）	308, 311
シナリオ（Thrombophiliaに対するTriple-X）	124-163
アウトカム	124-125
価値観	146-147
エビデンス総体の確実性評価	130-142
エビデンスプロファイル	140-142

エビデンスの検索・収集と統合	126-129	診断検査精度のアウトカム	240-241, 366-380
完全コンテキストアプローチ	143-155	感度	236-275, 323-325, 326-345, 366-380
感度分析	150-151	偽陰性	236-275, 323-325, 326-345, 366-380
臨床上の疑問と分析的枠組み	124-125	偽陽性	236-275, 323-325, 326-345, 366-380
予後	171	真陰性	236-275, 323-325, 326-345, 366-380
指標検査	23, 242, 246-247, 326, 368	真陽性	236-275, 323-325, 326-345, 366-380
集計データメタアナリシス	36	特異度	236-275, 323-325, 326-345, 366-380
修正デルファイ法	111-115, 317-320	不確かな結果	241
縦断的コホート研究	29, 168	診断検査に関する GRADE 推奨作成例	236-345
自由度	54, 325	診断検査の目的	238-239
出版バイアス	68-70, 76, 135, 296, 359	選別 (triage)	238-239
small study effect	69	置換 (replacement)	238-239
診断検査	245, 253	追加 (add-on)	238-239
ネットワークメタアナリシス	204-233	並行・併用 (parallel or combined)	238-239
比較調整ファンネルプロット	218	治療閾値	257, 259
ファンネルプロット	33, 68-70, 76, 84, 135, 174-175, 296	診断検査のメタアナリシス	326-344
診断検査精度	245, 253	Moses-Rittenberg モデル	326, 327, 328
輪郭強調ファンネルプロット	69-70	PRISMA-DTA	243
主要(一次)アウトカム	25	SROC 曲線	250, 326-327, 331-332, 333, 335, 342
腫瘍マーカー検査(メタアナリシス)	329	2×2 テーブル	323-325
小規模研究による大きな効果	35, 68-69, 76, 174, 177	閾値効果	250, 326
症候性 VTE 症(シナリオ)	124-163	階層的サマリー ROC モデル	327-328, 336
消費者	8, 11-12, 405	曲線下面積(AUC)	327-328, 335
情報の冗長性	201, 202	参照基準	238, 239, 243-253, 258, 372, 376
正味の害	95, 150, 173	指標検査	23, 242, 246-247, 326, 368
正味の利益	93, 95, 107, 143, 149-155, 173, 236	診断オッズ比	251, 253, 323
静脈造影	263-273	ツール(DTA メタアナリシス)	326
症例集積	39, 71	二変量効果モデル	327, 328
症例対照研究	43, 71, 252	心電図とトロポニンの併用	239
症例報告	39, 71	深部静脈血栓症	236, 250, 252, 261-275
褥瘡治療	24	心房細動	98, 99, 166, 228
心筋梗塞(シナリオ)	124-163	信用区間	207, 225-227, 231
診断オッズ比	251, 253, 323	信頼区間	20, 35, 54, 59-67, 94-98, 130-163, 170-172, 173, 203, 214-222, 250, 251-252, 324-325, 328, 376
診断検査精度への GRADE の適用	236-275		
1 ステップ推論アプローチ	240		
2 ステップ推論アプローチ	240		
EtD テーブル	257, 259, 262-273		
エビデンステーブル	274-275		
検査閾値	257, 259		
検査後確率	323, 336		
検査前確率	250, 258, 259-260, 261, 263-275, 324, 371-373	信頼楕円	328, 333, 335, 342
検査後オッズ	323	信頼できる診療ガイドライン作成の基準(IOM)	2, 278-279
検査前オッズ	323		

和文索引

診療ガイドライン　2-3, 5-122, 124, 381-412
　ARDS 診療ガイドライン 2016
　　　　　　　　　　　2, 171, 175, 176-177
　AT9 ガイドライン　　2, 104, 115, 252
　DRACMA ガイドライン　　　248-251
　JRC 蘇生ガイドライン 2015　　　　2
　SSC ガイドライン 2016　　　　　115
　エストニア診療ガイドライン　　　xiv
　関節リウマチ診療ガイドライン 2014　115-116
　サウジアラビア（KSA）のガイドライン　2, 97
　サブグループの　　　　　　　56, 361
　信用性　　　　　　　　　　　　408
診療ガイドライン作成のプロセス（治療）
　　　　　　　　　　　　5-122, 381-412
　　GRADE システムシステムとその理解　17-22
　　（PICO 形式の）疑問の定式化　22-25,
　　　　　　　　　　　　390-391, 408
　　アウトカムと介入の重要性、ならびに価値観
　　　や意向、効用値の検討　25-28, 391-392
　　エビデンスから推奨および決断を導き出す
　　　ための枠組み　　　　　　　　116
　　エビデンス総体の確実性（質、確信性、
　　　または強さ）の判断　37-69, 394-395
　　エビデンスの要約、ならびに追加的情報
　　　の検討　　　　　　33-37, 393-394
　　ガイドライン作成グループのメンバー構成
　　　　　　　　　　　　　6-8, 10, 386
　　ガイドライン作成グループプロセスの確立
　　　　　　　　　　　　　　10-12, 387
　　ガイドライントピックの優先順位の決定
　　　　　　　　　　　　　　　9-10, 385
　　更新　　　　　　　　　120-122, 399
　　採用するエビデンスの決定、ならびに
　　　エビデンスの検索　　　　　　29-33
　　消費者や利害関係者の関与
　　　　　　　　　　　8, 11-12, 388-389
　　実行、実行可能性、公平性　　396-397
　　推奨の作成、ならびに推奨の強さの決定
　　　　　　　　　　　　85-116, 395-396
　　組織、予算、計画、ならびに研修
　　　　　　　　　　　　　　8-9, 384-385
　　対象読者の特定とトピックの選択　11, 388
　　評価、使用と免責事項　117-120, 398-399
　　普及と実行　　　　　　　　117, 398
　　報告とピアレビュー　　116-117, 397

利益相反（COI）に関する検討
　　　　　　　　　　12-16, 389-390, 407
評価ツール
　　AGREE II　　　10, 31, 118, 408, 410
　　COGS チェックリスト　　　　　118
　　GIN-McMaster Guideline Development
　　　Checklist　　　　　　5-9, 381-412
　　Shaneyfelt 基準　　　　　　　　118

す

推移性（非推移性）　　　　213, 220, 233
推奨　　　　85-122, 114-163, 236-275, 410
　GRADE システムにおける推奨　　85-116
　GRADE プロセスにおける合意形成　111-115
　4 つの基準　　　　　　　　　　　86
　　介入の用途を研究に限定する推奨　89-90
　　推奨なし　　　　　　　　　　　90
　　優れた医療慣行に関する記述　　91-93
　　整合性に欠ける推奨　　　　　　　91
　　強い推奨と弱い推奨　　　　　88-89
　　任意の推奨　　　　　　　　　　89
　　限定的な推奨　　　　　　　　　89
　　連続体　　　　　　　　　　　　88
　エビデンスから推奨および決断を導き出すための
　　枠組み　　　　　　　　　116, 308-316
　　EtD テーブル　　2, 156-163, 180, 184,
　　　　　　　　　　　　257, 308-316
　　5 つの視点　　　　　　　　308, 311
　完全コンテキスト化アプローチ
　　　　　　　　　61-63, 124-163, 173
　グレード付けなしの強い推奨　　　　91
　推奨決定基準と合意の率　　　115-116
　推奨事項の表現　　　　　　　109-111
　　推奨の強さと方向の記号表示　110-111
　　推奨の強さと方向の表現　　　　110
　推奨の強さを決定する主要 4 基準　93-109
　　アウトカム全般にわたる全体的なエビデンス
　　　の確実性　　　　　　　　　93-95
　　価値観や意向　　　　　　　101-104
　　資源の利用（コスト）　　　　105-107
　　望ましい効果と望ましくない効果のバランス
　　　　　　　　　　　　　　　95-101
スクラルファート　　　　　　　208-209
優れた医療慣行に関する記述　　　91-93
スコープ（ガイドラインスコープを参照）

スターチ	209, 210, 223, 224
スタンダードギャンブル法	102
ストレス潰瘍	208, 209
スポンサーシップバイアス	42
スピアマン相関係数を参照	326, 330

せ

生活の質（QOL）	23, 24, 240
健康関連QOL	26, 80, 81, 86, 102, 409
正規近似法	252
整合性（CERQual）	189-191
整合性（NMA）	207, 211-212, 213, 219, 221, 222, 231
整合性に欠ける推奨	91
脆弱性骨折	209, 211
精神科的原因による意図せぬ体重減少	324
生物学的用量反応勾配	73, 75
脊髄損傷患者におけるMRI検査	239
絶対効果	33, 60, 63, 66, 78, 83, 84-85, 97-101, 143, 144-145, 167, 173, 222, 236, 258
絶対リスク減少	53, 60, 67, 148-152, 173, 321-322
ゼラチン	209, 223, 224
前景疑問	22, 25
全体的なエビデンスの質	37-38, 93-101, 130-143, 143-167
システマティックレビューの	37-38, 93-101, 130-143
質的研究の	197-198
診療ガイドラインの	93-101, 143-167
全体的非整合性検定（global test）	207, 209, 211-212
local test for incoherence (inconsistency)	221, 231
選択的アウトカム報告バイアス	42, 83-84, 215, 356
選別（triage）検査	238-239
専門家の意見	39, 409
前立腺がん	91, 252

そ

相関（感度と特異度の）	250, 326, 327, 328, 330
早期に中止された試験	40, 42
相対効果	33, 60, 63, 66, 78, 84, 97-101, 130, 167, 173, 236, 258
相対リスク	35, 53, 71-73, 130, 149, 173, 321-322
相対リスクからオッズ比への変換（RR2OR）	323
相対リスク減少	53, 63-65, 67, 98, 99, 139, 267, 321-322, 361
相対リスク増加	66, 67, 361
想定リスク	82, 362
相反バイアス	74
増分費用	106, 107
増分費用対効果比	107
蘇生輸液	209, 210, 224

た

対応リスク	82, 362
対照群イベント発生率	64, 65, 138, 143, 144, 361
対照群リスク	80, 137, 302-303
対称を補正したパーセンタイル範囲	319
大腸がん	39
高繊維食	73
生物学的マーカー検査	251, 329
大腸がん切除患者における異所性進行性新生物	225-227
便潜血検査とS状結腸鏡	249
対比一覧表	231
タイムトレードオフ法	102
代理アウトカム	28, 59, 75, 125, 240, 409
中間アウトカム	24
対話式SoF	78, 82, 117, 163, 254, 256
多重治療比較	18, 206, 231
脱落（率）	49, 76, 170, 175-176
ダビガトラン	103
単変量モデル	327
談話分析	180

ち

置換（replacement）検査	238-239
中央値を使った合意評価	318-310
中間アウトカム	24, 125
代理アウトカム	28, 59, 75, 125, 240, 409
調整間接比較	231
直接エビデンス	57, 72, 205-233, 245
直接推定値	204-233
直接比較	57, 205-233, 245, 249, 376
直接費用	105
治療閾値	257, 259
治療のランキング	228, 233
治療必要数（NNT）	60, 83, 321-322
害必要数（NNH）	321-322

つ

追加（add-on）検査	238-239
椎間板ヘルニア	48
追跡からの脱落	49, 170, 175-176
強い推奨（GRADE）	88-89, 110-111

て

低分子ヘパリン	261-272
定量的 RoB 評価	47, 132-133
適用可能性	57, 172, 396
質的研究	189, 193
診断検査	246, 247, 338
テストステロン療法（前立腺がんに対する）	91
データ欠損	42, 49-52
データ総体	187, 188-196
データの豊富さ	191-192
データの飽和	191-192
データの量	191-192
デルファイ法	11, 85, 111-115, 317-320, 388, 395-396, 406
点推定値	54-55, 60-67, 76, 84, 94-96, 99, 142, 143-163, 170, 214, 250, 327
完全コンテキスト化アプローチ	61-63, 124-163, 173
信頼区間	20, 35, 54, 59-67, 94-98, 130-163, 170-172, 173, 203, 214-222, 250, 251, 324-325, 328, 376

と

統計的異質性	55-56, 134, 142
統合推定値	35, 47, 52, 68, 97, 171, 173
診断検査精度の	327-328
ネットワークメタアナリシス	210
透析患者における HCV 感染	172
糖尿病性黄斑浮腫	247
特異度	236-275, 323-325, 326-345, 366-380
トライアンギュレーション	202
鳥インフルエンザ	58
トレードオフ	60, 62, 66, 89, 90, 96, 146, 173, 195
トロポニン検査	239

な

内的関連性	193
内的対照	39
内的妥当性	45, 193
内部比較	39
内容分析	180

に

ニフェジピン（対妊婦）	91
二変量効果モデル	327, 328
乳がん診療ガイドライン	98
入手可能な最良エビデンス	29
乳幼児突然死症候群と睡眠時の姿勢	72

ね

ネットワークメタアナリシス（NMA）	204-233
CINeMA	229-230
GRADE 適用	207-227
GRADE 評価プロセス	214-222
GRADE 評価例	223-227
PRISMA-NMA	206
SoF テーブル	225-227
SUCRA	228, 232
間接推定値	204-233
寄与度（寄与率）	210, 214, 215-217
信用区間	207, 225-227, 231
対比一覧表	231
直接推定値	204-233
治療のランキング	228, 233
ツール（NMA の）	229
ネットワーク形状	231
ネットワーク推定値	205-206, 207-209, 223-227
ネットワークプロット	205
ノード分割	214, 219, 221
バイアスのリスク	208, 209, 210, 211, 213, 215-217
非一貫性（一致性）	208, 210, 213, 217, 231
非推移性（推移性）	213, 220, 233
非整合性（整合性）	207, 211-212, 213, 219, 221, 222, 231
全体的非整合性検定	207, 209, 211-212
非直接性	208, 210, 211, 213, 217, 233
不精確さ	207-209, 210-212, 213, 214-215, 221-222, 228
ランコグラム	228, 232
類似性	232
ループ	232

粘膜関連リンパ組織 91

の

望ましい効果と望ましくない効果のバランス 95-101
ノミナルグループ法 11, 85, 111, 317, 388, 395-396, 406

は

バイアス 3, 74, 109
 出版バイアス 68-70, 76, 135, 296, 359
バイアスのリスク 41-52, 83-84, 356-358
 コクラン risk of bias 41-46
 診断研究の 246-249, 376
  QUADAS（QUADAS-2） 246-249, 377
 質的研究の RoB 評価 187-189, 196
 シナリオにおける RoB 評価 130-133
 ネットワークエビデンスの RoB 評価 215-217
 予後研究の RoB 評価 169-170
背景疑問 22
敗血症患者に対する蘇生輸液 209, 210, 224
敗血症救命キャンペーンガイドライン 115
敗血症ショックにおける抗菌薬（用量反応勾配） 72
ハザード比 53, 84, 322
播種性ブラストミセス症 91
パフォーマンス指標 119-120, 396, 410
バランスクリスタロイド（クリスタロイドを参照）
バレット食道 169, 174

ひ

非アスピリン NSAIDs（異所性進行性新生物に対する） 225-227
ピアレビュー 406
非一貫性 53-56, 76, 134-135, 359
 異質性検定 54, 55, 76, 217, 251
 感度分析 56, 84, 104, 150-151, 250, 282, 294
 サブグループ解析 53, 56, 361
 診断検査精度の 245, 250-251, 376
 統計的異質性 55-56, 134, 142
 ネットワークメタアナリシス 204-233
 フォレストプロット 33, 53-55, 129, 138, 171, 217, 250-251 326, 330-335, 340
 メタ回帰分析 232, 250, 294
 予後研究の 170-172
比較検査 23, 242
光干渉断層撮影法 247

非経口的ヘパリン 79-82
非推移性 213, 220, 233
ヒスタミン 2 受容体拮抗薬 208-209
非ゼロ効果 63
非対称性インデックス 319
ビタミン D（異所性進行性新生物に対する） 225-227
非致死性脳卒中（シナリオ） 124-163
非直接性 57-59, 76, 134, 359
 診断検査精度の 245, 249-250, 376
 ネットワークメタアナリシスの 204-233
 予後研究の 172
必要資源量 105-109, 260, 270
 エビデンスプロファイル 107-108
ヒト乳頭腫ウイルス（HPV）検査 239
批判的吟味 32, 393
 AMSTAR（A MeaSurement Tool to Assess Reviews） 32, 295-296
 ROBIS（risk of bias in systematic reviews） 32
 質的研究 185, 187-188
非ビタミン K 阻害経口抗凝固薬 146, 160, 347
皮膚プリックテスト 249, 250
費用結果分析 109
費用効用分析 109
費用最小化分析 109
費用対効果分析 109, 257, 260, 394
費用便益分析 109, 409
標準化平均差 100, 325, 358
標準誤差 68, 218, 325
標的状態 23, 242, 245, 246, 252
非ランダム化比較試験 41, 71, 83, 348
頻度論分析 231

ふ

ファンネルプロット 33, 68-70, 76, 84, 135, 174-175, 296
 診断精度検査の 245, 253
 比較調整ファンネルプロット 218
 輪郭強調ファンネルプロット 69-70
不一致指数（合意形成の） 319
フェイルセーフ数 68-69
フォーカスグループ 25, 62, 189, 201, 392
フォレストプロット 33, 53-55, 129, 138, 171, 217
 診断検査 250-251, 326, 330-335, 340
不可測費用 105
不完全なアウトカム報告 42, 49, 356

普及	117, 406
普及バイアス	196
複合エンドポイント	361
不効用（値）	102-104, 146-147, 159
ブシラミン	116
不精確さ	59-67, 76, 136-142, 144-155, 359
システマティック・レビューにおける	66-67
診断検査精度の	245, 252
診療ガイドラインにおける	59-66
ネットワークメタアナリシス	203-233
予後研究の	173
ブプレノルフィン	108
分析的枠組み	24-25, 124-125, 280, 391, 410
診断検査	242, 261-262

へ

βエラー	63-65
並行・併用（parallel or combined）検査	238-239
米国医学研究所	2
システマティックレビューのための基準	3-4, 280-283
信頼できる診療ガイドラインの作成基準	2, 278-279
米国血友病財団	13
ベイズ診断的推論	229, 231
平均差	100, 245, 325
平均絶対偏差（合意の評価）	318, 319
ベイジアンメタアナリシス	35
GeMTC/R	229, 413
NetMetaXL	229, 414
pcnetmeta	229
ペイ・フォー・パフォーマンス（P4P）	119-120
ベースラインリスク	53, 60, 67, 83, 97-98, 126, 138, 144-145, 148-152, 222, 259, 302, 308, 322
ARDS 患者における短期死亡	175
エビデンスの確実性	168-177
完全コンテキスト化アプローチ	61-63, 124-163, 173
ヘリコバクター・ピロリ除菌療法	91
便潜血検査化学法（対 S 状結腸鏡）	249
変量効果モデル（ランダム効果モデルを参照）	

ほ

包括的尺度（QOL）	102
報告バイアス	46, 76, 356
出版バイアス	68-70, 76, 135, 296, 359
補完解析	49-52
2 値アウトカム	50-51
連続アウトカム	52
ポリメラーゼ連鎖反応法	239

ま

前向き研究	38-39
マッチング	43, 357
マルコフ連鎖モンテカルロシミュレーション	35, 326, 330
マルチスライススパイラル CT	368, 379
慢性閉塞性肺疾患	362-365
Evidence to Decision テーブル	364-365
SoF テーブル	362-363
慢性腎臓病患者	94-95
SoF（診断精度エビデンスとの関連性）	373

み

ミゾリビン	116

め

メサドン	108
メタアナリシス	34-37
感度メタアナリシス	49-52
固定効果モデル	34-35, 70, 327
個別患者データ（IPD）メタアナリシス	36
質効果モデル	36
診断検査の	326-344
ネットワークメタアナリシス	204-233
ベイジアンメタアナリシス	35, 229, 413, 414
ランダム効果モデル	34-35
累積メタアナリシス	35, 68-70
メタエスノグラフィー	182
メタ回帰分析	232, 250, 294
免責事項	120
面接	201

も

目視評価	68-69, 76, 326-327, 359
最も優勢な 1 次ループ	219

ゆ

優先順位	9, 22, 385-386, 404, 405, 406
有効性	29, 48, 105, 126, 180, 184, 212, 228, 259

尤度比	323, 327, 333	適用範囲	284
有病率	97-98, 175, 252, 258, 259, 264-273, 321, 323-324, 371-373	トピックへの関連性	15-16
		利益関係の宣言と利益相反の管理のためのG-I-N方針	284-290
割合と率	321	利益関係の宣言（DOI）	12, 14-16, 284-290, 407
ゆるい同意	319	罹患率	322

よ

葉酸（異所性進行性新生物に対する）	225-227	利害関係者	6, 8, 9, 11-12, 23, 25-28, 101, 381, 404
陽性的中率	323	リスク差	53, 60, 67, 78, 94-95, 130, 143-155, 322
用量反応勾配	71, 73, 75, 77, 84, 360, 375	完全コンテキスト化アプローチ	61-63, 124-163, 173
高繊維職摂取と大腸がんリスク	73	リッカート尺度	11, 26, 125
敗血症性ショックと抗菌薬	72	率と割合	321
ワルファリンの出血リスク	72	量的統合	180
予後因子	43, 166, 169, 357	理論的飽和	202
予後研究へのGRADE適用	166-177	輪郭強調ファンネルプロット	69-70
エビデンスプロファイル	177	臨床決断の閾値	64-66
予測区間	35, 328, 333	臨床的異質性	55-56, 134
ベイジアンメタアナリシス	35	臨床予測規則	166, 264
弱い推奨（GRADE）	88-89, 110-111		
条件付き推奨	88, 89, 110-111, 410		

ら / る

ラベタゾール（対妊婦）	91	類似性（NMA）ネットワークメタアナリシス	232
ラロキシフェン（脆弱性骨折リスク）	209, 210	累積Zスコア	139
ランキングの評価（NMA）	228, 233	累積メタアナリシス	35, 68-70
ランコグラム	228, 232	累積ランコグラム	232
ランダム化比較試験	29, 38, 124, 126, 180, 223, 243	累積ランキング確率プロット	228, 232
Cochrane Risk of Bias Tool	41-46	ループ（NMA）	232
クラスターランダム化比較試験	356	1次ループ	205, 214, 220, 232
グレードダウンの5要因	21, 40-70, 76, 168, 355-359	2次ループ	205, 232

れ

準ランダム化比較試験	71, 356	レフルノミド	116
非ランダム化比較試験	41, 71, 83, 348	連合検索エンジン	29
ランダム効果モデル	34-35	連続アウトカム	42, 50, 52, 65-66, 83, 99-100, 358
		連続変数	65, 99-100, 321, 325

り / ろ / わ

利益相反（COI）	13-16, 284-290, 407	ロジスティック回帰	323
COIの管理	286-287, 289	ワーキンググループ	7, 404
DOI開示とCOI管理に関する9つの原則	13, 14-16	割合と率	321
「価値」に基づく潜在的COIの「重み」	15	ワルファリン	72-73, 91, 98, 103, 263, 347
間接的COI	12, 285, 287		
金銭的COI	12-16, 284-290		

英文索引

A

absolute difference（絶対差を参照）
acceptability（許容可能性を参照）
ACCESSSS（ACCess to Evidence-based Summaries） 29
ACROBAT-NRSI 41
add-on（診断検査：追加を参照）
adjusted indirect comparison（調整間接比較を参照）
ADOLOPMENT 29-30
aggregate data meta-analysis（集計データメタアナリシスを参照）
ACCP（American College of Chest Physicians） 20, 78, 115, 120
analytic framework（分析的枠組みを参照）
antagonistic bias（相反バイアスを参照）
AT9（Antithrombotic Therapy and Prevention of Thrombosis, 9th ed）ガイドライン 2, 104, 115, 252
applicability（適用可能性を参照）
AGREE II（Appraisal of Guidelines for Research & Evaluation II） 10, 31, 118, 408, 410
AMSTAR 32, 295-296
ARDS（急性呼吸窮迫症候群を参照）
ARR（絶対リスク減少を参照）
as-treated analysis（実際の治療に基づく解析を参照）
assumed risk（想定リスクを参照）
AUC（曲線下面積を参照）

B

Bayes' theorem（ベイズの定理を参照）
Bayesian diagnostic reasoning（ベイズ診断的推論を参照）
best practice statement 93
biological gradient（生物学的用量反応勾配を参照）
bivariate random-effects model（二変量ランダム効果モデルを参照）
BMJ シリーズ xiii, 17
BMJ rapid recommendation 117
body of evidence（エビデンス総体を参照）
Bradford Hill 基準 74-75
Bucher 法 220

C

χ^2 検定 84, 327
CASP（critical appraisal skills programme） 185, 187-188
centoring（観察打ち切りを参照）
CER:control event rate（対照群イベント発生率を参照）
CerQual（Confidence in the Evidence from Reviews of Qualitative research）アプローチ 180-202
 構成要素 186-197, 201
  関連性 193-196
  整合性 189-191
  データの適切性 191-193
  普及バイアス 196
  方法論的限界 187-189
 質的エビデンス統合の確信性 197-198, 201
  CERQual エビデンステーブル 199-200
 全体的 CERQual 評価 197-198
 用語の定義 201-202
 レビュー所見 180, 185, 186, 202
$CHADS_2$ 166
CHA_2DS_2-VASc 166
Chou and Helfand scale 48
CI（信頼区間を参照）
CINeMA（Confidence In Network Meta-Analysis） 229-230
cluster analysis（クラスター解析を参照）
cluster randomization（クラスターランダム化を参照）
CMA（牛乳アレルギーを参照）
Cochrane 30
 Cochrane Adverse Effects Methods Group 48
 Cochrane Database of Systematic Reviews 31
 Cochrane library 29
 Cochrane Methods Prognosis 169
 Cochrane Pregnancy and Childbirth group 47
 Cochrane Risk of Bias Tool 41-46
COGS（Conference on Guideline Standardization）チェックリスト 118
Cohen の基準 65
cohort study（コホート研究を参照）
COI（conflict of interest）（利益相反を参照）
cointerventions（共介入を参照）

COMET（Core Outcome Measures in Effectiveness Trials） 25
Committee on Standards for Systematic Reviews of Comparative Effectiveness Research（効果比較研究のシステマティック・レビューの基準に関する委員会を参照）
comorbidity（併存症を参照）
comparison-adjusted funnel plots（比較調整ファンネルプロットを参照）
composite endpoint（複合エンドポイントを参照）
Comprehensive Meta-analysis 36
confidence ellipses（信頼楕円を参照）
ConQual（Confidence in the Evidence from Reviews of Qualitative research） 180
contour-enhanced funnel plot（輪郭強調ファンネルプロットを参照）
contributions matrix（寄与度マトリックスを参照）
COPD（慢性閉塞性肺疾患を参照）
corresponding risk（対応リスクを参照）
cost analysis（費用分析を参照）
cost-benefit analysis（費用便益分析を参照）
cost-consequence analysis（費用結果分析を参照）
cost-effectiveness analysis（費用対効果分析を参照）
cost-minimization analysis（費用最小化分析を参照）
cost-utility analysis（費用効用分析を参照）
Covidence 33
CrI（信用区間を参照）
cumulative ranking probability plots（累積確率ランキングプロットを参照）

D

⊿（デルタ） 65
Dダイマー検査 236-275
DECIDE（Developing and Evaluating Communication Strategies to Support Informed Decisions and Practice Based on Evidence） 93, 112, 116, 117, 180, 258, 308, 410
Deeksファンネルプロットの非対称性検定 253
degrees of freedom（自由度を参照）
Delphi法（デルファイ法を参照）
de novo creation 29-30
DerSimonian-Laird法 35
DiagMeta（R） 326, 330
DistillerSR 36
DOI開示とCOI管理に関する9つの原則 14

dose-response gradient（用量反応勾配を参照）
DQOL（Diabetes QOL） 102
DRACMAガイドライン 248-249, 250-251
DVT（深部静脈血栓症を参照）

E

economic analysis（経済評価を参照）
effectiveness（有効性を参照）
effect modifiers（効果修飾因子を参照）
effect size（効果サイズを参照）
efficacy（効能を参照）
efficiency（効率を参照）
ELISA（enzyme-linked immunosorbent assay） 172
Embase 29, 295
Epistemonikos 29, 116, 117, 316
EPPI-Reviewer 36
EQ-5D（EuroQOL-5 dimention） 102
equity（公平性を参照）
EtD Framework（エビデンスから決断を導くための枠組みを参照）
EuroQOL-5dimension（EQ5D） 102
Evidence to Decision（EtD）テーブル 2, 156-163, 180, 184, 308-316
　5つの視点 308, 311
　診断検査精度に関する 257, 262-275
external validity（外的妥当性を参照）

F

Fagan ノモグラム 335, 336
fail-safe N（フェイルセーフ数を参照）
feasibility（実行可能性を参照）
feeling thermometer（感情温度計を参照）
follow-up（追跡を参照）
Functional living index-cancer（FLIC） 102

G

GeMTC（R） 229, 413
General variance-based method 34
generalizability（一般化可能性を参照）
global test for incoherence（全体的非整合性検定を参照）
good practice statement（優れた医療慣行に関する記述を参照）
Google Chrome 297
GIN International Guideline Library 31

GIN-McMaster Guideline Development Checklist
　　　　　　　　　　　　　　　　5-9, 118, 381-412
　　チェックリスト　　　　　　　　　381-412
　　　　ガイドライン作成トピック　　381-403
　　　　用語集　　　　　　　　　　　404-412
GRADE (Grading of Recommendations Assessment, Development and Recommendations)
　　　　　　　　　　5, 17, 124, 167, 180, 204, 236, 410
　　GRADE ADOLOPMENT　　　　　　　　　29-30
　　GRADE equity guidelines シリーズ　　　101
GRADEpro Guideline Development Tool　　13, 23, 58,
　　　　77-116, 140, 156-163, 176, 184, 225, 242
　　Evidence to Decision フレームワーク　308-316
　　利用法　　　　　　　　　　　　　　297-307
GRADE システム　　　　　　　　　　　　17-22
　　5つの限界　　　　　　　　　　　　　17-20
　　8 要因　　　　　　39, 78, 93, 130, 168, 244
　　GRADE-ADOLOPMENT　　　　　　　　　29-30
　　質的研究への適用　　　　　　　　　180-202
　　診断検査精度への適用　　　　　　　236-275
　　治療介入　　　　　　　　　　　　　17-122
　　　　エビデンスから決断を導くための枠組み
　　　　　　　　　　　　　　87, 116, 308-316
　　　　エビデンス総体の確実性評価　　　37-77
　　　　エビデンステーブル　　　　　　　77-85
　　　　完全コンテキスト化アプローチ
　　　　　　　　　　　　　　　61-63, 124-163
　　　　合意形成　　　　　　　　　　　111-115
　　　　推奨の作成、ならびに推奨の強さの決定
　　　　　　　　　　　　　　　　　　　85-116
　　　　ネットワークメタアナリシスへの適用　204-233
　　　　予後研究への適用　　　　　　　166-177
GRADE システムを利用したと言えるための
　　最小限の基準　　　　　　　　　　　　　118
　　関節リウマチ診療ガイドライン 2014　115-116
GRADE ハンドブック　　　　xiv, 17, 37, 77, 349
GRADE ワークショップ資料　　　　　　345-380
　　診断介入　　　　　　　　　　　　　366-380
　　治療介入（RCT と観察研究）　　　　345-365
Guideline for WHO guideline　　　　　　　　17
guideline scope（ガイドラインスコープを参照）
Guidelines International Network Board of Trustees
　　（ガイドライン国際ネットワーク理事会を参照）

H

H^2 統計量（異質性）　　　　　　　　　　　54
HAS-BLED　　　　　　　　　　　　　　　166
head-to-head evidence（直接エビデンスを参照）
HMD (Health and Medicine Division、IOM を参照)
HR（ハザード比を参照）
HSROC（階層的サマリー ROC を参照）
HRQ（健康関連 QOL を参照）
HTA（医療技術評価を参照）
HUI (health utilities index)　　　　　　　　102

I

I^2 統計量　　　　54-56, 76, 84, 171-172, 217, 251
ICER (incremental cost-effectiveness ratio：増分費用対効果比を参照)
ICMJE (International Committee of Medical Journal Editors：医学雑誌編集者国際委員会を参照)
imputation（補完を参照）
inconclusive results（不確かな結果を参照）
index test（指標検査を参照）
informational redundancy（情報の冗長性を参照）
INR (international normalized ratio を参照)
interaction（交互作用を参照）
interactive SoF（対話式 SoF を参照）
intermediary outcome（中間アウトカムを参照）
internal validity（内的妥当性を参照）
international normalized ratio　　73, 91, 166, 245
intransitivity（非推移性を参照）
IOM（米国医学研究所を参照）
IPD メタアナリシス（個別患者データメタアナリシスを参照）
IPR の中央値　　　　　　　　　　　　　　319
IPRAS（対称を補正したパーセンタイル範囲を参照）
IPRCP（IPR の中央値を参照）
ITT 解析　　　　　　　　　　　　　　　　356

J

JAGS　　　　　　　　　　　　　　　　　　229
JBI SUMARI　　　　　　　　　　　　　　　36
JCE シリーズ　　　　　　　　　　　　　　　17
　　GRADE equity guidelines シリーズ　　　101
JRC 蘇生ガイドライン 2015　　　　　　　　　2

K

Kingdom of Saudi Arabia guideline（サウジアラビアのガイドライン参照） 2, 97

L

league table（対非一覧表を参照）
Likert Scales（リッカート尺度を参照）
local test for incoherence (inconsistency) 221, 231
loop（ループを参照）
LR（尤度比を参照）

M

mada (R) 326
MAGIC (Making GRADE the Irresistible Choice) 117
MALT（粘膜関連リンパ組織を参照）
Mantel-Haenzel 法 34
McHarm 48-49
MCMC（マルコフ連鎖モンテカルロシミュレーションを参照）
mean absolute deviation from the median（平均絶対値差を参照）
Medical Subject Headings 127
MeSH (Medical Subject Headings を参照)
meta-analysis（メタアナリシスを参照）
metadas (SAS) 326
Meta-DiSc 36, 250, 251, 326, 328, 330-332, 340, 413
metafor (R) 36, 414
metandi (STATA) 326, 333-334
MetaXL 36, 229, 414
MID（最少重要差を参照）
midas (STATA) 326, 333, 335
Minds (Medical Information Network Distribution Service) 17, 31, 57, 117
missing outcome data（アウトカムデータの欠損を参照）
MIX 36
moderator（修飾因子を参照）
Moses-Rittenberg モデル 326, 327, 328
MTC（混合治療比較を参照）
Multi-attribute instruments 102

N

National Guideline Clearinghouse 31
natural history（自然歴を参照）
natural units（自然単位を参照）
netmeta 229
NetMetaXL 229, 414
Newcastle Ottawa ツール 169
NHF (National Hemophilia Foundation、米国血友病財団を参照)
NICE (National Institute for Health and Care Excellence) 9, 31, 107
NMA（ネットワークメタアナリシスを参照）
NNH（害必要数を参照）
NNT（治療必要数を参照）
node splitting（ノード分割を参照）
nonnull effect（非ゼロ効果を参照）

O

odds ratio（オッズ比を参照）
OHQOL (Oral health related QOL) 102
OIS（最適情報量を参照）
OpenBUGS 35, 36, 229, 326
OpenMEE 36
Open MetaAnalyst 225
opportunity costs（機会コストを参照）
Optimize Maternal and Newborn Health ガイドライン 184
OR2RR（オッズ比から相対リスクへの変換を参照）
overall quality of evidence across outcomes（アウトカム全般にわたる全体的なエビデンスを参照傷）
overall quality of evidence for each outcome（各アウトカムに関する全体的なエビデンスの質を参照）

P

P4P（ペイ・フォー・パフォーマンスを参照）
pairwise meta-analysis（一対比較メタアナリシスを参照）
panel for updating guidance for systematic reviews 120-121
parallel or combined（診断検査：並行・併用を参照）
pcnetmeta 229
Peto 法 34
PI（予測区間を参照）
PICO 23-25, 57, 124-125, 237, 242, 408
point estimate（点推定値を参照）
pooled estimate（統合推定値を参照）
posterior distribution（事後分布を参照）
posttest odds（検査後オッズを参照）

posttest probability（検査後確率を参照）
PreGRAGE テーブル　47
pretest odds（検査前オッズを参照）
pretest probability（検査前確率を参照）
prior（事前分布を参照）
PRISMA 声明とチェックリスト　291-294
　　PRISMA-DTA（PRISMA for Diagnostic Test Accuracy）　243, 291
　　PRISMA-NMA（PRISMA for Network Meta-Analyses）　206, 291
　　PRISMA 拡張声明　291
　　チェックリスト　293-294
　　フローチャート　292
PROBAST（prediction study risk of bias assessment tool）　169
prognostic factor（予後因子を参照）
prognostic study（予後研究を参照）

Q

Q インデックス（Qindex）　328
Q 統計量　54, 217
QALY（質調整生存年を参照）
QI（質指標を参照）
QOL（生活の質を参照）
QOL-ACD（Quality of Life questionnaire for patient treated with Anti-Cancer Drugs）　102
QUADAS（Quality Assessment tool for Diagnostic Accuracy Studies）　377
　　QUADAS-2　246-249
quality effects model（質効果モデルを参照）
QUIPS（Quality in Prognosis Study）　169
QUOROM（Quality of Reporting of Meta-Analyses）　291
QWB（quality of well-being scale）　102

R

R　36, 229, 250, 326, 330, 413
　　DiagMeta　326, 330
　　GeMTC　229, 413
　　mada　326
　　metafor　36, 414
　　netmeta　229
　　pcnetmeta　229
R^2 統計量（異質性）　54

RAM（RAND/UCLA appropriateness method, RAND/UCLA 法を参照）
Rand 法（修正デルファイも参照）
RAND 法　111-115, 317-320, 413
RAND/UCLA 法　317-320
　　エクセル spreadsheet（RAND-UCLA.xlsx）　319, 413
rankograms（ランコグラムを参照）
rapid recommendation（BMJ）　117
ratio of two odds ratios（RoR）　221
Rayyen　33
RCT が 1 件の場合のエビデンスの質評価　48
RDOR（相対診断オッズ比を参照）
reference standard（参照基準を参照）
relative odds（相対オッズを参照）
replacement（診断検査：置換を参照）
RIGHT（Reporting Items for Practice Guidelines in Healthcare）　xv
RevMan（Review Manager）
　　33, 36, 45-46, 54, 77, 130-132, 304-305
　　診断検査精度
　　　　247-248, 250, 326, 330, 336-342
resource use（必要資源量を参照）
risk_of_bias.xls　45, 413
risk of bias and applicability concerns グラフ
　　247-248
risk of bias and applicability concerns 要約　247-248
RoB グラフ　45, 46
RoB 要約　45, 46
RoBANS　41, 413
ROBINS-I　41, 48, 83
ROBIS　32
RoR（ratio of two odds ratios を参照）
RR（相対リスクを参照）
RR2OR（相対リスクからオッズ比への変換を参照）
RRR（相対リスク減少を参照）

S

S 状結腸鏡（対便潜血検査）　249
SAS（metadas）　326
SF-6D（structured form 6 dimention）　102
SGRQ（St George's Respiratory Questionnaire）　362
Shaneyfelt 基準　118
shoulder arm パターン　326
similarity（類似性を参照）

small study effect	69	test-treat randomized controlled trial（検査 - 治療ランダム化比較試験を参照）	
SMD（標準化平均差を参照）			
SnNOut	257	theoretical saturation（理論的飽和を参照）	
SoF（Summary of findings）テーブル	33, 77-78, 81-84, 116, 222, 225-227, 304, 362-363	threshold effect（閾値効果を参照）	
		thrombophilia（血栓性素因）	124-163. 171
診断検査精度の	254-256	transitivity（推移性を参照）	
対話式 SoF テーブル	78, 82, 254, 256	triage（診断検査：選別を参照）	
ネットワークメタアナリシスの	225-227	trial sequential analysis（試験逐次解析を参照）	
SoQF（Summary of Qualitative Findings）	198, 199	triangulation（トライアンギュレーションを参照）	
Spearman correlation coefficient（スピアマン相関係数を参照）		Trim and Fill 法	68, 69
		TRIP	29

U

S-PLUS（R）	36
SpPIn	257
SPT（皮膚プリックテストを参照）	
SROC 曲線　　250, 326-327, 331-332, 333, 335, 342	
フィッティング	327-328
stakeholders（利害関係者を参照）	
STATA　　35, 36, 45, 139, 215, 229, 250, 326, 330-336, 336-342, 413, 414	
metacumbounds	139
metandi	326, 333-334
midas	326, 333, 335

univariate regression（単変量回帰を参照）	
UpToDate	20
USPSTF（U.S. Preventive Services Task Force）	411

V

value-based medicine	107
VAS（visual analogue scale：視覚的アナログスケールを参照）	
VTE（症候性静脈血栓塞栓症を参照）	

stopped early trials（早期に中止された試験を参照）	
structured form 6dimension (SF-6D)	102
SUCRA (surface under the cumulative ranking curve)	228, 232
SUMSearch	29
surrogate endpoint（代理エンドポイントを参照）	
SurveyMonkey	115
Surviving Sepsis Campaign Guideline	92

W

Wells スコア	264
WHO	13
GWG (Guideline for WHO guideline)	17
Optimize Maternal and Newborn Health (MNH) ガイドライン	184
ガイドライン作成ハンドブック	xiii
整合性に欠ける推奨	91
WinBUGS	35, 36, 229, 326, 413

T

T(tau)^2 統計量（異質性）	54, 84, 327

著者

相原守夫 Morio Aihara, M.D.

相原内科医院 Aihara Clinic, Hirosaki, Japan
弘前大学医学部 消化器血液内科（非常勤講師）
Department of Gastroenterology and Hematology,
Hirosaki University Graduate School of Medicine

[著者略歴]
秋田県生まれ
1975年　　　　　弘前大学医学部卒業
1981年〜1983年　米国ノースカロライナ大学留学
1984年〜1991年　弘前大学医学部第一内科
1991年　　　　　弘前市立病院
1992年〜　　　　相原内科医院

[主要な著書・リンク]
- 相原守夫、他. 診療ガイドラインのためのGRADEシステム - 治療介入（2010年、凸版メディア）
- 相原守夫、他. 医学文献ユーザーズガイド - 根拠に基づく診療のマニュアル　第2版 (Users' Guides to the Medical Literature- A Mannual for Evidence-Based Clinical Practice, Second Edition, 翻訳)（2010年、凸版メディア）
- 相原守夫. 診療ガイドラインのためのGRADEシステム - 第2版（2015年、凸版メディア）
- 相原守夫. 医学文献ユーザーズガイド - 根拠に基づく診療のマニュアル　第3版（翻訳）（2018年、中外医学社）
- GRADEシステム(http://www.grade-jpn.com/)
- 内科医のエビデンスに基づく医療情報(http://aihara.la.coocan.jp/)

本書第 1 版（2010 年），第 2 版（2015 年）は，凸版メディア株式会社より刊行された．

診療ガイドラインのための
GRADE システム ［第 3 版］　　　　　　©

発　行	2018 年 12 月 25 日　　1 版 1 刷
	2022 年 4 月 25 日　　1 版 2 刷
著　者	相原　守夫
発行者	株式会社　中外医学社
	代表取締役　青木　滋

〒162-0805　東京都新宿区矢来町 62
電　話　　(03)3268-2701(代)
振替口座　　00190-1-98814 番

印刷・製本/三和印刷(株)　　　　　　　　＜KS・KN＞
ISBN978-4-498-01406-0　　　　　　　　Printed in Japan

JCOPY ＜(株)出版者著作権管理機構 委託出版物＞
本書の無断複写は著作権法上での例外を除き禁じられています．
複写される場合は，そのつど事前に，(社)出版者著作権管理機構
(電話 03-5244-5088, FAX 03-5244-5089, e-mail: info@jcopy.
or.jp) の許諾を得てください．